Healthcare Economics

헬스케어 경제학

Health is a state of complete physical, mental and social well-being and not merely the absence of disease or infirmity(WHO)

엄영진 · 김용환 지음

계축문화사

머리말 Preface

디지털 시대 새로운 발전 패러다임으로 부상한 헬스케어 경제 변화와 이슈를 설명하는 "헬스케어 경제학"을 발간하게 되었다.

책의 제목을 헬스케어 경제학으로 한 것은 헬스케어가 WHO에서 정한 Health의 정의뿐만 아니라 공중보건과 의료를 모두 포함하는 넓은 개념이기 때문에 책의 제목으로 선택하였다.

이 책은 대학에서 보건학과 의학 및 헬스케어를 공부하는 학생들의 헬스케어 경제학에 대한 기본적인 이해와 지식을 갖도록 하는 것이 목적이다. 경제학에 대한 기초지식을 상기시키기 위해 해당되는 장에서 필요한 경제학 이론을 간단하게 설명한 후 헬스케어 경제학의 이론적, 실제적 특성의 설명에 강조점을 두었다.

이 책은 헬스케어 경제학의 이론이 현실적으로 어떻게 건강과 분야에서 적용되고 있느냐에 대한 연구와 분석에 중점을 두고 있기 때문에 가능한 최신 자료를 사용하여 설명을 하였다. 다만 설명을 뒷받침 해주는 자료나 후속 연구자료가 없는 경우에는 기존자료를 사용하였다.

이 책의 내용은 저자가 대학에서 헬스케어 경제학을 강의하면서 정리한 지식과 보건복지부에서 27년간 국내외의 건강 관련 정책과 실무를 수행하면서 얻은 지식과 경험을 토대로 작성한 것이다. 특히 4차 산업혁명과 디지털경제와 관련하여 향후 많은 관심과 연구가 이루어질 디지털 헬스케어 경제학과 AI 헬스케어 경제학을 소개하였다. 저자의 능력 부족으로 설명이 부족한 부분이 있을 줄 믿는다. 여기에 대해 지적하여 주시면 다음 기회에 바로잡도록 하겠다. 가능한 많은 인용 및 각주와 참고문헌을 제공하는데, 최선을 다했지만 미흡한 부문이 있더라도 많은 이해를 부탁드린다.

2025년 1월

엄영진, 김용환

차례 Contents

제1장

1 헬스케어 경제학이란?

What is Healthcare Economics?

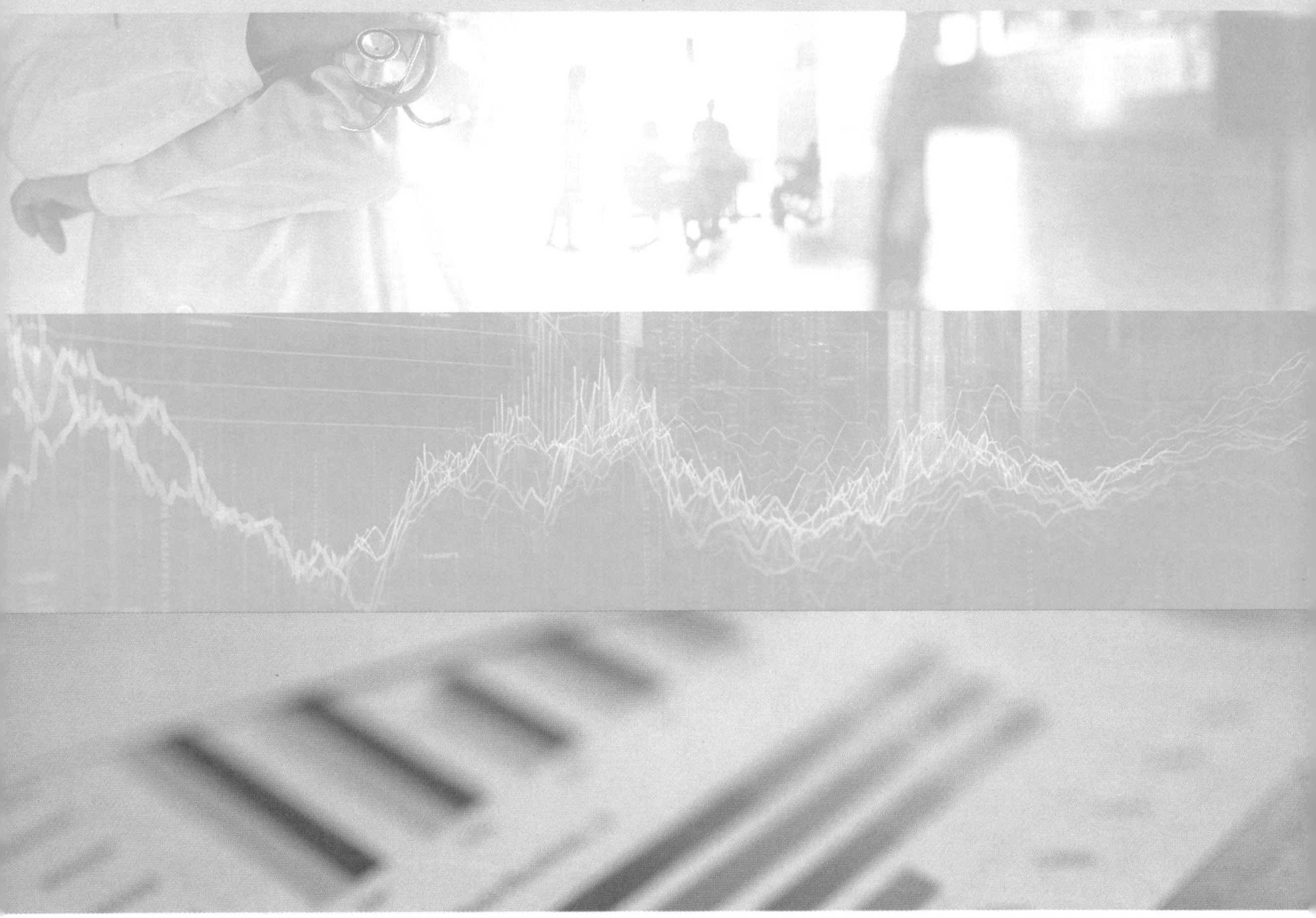

제 1 장

헬스케어 경제학이란?
What is Healthcare Economics?

"건강은 최고의 경제적 가치를 가진다."

1. 헬스케어 경제학의 개념

1.1. 경제학의 기본원리

경제는 원래 고대 그리스어의 집안 살림을 뜻하는 oikonomia가 economy로 변형된 것으로 이를 연구하는 학문도 살림을 연구하는 의미를 가진 Economics가 되었다. 한국과 중국, 일본에서는 경제(經濟)를 거시적으로 보아 나라를 다스리고 국민을 구제한다는 의미를 가진 경세제민(經世濟民)에서 경자와 제자를 따서 경제라 하고 이를 연구하는 학문도 경제학(經濟學)이 되었다.

이처럼 원래의 뜻과 의미가 다른 경제학은 현재 일반적으로 재화와 서비스를 생산하고 그것을 필요로 하는 사람에게 분배하는 시스템이 경제이고 경제를 개인과 사회 전체 수준에서 연구하는 학문을 경제학으로 정의하고 있다.

경제학에는 일반적으로 알려진 원리가 있다. 맨큐(Gregory Mankiw)는 경제학의 3대 기본 원리에 포함되는 10대 기본 원칙을 제시하였고, 크루그먼(Paul Krugman)은 12대 기본 원칙을 제시하였다. 사실 두 경제학자가 제시한 기본원칙은 거의 같은 내용이기 때문에 여기서는 두 사람이 제시한 원리를 10대 원칙으로 정리하여 소개하고, 이 원칙들이 헬스케어 경제학에서 어떻게 적용되고 있는지에 대하여 설명하고자 한다.

1.1.1. 경제학의 핵심인 개인적 선택을 설명하는 4가지 원칙

첫번째 원리는 경제학의 핵심인 개인적 선택을 설명하는 4가지 원칙이다.

원칙 1 : 자원이 희소하기 때문에 선택이 필요하다.

사람들은 돈과 시간과 건강의 한계 때문에 자신이 원하는 모든 것을 가질 수 없다. 누구나 좋은 아파트와 고급 승용차를 가지고 1등석으로 해외여행을 하며 최고급 호텔에서 휴가를 즐기고 싶어 한다. 그러나 대부분의 사람들은 자신의 경제적 능력에 적합한 아파트와 승용차를 선택하며 해외여행 시에도 자신들의 능력에 맞는 항공사의 좌석 등급과 호텔을 선택할 수밖에 없다. 시간 역시 하루 24시간으로 제한되어 있기 때문에 하루에 무엇을 우선적으로 할 것인지를 선택해야 한다. 시간 가격이 비싼 사람은 비용을 지불하더라도 시간을 절약하려고 한다. 예를 들면, 대기업의 최고 경영자는 시간을 벌기 위해서 일반여객기 대신 막대한 비용이 드는 자가용 비행기로 해외출장을 가는 것이다.

개인에게 육체는 하나뿐인 가장 희소한 자원이며, 이 자원의 효율성을 결정하는 것이 건강이다. 건강은 대체 불가능하고 질병에 걸리면 모든 경제활동이 불가능하게 되며 모든 삶의 즐거움도 급격히 감소하기 때문에 사람들은 건강과 관련된 선택은 최우선권을 두어 결정한다. 대부분의 사람은 아플 경우 즉시 병 · 의원을 방문하여 진료를 받으며 질병치료를 위해 신의료기술을 이용한 치료나 고가의 신약 처방을 요구하며, 필요한 경우 최고의 기술을 가진 해외 병원에서의 고가 진료도 마다하지 않는다. 또한 질병을 예방하기 위하여 주기적으로 건강검진을 받는다.

원칙 2 : 선택의 대가는 그것을 얻기 위해 포기한 그 무엇 즉, 기회비용(opportunity cost)이다.

우리는 어떤 것을 얻고자 하면 그 대가로 다른 것을 포기해야 한다. 간단한 예로 TV를 볼 것이냐 공부를 할 것이냐에서 TV를 보기로 결정하면 공부를 포기해야 한다. 이때 포기한 공부로부터 얻을 수 있는 이익이 기회비용이 된다. 운동선수가 프로팀으로 갈 것이냐 대학으로 진학해 대학팀으로 갈 것이냐의 결정에 있어 프로팀으로 진출하게 되면 포기한 대학 진학이 기회비용이 된다. 일상생활에서 기회비용은 선택의 폭이 넓은 음식, 교통, 여행, 레저, 주택, 교육 등 여러 분야에서 일상적으로 광범위하게 발생한다.

헬스케어 분야에서는 국민소득(GDP)이 증가하면 GDP 중 국민 의료비가 차지하는 비율이 일반적으로 증가한다. 이것은 국민 의료비 증가로 다른 분야의 몫이 그만큼 줄어드는 기회비용이 존재한다는 것을 의미한다. 또한 의과대학에 이공계의 우수한 학생의 지원이 증가하게 되면 다른 분야에 그만큼 우수한 학생이 줄어드는 기회비용으로 작용한다. 의료서비스의 제공에 있어서 65세 이상 노인인구에 대한 진료비는 다른 연령에 대한 진료비의 기회비용이 될 수 있으며, 의료시장에서 민간보험에 가입한 고소득층에 대한 우선 진료는 공공보험가입자에 대한 진료의 기회비용으로 작용할 수 있다.

원칙 3 : 합리적 판단은 한계분석에 의해 이루어진다.

많은 경우 우리는 무엇을 선택할지에 대한 선택뿐만 아니라 두 가지 이상을 각각 얼마만큼 선택할 것인가 하는 결정을 해야 할 경우가 있다. 우리는 두 가지 이상 중 하나를 선택해야 할 경우에는 각각의 비용과 이익을 계산하여 비용 대비 이익이 가장 큰 것을 선택한다. 그러나 두 가지 이상을 동시에 선택할 경우에 어느 것을 얼마만큼 선택할 것인가를 결정하여야 하는데 이 경우 한계라는 개념이 사용된다. 예를 들면, 내일 두 과목의 시험이 있고 시험 준비 시간이 8시간이 있다고 가정하자.

이 경우 한 과목에 공부하는 시간이 많을수록 더 좋은 점수를 기대할 수 있지만 다른 과목에 공부하는 시간이 줄어드는 비용이 발생한다.

이 경우 우리는 각 과목에 투입한 시간에서 얻을 수 있는 점수를 예측한다. 시간당 두 과목으로부터 얻을 수 있는 점수가 비슷하다면 4시간씩 배정할 것이고 두 과목 중 한 과목은 평소 시험 준비를 한 과목이면 준비하지 않은 과목에 시간을 더 배정하는 것이다. 두 과목 중 한 과목은 암기 과목이고 다른 과목은 수학처럼 단시간 공부로 점수를 올리기 어려운 과목이면 암기 과목에 치중할 것이다.

건강과 의료 분야에서 한계분석의 예는 어느 질병의 유행을 완전히 예방하기 위해서 전체 대상 인구의 몇 %에 대한 예방 접종을 실시하여야 한다는 것이 한계분석의 하나의 예가 될 것이다. 일반적으로 의사들은 감염병에 대한 약 처방 결정에 있어 약효에 대한 한계분석을 통해 마지막으로 처방한 약이 잔여 병균을 충분히 제거하여 감염병이 완전히 치료될 수 있도록 처방한다. 병 · 의원 등 의료기관의 증설, 의사 수와 전문과목별 전문의 수 조정도 새로운 환자 수의 증가나 어느 전문과목에 대한 추가 환자의 증감에 따라 조정하기 때문에 넓게 보면 장래의 환자 수에 대한 한계분석을 통해 이루어진다고도 볼 수 있다.

원칙 4 : 사람들은 경제적 유인에 반응한다.

사람들은 무엇을 선택할 경우 예측되는 비용과 이익을 계산하여 의사결정을 한다. 특히 상품과 서비스의 가격에 민감하게 반응한다. 석유 값이 대폭 오르면 대형승용차보다 소형차를 선호하고 휘발유보다 경유 값이 싸면 경유차를 선호한다. 의료 분야에서는 건강보험이 실시되어 의료서비스 가격이 본인 부담률 수준으로 인하되면 의료수요 즉 병 · 의원 방문이 증가한다. 사람들은 소득이 증가하면 질병으로 인한 소득의 상실을 방지하기 위해 술, 담배 등 건강을 위해 상품의 소비를 줄이고 건강한 생활습관을 가지려고 하며 건강검진과 병 · 의원을 더 자주 이용하는 경향을 보인다. 헬스케어 분야의 보수가 다른 산업 분야보다 높으면 이 분야에 대한 대학 진학률이 높게 된다. 예로서 현재 의사의 소득이 다른 직업 분야보다 높기 때문에 학생들의 의과대학에 대한 선호도가 높다고 할 수 있을 것이다.

1.1.2. 사람들의 상호작용과 관련된 원칙들

두 번째 원리는 사람들의 상호작용과 관련된 원칙들이다. 시장경제에서는 한 사람의 선택이 다른 사람의 선택에 영향을 주기 때문에 나의 선택이 다른 사람의 선택에 어떠한 영향을 주고 반대로 다른 사람의 선택이 나의 선택에 어떠한 영향을 주는지를 알아야 할 필요가 있다.

원칙 5 : 자유로운 거래는 이익을 가져다준다.

사람들이 자급자족을 위해 직접 먹을 것을 재배하고 옷을 만들어 입고 집을 짓고 자동차를 만들어 타는 것은 능력상 거의 불가능하고 가능하더라도 막대한 비용과 시간이 소요된다. 그렇기 때문에 사람들은 분업을 통해 자기가 가장 잘 생산할 수 있는 재화와 서비스를 생산하고 자신에게 필요한 것을 다른 사람들로부터 얻는 거래를 통해 상호 이익을 증가시킬 수 있다. 사람들이 자기의 적성에 맞는 직업을 선택하는 것도 자신의 생산성을 최대화하여 더 많은 이익을 취하고 다른 사람들에게도 거래를 통해 이익을 주기 위한 것이다. 의사들이 다른 직업을 선택할 수 있는 잠재 능력이 있음에도 의사직을 선택하는 것은 의사라는 직업에 특화하여 더 큰 이익을 얻고 다른 재화와 서비스는 시장을 통해 다른 사람으로부터 구매할 수 있기 때문이다.

국가 간에도 모든 재화와 서비스를 자급자족하는 것보다 한 국가가 다른 국가보다 생산에 있어 비교 우위에 있는 재화와 서비스를 생산하여 수출하고 다른 국가가 비교 우위에 있는 상품과 서비스를 수입하는 국가 간의 교역을 통해 상호 간에 더 큰 이익을 얻을 수 있다. 헬스케어 산업에 있어서도 각 국가는 자신들이 비교우위에 있는 서비스와 상품을 서로 교역함으로써 개인뿐만 아니라 국가 간의 이익을 극대화할 수 있다. 원격진료를 통한 국경 간의 의료서비스 제공, 직접 방문이나 의료관광을 통한 해외 진료, 해외에 병원 설립, 의약품, 의료기기의 자유로운 무역이 예가 될 것이다. 세계무역기구(World Trade Organization, WTO)나 각국 간에 체결하는 자유무역협정(Free Trade Agreement, FTA)은 각 국가가 비교 우위에 있는 서비스와 상품을 관세 장벽 없이 자유무역을 함으로써 개인과 국가의 이익을 극대화시키기 위해 만든 국제적 기구와 협정이라 할 수 있을 것이다.

원칙 6 : 시장이 경제활동을 조직하는 좋은 수단이다.

시장은 재화나 서비스의 생산자와 소비자가 만나는 곳이다. 시장은 가격을 통해 끊임없이 생산량과 소비량을 조정한다. 한 상품의 가격이 인상되면 수요가 감소되고 가격이 인하되면 수요가 증가하여 새로운 가격이 결정되는 연속적 과정을 통해 모든 경제활동을 조정하며 장기적으로 수요와 공급이 균형을 이루도록 한다. 즉, 시장이 가격을 통해 모든 경제활동을 조직하는 것이다.

반대로 국가가 재화나 서비스의 생산과 공급을 결정하고 배급을 통해 수요를 충족시키는 공산주의 방식의 계획경제에서는 시장 대신 국가가 시장의 기능을 대신하기 때문에 가격을 통한 수요와 공급이 조정되지 않아 항상 수요와 공급 사이에 불균형이 생기게 된다. 특히 재화나 서비스의 공급에 있어 체제 유지나 지배층의 수요충족에 우선순위를 둘 경우 일반 국민들의 생활 유지에 필요한 수요가 충족되지 못해 궁핍화를 면치 못하게 된다. 이러한 현상은 시장경제에 기반을 둔 자본주의 국가의 생활 수준이 계획경제에 기초를 둔 공산주의 국가보다 훨씬 높다는 것을 보아도 알 수 있다.

원칙 7 : 시장이 효율성을 달성하지 못할 경우 정부가 시장 성과를 개선할 수 있다.

재화나 서비스의 공급자가 하나뿐인 독점시장의 경우 공급자가 마음대로 가격을 결정할 수 있게 된다. 공해를 발생시키는 산업의 경우 공해를 발생시키고 그 비용을 사회에 전가시킬 수도 있다. 독점시장의 경우 공급자는 자신들의 이익을 최대화할 수 있는 선에서 가격을 결정함으로써 미시적 시장실패를 가져올 수 있다. 시장실패의 경우 이를 시정하여 시장의 성과를 달성할 수 있게 하는 가장 확실한 수단은 정부의 개입이다. 정부는 반독점법이나 공해방지법 등을 통해 시장실패를 개선하는 노력을 한다.

헬스케어 분야에 있어서 신약이나 신의료기술의 경우 지적재산권 보장으로 인해 일정 기간 독점이 허용된다. 정부는 이러한 신약이나 의료기술의 경우에도 건강보험급여 규정에 따라 이들 가격의 결정에 개입할 수 있다. 또한 의료서비스의 경우 병 · 의원이 공급에 독점성으로 가지고 있기 때문에 의료서비스의 가격을 시장의 기능에만 맡길 경우 공급자가 자신들의 이익을 극대화하기 위해 임의로 가격을 높게 결정하여 저소득층이 의료서비스를 받지 못하게 되는 거시적 시장실패가 발생할 수 있다. 이러한 시장실패를 방지하기 위하여 정부가 진료비를 행정가격으로 결정하여 가격을 통제함으로써 의료시장의 효율성과 형평성을 개선한다.

1.1.3. 경제 전반의 상호작용과 관련된 기본 원리

세 번째 원리는 경제 전반의 상호작용과 관련된 기본 원리이다. 경제 전체에 대한 이해 특히 경제적 호황과 불황을 이해하기 위해서는 다음의 세 가지 원칙을 이해할 필요가 있다.

원칙 8 : 한 경제 주체의 지출은 다른 경제 주체의 소득이다.

우리가 커피를 마시거나 외식을 하면 우리가 지출한 금액을 커피점이나 외식업체의 수입 즉 소득이 된다. 소비가 증가하면 할수록 공급자의 수입이 증가하므로 공급자가 추가로 생산시설을 확대하고 고용을 확대하여 경제 전반에 호황을 가져온다. 반대로 소비가 감소하면 생산시설과 고용의 감소로 경기 불황이 찾아온다. 국가 전체적으로도 국내 소비의 감소와 해외 소비의 감소로 인한 수출 감소는 경제적 불황을 초래한다.

헬스케어 분야에서도 국민들의 의료비 지출은 병 · 의원, 제약산업, 의료기기산업의 수입이 된다. 경제성장으로 인한 취업과 보수의 증가는 건강보험 가입자 증가, 보수 인상으로 인한 건강보험료의 자동적 인상으로 건강보험재정의 수입 증가를 가져올 뿐 아니라 정부의 조세수입의 증가로 인한 공공의료 부문 지출의 확대를 통해 헬스케어 산업의 성장을 가져온다. 따라서 헬스케어 분야의 성장을 위해서는 경제성장이 필수적인 요건이다.

원칙 9 : 경제 전체의 총지출은 그 경제의 생산능력을 벗어나기도 한다.

경제 전체의 지출이 그 경제의 생산능력을 초과할 경우 시장은 상품과 서비스의 가격 인상을 통해 수요와 공급을 조절한다. 문제는 정부의 지출이 예산을 초과하는 경우이다. 이 경우 정부가 추가 지출을 위해 화폐를 발행할 경우, 인플레이션이 발생하고, 정부가 외국이나 외국은행으로부터 자금을 빌려오고, 이를 상환하지 못할 경우 국가파산이라는 재앙을 초래할 수 있다.

헬스케어 분야에서도 지출이 생산능력을 초래할 경우 초과 환자 수가 진료비 인상으로 연결될 수 있다. 정부가 진료비를 통제하는 국가에서도 의료수요의 증가가 의료비 지출의 증가를 초래하게 되며 수요의 증가율이 생산능력을 계속 초과할 경우 추가 공급이 없는 한 진료비 인상은 불가피하게 된다.

원칙 10 : 정부의 정책은 지출과 통화 공급을 변화시킬 수 있다.

정부의 정책은 지출에 매우 큰 영향을 미친다. 정부는 직접적으로 예산 지출을 통해 총지출을 조정할 수 있으며 국민이나 기업에 대한 조세율을 조정하고 중앙은행의 이자율의 인상이나 인하를 통해 국가 전체의 지출에 영향을 미칠 수 있다. 또한 통화량 조절을 통해서도 지출에 영향을 미친다. 정부는 경제가 불황일 경우 지출 증대와 통화량 증가를 통해 경제를 활성화시키고 경기가 과열되어 인플레이션의 우려가 있을 경우 반대 정책을 택한다.

헬스케어 분야에서 정부는 직접적인 헬스케어 분야에 대한 지출, 건강보험에 대한 재정지원, 정부가 재정을 부담하는 국가의료서비스에 대한 예산 증감을 통해 지출을 변화시킬 수 있으며 간접적으로 정부는 건강보험의 보장성 확대를 위해 보험급여의 범위를 확대하고, 건강보험의 본인부담범위의 조정 등을 통해 지출을 증가시킬 수 있다. 또한 신약과 신의료기술개발, 병 · 의원이나 대학연구기관에 대한 연구개발비 지원을 통해서도 헬스케어 분야에 대한 지출과 공급을 증가시킬 수 있다.

1.2. 헬스케어 경제학의 개념

경제학은 희소한 자원의 배분(allocation of scarce resources)에 관하여 연구하는 학문으로 간략히 정의할 수 있다. 인간의 욕구는 무한한데 비해, 이를 충족시킬 수 있는 재화와 서비스는 제한되어 있다. 즉 재화와 서비스의 희소성 때문에 경제주체인 가계, 기업, 정부는 항상 선택의 결정을 내리고 선택 시 여러 가지 대안을 비교하여 그 중 최고의 이익과 만족을 주는 대안을 선택하게 된다. 개인은 제한된 소득을 가지고 어느 부문에 얼마만큼 소비할 것인가를 결정해야 하고, 기업에서는 일정한 자본과 노동력을 이용하여 어떠한 제품이나 서비스를 얼마만큼 생산할 것인지를, 정부에서는 정해진 예산을 보건복지, 교육, 국방, 경제개발, 치안 등 정부의 고유 업무에 얼마만큼 배분할 것인지를 결정하여야 한다.

제한된 자원 때문에 모든 사람의 욕구를 모두 충족시킬 수 없어 사회는 재화와 서비스의 생산, 분배, 소비와 관련하여 세 가지 의사결정을 하여야 한다. 첫째, 무엇을 얼마만큼 생산할 것인가(what and how much to produce), 둘째, 어떠한 방법으로 생산할 것인가(how to produce), 셋째, 누구를 위해 생산할 것인가(for whom to produce)에 대한 의사결정이 필요하다. 디지털경제 시대에는 언제 생산할 것인가와 어떻게 네트워킹할 것인가라는 점에서 본다면 경제학은 구체적으로 재화와 서비스의 생산, 소비, 분배와 관련된 인간의 의사결정을 연구하는 학문이라고 할 수 있다.

세계보건기구(World Health Organization)는 건강을 "육체적, 정신적으로 완벽하여 사회활동을 하는데 아무런 지장이 없는 상태를 말하며, 단순히 병이나 장애가 없는 것을 말하지 않는다고 정의하고 있다(Health is a state of complete physical, mental and social well-being and not merely the absence of disease or infirmity)." 이러한 건강을 지키기 위하여는 질병을 치료하거나 예방하는 의료서비스와 생활습관, 위생, 환경과 의료보장 등을 통해 지역주민과 국민 나아가 전인류의 건강보호와 향상을 위한 활동인 보건서비스가 필요하다. 헬스케어(healthcare)는 질병의 치료와 예방 뿐 아니라 건강보호와 향상을 위한 활동을 포함한 개념이다. 따라서 헬스케어 경제학은 "여러가지 건강향상 대안들에 대하여, 주어진 자원을 가장 효율적으로 배분하는 방법을 연구하는 학문으로 정리할 수 있다(Healthcare economics refers to studies on how best to allocate a given quantity of resource between alternative ways of improving health).

헬스케어 경제학의 선구자는 인간자본주의적 접근방법을 채택한 윌리암 페티(Sir William Petty: 1623~1687)를 들 수 있다. 영국의 경제학자 겸 통계학자인 페티는 인간생활의 가치측정을 통해 각 개인의 국가생산에 대한 기여도가 그들에게 지출되는 의료비용보다 크므로 의료나 건강부문에 대한 투자는 국가적으로 이익이라고 일찍이 주장하였다. 차드위크(Sir Edwin Chadwick: 1800~1890)는 지역주민에 대한 상·하수도 시설 등 위생 조건의 개선과 예방 활동이 병원을 건립하는 것보다 비용-이익 면에서 유리하다고 주장하였고, 프레스콧(N. M. Prescott)은 말라리아로 인한 노동 손실 시간이 농업 수확과 노동자의 수입에 미친 영향을 분석하여 헬스케어 경제학의 연구 분야를 질병의 경제적 손실로 확대시켰다.

헬스케어 경제학은 1950~1960년대에 미국과 영국의 경제학자들이 경제학의 이론과 분석방법을 헬스케어 분야에 적용시킴으로써 본격적으로 발전하였다. 1950년대부터 헬스케어 분야에 대한 재정지출이 증대하여 새로운 자원배분의 기준과 분석방법이 필요하게 되었고, 경제학적 분석 방법이 정부의 헬스케어 정책분석에 매우 유익하였기 때문이다. 경제학자들이 건강기획이나 관리 분야에 경제학의 이론을 적용하고 질병의 치료에 소요되는 비용과 효과를 분석하게 됨에 따라 일부에서는 헬스케어 경제학은 "건강분야에 경제학의 이론과 분석기법을 적용하는 응용경제학으로 정의하기도 한다(Healthcare economics is broadly defined as the application of theories, concepts and techniques of economics to the health sector)."

최근에 헬스케어 경제학이 국제적으로 발전하는데 공헌한 것은 세계보건기구, 세계무역기구(World Trade Organization), 세계은행(World Bank)을 중심으로 한 국제기구이다. 이들 국제기구의 주요 의제로 채택되고 있는 헬스케어 정책, 경제성장과 건강, 건강과 생산성 간의 상호관계, 의료서비스와 식품, 의약품무역, 그리고 최근에 추진되고 있는 자유무역협정에 있어서의 헬스케어 관련 상품과 서비스의 개방협상은 국제기구와 각국 정부의 헬스케어 경제학에 대한 관심을 증가시켰고 국제기구에서의 헬스케어 경제학자의 채용 증가와 이들의 국제건강사업에의 참여로 인해 국제 헬스케어 경제학(International Healthcare Economics)이 발전하고 있다.

1.3. 헬스케어 경제학은 실증경제학인가, 규범경제학인가?

헬스케어 경제학은 경제의 일반 현상, 즉 경제 변수들 간의 이론적이며 실증적인 관계를 연구하는 실증경제학(positive economics)과 가치판단에 따른 정책결정을 중시하는 규범경제학(normative economics)이 첨예하게 대립하는 분야이다. 이것은 실증경제학의 원리가 헬스케어 경제학에서는 그대로 적용되지 않기 때문이다. 실증경제학은 경제변수들 간의 실증적인 상관관계 연구에 중점을 둔다. 대표적인 것이 가격과 수요, 가격과 공급 간의 상관관계이다. 가격이 인상되면 수요는 감소하는 반면 공급은 증가하고, 가격이 인하되면 수요와 공급에서 반대 현상이 일어난다는 것이다. 좀 더 구체적으로는, 외래 진료비가 10% 인상되면 외래 환자 수가 6% 감소할 경우 외래수요의 가격 탄력성이 −0.6이라고 제시하는 것이다.

실증경제학은 정책적으로 중요한 정보를 제공한다. 진료비를 인상하면 수요는 어느 정도 감소하고 총 진료비는 어느 정도 증가할 것인가? 건강보험의 실시가 의료의 수요, 공급, 가격에 어떠한 영향을 미칠 것인가? 건강보험의 본인부담률은 인하하면 수요가 어느 정도 증가하고 진료비는 어느 정도 증가할 것인가? 나아가 전 국민에 대한 무상의료를 실시할 경우 국가나 국민이 어느 정도의 추가 재정을 부담해야 할 것인가? 하는 의문에 대한 답은 실증경제학적 연구방법을 통해서만 계산이 가능하다. 예를 들면, 한국에서 무상의료를 실시할 경우 단순히 현재 실시중인 입원 본인부담률 20%, 외래 본인부담률 30%와 비급여 진료 부분에 대한 추가 소요 재정만을 계산해서는 안 된다. 비급여 진료 부문과 입원, 외래의 가격 인하로 인한 수요의 증가분에 대한 추가 소요 재정을 계산해야 함은 물론, 무상의료일 경우 야기되는 도덕적 해이(moral hazard)에 따른 추가 수요와 재정도 고려하여야 한다.

신의료기술과 신약의 발전은 의료비 증가를 가져온다는 것은 실증경제학에서는 일반적으로 인정하는 경제 현상이며 실제적으로 신의료기술과 신약은 의료비 증가의 가장 중요한 요인이다. 그러나 신의료기술과 신약이 의료비 증가에 미치는 영향은 국가마다 차이가 있을 수 있다. 예를 들면, 신의료기술과 신약의 선택이 의료시장에서 결정되는 미국의 경우 의료비 증가에 미치는 영향은 즉각적이고 매우 크다. 반면에 의료비 증가율이 정부예산에 의해 결정되는 영국의 경우 신의료기술과 신약의 사용은 기존 기술이나 기존 약과의 비용-효과를 비교한 후 정부가 개별적으로 선택여부를 결정하기 때문에 의료비 증가에 미치는 영향은 점진적이고 제한적이다.

경제적 분석에서 가치판단을 중요시하는 것이 규범경제학으로, 가치판단에 있어 이데올로기나 윤리적인 면에서 바람직한 대안의 선택과 공평성에 중점을 둔다. 실증경제학이 의료에 있어 공정성에 중점을 두어 의료서비스 이용 기회의 평등성과 의료비 지불에서도 개인의 지불 능력에 따른 평등한 지불을 주장하는데 비해, 규범경제학은 공평성에 중점을 두어 소득 수준에 상관 없는 평등한 건강수준과 평등한 의료 이용을 강조한다.

규범경제학이 왜 헬스케어 분야에서 주목을 받는가에 대한 이유는 다음과 같다. 첫째, 일부 의료인들은 병든 사람(ill health)으로부터 이윤을 챙기는 것은 윤리적인 면에서 타당치 않다고 생각하는 견해가 있다. 스탠포드 대학병원의 의료윤리위원회(Stanford University Medical Center Committee on Ethics)는 의료 윤리로서 “환자들의 생명을 구하고, 고통을 줄이며, 어떠한 해로운 행위도 하지 말고, 진실을 말하며, 환자의 인격을 존중하고, 공정한 진료비를 청구할 것”을 윤리적 원칙으로 제시하고 있는 것이 이러한 관점에 대한 하나의 예가 될 것이다. 이러한 윤리적 측면의 강조가 종교적 목적과 합해져 환자로부터 이윤을 취하지 않는 비영리 병원이 일찍이 유럽과 미국을 중심으로 설립된 이유의 하나가 되었다.

둘째, 의료서비스의 수요와 공급을 시장에 맡기는 것은 사회적으로 최상의 효과를 가져오지 않는다는 것이다. 이것은 의료시장에 있어 소비자 무지로 인해 공급자가 의료서비스의 공급량과 가격을 임의로 정할 수 있기 때문에 의료비 지불능력이 없는 계층의 의료서비스 이용을 제한하여 보편적 권리로 인정되는 건강권을 훼손한다는 것이다. 더욱이 공급자는 이윤이 적을 경우 예방접종과 같은 예방활동을 경시하여 전염병 치료에 있어 예방활동으로부터 발생하는 부수 효과를 제한하여 사회적 비용을 증가시킨다는 것이다.

셋째, 일부에서는 의료서비스를 공공재로 인식하여 의료서비스를 전적으로 시장의 기능에 맡기는 것보다 필요한 경우 국가가 직접 또는 간접적인 방법으로 개입하여야 한다고 주장한다.

마지막으로 건강에 대한 시각은 이데올로기와 밀접하게 관련되어 있다. 자유를 중시하는 자유주의적 견지에서는 건강은 평등할 수가 없는 것이며, 의료서비스도 경제재이기 때문에 일반 재화나 서비스와 마찬가지로 시장에서 구매하여야 한다고 주장한다. 그러나 평등을 중시하는 사회주의적 견지에서는 건강은 평등하여야 하며 의료서비스는 공공재로서 경쟁과 배제 없이 필요에 따라 무료로 제공하여야 한다고 생각한다. 이러한 입장은 의료서비스를 경제재로 보아 시장에서 수요와 가격의 탄력성을 중시하는 실증주의적 경제학과는 거리가 멀며, 의료의 윤리적 측면과 평등을 강조하는 규범적 경제학의 입장에 가깝다고 할 것이다.

그러면 의료서비스는 공공재(public goods)인가 경제재(economic goods)인가? 공공재는 어느 집단의 사회구성원이 어느 재화나 서비스의 생산에 기여 없이 자유롭게 소비할 수 있는 재화와 서비스를 말한다. 공공재는 소비에 있어 비경쟁성과 비배제성의 특성을 가진다. 비경쟁성은 그 재화와 서비스의 소비에 참여하는 사람 간에 경쟁할 필요가 없는 것을 말하는데 이것은 아무리 참여자가 많더라도 모든 참여자가 소비할 수 있는 양에는 변함이 없는 경우를 말한다. 예를 들면, 국립공원에서는 누구나 입장을 위해 경쟁할 필요가 없고 경치를 구경하거나 좋은 공기를 마시기 위해 경쟁할 필요도 없는 것이다. 공공재는 또한 비경쟁성으로 인해 사회적 이익은 크나 이윤이 없는 특성이 있다.

비배제성은 대가를 치루지 않고 어떤 재화나 서비스를 소비하려고 하는 사람에 대하여도 소비를 못하게 할 수 없는 것을 말한다. 공원에 심은 나무에서 나오는 신선한 공기를 마시지 못하게 할 수 없는 것이 하나의 예이다. 또한 등대나 국방과 같은 공공재는 사회 전체로 보면 반드시 필요한 재화와 서비스임에도 공공재의 공급을 시장에 맡겨둘 경우, 사람들은 대가를 지불하지 않고 혜택만 누리려고 하기 때문에 무임승차(free rider) 문제가 발생한다. 따라서 국가는 이러한 무임승차 문제를 해결하고 사회에 필요한 공공재를 공급하기 위해 규칙을 정하여 생산에 기여하기를 꺼리는 무임승차자들을 처벌하거나, 공공재를 직접 공급함으로써 문제를 해결하려고 한다. 예를 들면, 정부가 국방, 의무교육, 공원 등과 같은 공공재를 생산하기 위하여 국민들에게 세금을 부과하여 그 재원으로 필요한 공공재를 공급하고, 이를 공공재의 생산에 기여하기를 기피하는 자들이나 규칙을 위반한 자에 대해 처벌을 하는 것이다.

헬스케어 분야에 있어서는 감염병 예방활동이 공공재의 성격을 가지고 있다 할 것이다. 예를 들면, 조류독감(Avian flu)을 예방하기 위하여 전염된 닭과 오리를 도살 처분하거나 예방접종을 하는 것, 조류독감 전염지역의 닭과 오리의 타 지역 이동을 금지하고 수입이나 수출을 금지하는 것은 그 지역에 모두 적용된다는 점에서 공공재의 특성을 가졌다 할 것이다.

경제재는 수요에 비하여 상대적으로 희소한 재화와 서비스를 말하며, 대부분의 재화와 서비스는 경제재이다. 이런 점에서 의료서비스는 경제재이다. 의료서비스에 투입되는 인적자원, 자본과 재료는 한정되어 있으며, 생산된 의료서비스는 어떠한 경우에도 의료수요를 모두 충족시킬 수 없다. 따라서 헬스케어 경제학에 있어서 어떤 의료서비스를 얼마만큼 생산하여야 하며(what and how much quantity of health care to produce), 어떻게 생산하며(how to produce it), 누가 대가를 지불하며 어떻게 그것을 배분할 것인가(who pays for it and how it is distributed) 하는 결정이 중요한 것이다. 우리가 더 많은 의료서비스를 소비하면 다른 재화와 서비스의 소비로부터 얻을 수 있는 만족감을 희생하여야 하는 것이다.

1.4. 헬스케어 경제학이 중요한 이유

건강은 개인에게 즐거움의 원천이다. 건강할 때 사람들은 기분이 좋으며, 재화나 서비스의 소비로부터 만족감을 느낀다. 건강한 자만이 더 오랫동안 즐겁게 살 수 있다. 건강은 최고의 자산이며 자본이다. 건강해야 창조적인 생각과 강도 높은 노동을 통해 더 많은 소득을 올릴 수 있고 자기실현을 이룰 수 있는 가능성을 높인다. 최근에는 헬스케어 산업이 차세대의 가장 유망한 성장 동력 산업으로 인식되고 있다. 이와 같이 건강과 헬스케어 산업이 개인이나 국가에서 가장 중요한 가치를 가진 것 이외에도 다음과 같은 몇 가지 중요한 이슈가 우리가 왜 헬스케어 경제학을 공부하여야 할 필요가 있느냐에 대한 이유를 제시하고 있다.

첫째, 헬스케어 경제학은 생존과 죽음에 관련된 학문이다. 건강은 기본재(fundamental commodity)로서 다른 상품과 달리 형태가 있는 것은 아니지만 개인과 사회에 가장 중요한 재화이며, 다른 모든 재화와 서비스는 건강을 위한 것이다. 의료서비스는 질병의 치료를 통해 개인의 건강을 유지시키거나 증진시키고 생존 가능성을 높인다. 헬스케어 경제학은 건강문제와 이를 해결하기 위한 체계적이고 지적인 해결방안을 제시한다.

둘째, 국가 경제 전체에 있어 헬스케어 부문이 차지하는 비중이 크다. 미국의 경우 2022년도에 전체 GDP 중 18.8%를 국민 의료비로 사용하고 있으며, 일부에서는 2000년대 중반에는 전체 GDP의 3분의 1이 헬스케어 비용으로 지출될 것으로 예측하고 있다. 다른 OECD 국가에 있어서도 국민 의료비는 지속적으로 증가하고 있다. 선진국에 있어 헬스케어 분야는 지출, 투자, 고용의 가장 중요한 분야의 하나이며, 국가 전체 경제와 시민의 경제적 웰빙(well-being)과 가장 밀접한 연관을 가진 분야이다.

셋째, 질병이 국가경제에 미치는 영향이 크다. 특히 감염병의 경우 국가의 생산, 소비, 관광, 수출에 막대한 영향을 미친다.

넷째, 헬스케어 재정, 의료서비스의 공급과 배분은 경제적 상황의 영향을 받는다. 따라서 헬스케어와 관련된 정책은 경제 이론과 분석방법 예를 들면, 생산성, 효율성, 비용-효과 분석 등에 기초를 두고 있기 때문에 경제학적 지식이 없을 경우 헬스케어 분야 종사자들은 정책결정에 있어 경제학자들에게 휘둘리거나 심할 경우 기만을 당할 수도 있을 것이다.

다섯째, 헬스케어 경제학은 경제학의 이론과 분석 방법을 헬스케어 분야에 적용하지만, 의료의 특성, 환자와 의사의 경제적 행동방식, 의료의 수요, 공급, 가격의 특성 때문에 경제학적 지식만으로는 이를 이해할 수 없다. 예를 들면, 의료의 근본적 특성 중 하나가 불확실성(uncertainty)이다. 우리는 언제 병들지 알 수 없으며, 병들더라도 진료비가 얼마나 될 것인지와 질병의 치료 효과에 대하여도 잘 알지 못한다. 무엇보다 환자들은 의료서비스의 질과 결과를 사전에 시험할 수 없고, 사후에도 확인하기가 어렵다.

의료시장에서 소비자와 공급자의 행동은 일반시장에서의 소비자와 공급자의 행동과 차이가 있다. 무엇보다 소비자는 의료시장에서의 광고와 공개적 경쟁의 제한으로 공급자와 서비스의 질에 대한 정확한 정보가 없기 때문에 공급자를 선택하는데 제한이 있으며, 일단 선택할 경우 공급자를 신뢰하고 의존할 수밖에 없게 된다.

또한 의료시장의 공급자도 일반시장의 공급자와 다른 생각과 행동을 한다. 의료시장의 주공급자인 의사는 독점적 지식을 가진 전문인으로서 의사결정에서 우월적 지위를 가지고 수요자의 대리인으로 행동한다. 의료시장에 있어서는 진료의 자율성이 보장된다. 따라서 의사는 단지 의학적 필요성에 따라 서비스와 서비스의 양을 결정하며, 환자의 요구를 무시할 수 있고, 비용을 고려하지 않고 서비스를 결정할 수 있다. 임의수가제도에서 의사는 동일한 서비스에 대해 고소득층에게는 높은 진료비, 저소득층에게는 낮은 진료비나 무료 진료비를 적용하는 차등 진료비용제도도 실행할 수 있다. 이와 같이 의료시장에서는 수요자와 공급자의 행동이 경쟁시장에서의 수요자와 공급자의 행동과 다르므로 특별한 연구가 필요하다.

마지막으로, 의료시장에는 위에서 제시한 여러 가지 요인으로 인해 경제학적 쟁점인 시장실패(market failure)가 존재한다. 시장실패는 완전경쟁시장에서 볼 수 있는 공급자의 자유로운 시장진입과 상품과 서비스에 대한 완벽한 정보제공이 되지 않아 소비자의 선택뿐 아니라 가격, 상품과 서비스의 생산량에 왜곡이 생길 때 초래되는 현상이다.

의료시장은 공급의 제한과 공급자의 독점적 지위, 의료서비스에 대한 소비자의 무지와 정보 부족으로 완전경쟁시장의 조건이 충족되지 않아 시장실패와 정부의 개입이 발생한다. 의료시장에서 공급자의 자유로운 시장진입을 제한하는 것은 정부이다. 정부는 의과대학, 간호대학, 약학대학과 의료기술자를 양성하는 건강관련대학의 정원을 결정하고, 이들에 대한 자격시험과 면허 제도를 통해 공급자 수를 제한한다. 또한 의료서비스의 주공급자인 병 · 의원의 개설은 국가, 비영리법인과 의사들에게만 허가함으로써 기업의 의료시장 진입을 제한하고 있다. 특히 환자에 대한 진료는 의사들만이 할 수 있기 때문에 의사들은 진료에 있어 독점적 지위를 가진다.

반면에 의료시장에서의 수요자는 앞에서 말한 바와 같이 질병 발생의 불확실성과 질병과 치료 방법에 대한 지식과 정보의 부족으로 소비자의 선택권이 제한된다. 소비자는 건강검진과 예방접종 시간을 제외하고는 언제 질병이 발생할지 모르기 때문에 대부분의 질병에 대한 지식과 정보가 부족하다. 이런 상황에서 질병이 발생하면 질병에 대한 최소한의 지식과 정보도 없이 알려진 평판에 따라 의료공급자를 선택하거나 지리적으로 가까운 병원이나 의원을 이용하게 된다.

이와 같이 의료시장에 있어 질병과 치료 방법에 대한 공급자와 소비자 간의 정보의 비대칭성과 공급자의 소비자에 대한 우월적 지위와 공급의 독점성은 공급자의 이익 극대화 추구를 가능하게 한다. 공급자는 이익 극대화를 위해 임의로 가격을 결정할 수 있으며, 적정량 이상의 추가 서비스를 제공하거나, 필요할 경우 검사나 진료일수를 늘림으로써 수요를 창출할 수도 있다. 이와 같이 공급자가 이익 극대화를 위해 가격과 수요량을 결정하게 되면 의료시장의 왜곡 현상을 통한 시장실패는 필연적으로 발생한다. 더욱이 공급자가 이익 극대화를 위해 이윤이 많은 치료 위주의 의료서비스에 치중하고, 예방접종이나 전염병의 치료를 외면할 경우 예방접종이나 전염병 예방을 통한 외부효과(external effect)가 감소하게 되어 사회 전체적으로 더 많은 진료비를 부담하게 하여 시장실패를 더욱 가중화 시킨다.

또한 공급자로 인한 시장실패는 외부의 간섭이 없을 경우 공급자가 자기들이 정한 가격을 지불할 능력이 있는 소비자에게만 선택적으로 의료서비스를 제공하여 인위적인 의료서비스 분배의 불평등을 조장함으로써 거시적 시장실패를 발생시킬 수 있다.

이와 같은 의료시장의 실패는 1977년 의료보험 실시 이전에 한국에서 실시된 임의수가제도에서 그 예를 볼 수 있다. 이 제도하에서 진료비와 의료서비스 공급량은 공급자가 임의로 결정하는 미시적 시장실패와 의료서비스는 진료비 지불능력이 있는 사람들에게만 제공되어 의료서비스 분배의 불평등에 따른 거시적 시장실패가 동시에 발생하였다.

이러한 의료시장 실패에 따른 자원분배의 왜곡을 시정하고 분배의 형평성을 기하기 위하여 대부분의 국가가 의료시장에 개입한다. 가장 강력한 형태의 국가개입은 정부가 의료서비스를 직접 공급하거나 통제하는 형태로서 영국의 국민건강서비스(National Health Services)가 대표적이다.

보편적인 국가개입형태는 정부가 사회보험을 통해 진료비와 진료비 지불방법을 결정하는 것으로써 우리나라와 독일, 일본 등 많은 국가에서 이 방법을 채택하고 있다. 국가의 의료시장 개입이 가장 적은 국가는 미국으로서 국가 프로그램인 메디케어(medicare)와 메디케이드(medicaid) 환자에 대한 진료에만 국가가 개입하고 민간의 의료수요는 민간의료보험에서 공급은 주로 민간 병 · 의원에서 담당하는 형태이다. 물론 민간의료보험은 의료관리조직(Health Maintenance Organization, HMO) 방식을 통해 직접 병원을 운영하거나 진료 공급자와의 계약을 통해 진료 가격과 진료량을 부분적으로 통제하고 있다.

시장실패를 시정하기 위한 정부개입의 가장 큰 문제점은 정부의 비효율성에 따른 정부의 실패 문제이다. 정부가 의료의 수요와 공급을 모두 통제하고 독점할 경우, 독점과 경쟁의 결여로 인한 비효율성과 관료제의 병폐에 따른 비효율성이 발생한다. 파산의 염려가 없고 신분이 보장된 관료의 경우 목표달성에 있어 효율성보다는 개인적 이해관계와 절차의 합법성을 중시한다. 또한 자원배분과 관련된 의사결정에 있어서도 경제적 논리보다 정치적 판단을 중요시하여 경제적 효율성보다는 단기적인 정치적 득실을 중시할 수 있다. 결과적으로 정부의 개입은 경쟁의 결여와 관료제의 병폐로 인한 공공의료의 비효율성 문제를 제기시킬 수 있다.

이와 같이 의료는 시장실패 현상과 이를 시정하기 위한 정부의 개입 등 일반 경제 이론으로는 이해하기 어려운 분야가 많기 때문에 헬스케어 경제학은 의학과 보건학을 잘 이해하고 있는 헬스케어 경제학자들의 연구가 필요한 분야이다.

의료의 경제적 특성과 의료자원의 배분에 있어 헬스케어 경제학의 이론이 중요함에도 불구하고 의료인 특히 의사들은 헬스케어 경제학에 대한 관심이 적을 뿐더러 기피하는 경향이 있다. 물론 헬스케어 경제학 이론의 난해성과 의과대학 교육과목에 헬스케어 경제학이 포함되어 있지 않는 현실적인 한계가 있지만 근본적으로는 헬스케어 경제학이 의료인을 통제하는 수단으로 사용되고 있다고 생각하는 경향이 있기 때문이다. 무엇보다 의료의 수요, 공급, 가격 등 의료의 중요한 이슈들은 시장의 기능을 통해 해결해야 하는 것이 헬스케어 경제학의 기본이론이다. 그러나 의료시장의 실패 등을 이유로 의료시장을 통제하는 수단으로 사용되고 있으며, 어떤 경우에는 상반되는 이론을 제시하여 경제원리보다 정치적 판단에 기여한다고 생각한다. 예를 들면, 의사 수의 증가는 의료수요를 증가시켜 국민 의료비 부담을 증가시킨다는 주장과 의사 수의 증가는 경쟁을 통해 서비스의 질을 향상시키고, 의사의 지역적 균형배치를 가능하게 한다는 상반된 주장이 있는데 대부분의 경우 합리적 의사결정 보다는 그때그때 정부의 정책을 합리화하기 위한 정치적 판단의 도구로 헬스케어 경제학이 사용된다고 생각한다.

나아가 헬스케어 경제학은 경제적 효율성을 중시하여, 진료윤리, 진료의 자율성과 의료서비스의 형평성을 무시한다고 생각한다. 의사의 주 임무는 환자에 대한 진료이기 때문에 질병 종류나 환자의 인구적 특성은 고려하지 않으며, 어떤 경우에는 진료비용에 대한 계산도 하지 않는다. 회복가능성이 없는 식물환자도 장기간 중환자실에 입원시켜 진료한다. 반면에 경제학자들은 건강증진을 위한 자원의 효율적 배분을 강조하여 예방의 효과가 있는 위생시설에 대한 투자, 예방접종에 대한 지출과 비용-효과 분석을 통해 효과가 큰 부분에의 투자를 우선시 하여 자원배분에 대한 우선권에서 자신들과 차이가 있다고 생각한다.

결과적으로 의사들이 헬스케어 경제학 연구를 기피하여 의료의 주요 부문에 대한 의사결정을 행정관료나 경제학자들이 주도하게 된다. 이러한 예로서 우리나라의 초기 의료보험의 수가 결정, 의과대학의 정원 조정, 최근 이슈가 되고 있는 존엄사와 영리병원 도입 문제를 들 수 있다. 이런 점에서 앞으로 의사들은 의료서비스의 비용계산은 헬스케어 경제학의 몫이고 효과의 측정은 의료인의 임무라는 점과 헬스케어 분야에서 핵심적 전문가로서의 권위와 임무를 스스로 지키기 위해 헬스케어 경제학에 대한 더 많은 관심과 연구를 할 필요가 있을 것이다.[1)]

2. 건강과 의료에 대한 시각

2.1. 개인

건강에 대하여는 개인, 의료인, 경제학자와 정부가 시각에 있어 차이를 보이고 있다. 개인에게 있어 건강은 최고의 가치를 가진다. 건강해야 경제적, 사회적 역할을 다할 수 있을 뿐 아니라, 생활의 기쁨과 즐거움을 느낄 수 있기 때문에 완벽한 건강이 인생의 목표이며, 행복을 가져다주는 원천이라고 생각한다. 또한 건강은 교환이 불가능한 재산이기 때문에 시장에서 이를 구매할 수가 없다. 그래서 많은 사람들이 "재산을 잃는 것은 적게 잃는 것이요, 명예를 잃으면 많이 잃는 것이며, 건강을 잃으면 다 잃는 것이다"는 말에 수긍하는 것이다. 따라서 개인에게 있어 생명에 대한 대체재는 없으며, 생명과 비교할 기회비용은 존재하지 않는다. 이런 이유로 개인과 가족은 자신과 가족의 건강유지와 향상에 지출의 최우선권을 부여한다.

예를 들면, 자식이 아플 경우 부모는 자식의 병 치료에 모든 시간과 경제력을 동원한다. 우리가 앰뷸런스에 통행의 최우선을 두는 것도 생명이 무엇보다도 바꿀 수 없는 것

---

1) 헬스케어 경제학에 대한 다양한 자료를 소개한다. Uwe E. Reinhardt et al.(2014), *"The Economics of Health and Health Care"*, Pearson Education; Joseph P. Newhouse(1193), *"Free for All? Lessons from the RAND Health Insurance Experiment"*, Harvard University Press; Michael F. Drummond et al.(2015), *"Methods for the Economic Evaluation of Health Care Programmes"*, Oxford University Press; Anne Mills, Martin McKee(2001), *"International Comparisons of Health Systems"*, World Health Organization(WHO); Adam Wagstaff, Eddy van Doorslaer(1992), *"Equity in the Finance of Health Care: Some Further International Comparisons"*, Journal of Health Economics 등을 참조

이기 때문일 것이다. 또한 사람들은 소비에 있어 건강 관련 지출에 우선권을 둔다. 사람들은 건강에 이상이 생길 경우, 어떠한 음식과 사회생활도 즐거움을 주지 못하고, 인생의 즐거움이 감소된다는 것을 알기 때문이다. 특히 부유한 사람은 건강이 부의 유지에 절대적인 요인이기 때문에 건강증진에 최대의 투자를 하며, 가난한 사람이 병에 걸리기 쉽다는 이론보다 병들면 가난해진다는 이론이 더 설득력을 얻고 있기 때문에 일반 사람들도 건강에 대한 투자에 더 많은 관심을 두고 있다.

2.2. 의료인

의사를 비롯한 의료인들도 인간 생명에 최고의 가치를 부여하며, 인간 생명을 위협하는 질병의 치료와 예방을 건강향상과 유지에 있어 가장 중요한 요인으로 생각한다. 따라서 의료인은 질병의 치료와 예방을 주된 직업적 의무로 생각하기 때문에 기본적으로 모든 환자는 치료를 받아야 하며, 의료는 가장 전문적인 지식을 필요로 하기 때문에 환자의 결정여부와 진료내용에 대하여는 전적으로 의료인이 결정하여야 한다는 것이다.

의료인은 건강은 질병의 유무에 따라서 결정된다고 생각한다. 질병이 없으면 건강하고 질병이 있으면 건강하지 않기 때문에 건강하기 위해서는 질병을 치료하여야 한다는 것이다. 따라서 건강은 질병의 유무뿐만 아니라 질병의 종류와 의료서비스에 따라 결정된다. 질병이 위험하고 치료가 불가능한 경우 예를 들면, 에이즈 환자의 경우 평생 불건강한 경우가 되며, 질병이 위험하나 치료가 가능한 감염성 질병이나 질병이 위험하지 않고 치료로 가능한 질병들의 경우 치료를 통해 건강하게 된다는 것이다. 이러한 경우 건강상태는 의료서비스에 의해 결정된다는 것이다. 따라서 의료인들은 무엇보다 의료서비스의 공급에 가장 큰 관심을 둔다.

2.3. 경제학자

경제학자들은 인간을 생산요소의 하나인 노동력으로 보며, 건강과 노동생산성과의 관계를 중요시한다. 건강은 사람들로 하여금 창조적 생각을 통한 새로운 지식과 기술 개발을 가능하게 하며, 장기간의 강도 높은 노동을 가능하게 함으로써 생산성 향상을 통한 소득의 증가를 가능케 한다. 소득의 증가는 생활 수준을 향상시켜 본인과 가족의 건강을 향상시킴은 물론 자식에 대한 교육투자를 증가시켜 고급 인력을 생산하여 고소득 분야에 취업을 가능하게 하고 궁극적으로 세대 간에 부(富)의 선순환을 가져옴은 물론 경제의 지속적 성장을 가능케 하는 것이다.

또한 경제학자들은 인간의 생명에 대하여 화폐적 가치를 부여하고자 한다. 이들은 각 개인을 현재의 직업이나 소득에 근거하여 가치를 계산한다. 이들의 계산 방법에 따르면 비전문직보다 전문직이 노인보다는 젊은 층이 더 높은 가치를 가지게 된다. 따라서 개인의 경제적 가치에는 차이가 있다고 생각한다. 이러한 계산 방법에 따르면 경제활동인구에 대한 건강 의료비 투자는 생산적인데 반해, 비경제적 활동인구에 대한 건강 의료비 지출은 소비로 인식된다. 사회 전체적으로는 질병으로 인한 소득 상실액, 사망의 경우 사망으로 인한 장래의 소득 상실액이 사회전체의 소득 상실액으로 계산된다.

헬스케어 경제학자들은 효율성과 형평성 간에 균형이 이루어져야 한다고 생각한다. 일부 헬스케어 경제학자들은 효율성을 중시하여 의료서비스도 다른 일반 서비스와 마찬가지로 시장의 기능에 따라 가격이 결정되어야 한다고 주장한다. 이들의 주장에 의하면 의료서비스도 다른 서비스와 마찬가지로 시장에서 구매하여야 하며, 서비스에 대한 지불 능력이 없는 사람은 의료서비스를 받지 못하는 것을 당연하게 생각한다. 또한 의료공급도 의료수요에 따라 결정되어야 한다고 생각한다. 반면에, 일부 헬스케어 경제학자들은 의료서비스를 누구나 대가 없이 자유로이 이용할 수 있는 공공재(public goods)로 보아 누구든지 지불 능력과 상관없이 필요할 경우 무료로 의료서비스를 이용할 수 있어야 한다고 주장한다.

이와 같이 의료인과 경제학자들은 건강에 대해 다른 시각을 가지고 있으나 이들이 일치된 시각을 가지고 있는 것은 의료서비스가 건강을 향상시킨다는 것이다. 그러나 의료서비스가 얼마나 국민의 건강수준을 향상시켰느냐에 대하여는 의견의 차이가 있다. 의료인의 경우 건강상태는 질병의 유무에 따라 결정된다. 병에 걸리면 건강하지 못한 상태이기 때문에 질병의 치료가 건강을 향상시키는 것이다. 이에 반하여 경제학자들은 건강은 의료서비스에 의해서도 결정되지만 소득으로 대표되는 일반 생활 수준과 개인의 생활습관, 의료보장제도 등 여러 가지 사회경제적 요인에 의해 결정된다고 생각한다. 따라서 경제학자들은 의료서비스의 생산과 공급에 관한 연구에 주된 관심을 두는 의료경제학(medical economics)보다 의료뿐 아니라 건강을 결정하는 사회경제적 요인을 중시하는 헬스케어 경제학(healthcare economics)에 더 관심을 두어야 한다고 생각한다.

2.4. 정부

정부는 인간 생명의 존엄성뿐 아니라 건강의 평등성을 중시하여 모든 국민이 최고의 건강수준을 누리는 것을 정책의 목표로 한다. 따라서 국가는 국민의 건강권을 기본 권리로 생각하여 모든 국민이 평등한 의료서비스를 받을 수 있도록 정부가 의료시장에 적극 개입하여야 한다고 생각한다. 일부 국가는 건강의 평등성을 실현하기 위하여 의료서비스는 누구나 필요에 의해 대가 지불 없이 자유로이 이용할 수 있는 공공재나 준공공재로 생각하여 국가보장 의료보장제도를 채택하고 있다. 대부분의 국가는 건강의 중요성과 평등성을 실현하기 위하여 정부가 의료시장에 적극 개입한다.

결과적으로 의료시장은 정부의 간섭이 가장 심한 분야의 하나이다. 정부는 의과대학 정원제, 의료인 면허제도 등을 통해 의료 인력의 공급을 제한하며 병원의 비영리 법인화, 민간병원의 설립허가제도, 신약과 신의료기술의 허가제도 등을 통해 의료공급 분야를 통제한다. 특히 정부는 건강보험과 같은 의료보장제도의 실시를 통하여 의료분야 전반을 통제한다. 건강보험제도를 통해 모든 국민을 건강보험 적용대상자에 포함시킴으로써 의료수요를 관리하고, 건강보험 수가와 같은 공정가격제도를 통해 의료시장 전반을 통제하는 것이다. 결과적으로 의료시장은 수요, 공급, 가격 등이 모두 정부의 직접적인 간섭과 통제를 받는 독특한 특성을 가지게 된다.

3. 연구 분야

경제학의 연구 분야는 거시경제학(macroeconomics)과 미시경제학(microeconomics)으로 분류된다. 거시경제학은 국민소득에 관한 이론으로서 국가 전체의 경제활동에 중점을 두어 투자, 무역, 고용, 인플레이션이 국민소득에 미치는 영향을 분석하는 이론이다. 미시경제학은 가격과 관련된 이론으로서 가격의 변화에 따라 사람들이 어떠한 선택을 하느냐에 주된 관심을 둔다. 그러나 이 두 가지 이론은 모두 개인적인 이익의 추구에 기초를 두고 있으며 개인의 경제활동의 총계가 국가 전체 경제활동이라고 생각한다. 개인은 애국심보다는 자신의 이익을 최대화하기 위해 행동하며, 개인이 자신의 이익을 최대화할 때 국가적 이익도 최대가 된다고 보는 것이다. 예를 들면, 독감의 치료는 자신의 건강을 지키기 위해 하는 것이지 국가나 남을 위한 것이 아니나 결과적으로 독감의 치료가 자신뿐만 아니라, 남에게 전염되는 것을 방지함으로써 다른 사람에게도 이익이 되는 것이다.

지금까지 헬스케어 경제학의 연구는 주로 미시경제학적인 연구에 치중하여 왔다. 의료수요에 가격과 소득이 미치는 영향, 의료공급에 있어 의료서비스 생산함수와 의료인력의 적정선, 의료가격제도, 비용-효과분석, 비용-이익분석이 주된 연구 분야였다. 그러나 이러한 미시적 연구는 헬스케어 분야의 핵심 의문사항인, 경제성장이 건강에 미치는 영향, 경제체제와 건강, 헬스케어 산업, 건강보험의 경제적 기능, 국민 의료비와 국제건강경제에 대한 해답을 제시하는데 한계가 있다.

이런 점에서 최근에 세계보건기구가 질병 퇴치와 국민건강 향상을 위해 거시적 연구방법인 지속적 경제성장과 건강을 주된 연구 분야로 채택한 것은 건강 문제를 해결하기 위해서는 거시적 방법과 미시적 방법이 모두 필요하다는 것을 잘 보여주고 있다. 또한 세계무역기구는 건강산업과 의료서비스의 국제적 중요성을 감안하여 헬스케어 시장의 국가 간 개방을 도하개발협상안(Doha Development Agenda)의 주요 의제로 채택하였으며, 최근의 국가 간 자유무역협정(Free Trade Agreement)에 의한 헬스케어 산업의 상호개방과 의료 전문 인력의 상호 면허 인정으로 인한 의료인력의 국가 간 이동의 자유가 새로운 의제로 떠오르고 있어, 헬스케어 연구도 거시화, 국제화되는 경향을 보이고 있다.

이 책에서는 미시적 분석 방법인 의료수요, 의료공급, 의료가격, 경제적 분석방법과 더불어, 거시적 분석 방법으로서 최근에 주된 관심 분야로 떠오르고 있는 경제성장과 건강, 경제체제와 건강, 국민 의료비, 헬스케어 산업, 건강보험 경제, 헬스케어 산업과 국제헬스케어 경제, 마지막으로 4차 산업혁명시대의 디지털 헬스케어 경제학과 AI 헬스케어 경제학에 대하여 모두 다루고자 한다.

참고로 그동안 제시된 헬스케어 경제학의 연구 분야는 다음 장에 있는 [표 1-1]과 같다.

[표 1-1] 헬스케어 경제학의 연구 분야

연구 분야	주요 연구 내용
1. 건강의 가치 (What is health & What is its value?)	건강의 정의, 가치, 이데올로기와 건강
2. 건강에 영향을 미치는 요인 (Health affecting factors)	소득, 직업, 교육, 생활습관, 소비형태, 육체적 조건, 가족배경, 유전적 요인
3. 경제발전과 건강 (Health and economic development)	경제성장이 건강향상에 미치는 영향, 건강이 생산성에 미치는 영향

4. 의료수요(Demand for healthcare)	가격, 소득, 인구적 특성, 건강보험, 이타주의 등이 의료수요에 미치는 영향
5. 의료공급(Supply of Healthcare)	생산비용, 생산요소-인력, 장비, 약품 등, 비용상환방법, 영리/비영리 조직의 의료공급 형태
6. 시장 분석(Market analysis)	가격이 의료서비스에 미치는 영향
7. 경제적 분석(Economic appraisal)	비용-효과분석, 비용-이익분석, 비용-만족도 분석
8. 헬스케어 산업(Health industry)	의료서비스, 의약품, 의료기기 산업
9. 헬스케어 재정(Finance of health sector)	예산, 재원, 국민 의료비
10. 국제헬스케어(International Healthcare)	세계보건기구(WHO), 세계무역기구(WTO)의 역할, FTA와 헬스케어산업
11. 헬스케어시스템의 평가 (Evaluation of health systems)	효율성과 형평성의 조화, 기획, 예산, 규칙, 모니터링 시스템, 국제적 비교
12. 디지털 헬스케어시스템 (Digital healthcare)	원격의료, 웨어러블 기술, 인공지능과 빅데이터, 디지털치료제, VR과 AR, 모바일 헬스
13. AI 헬스케어시스템 (AI healthcare)	의료영상분석, 질병예측 및 진단보조, 개인 맞춤형 치료, 약물개발 및 재창출, 원격진료 및 환자 모니터링, 의료데이터 분석

주 : 헬스케어 산업, 디지털 헬스케어, AI헬스케어는 저자가 추가하였음

출처 : Culyer & Newhouse(2003). Handbook of Health Economics, Lee and Mills(1983). The Economics of Health in Developing Countries.

4. 분석 방법

헬스케어 경제학의 분석 방법에는 크게 3가지 방법이 있다. 말로써 설명하는 기술적 분석 방법, 그래프나 도표로 설명하는 방법, 그리고 수학적 공식을 이용하여 설명하는 방법이다. 이 세 가지 분석 방법은 모두 건강의 원인과 결과에 대한 인과관계의 설명을 목적으로 하는데 그 방법에 있어 차이가 있다는 것이다.

4.1. 기술적 분석 방법(descriptive method)

기술적 분석 방법은 사실 그대로를 기술하여 원인과 결과를 확인하는 방법인데 가장 기초적이고 중요한 분석 방법이다. 기술적 분석 방법은 주로 기존 문헌이나 통계자료를 분석하여 새로운 가설과 이론을 수립하는 분석 방법이다.

기술적 분석 방법의 가장 중요한 역할은 사실대로 기술된 자료를 통해 가설을 만들 수 있다는 것이다. 가설은 "만약 ~이라면, ~ 일 것이다." 또는 "어떤 조건이 성립한다면, 어떤 현상이 발생할 것이다."라는 형태를 가진다. 여기서 "만약 ~이라면 이라는 부분은 가정이나 조건이며, ~일 것이다."라는 부분은 예측이나 결론이다.

헬스케어 경제학에서는 가설의 설정과 증명을 통한 이론의 수립이 중요하다. 그동안 일반적으로 증명된 가설의 예를 들면 아래와 같다.

- 경제가 성장하면 일반 국민의 건강수준이 향상될 것이다
- 소득이 증가하면 의료수요는 증가하고, 가격이 인상되면 의료수요는 감소할 것이다.
- 사회적 지위와 소득이 비슷한 계층은 인종적 차이에 불구하고 건강수준이 비슷할 것이다.
- 선진국에 있어 국민 의료비 증가가 평균수명 증가에 미치는 영향은 극히 제한적일 것이다.

4.2. 그래프 분석 방법(graphic method)

그래프는 경제적 변수 사이의 상관관계를 나타내기 때문에 눈으로 쉽게 상관관계를 알 수 있는 장점이 있다. 그래프에는 한 변수가 전체에서 차지하는 비율이나 상대적 크기를 나타내는 한 변수의 그래프가 있고 두 변수의 상관관계를 나타내는 두 변수의 그래프가 있으며, 한 변수와 여러 변수간의 상관관계를 나타내는 다중회귀그래프가 있다. 또 변수들이 시간의 변화에 따라 어떻게 변하는지를 보여주는 시계열 그래프가 있다.

한 변수의 그래프에는 변수 간의 크기를 비교하는 파이 그래프와 막대 그래프가 있고, 시간의 변화에 따른 변수의 변화를 나타내는 시계열 그래프가 있다.

4.2.1. 파이 그래프

파이 그래프는 원을 통해서 각 변수들이 차지하는 비율을 쉽게 비교하기 위한 분석도구이다. 아래 파이 그래프는 2022년 4월까지 WHO의 6개 지역에서 COVID-19에 걸린 환자수를 나타낸 것이다. 2022년 4월까지 COVID-19에 걸린 환자수는 504.4백만명이었는데 환자의 72%가 미주와 유럽에서 발생했다는 것과 주요국가들의 환자 발생수를 보여주고 있다.

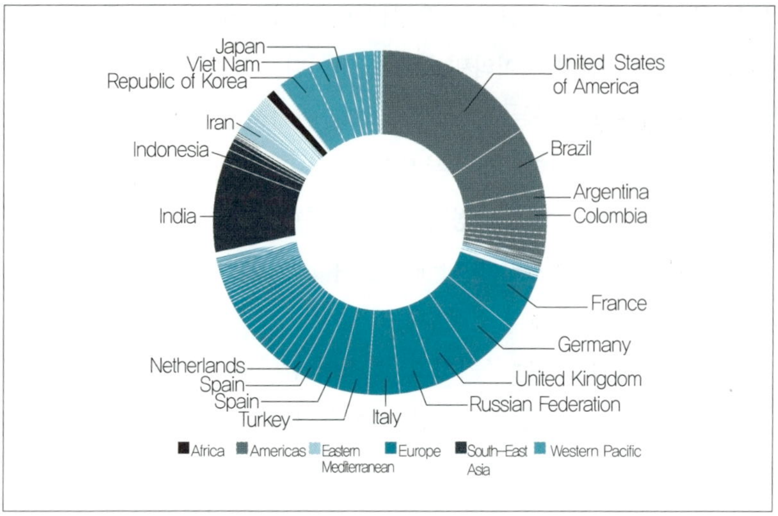

[그림 1-1] WHO의 6개 지역의 누적 COVID-19 환자수
출처 : WHO(2024). World Health Statistics 2023.

4.2.2. 막대 그래프

막대 그래프는 어느 변수의 상대적인 크기나 변화율을 나타내는 그래프로 가장 오래 사용된 분석도구의 하나이다. 아래 막대 그래프는 세계보건기구(WHO)의 6개 지역에 5세 이하 유아사망률을 1990, 2000, 2020년도별로 나타낸 막대 그래프이다. 이 그래프는 30년간 유아사망률이 급격히 감소해 1990년 12.6백만에서 2020년 5백만명 사망으로 감소한 것을 나타내고 있다.

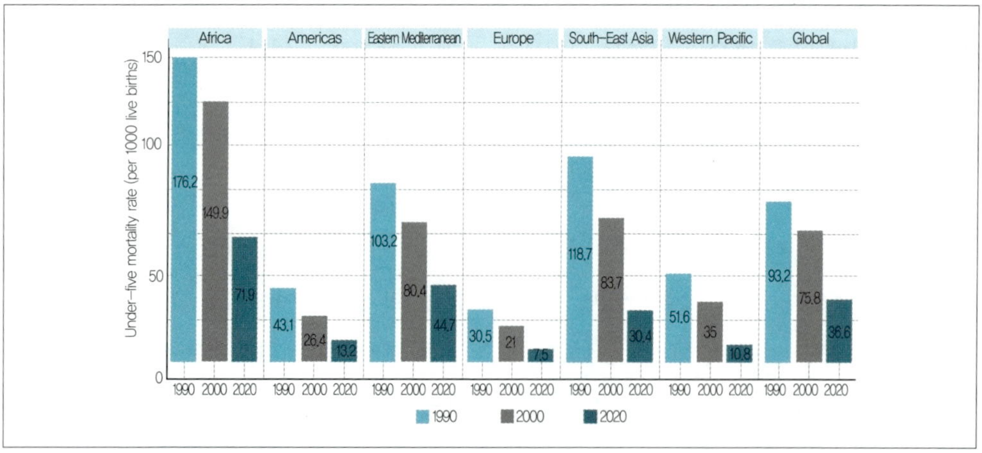

[그림 1-2] WHO의 6개 지역의 유아사망률(1990, 2000, 2020)
출처:WHO(2024). World Health Statistics 2023.

4.2.3. 시계열 그래프

시계열 그래프(time series graph)는 시간의 흐름에 따라 시계열 데이터가 어떻게 변화하였는지와 변수 간에 관계가 어떻게 변하는지를 보여준다. 시계열 그래프는 보통 x축에 시간을 표시하고 y축에는 변수의 값을 표시한다. [그림 1-3]은 1970년대부터 2021년까지 한국인 남녀의 평균수명의 변화를 나타내고 있는 시계열 데이터이다. 우리는 이 그래프를 통해 한국인의 평균수명이 시간이 흐름에 따라 얼마나 증가했는지를 한눈에 알아볼 수 있다.

엄격한 의미의 시계열 그래프를 만들기 위해서는 이 그래프의 평균수명에 영향을 미친다고 생각하는 요인, 예를 들면 해당 연도의 국민 1인당 GDP를 같이 표시하여 시간상 평균수명과 국민 1인당 GDP가 어떤 관계가 있는지를 보여주거나 양자 간의 상관관계가 어떻게 변화하였는지를 계수로써 표시하는 것이 필요하나, 여기서는 생략하였다.

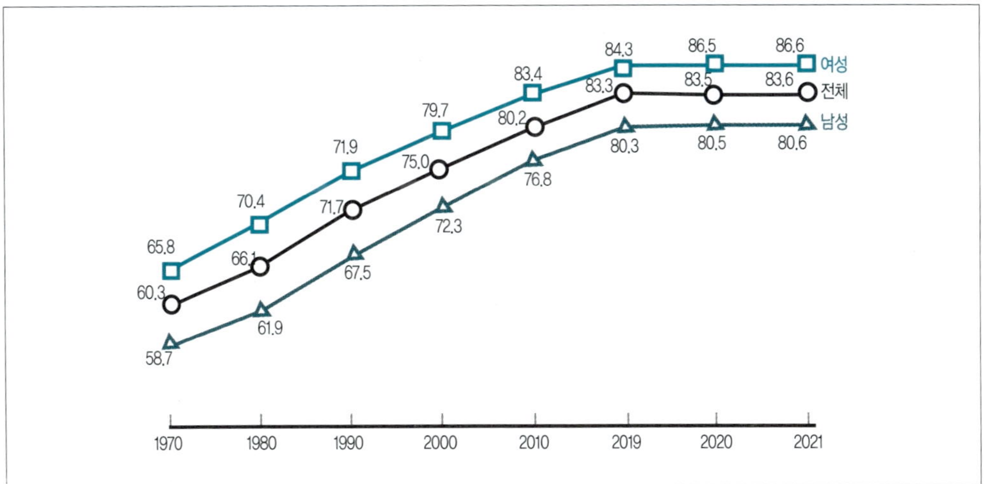

[그림 1-3] 한국인 남녀의 평균수명(1970~2021)
출처 : 통계청, 2021년 생명표

4.2.4 함수를 이용한 상관계수

두 변수의 그래프에서 두 변수 간의 상관관계를 알아보기 위해서는 함수를 사용한다. 예를 들면, $Y = a \pm bX$와 같은 선형 함수이다. 여기에서 a는 상수, b는 Y와 X간의 상관관계 정도를 나타내는 상관계수이다. 상관관계를 나타내는 함수에는 독립적으로 발생하는 독립변수(independent variable, 위 식에는 X)와 독립변수에 의해 영향을 받는 종속변수(dependent variable, 위 식의 Y)가 있다. 일반적인 예를 들면, 사람들의 의지와 상관없이 독립적으로 결정되는 기온은 독립변수이고 기온에 따라 소비의 양이 변화하는 옷이나 음식과 같은 소비재는 종속변수가 된다.

예를 들면 헬스케어 분야에서는 소득과 의료서비스 가격이 독립변수가 되고 이것에 영향을 받는 건강과 의료수요가 종속변수가 된다. 독립변수와 종속변수가 일정한 비율로 상호영향을 미치는 상관관계를 가지고 있으면 이것을 직선 그래프로 표시할 수 있다. 두 변수간의 상관관계에는 독립변수가 증가하면 종속변수도 증가하는 정(+)의 상관관계를 나타내는 선형함수($Y = bX$)와 독립변수가 증가하면 종속변수가 감소하는 역(−)의 상관관계를 나타내는 선형함수($Y = -bX$)가 있다(그림 1-4 참조).

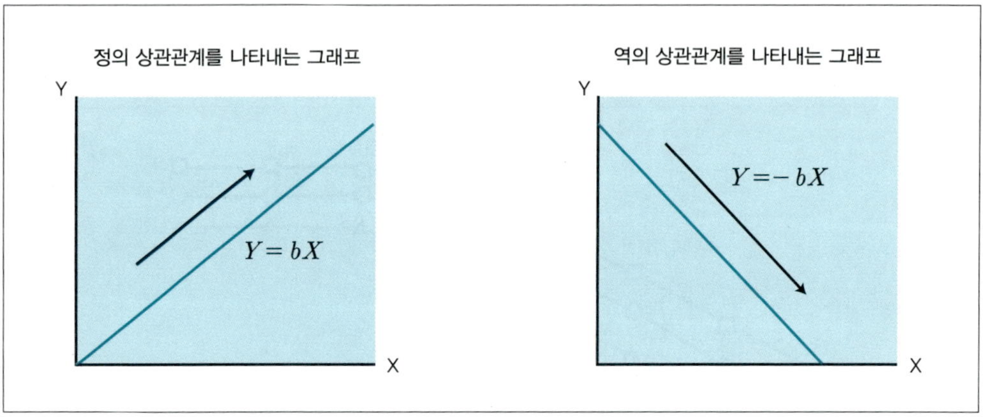

[그림 1-4] 직선 그래프

가. 선형 곡선

두 변수 간의 상관관계를 나타내는 직선 그래프에서 두 변수간의 상관관계는 직선의 기울기로 알 수 있다. 즉, 직선의 기울기가 상관계수를 나타내며 상관계수가 크면 상관관계가 크다는 것을 나타내고 상관계수가 작으면 적다는 것을 나타낸다. 상관계수가 0이면 두 변수 간에는 아무런 상관관계가 없다는 것이다. 예를 들어 병원에 간호사 1명이 입원환자 4명을 간호하도록 규정되어 있다면, 환자와 간호사의 상관관계를 나타내는 그래프는 [그림 1-5]와 같이 될 것이다. 이 그래프에서 직선의 기울기는 4가 되며 이것은 상관계수가 4라는 것을 나타낸다. 이 직선 그래프는 환자와 간호사의 수는 항상 같은 비율로 변한다는 것을 나타내고 있다. 즉 환자가 4명 증가할 때마다 간호사 1명을 더 고용해야 한다는 것이다.

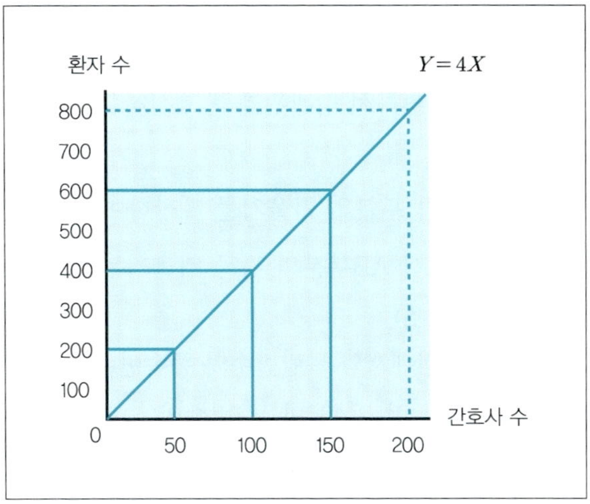

[그림 1-5] 직선 그래프의 상관관계

직선 그래프는 하나의 종속변수와 여러 개의 독립변수 간의 상관관계도 나타낼 수 있다. 이 경우 함수는 $Y = a + bX_1 + cX_2 + dX_3 + \cdots$.의 형태가 되며, a는 상수, X_1, X_2, X_3는 각각의 독립변수, 그리고 b, c, d는 각 독립변수의 종속변수에 대한 상관계수를 나타낸다. 상관계수나 기울기가 크면 높은 상관관계를 나타내고 상관계수나 기울기가 적은 것은 낮은 상관관계를 나타낸다(그림 1-6 참조).

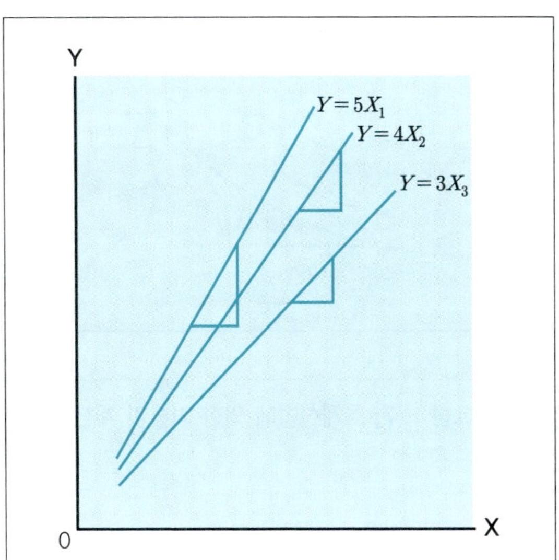

[그림 1-6] 여러 독립변수들의 상관관계

나. 비선형 곡선

일반적으로 독립변수와 종속변수의 상관관계는 일정한 비율로 변하지 않는다. 이 경우 비선형곡선(non-linear curve)을 사용하는데 경제학적 상관관계는 대부분 비선형곡선의 형태를 가진다. 비선형곡선 상관관계를 계산하는 방법에는 호(arc)계산법과 점(point)계산법이 있다.

호계산법은 비선형 곡선의 각 부분의 기울기를 계산하여 상관관계를 알아보는 계산 방법이다. 아래 비선형 곡선에서 AB부분의 평균 기울기는 $\frac{\Delta y}{\Delta x}$, CD부분의 기울기는 $\frac{\Delta y'}{\Delta x'}$ 로 계산된다(그림 1-7 참조).

점 계산법은 어느 특정한 시점에서의 독립변수와 종속변수의 상관관계를 계산하는 방법이다. 아래 [그림 1-8]에서는 점 B에서의 두 변수의 상관관계를 나타내는 곡선의 기울기를 계산하는 방법을 보여주고 있다. 점 A에서 곡선의 기울기는 점 B에 접하는 접선(tangent line)의 기울기($\frac{\Delta y}{\Delta x}$)와 같으므로 점 B의 기울기를 A와 C점을 이용해서 계산하면 된다. 곡선상에 있는 점의 기울기는 미분을 적용하면 쉽게 계산할 수 있다. 미분은 곡선상의 한 점에서 상태나 변화의 방향, 즉 기울기를 분석하는 것으로, 주로 수리경제학에서 많이 사용하는 분석 방법이다.

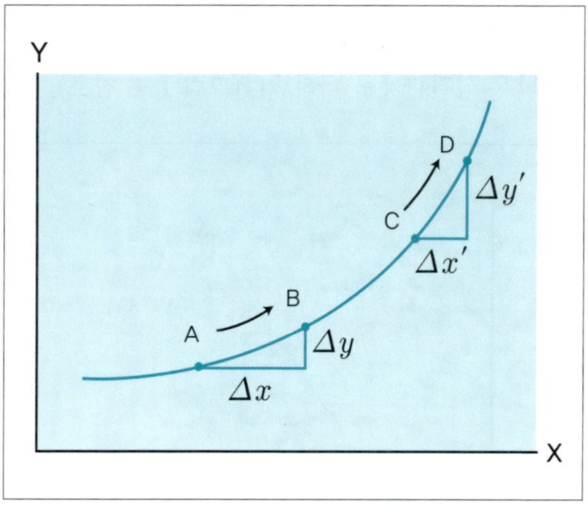

[그림 1-7] 호계산법에 의한 기울기 계산

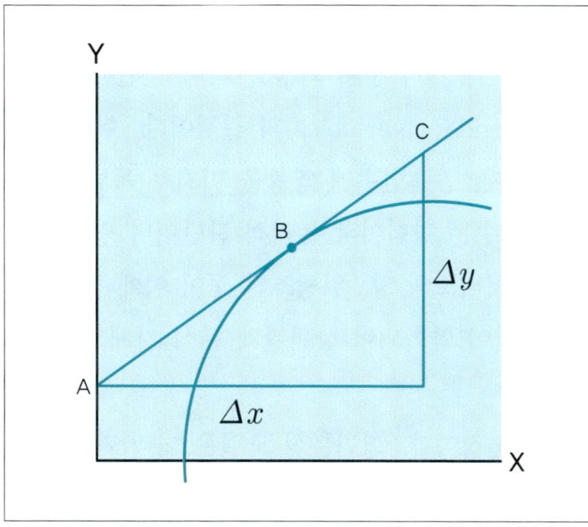

[그림 1-8] 점계산법에 의한 기울기 계산

4.3. 수학적 공식을 이용하는 분석 방법

수학적 공식을 이용하는 분석 방법에는 제8장에서 설명할 상대 비교위험도와 귀속위험도 계산 방법과 상관관계분석, 다중회귀분석 방법이 일반적으로 사용되고 있다. 물론 헬스케어 경제학도 수리경제학에서 사용하는 수학적 공식을 이용하여 경향이나 크기를 분석하고 있다. 여기서는 다중회귀분석 방법에 대하여 간략하게 설명하고자 한다.

다중회귀분석은 하나의 종속변수에 영향을 미치는 여러 독립변수와의 상관관계를 알아보는 분석 방법이다. 예를 들면, 국민건강 수준은 소득뿐만 아니라 의료서비스의 양, 생활습관, 도시화, 교육 수준, 영양상태, 주택, 상하수도 등 위생 조건, 소득분배 등 여러 가지 요건에 의해 결정되기 때문에 건강수준과 이에 영향을 미치는 요인들 간의 상관관계 분석에서는 이러한 요인들이 각각 건강수준에 미치는 영향을 알아봐야 하는 것이다. 다중회귀분석은 둘 이상의 독립변수가 종속변수에 미치는 영향을 설명하기 위해 수학 공식을 사용하는데 다중회귀식은 다음과 같이 간단히 표현할 수 있다.

$$Y = a + b_1X_1 + b_2X_2 + b_3X_{3+\ldots}$$

다중회귀분석에서 중요한 것은 회귀모델에 포함된 독립변수 전체가 종속변수에 미치는 영향력을 나타내는 결정계수(R^2)이다. 다중회귀분석에서 R^2가 크면 클수록 사용된 다중회귀모델에 사용된 독립변수의 종속변수에 대한 설명력이 크다는 것을 나타낸다.

회귀분석은 컴퓨터에 내장된 프로그램을 이용해 자동적으로 분석이 가능하지만, 이 프로그램을 이용하기 전에 몇 가지 준비 과정을 거쳐야 된다. 첫째, 여러 변수에 의해 영향을 받는 종속변수(dependant variables)의 결정이다. 헬스케어 경제학에서는 건강수준이 주로 사용된다. 둘째, 종속변수에 영향을 미치는 독립변수(independent variables)의 결정이다. 독립변수는 경험이나 논리적 판단이나 연관성에 의해 결정되며, 위의 예에서 국민소득, 의료서비스의 양, 위생조건 등이 이에 해당한다. 독립변수를 잘못 선택할 경우 가설의 검증력이 약화되어 상관관계 분석 자체가 무의미해지는 경우가 발생할 수 있다.

셋째, 회귀분석 모델의 선정이다. 회귀분석 모델은 여러 가지 모델이 있지만, 일반적으로 많이 사용되는 모델은 선형모델(linear model, proportionality model)과 로그 선형모델(log linear model, elasticity model)이다. 선형모델은 독립변수 한 단위의 변화가 종속변수에 한 단위에 미치는 영향력을 나타낸다. 예를 들면, 1인당 국민소득 100달러 증가가 평균수명을 몇 살 증가시킬 수 있느냐 하는 것이다. 이 모델의 공식은 다음과 같이 표시할 수 있다.

$$Y = a + b_1X_1 + b_2X_2 + \ldots\ldots b_kX_k \text{ : linear model}$$

로그 선형모델은 독립변수의 변화율이 종속변수의 변화율에 미치는 영향력을 나타낸다. 예를 들면, 1인당 국민소득 10% 증가가 평균수명을 몇 퍼센트 증가시키느냐 하는 것이다. 1인당 국민소득 10% 증가가 평균수명을 5% 증가시켰다고 할 경우, 현재 평균수명이 60세인 국가의 경우 1인당 국민소득을 10% 증가시킬 경우 평균수명은 63세로 증가한다는 것을 나타낸다. 이 모델의 공식은 다음과 같이 나타낼 수 있다.

$$\log Y = b_0 + b_1X_1 + b_2X_2 + \ldots\ldots b_kX_k \text{ :log linear model}$$

두 가지 모형 중 어느 것을 선택하느냐 하는 것은 종속변수의 성격에 따라 결정되어야 하지만 어느 모형을 쓰던 가설을 증명할 수 있을 정도의 영향력을 나타내야 할 뿐 아니라 통계적으로 받아들일 수 있는 여러 가지 조건을 만족시켜야 한다.

회귀분석을 통해 건강수준과 이에 영향을 미치는 요인들과의 상관관계 연구를 예로 들어보자. 건강수준을 나타내는 지표로 건강평균수명(adjusted life expectancy)을 정하고, 평균수명에 영향을 미치는 요인으로 인구 1만 명당 의사 수(X_1), 1인당 국민 의료비 지출액(X_2), 성인문맹률(X_3), 안전수공급률(X_4), 도시인구비율(X_5)을 선정하여 선형 회귀분석을 선진국과 개발도상국가로 나누어 실시하여 다음과 같은 공식을 얻었다고 가정하자.

후진국 : $Y=36+0.227X_1+0.044X_2+0.024X_3+0.051X_4+0.049X_5$
$R^2=0.85$

선진국 : $Y=-316-0.052X_1+0.006X_2+0.919X_3+4.78X_4+0.919X_5$
$R^2=0.44$

이 회귀분석 결과는 몇 가지 의미를 보여준다. 첫째, 후진국의 회귀공식은 우리가 일반적으로 생각하는 것과 같은 결과를 보여준다. 예를 들면, 인구 1만 명당 의사 수를 나타내는 X_1의 계수가 +0.227로서 의사가 1만 명당 1인 증가하면 평균수명이 0.227년 연장된다는 것으로 일반적인 상식과 일치한다. 반대로 선진국의 경우 의사가 1인 증가하면 평균수명이 0.052년 감소한다는 결과를 보여주고 있어 일반적인 상식과 일치하지 않기 때문에 왜 이러한 결과가 나왔는지에 대한 특별한 고찰과 설명이 필요하다.

둘째, 후진국의 경우 선택된 독립변수들의 종속변수에 대한 설명력을 나타내는 결정계수(R_2)가 0.85로 높은 데 비해 선진국의 경우는 0.44로서 매우 낮다. 즉 후진국의 경우 평균수명에 대하여 사용된 독립변수들이 85%를 결정하며, 나머지 15%는 다른 변수들에 의해 결정된다는 의미로서 설명력이 높은데 비해, 선진국의 경우는 결정력이 44%에 그친다는 것이므로 설명력이 매우 낮다. 이것은 선진국의 경우 평균수명을 결정하는 것은 의료서비스나 경제 사회적 요인보다 다른 요인 예를 들면 개인의 생활습관이 주요 원인이라는 것을 설명한다. 따라서 회귀분석에 있어서는 가설을 증명할 수 있는 종속변수와 독립변수를 정확히 파악하여 선정해야 하며, 연구 목표에 따라 적절한 회귀분석 공식과 대상 집단을 선정하여야 한다.

제 2 장

2

경제성장과 건강

Economic Growth and Health

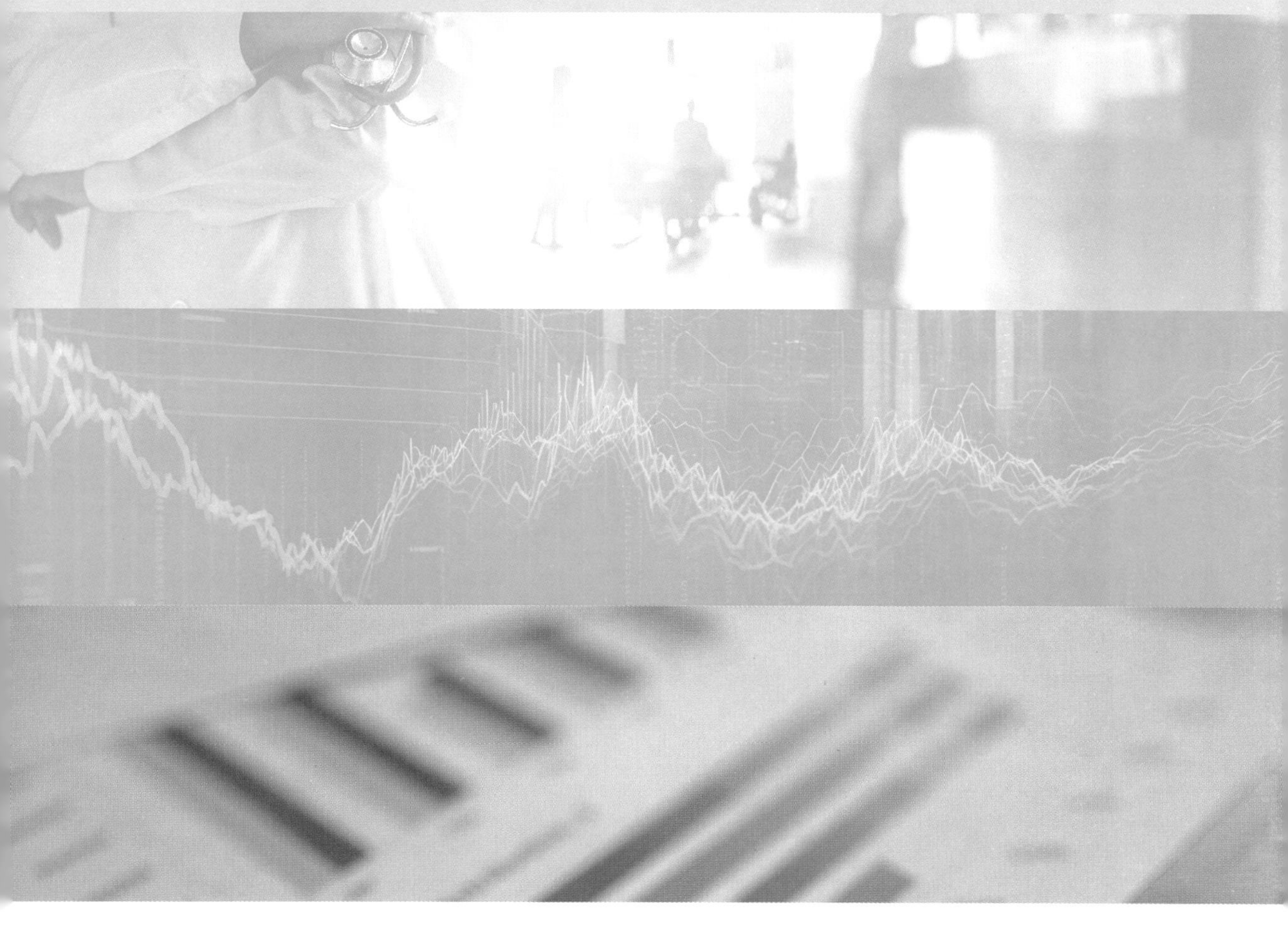

제 2 장

경제성장과 건강

Economic Growth and Health

"경제성장이 건강을 향상시키는 최고의 수단이며 빈곤은 건강의 최대의 적이다."

1. 경제성장이 건강에 미친 영향

1.1. 일반적 영향

경제성장(economic growth)은 특정 국가에서 일정기간 동안 생산된 재화와 서비스의 증가분을 말한다. 경제성장률은 일반적으로 일정기간 동안의 국내총생산(GDP)의 증가율로 측정한다. 경제성장과 건강과의 관계에서 가장 중요한 사실은 경제성장과 건강이 같은 방향으로 움직인다는 것이다. 경제가 성장하면 사람들의 건강이 좋아지고, 경제가 성장하지 못하면 사람들의 건강이 나빠진다는 것이다. 경제성장은 장기적으로 사람들을 더 잘 살고 오래 살게 만들어 평균수명(life expectancy)을 증가시킨다. 경제성장은 다음과 같은 영향을 통해 건강을 증진시킨다.

첫째, 경제성장은 고용의 증대와 1인당 국민소득을 증가시켜 국민의 일반생활 수준을 향상한다. 특히 소득의 증대는 많은 사람들이 질 좋은 음식을 충분히 섭취하도록 하는 것을 가능하게 하여 국민의 영양상태를 개선한다. 또한 주택과 안전한 음료수 공급과 하수도 시설 등 일반적 생활환경을 개선하여 사람들이 전염성 질병에 노출될 기회를 감소시키고, 의료비 지불 능력을 증대시켜 일반 국민의 병 · 의원 이용을 가능하게 한다. 영양상태의 개선은 국민이 더 오래 열심히 일할 수 있는 정신적, 육체적 능력을 향상하며,

개선된 근무조건과 더불어 노동의 생산성을 증가시키고, 육체적으로나 정신적으로 질 좋은 노동력을 더 많이 공급하여 지속적인 경제성장을 가능케 한다. 경제성장으로 인한 1인당 국민소득 증가는 고등교육 취학률을 증가시키고, 영양상태 개선으로 인해 결석률을 감소시킴은 물론 학습 능력을 향상한다. 고등교육을 통한 지식의 축적은 전문 기술 취득을 가능케 하여 고소득 직장 취업을 통해 건강을 포함한 일반 생활 수준 전체의 이차적 향상을 가능케 한다.

소득과 건강수준과의 실제적 상관관계에 대해 거틀러와 각(Gertler & Van Gaag)은 1975년도에 34개국을 대상으로 한 소득과 건강과의 회귀분석 조사를 통해 소득이 평균수명과 영 · 유아 사망률에 미치는 영향이 74%~79%이며, 소득 10% 증가가 평균수명을 1년 증가시키고 영아사망률은 8.3%, 유아사망률은 14.2% 감소시킨다고 주장하였다. 또한 세계은행도 시간당 1인당 소득의 증가가 평균수명을 증가시켜 일반적으로 소득이 높은 국가의 평균수명이 높다고 보고하고 있다. 예를 들어 1930년대에 1인당 국민소득이 2,500불이었던 국가의 평균수명이 약 50세였으나, 1960년대에 이들 국가의 1인당 국민소득이 5,000불로 증가함에 따라 평균수명도 60세로 증가하였다고 설명하고 있다(주: World Bank 1993).

후진국의 경우 소득 수준과 건강수준은 매우 강한 상관관계를 가진다. 특히 소득분배가 잘 이루어지지 않은 후진 국가의 경우 고소득층과 빈곤층의 건강수준은 선진국에 비해 더욱 큰 격차를 보인다. 이것은 후진국의 경우 고소득층과 빈곤층의 영양상태와 생활환경의 차이가 매우 크기 때문에 더욱 큰 격차가 벌어진다. 여기에 대하여 아난드와 라발리온(Anand & Ravallion)은 1985년도에 86개 후진국의 1인당 개인 소비 수준과 평균수명과의 상관관계에 관한 연구에서 연간 500불 이하 소비계층과 5,000불 이상 소비계층사이에는 약 20세 정도의 평균수명 차이가 난다고 보고하고 있다.

둘째, 경제성장은 인구구조를 변경시켜 건강을 증진시킨다. 경제성장으로 인한 국민소득 증가는 영양상태와 환경개선을 통해 질병에 대한 예방효과와 면역력을 증대시킨다. 향상된 영양상태와 환경개선은 영아와 5세 미만 유아의 사망률을 감소시켜 궁극적으로 출산율을 감소시킨다. 영 · 유아 사망률이 높을 경우, 부모는 살아남는 자식 수를 늘리기 위해 많은 아이를 출산하게 되어, 사회 전체적으로는 많이 낳고 많이 죽는 고출산, 고사망의 인구구조를 형성한다. 그러나 영 · 유아 사망률이 낮아질 경우 부모는 자식이 어릴 때 죽을 확률이 적어지기 때문에 적은 수의 아이를 낳게 되어 소수 자녀에 대한 집중적인 건강과 교육에 대한 투자가 가능하게 되며, 사회 전체로 저출산 – 저사망 단계로의 인구구조 변화를 초래한다. 소자녀에 대한 집중적 교육투자는 고급 기술을 가진 인력의 양성을 통해 경제성장은 물론 국민소득을 증가시켜, 경제성장 → 건강과 교육투자 → 생산성 향상 → 1인당 국민소득 증대 → 지속적 경제성장이라는 바람직한 성장의 선순환 구조를 가져온다. 이것은 1960~1990년대에 한국을 비롯해 아시아의 경제 기적을 이룬 국가의 경우 영 · 유아 사망률 저하로 인한 질 좋은 노동인구의 공급이 경제성장의 결정적 요인이 되었다는 것을 한 예로 볼 수 있을 것이다.

셋째, 경제성장은 영양과 환경의 개선, 제약산업의 발전으로 전염성 질환(infectious diseases)의 예방과 치료를 가능케 하여 대규모 전염성 질환으로 인한 진료비 지출과 노동의 생산성 감소의 예방을 가능하게 한다. 또한, 1인당 소득의 증가는 질병치료에 대한 기회비용을 증가시킨다. 질병치료로 인한 직접적인 진료비 지출은 물론, 치료기간 중 잃게 되는 소득액이 커짐에 따라, 건강에 대한 관심과 투자를 증대시키고 가계지출의 우선권을 건강 유지와 증진에 두게 되는 것이다.

마지막으로 경제성장은 전반적인 기술 발전을 가져와 생산성을 증대시키고 삶의 질을 향상한다. 특히 경제발전에 따른 의학, 제약, 의료기술, 식품과 화장품의 발전은 질병예방과 치료를 통해 일반국민의 건강을 향상시킴은 물론 건강산업이 신성장동력산업으로써 경제를 발전시키는 바람직한 효과를 가져온다.

1.2. 역사적 사실

1.2.1. 석기시대와 농경시대

역사적으로 경제성장과 건강이 어떠한 관계를 가졌나에 대해 겟젠(Getzen)은 인류의 역사를 석기시대, 농경시대, 산업사회시대, 정보화시대로 구분하여 분석하였다. 이러한 시대를 통틀어 인간의 건강과 인구수를 결정하는 한 가지 요인은 식량이라고 주장하고 있다. 석기시대와 농경시대에 인류는 식량을 얻기 위해 대부분의 시간을 소비하였으며, 1인당 소득도 200~300달러에 머물렀기 때문에 평균수명도 20대에 머물렀다. 인구 규모도 작아 석기시대에 세계 인구는 400만 명에 불과하였으며 BC 4000년에 800만 명, AD 1세기의 세계 인구는 2억 5천만 명에 불과하였다. 또한 인구증가율도 아주 낮아 석기시대에는 인구가 2배 증가하는데 10만년이 걸렸고, BC 4000년에는 7000년, 그리고 AD 1세기에는 800년이 소요되었다.

석기시대는 기원전 500만년부터 시작되며 석기시대 말기인 기원전 10000년에 지구의 인구는 4백만 명으로 주로 아시아, 아프리카, 중동지역에 집중적으로 거주한 것으로 알려져 있다. 이들은 하루에 약 2~4시간 정도 먹이를 위해 사냥을 하였으며, 질병치료는 주로 주술에 의존하였다. 석기시대가 끝날 무렵 증가된 인구를 먹여 살리기 위해 목축과 농경이 시작되었으며, 석기시대 사람들의 평균수명은 20세로 추계된다. 농경시대는 BC 4000년에서 AD 1200년 사이에 티그리스와 유프라테스강, 나일강, 황화 유역과 페루의 고원지대에서 시작되었다. 이 시기에 세계 인구는 4억 명으로 증가하였으며, 중국에서는 한(漢)나라가 5천만 명의 중국 인구를 통합하였다.

이 시대에 계급이 생겨 부유한 지배계급과 가난한 피지배계급으로 구분되었으며, 대부분의 국민은 생존을 위한 식료품비로 수입의 대부분을 지출하였고 질병의 치료는 종교적 치료에 치중하여 병에 걸리는 것은 신에 대한 믿음의 부족과 죄악에 의한 것이므로 참회와 기도를 통한 질병 치료방법과 샤머니즘적 치료방법이 주로 행하여졌다. 중국을 비롯한 일부 지역에서는 약초를 사용한 치료가 행하여졌다. 농경시대에 경제와 인구감소에 치명타를 가한 것이 전염병이었다. 유럽의 경우 1347~1352년 사이 유럽을 휩쓴 흑사병으로 인해 인구의 약 1/4인 1,200만 명이 사망하였다. 이 외에도 스페인 점령군이 옮긴 홍역과 천연두로 인해 1532년도에 1,700만 명이던 아즈텍 인구가 1608년에 100만 명으로 감소되었다.

1.2.2. 산업사회 시대

그러나 1750년대부터 영국에서 시작된 산업혁명과 이에 뒤따르는 농업혁명으로 인한 식량의 증산과 냉동선의 발명으로 인한 국제식품무역의 발전은 1인당 소득을 농경시대에 비해 10배 이상으로 증가시켰으며 평균수명도 24세에서 35세로 증가시켰다. 동시에 인구의 급격한 증가로 인해 1950년대에는 인구가 2배 증가하는데 소요되는 기간이 80년으로 감소되어 소요 기간이 서기 1세기에 비해 10분의 1 수준으로 축소되었다. 또한 계속된 경제성장은 소득의 증대를 통해 진료비 지불 능력을 향상시켜 사망의 위험을 감소시킴은 물론, 보험료 지불 능력을 가지게 함으로써 건강보험을 통해 진료비 지불을 위한 재정적 장치의 마련을 가능하게 하였다.

[표 2–1] 시대별 인구, 평균수명과 의료

구분	석기시대	농경시대			산업사회시대			정보화시대		4차산업 혁명 시대
	500만년BC–10000BC	4000 BC	1AD	1200년	1800	1900	1950	1975	2000	2016~
세계 총인구(명)	400만	800만	2억 5천	4억	9억 5천	16억	25억	40억	60억	100억 도달 후 감소(?)
인구 증가율	0.0007%	0.01%	0.09%	0.04%	0.14%	0.52%	0.88%	1.88%	–	선진국 : 감소 후진국 : 증가
인구 2배 증가에 소요된 연수	10만년	7000년	800년	다양화	500년	130년	80년	40년	–	–
평균수명	20세	24세			35세			80세		90세이상(?)
1인당 소득	$200	$300			$300~$5,000			$25,000 (선진국)		증가
식품에 대한 지출비율	전부	90% 정도			80~30%			12%		증가
치료사	주술사	종교적 치료사와 약초치료사			경험적 치료사와 의사			의사		의사와 인공지능의사
의료비지출	–	1% 정도			2~4%			6%	10%	증가

주 : 4차 산업혁명시대는 저자가 구분하여 추가함
출처 : 겟젠(2004), Figure 16.3

이 시대에 국민의 건강과 인구규모를 결정하는 단일요인은 식량이었다. 식량의 부족은 가난한 계층의 기아와 사망을 가져와 인구감소를 초래하였고, 식량이 풍부할 경우 결혼과 출산율의 증가로 인구가 증가하였다. 당시 이러한 식량과 인구와의 상관관계를 가장 잘 설명한 것이 맬더스의 인구론(An Essay on the Principle of Population)이다. 맬더스는 인구론에서 인구증가 속도가 식량생산 증가 속도보다 빠르기 때문에 인구를 억제할 방법을 쓰지 않으면 인류는 과잉인구와 식량부족으로 위기를 맞게 된다고 하였다. 말사스는 인구를 억제하기 위해 성순결 유지, 금욕, 가족을 부양할 능력이 생길 때까지 결혼연기 등 도덕적 억제책을 쓰지 않으면, 기아나 열악한 환경으로 인한 전염병 발생 등으로 사회적인 인구조절이 발생한다고 하였다. 맬더스는 피임을 통한 인구조절은 비도덕적 성관계를 조장할 우려가 있다고 반대하였다.

이러한 맬더스의 이론을 증명한 것이 아일랜드였다. 아일랜드의 경우 18세기 중엽 수입된 감자재배로 식량 생산이 증가하여 1845년까지 80년 동안 인구가 두 배로 증가하였다. 그러나 1845년에 발생한 감자마름병(fungus blight)으로 인한 대흉작으로 인해 8백만 명 인구 중 150만 명이 굶어 죽고 150만 명이 미국으로 이민을 가는 참사가 벌어졌고 결혼과 출산율 저하와 이민으로 1950년까지 아일랜드 인구는 280만 명으로 감소했다.

산업혁명 초기 농촌에서 도시로 이주한 단순 공장노동자와 도시 빈민들의 생활은 비참했다. 그들은 인구가 밀집된 도시 빈민지역에 살았으며, 오염된 물과 하수시설의 미비는 전염병의 발생과 전파가 용이한 환경을 조성하였다. 가혹한 근로조건과 저임금으로 인한 영양실조는 높은 사망률을 가져왔고 결과적으로 평균수명은 농경시대에 비해서는 50% 정도 증가하였으나 35세에 불과하였다. 산업혁명은 기술의 발전과 인구구조의 변화를 가져와 맬더스의 이론이 산업사회에서는 적용되지 않음을 증명하였다. 농경사회에서는 토지와 노동이 주된 생산수단이었으나 산업사회에서는 새로운 농업 지식과 농사장비와 기술을 갖춘 노동력이 농업생산량을 획기적으로 증가시키고, 국제무역의 발달로 식량 수입이 가능해져 식량이 더 이상 인구수를 조절하는 요인이 될 수 없게 되었다. 또한 식량의 증산으로 사망률이 감소하면 인구가 폭발적으로 증가한다는 것이 맬더스의 예측이었으나, 선진국가에서는 반대로 사망률 특히 영 · 유아 사망률이 떨어짐에 따라 출산율이 감소하여 저사망 · 저출산으로 인해 인구증가율이 감소하는 현상이 나타났다.

영 · 유아 사망률이 감소함에 따라, 부모들이 적은 수의 자녀를 낳아 더 많은 교육투자, 더 좋은 음식과 건강투자를 하는 현상이 발생하였고, 이러한 개인들의 결정과 경제성장으로 인한 인구구조의 변동은 인류의 건강에 큰 영향을 가져왔다. 건강한 노동인구는 생산성의 향상으로 1인당 소득을 증가시켜 저축을 가능하게 한다. 적은 수의 자녀는 더 높은 교육과 더 좋은 영양상태 그리고 유산상속을 가능하게 한다. 이러한 현상은 세대 간에 세습되어 더 낮아진 영 · 유아 사망률이 부모로 하여금 더 소수의 자녀를 갖게 함으로써 더 풍족한 생활을 가져와 소득 중 식료품 비중을 최저 수준으로 떨어뜨리고 식량이 더 이상 노동생산성이나 인구구조 변동의 요인이 될 수 없게 만드는 것이다.

1.2.3. 정보화 시대

정보화와 디지털시대의 특징은 컴퓨터와 서비스 산업의 발달로 요약될 수 있을 것이다. 정보화 사회의 건강상 특징은 긴 평균수명이다. 특히 선진국에 있어서 건강은 음식이나 위생 조건이 아니라 개인의 생활습관에 의해 결정된다. 질병 양상도 전염성 질환보다 만성 퇴행성 질병이 주요 사망원인으로 대두한다. 비만, 음주, 흡연으로 인한 심혈관계 질환과 암이 주요 사망 요인이 되며, 평균수명의 연장으로 인한 65세 노인인구의 증가와 이들에 대한 진료비 지출이 국민 의료비의 가장 큰 부문을 차지하게 되어 노인 의료비의 급격한 증가가 국가적 문제로 대두하게 된다.

정보화 사회와 디지털 경제에서 현대의학은 더욱 발전하였다. 의료비를 감당할 만한 소득수준, 건강에 대한 높은 관심과 평균수명의 증가, 의료기술의 발전과 건강보험으로 인한 의료비의 집단적 지불보증이 의료에 대한 투자를 증가시켜 의학 발전의 주요 요인으로 작용하였다. 그러나 모든 국가가 정보화 시대의 경제성장과 건강의 특징을 가지고 있는 것은 아니다. 일부 국가는 아직까지 농경사회 수준에 머물고 있으며, 특히 사하라 사막 이남의 많은 아프리카 국가는 경제성장 없는 인구증가로 많은 극빈층이 기아에 시달리고 있다.

이처럼 정보화 시대와 디지털 경제에 완전히 다른 사회의 경제적, 건강적 차이는 [표 2-2]에서 확연히 나타난다. 1995년부터 2000년 사이에 농업위주의 경제구조를 가진 최빈국의 1인당 국민소득은 정보화 사회로 발전한 고소득 국가의 1인당 국민소득의 약 1% 수준인 반면 1세 미만 영아사망률은 16.7배, 5세 미만 유아 사망률은 26.5배에 달한다. 산업화의 초기 단계에 진입한 낮은 중간소득국가의 경우도 국민 1인당 소득이 1,200달러로서 고소득 국가의 약 5% 수준이고 영아사망률은 약 5.1배, 유아사망률은 6.5배 수준에 달한다.

[표 2-2] 개발수준 국가별 평균수명, 어린이 사망률(1995~2000년)

국가군	인구 (백만명, 1999년)	1인당 국민소득 (US달러)	평균수명	1세 미만 영아사망률 (1,000명당)	5세 미만 유아사망률 (1,000명당)
극빈국가	643	296	51	100	159
저소득국가	1,777	538	59	80	120
낮은중간 소득국가	2,094	1,200	70	35	39
높은중간 소득국가	573	4,900	71	26	35
고소득국가	891	25,730	78	6	6

출처 : UNDP(2001) Human Development Report 2001. Table 8, World Bank(2001), World Development Indicators.

1.2.4. 4차산업혁명시대

2016년부터 세계경제포럼(World Economy Forum, 다보스포럼)에서 제기된 4차산업혁명이 진행되고 있다. 4차산업혁명은 핵심기술인 지능정보기술을 통해 인공지능이 데이터를 활용한 학습으로 지능화되고 새로운 가치를 창출하여 산업뿐 아니라 경제, 사회, 문화의 모든 분야에 혁신적인 변화를 가져올 디지털 혁명을 말한다.

4차산업혁명이 각 국가의 경제성장과 건강수준에 어떠한 영향을 미칠지는 지금으로서는 확실한 결론을 내릴 수는 없다. 그러나 4차산업혁명이 미국을 중심으로 한 선진국 주도로 발전하고 있으며 그 속도와 영향력이 기하급수적으로 커질 것이 예측되기 때문에 앞으로 세계 경제와 국민건강에 매우 큰 영향을 미칠 것으로 예상된다. 예를 들면, 스마트 공장에서 모든 생산이 자동화되면 고용에 큰 변화가 올것이며, 기업이 더 이상 노임이 싼 후진국에 공장을 이전하거나 건립할 필요성이 적어 지기 때문에 해외공장의 본국귀환(reshcering)이 본격적으로 이루어질 것이다.

아직까지 4차산업혁명은 발전의 초기단계이고 그 영향력이 선진국 중심으로 이루어지고 있기 때문에 세계 각 국가 특히 후진국에 미치는 영향은 제한적이라 생각한다. 따라서 4차산업혁명이 본격적으로 발전하기 전까지는 현재의 경제적 차이에 따른 건강수준의 차이는 당분간 지속될 것으로 생각된다.

1.3. 경제성장이 한국인 건강에 미친 영향

경제성장이 건강에 미친 영향은 우리나라의 경우에도 그대로 나타난다. 1950년에 일어난 한국전쟁은 대부분의 산업시설을 파괴하여 한국을 전형적인 후진국가로 후퇴시켰다. [표 2-3]에서 볼 수 있는 바와 같이 1960년대에 1인당 국민소득은 79달러에 불과하고 평균수명은 52.4세로서 전형적인 최빈국 수준이었으며, 1970년에도 1인당 국민소득이 254달러, 평균수명이 62세에 불과해 저소득국가에 머물러 있었다. 그러나 1970년대의 지속적인 고도의 경제개발로 1인당 국민소득이 증가함에 따라 평균수명도 지속적으로 증가하여 1980년에는 65.7세, 그리고 1990년도에는 70대로 진입하였다. 2010년에는 1인당 국민소득이 2만 달러를 능가하였고 평균수명도 80.8세에 도달한 반면 영아사망률은 3.2에 머물러 한국의 건강수준은 선진국 수준에 도달하였다.

2021년도 한국의 1인당 GDP는 34,984달러이며, 평균수명도 83.6세로서 OECD 국가

중 일본, 스위스 다음으로 높은 평균수명을 기록하고 있다. 영아사망률도 출생아 1천 명당 2.4명으로서 OECD평균인 4.0명보다 낮은 수준을 보여주고 있다.

[표 2-3] 한국의 주요 연도별 1인당 국민소득과 평균수명

연도	1인당 국민소득(단위 : US$)	평균수명(세)	영아사망률(출생아 천 명당)
1960	79	52.4	100(19955-1960)
1970	254	61.9	45.0
1980	1,674	65.7	13.0(1985)
1990	6,153	71.3	7.7(1996)
2000	11,347	76.0	5.3(2002)
2010	20,753	80.8	3.2
2021	34,984	83.6	2.4

출처 : 통계청, 국가통계포털:http://www.kosis.go.kr

지금까지의 역사적 사실은 지속적인 경제성장이 국민건강을 향상시켰다는 것을 국민소득 수준과 평균수명 간의 상관관계를 통해 보여주고 있다. 이러한 역사적 사실은 경제가 성장하면 국민건강은 따라서 향상된다는 에스컬레이터 이론에 힘을 실어주고 있다. 즉, 국민건강을 향상시키기 위해서는 경제성장을 국가의 최우선 정책으로 선택하여야 하며, 이것은 지속적인 경제성장이 국민의 건강을 자동적으로 향상시킨다는 것이 역사적으로 증명되었기 때문이다.

2. 건강이 경제성장에 미치는 영향

2.1. 인간자본론

건강과 경제성장 간의 관계를 설명한 대표적인 이론으로 인간자본론을 들 수 있다. 인간자본론에 대한 연구는 1990년도부터 시작되었는데 이 연구의 결론은 인간자본이 경제성장의 필수 요인이고 지속적 경제성장을 위해서는 더 좋은 교육을 받고 건강수준이 높으며 새로운 기술훈련을 받은 인간자본의 축적이 필수적이라는 것이다.[1)]

1) Peter Howitt(2005), "Human Capital and Growth", Economics of Innovation and New Technology. 이 논문은 인간자본이 경제성장에 어떻게 기여하는지를 설명하는 연구로, 기술 혁신이 인적 자본을 통해 확

인간자본론에서 제시하는 인간자본의 특성은 첫째, 육체적 내구성이 있어야 한다는 것이다. 인간은 육체적 내구성이 있어야 장기간 기능을 발휘할 수 있고 소유자는 장기간 경제활동을 통해 소득을 얻을 수 있기 때문이다. 인간의 육체적 내구성은 충분한 영양공급을 통해 정상적으로 기능하는 신체와 장기의 내구성에 의해 결정된다. 따라서 신체와 장기의 내구성이 건강과 인간자본의 필수조건이다.

인간자본의 내구성을 나타내는 지표가 평균수명이다. 평균수명이 길어짐으로써 사람들은 더 오랫동안 교육과 기술훈련을 받게 되었고 더 오랫동안 일하며 더 많은 소득을 올리고 투자를 함으로써 경제성장에 기여할 수 있었다. 평균수명이 짧을 경우 정규의 교육과 기술훈련을 받을 수 있는 기회가 적어지고 경제활동을 할 수 있는 기간의 축소로 긴 평균수명에 비해 경제성장에 기여할 기회가 줄어든다.

둘째, 인간자본은 개인소유이고 인간자본이 성취한 것은 모두 개인이나 가족에게 귀속된다. 이것은 개인은 자신의 이익을 위해 경제활동을 하며 시장은 인간자본의 질과 능력에 따라 보수를 차등지급한다. 따라서 개인의 경제활동 성과는 인간자본의 질과 능력에 의해 결정된다는 것을 의미한다.

셋째, 인간자본은 미래의 이익을 위해 투자를 요구하여 시간적, 경제적 희생이 따른다. 우리는 교육, 기술훈련을 위해 오랜 기간의 학습이 필요한데 이러한 희생은 교육과 기술훈련이 직업 선택과 보수의 결정에 있어 가장 중요한 요인이 되기 때문이다. 대부분의 국가에서 빈부의 격차는 교육과 기술 수준에 따른 인간자본의 가치에 따라 결정된다.

인간자본론은 아래에 제시한 고전적인 생산함수를 이용해 설명할 수 있다.

$$Y=f(L, K, hL, T)$$

여기서

Y: 생산(소득)

L : 토지

K : 자본

hL : 노동의 질

T : 기술

산되고 경제성장을 촉진한다고 주장한다. Howitt는 인적 자본의 축적이 기술 진보와 혁신의 필수적인 요소이며, 이를 통해 경제성장의 지속 가능성을 보장할 수 있다고 설명한다. 이 논문은 인적 자본과 경제성장 간의 강력한 상관관계를 실증적으로 설명한다.

위의 생산함수에서 토지와 자본이 주어질 경우 생산을 결정하는 요인은 노동의 질과 기술이다. 노동의 질과 기술 수준을 나타내는 것이 생산성이고 생산성을 결정하는 기본 요인이 건강이기 때문에 생산에 있어 가장 중요한 요인의 하나가 노동자의 건강이라 할 수 있다. 특히 세계화와 제4차산업혁명시대에서 토지와 자본보다 더 중요한 생산요인이 노동의 질이기 때문에 노동의 질의 중요성은 더욱 크게 될 것으로 예상된다. 현재도 그렇지만 앞으로도 기업은 노동의 질이 낮은 지역에는 투자하지 않을 것이다. 세계적인 기업은 에이즈와 같은 감염성 질환이 확산되는 지역에는 투자를 하지 않는다는 것이 하나의 예가 될 것이다.

2.2. 건강이 경제성장에 미치는 영향

경제성장이 건강에 미치는 영향은 국민소득의 증가와 더불어 감소한다. 경제성장이 건강에 미치는 영향은 어느 소득 수준에 이르기까지는 절대적일지 모르나, 그 수준을 넘을 경우 그 영향력은 점차 감소한다고 보아야 할 것이다. 고소득 사회에서는 건강수준이 소득 이외의 요인, 예를 들면 개인의 생활습관과 성취감에 의해 결정된다고 할 수 있다. 특수한 경우에는 고소득이 과다한 영양 섭취로 인한 비만과 같은 질병으로 인해 부정적 영향을 끼치고 있다고 볼 수 있다. 그러나 건강이 경제성장에 필수적 요건이기 때문에 지속적 경제성장을 위해서는 건강한 노동력이 지속적으로 공급되어야 한다. 그것은 건강이 부를 창출하는데 비해, 불건강은 사람들을 빈곤의 늪으로 떨어뜨리기 때문이다. 건강이 경제성장에 미치는 중요한 영향은 다음과 같다.

첫째, 건강은 경제성장의 주요 요소인 노동의 생산성을 결정한다. 일반적으로 생산의 4대 요소로 토지, 자본, 노동과 기술을 꼽고 있다. 노동력은 풍부하나 자본 부족으로 경제성장을 이룩하지 못하고 있는 후진국의 경우 노동보다 자본이 더 중요하다고 생각할지 모르나, 아무리 자본이 있더라도 유능한 기업가와 고급기술을 갖춘 근면한 노동자가 없으면 지속적 경제성장을 이룰 수 없다. 지금과 같은 세계화 시대에 있어서는 자본투자를 유치하는 것이 우수한 노동력을 수입하는 것보다는 쉬울 것이다. 이러한 현상은 최근 고도의 경제성장을 보이고 있는 중국, 인도, 베트남에서 예를 볼 수 있다. 이들 국가에서 건강한 노동자들은 노동의 생산성을 향상시켜 지속적인 경제성장을 가능케 한다. 건강은 질병으로 인한 직장결근을 줄이고, 건강한 노동자는 기술숙련이 빠르고 더 오래 더 열심히 일할 수 있기 때문에 높은 생산성을 가지며, 이것은 고성장으로 이어진다.

포겔(Robert Fogel)은 1780년~1979년 사이 역사적인 경제성장과 건강관계 연구에서 영양상태 개선으로 인한 건강향상이 영국 GDP 성장에 20~30퍼센트 공헌했다고 주장하였다(Health and Economic Growth p.p.69). 반면에 건강하지 못하면, 질병으로 인한 노동손실은 물론 같은 노동시간에 있어 생산량이 적게 되어 저생산성으로 인해 궁극적으로 저소득이나 실업의 가능성을 높인다. 건강하지 못한 노동자의 저소득은 자녀들의 영양부족으로 작은 키, 체중미달, 낮은 교육과 두뇌능력의 약화로 장래 세대의 생산성 저하를 가져올 수 있다.

둘째, 건강은 교육과 훈련에 영향을 미쳐 노동력의 질을 결정한다. 건강한 아이는 질병으로 인한 결석이 없고, 교육을 통한 지식의 축적으로 고등교육을 받을 기회와 취업의 기회가 더 많아진다. 특히 신기술이 경제성장의 주동력인 사회에 있어 전문기술을 획득할 수 있는 고등교육과 창조적 생각은 건강한 육체적, 정신적 상태에서 나올 수 있는 것이다. 따라서 건강에 대한 투자는 개인의 복지 향상은 물론 국가의 장기 경제성장의 주요 요인이 된다.

여기에 대한 예로서 웨일(Weil)은 한국인과 노르웨이인의 키의 상관관계에 관한 실질적 연구에서 키의 증가로 나타나는 건강향상이 생산성을 증가시켜 경제성장을 가져온다는 연구결과를 발표하였고 여기에 대해서는 역사적으로 서구의 경제성장과 서구인들의 건강상태의 변화를 보면 더 확실해진다. 산업혁명 이후 시작된 경제성장이 서구인들의 건강을 획기적으로 증진했고 향상된 건강이 지식과 기술 그리고 투자를 증대시켜 양자간에 선순환이 이루어졌다.

결과적으로 지난 2세기 사이에 서구인의 평균수명은 40세에서 80세로 증가하고 신장도 평균 12~17cm 커졌으며 체중은 2배로 증가하였다. 구체적인 예를 들면, 네덜란드인의 평균키는 1860년도의 164cm에서 2002년도에 181cm로, 프랑스인과 노르웨이인의 평균키는 1705년도의 161cm에서 1975년도에는 173cm로 커졌으며 같은 기간 동안 프랑스인과 노르웨이인의 평균 체중은 46Kg에서 73Kg으로 대폭 증가하였다. 영국 사람의 평균수명은 1841년도에 41세였으나 1998년에는 78세로 증가하였으며 2017년도에는 82세로서 1841년도에 비해 2배 증가하였다. 메이어-폴크스(Mayer-Foulkes)는 통계적 조사를 통해, 한국의 경우 한세대만에 청소년의 평균키를 5cm 증가시킨 것이 고등교육의 기회를 확대시켜 장기적 경제성장의 기틀을 마련했다고 제시하고 있다(Lopez-Casanova 2005, p.135).

셋째, 건강은 평균수명의 연장을 통해 생애 총소득을 증가시키고, 자본축적을 가능케

해 경제성장에 기여하게 된다. 세계보건기구에서는 10%의 평균수명 증가가 0.3%~0.4%의 경제성장을 가져온다고 예측하고 있다(WHO, 1999). 평균수명의 연장은 조기사망으로 인한 소득 손실을 방지하여 생애 소득을 증가시키고, 가족에 대한 부양가능기간을 연장시킨다. 또한 평균수명연장은 은퇴 후 생존기간이 연장되기 때문에 노후자금 저축을 통한 자본 축적으로 경제성장에 필요한 투자자금을 확보할 수 있게 된다. 연금가입자가 노후 보장을 위해 저축한 연금자금을 경제성장에 투자하는 것이 좋은 예가 될 것이다.

넷째, 후진국의 건강향상은 궁극적으로 인구를 감소시켜 중 · 장기 경제성장에 기여할 것이다. 건강수준 향상으로 인한 낮은 영 · 유아 사망률은 출산율을 감소시켜 먹여 살려야 할 인구수를 감소시킴은 물론, 적은 자녀 수에 대한 교육 기회와 투자를 증가시켜 건강하고 고도의 기술을 갖춘 노동 인력의 생산으로 지속적인 경제성장에 기여할 것이다. 반대로 평균수명이 짧을 경우, 조기사망으로 인해 투자의 효과가 감소하기 때문에 기술 훈련에 대한 투자를 감소시킬 것이다.

다섯째, 건강하지 못한 사람은 스스로 노동생산성을 떨어뜨리고 노동인력의 감소를 초래한다. 또한 이들은 생산에 종사하지 못하고, 진료비 지출 등 소비만 하게 되며, 진료비 지출을 위해 생산수단을 처분하게 되거나 가족들이 간병을 위해 생산에 종사하지 못하게 함으로써 경제성장에 부정적 영향을 미친다. 물론 선진국의 경우 평균수명의 연장이 과다한 노인의료비 지출, 연금 등 사회보장비 증가를 통해 경제성장에 부정적 영향을 미친다는 견해가 있다. 여기에 대하여는 제7장 국민 의료비에서 상세히 설명할 것이다.

마지막으로 전염병과 같은 질병치료에 과다한 재정이 소요될 경우, 재정부족으로 투자가 감소할 수 있으며 기업이 병으로 인한 결근이나 사망률이 높은 지역에 대한 투자를 기피하게 됨으로 노동인력이 건강하지 못한 지역은 실업과 빈곤이 악화될 것이다.

질병은 그 자체가 경제성장에 장기적으로 영향을 미친 것이다.

3. 빈곤과 불건강의 악순환

3.1. 빈곤과 질병간의 악순환

빈곤은 건강의 최대의 적이며, 불건강의 최대 원인이다. 가난하면 병 걸리기 쉽고, 병들면 가난해진다. 따라서 빈곤과 질병 간에는 악순환(vicious circle of ill-health and poverty)이 존재한다. 가난한 사람은 저학력의 단순 노동자로서 비정규직이나 위험직종에 근무할 가능성이 커지며, 부상과 오염물질에 더 많이 노출된다. 이들은 정신적 스트레스와 육체적 과로에 시달리게 되며 낮은 보수로 인해 주로 도시빈민지역에 거주하게 된다. 정신적 스트레스와 사회적 고립은 음주, 흡연, 마약과 폭력 등 바람직하지 않은 개인생활 습관에 빠지게 함으로써 이들의 건강을 더욱 해침은 물론 질병에 걸릴 확률을 높인다.

낮은 소득은 건강검진이나 예방접종과 같은 예방활동을 기피하게 하며, 병에 걸리더라도 발병 초기에 의사를 찾아가지 않음으로써 조기에 병을 치료할 수 있는 기회를 놓치게 된다. 결국 병이 악화된 후에 병 · 의원을 이용하게 되어, 막대한 진료비 지출과 치료기간 중의 소득 상실을 메우기 위해 생산수단을 처분하게 되면, 이들은 다시 빈곤의 늪에 빠지는 악순환이 계속된다. 이러한 개인의 빈곤함정은 가족의 치료비 지출로 생애 소득을 모두 지출하거나, 자녀가 교육을 포기하고 조기에 돈을 벌어야 하는 경우에도 적용되며, 이 경우에는 가족의 건강문제가 가족 전체의 부와 장래의 직업에도 영향을 미치게 된다.

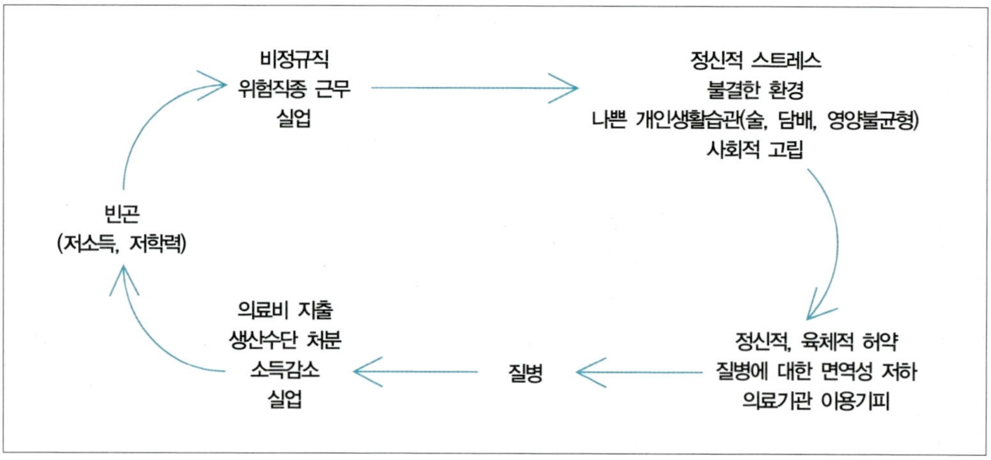

[그림 2-1] 빈곤과 질병간의 악순환

3.2. 빈곤이 건강에 미치는 영향

빈곤이 건강에 미치는 영향은 광범위하다. 첫째, 제약회사들은 이익을 극대화하기 위하여 자기들의 생산품에 대한 구매력이 있는 계층의 치료약 개발과 생산에 치중한다. 현재 전 세계 인구의 절반 이상이 아프리카, 동남아시아, 중남미에서 열대병에 시달리고 있으나, 이들은 기초의약품에 대한 구매력도 없기 때문에 제약회사들은 열대병 치료제 개발보다는 구매력이 있는 사람들을 대상으로 한 비만치료제, 발기부전제, 대머리 치료제와 성형과 피부 치료제에 대한 신약개발에 투자의 우선순위를 부여한다. 결과적으로 100개의 신약이 개발될 때 열대병 치료를 위한 신약개발은 한 두개에 불과한 것이 현실이다.

셋째, 빈곤층은 교육 수준이 낮아 질병과 예방에 대한 지식이 부족하여 질병에 걸릴 확률이 높다. 간단히 비누로 손 씻는 것이 질병 예방에 얼마나 큰 효과가 있는지를 알지 못하며, 후진국의 경우 의사나 조산원의 도움이 없는 가정출산과 신생아의 탯줄을 소독하지 않은 가위로 자르는 비위생적인 행위로 인해 산모와 신생아의 사망률을 높인다. 또한 빈곤층의 여성들은 성교로 인한 질병(sexually transmitted disease)에 걸릴 가능성이 높다. 사하라사막 이남의 아프리카 국가에서 에이즈 환자가 급속히 증가한 원인 중 하나는 성매매를 통해 에이즈에 감염된 도시 빈곤층의 젊은 여성들과 농촌에서 직장을 찾아 도시로 나간 젊은 남성들에 의한 것이다. 이들 중 상당수는 가족을 농촌에 두고 도시에서 단순노동에 종사하며 성매매를 통해 에이즈에 감염된 후, 고향의 아내에게 다시 옮기고 새로이 출생한 신생아도 에이즈에 감염되게 하여, 궁극적으로 에이즈가 전국적으로 급속히 확산되는 결과를 가져왔다.

넷째, 빈곤층은 재정적, 사회적 요인으로 병 · 의원 이용이 제한된다. 의료비를 지불할 능력이 적기 때문에 응급한 경우에만 병 · 의원을 찾는 경우가 많으며, 정보의 부족으로 이용 가능한 의료서비스를 잘 알지 못하며, 의사와의 사회적 지위에 대한 수준차이를 의식하여 병 · 의원 방문을 꺼리는 경향도 있다.

다섯째, 선진국의 빈곤층은 과다한 음주, 흡연 등 좋지 않은 생활습관뿐만 아니라, 과다한 지방과 당분의 섭취로 인한 비만증으로 심장병과 같은 퇴행성 질환에 걸릴 확률이 높다. 고소득층과 빈곤층 간에 퇴행성 질환에 걸릴 확률에 차이가 있는 것은 생활습관의 차이가 주된 원인이지만, 질병에 걸릴 경우 상실하는 소득이 현저한 차이도 하나의 원인이다. 즉 몸값이 비싼 고소득층은 육체적 재산 가치를 오래 유지하기 위해 건강에 더 많은 투자를 하고 정보를 더 많이 수집하는데 비해 상대적으로 몸값이 싼 저소득층은 육체적 재산에 대한 투자의 효과가 적어 건강에 대한 투자를 등한시하는 경향이 있다.

고소득층과 저소득층은 소비하는 식품에 있어서도 차이가 있다. 후진국이나 중진국의 경우 저소득층은 주로 곡류와 채소의 섭취량이 높고 고기나 유제품의 섭취량이 낮은데 비해, 고소득층은 곡류와 채소 뿐 아니라 고기나 유제품의 섭취 수준이 저소득층보다 월등히 높아 식품소비에 있어 뚜렷한 차이가 있다. 즉, 저소득층은 곡류를 통한 탄수화물의 섭취량이 높은데 비해 고소득층은 탄수화물 섭취가 낮고 단백질과 지방 섭취비용이 높은 양상을 보이고 있다.

반면에 선진국은 모든 소득계층에서 식품을 통한 영양소 섭취의 평준화가 어느 정도 이루어져 있다. 그러나 이들 국가에 있어서도 소득계층에 따라 식습관이 다르고 소비하는 식품의 종류가 다르다. 선진국에 있어서도 식품 가격의 차이로 인해 저소득층은 주로 가격이 싼 흰빵, 기름기 많은 고기를 갈아 만든 햄버거 소세지 등 육류가공품, 유제품을 소비하는데 비해 고소득층은 호밀빵, 저지방 우유, 기름기가 적은 육류나 유제품을 섭취함으로써 동물성 지방의 섭취량을 줄이고, 신선한 과일이나 야채의 섭취를 높여 균형잡힌 식생활을 유지하는 경향을 보이고 있다. 결과적으로 이러한 식생활차이는 동물성 지방섭취가 높은 저소득층이 고소득층보다 더 만성퇴행성 질환에 걸릴 확률을 높이는 요인으로 작용하는 것이다.

3.3. 빈곤층과 건강

빈곤과 불건강의 악순환에서 가장 큰 문제는 빈곤의 대물림이 가능하다는 것이다. 우리나라의 경우 조선시대에는 반상제도에 따른 사회 계급의 세습화로 빈곤이 세습화되었고 인도의 경우 카스트 제도에 따라 계급과 빈곤이 세습화되고 있다. 지금까지 우리나라의 전형적인 빈곤의 대물림은 다음과 같은 전형적인 경로를 통해서 일어난다.

> 1세대의 빈곤→저학력 · 단순기술→저임금의 단순노무직 종사→저소득과 관절염 등 만성질환→진료비 지출과 실업으로 인해 극빈자로 전락→자식 공부 못시켜 저학력, 단순기술 습득→자식의 비정규직, 단순노무직 종사→저소득과 만성질환→차세대의 빈곤

빈곤층이 건강에 취약하다는 것은 한국의 빈곤층인 기초생활 보호대상자와 건강보험 가입자의 병 · 의원 입 · 내원 일수와 1인당 진료비를 비교해 보면 쉽게 알 수 있다. [표 2-4]에서 볼 수 있는 바와 같이 2022년의 경우 있어 기초생활 보호대상자를 위한 의료급여의 경우 연간 수급자 1인당 입 · 내원 일수가 63.2일로서 건강보험 가입자 20.9일의 약 3배이며, 1인당 진료비도 의료급여 수급자가 약 680만, 건강보험 가입자는 약 206만

원으로 3배 이상에 달한다.

물론 의료급여의 경우 건강보험에 비해 본인 부담 진료비가 극히 적어 일부는 과잉 수진으로 인한 입 · 내원 일수증가와 진료비의 과다청구도 있겠지만 근본적인 원인은 빈곤층의 질병이 더 많기 때문일 것이다.

[표 2-4] 의료급여 수급자와 건강보험 가입자의 내원일수 및 진료비 비교, 2022년

구분	의료급여 수급자	건강보험 가입자
가입자수(천명)	1,522	51,397
1인당 입 · 내원일수(년) 1인당 진료비(년)	63.2 6,814,546 원	20.9 2,059,632 원

출처 : 건강보험공단, 건강보험 심사평가원 2022 건강보험통계, 2022 의료급여통계(2023)
주1) 입내원 일수에 약국의 처방조제 제외
2) 건강보험의 1인당 내원일수는 1인당 월평균 입내원 일수를 12개월로 계산한 것임
3) 건강보험의 1인당 진료비도 1인당 월평균 진료비 171,636원을 12개월로 계산한 것임

부와 빈곤이 건강을 결정하는 최대의 결정요인이기 때문에 지속적인 경제성장으로 빈곤을 감소시키는 것이 건강향상의 가장 시급한 해결책이다. 특히 후진국을 상징하는 높은 영아사망률이 독재, 폐쇄적 경제체제와 더불어 국가전복과 종족분쟁의 주요 원인으로 지목될 만큼 빈곤과 국민들의 불건강이 인류가 가장 시급히 해결해야 할 과제가 되고 있다(WHO 2001 p.161). 이런 점에서 2000년 UN의 밀레니엄 정상회의(The Millenium Summit)에서 채택한 Millenium Development Goals(MDGs)은 "2015년까지 극적인 빈곤 감소와 기록적인 빈곤층의 건강향상의 성취(a dramatic reduction in poverty and marked improvement in the health of the poor by the year 2015)"를 목표로 정하고 있다. 이것은 국제적으로 빈곤과 질병 간에는 악순환이 존재한다는 것을 강조하고 있다.

Millenium Development Goals은 건강이 인간개발과 빈곤퇴치의 중요한 요인이며 특히 빈곤층에게 건강은 가장 중요한 재산이며 그들의 생계를 유지하는 수단이기 때문에 후진국의 영유아와 모성 사망률 감소, 에이즈 확산 방지, 말라리아, 결핵과 같은 감염병 퇴치를 통한 건강증진을 주요 목표로 정하고 있다.

참고로 UN의 밀레니엄 정상회의에서 제시한 건강 관련 목표는 [표 2-5]와 같다.

[표 2-5] Health-related Millenium Development Goals

목표(2015년까지)		지표
Goal 4	영유아 사망률을 2/3 감소시킴	영유아 사망률 1세 이하 예방접종률
Goal 5	모성 사망률을 3/4 감소시킴	모성 사망률
Goal 6	에이즈의 발생률을 감소시킴 말라리아, 결핵환자 발병률을 감소시킴	에이즈의 발생률 말라리아, 결핵환자 발병률
Goal 8	제약회사와 협력하여 후진국에 필수의약품 공급	필수의약품 사용 인구비율

출처 : OECD, WHO(2003) Poverty and Health

제 3 장

3 경제체제와 건강

Economic System and Health

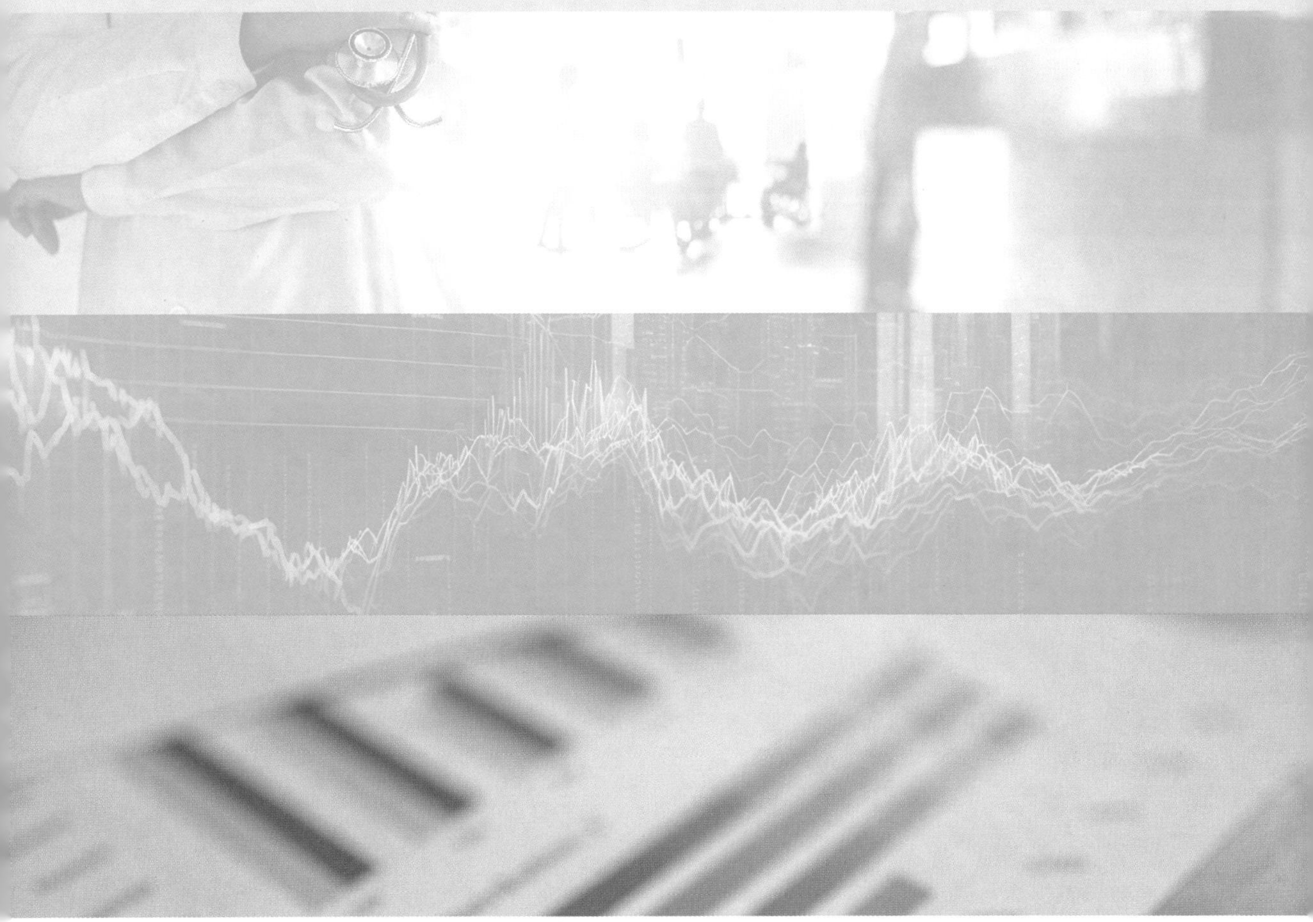

제 3 장

경제체제와 건강

Economic System and Health

"국민의 건강향상에 있어 자본주의가 공산주의에 완벽하게 승리했다."

1. 자본주의와 건강

프랑시스 후쿠야마(Francis Fukuyama)는 1989년도에 발표한 『역사의 종말(The end of history)』에서 자유민주주의가 공산주의를 포함해 모든 이데올로기를 정복하였으며, 자유민주주의가 최후의 정치체제라고 선언하였다. 그는 역사의 목표는 자유와 합리성이며 인간사회는 이데올로기적 투쟁을 거치지만 이 목표를 향해 발전해 나간다고 주장하였다. 이것은 자유민주주의만이 인간의 최상위 욕구인 자기의 이상 실현을 가능하게 하고 인간의 존엄성을 보장하며, 평등과 상호 존중을 위한 제도적 틀을 제공하기 때문이라고 하였다. 따라서 자유민주주의를 이길 이데올로기는 없으며, 민족주의와 종교가 분쟁의 요인으로 남을 것이지만 모든 국민들이 자유민주주의를 달성하기 위해 내부 투쟁을 계속할 것이라고 예측 · 설명했다. 이것은 공산주의가 역사적 최종 발전단계와 최종 목표라는 칼 마르크스의 공산주의와 정면으로 배치된다.

그러면 국민의 건강을 증진시키는데 있어서 실증적으로 자유민주주의와 공산주의는 누가 승리하였는가. 말할 것도 없이 자본주의로 대변되는 자유민주주의가 공산주의에 완벽하게 승리하였으며, 앞으로 공산주의 국가가 자본주의 국가로 전환되지 않는 한 양자 간의 건강수준 격차는 더욱 벌어질 것이다. 이 장에서는 어떻게 하여 자본주의가 국민의 건강을 향상했고, 왜 공산주의가 국민의 건강을 향상시키는데 실패하였는지를 설명하고자 한다.

1.1. 경제 발전을 통한 사망률 감소와 수명연장

자본주의는 중세기 후반에 유럽에서 싹이 트기 시작하여 산업혁명 때부터 본격적으로 발전하여 지금은 세계를 지배하고 있는 경제 제도이다. 자본주의가 인간의 건강에 미친 영향은 인류의 건강 역사에 있어 가장 강력하다. 자본주의는 산업혁명과 농업혁명을 통해 농경사회를 산업사회로 전환했고 식량과 생산품의 증가, 노동계급의 형성, 도시화, 교통수단의 발전을 통해 인류의 건강에 직접적인 영향을 끼쳤다.

1750년대부터 시작된 산업혁명과 함께 발달한 자본주의는 초기의 자유방임적 자본주의 시대에는 국민의 건강을 크게 악화시켰다. 산업혁명의 초기에는 열악한 생활환경 조건, 상 · 하수도 등 위생시설 미비로 인한 전염병의 발생과 빠른 전파, 가혹한 근로조건과 장시간의 노동, 저임금으로 인한 노동자의 조기사망 등으로 인해 도시지역의 건강수준은 농경시대보다 더 나빴다. 예로써 콜(Cole)의 기록에 의하면 19세기 중엽 영국 상류층의 평균수명이 36세, 상인이 22세 그리고 노동자는 16세였고, 맨체스터의 의무관(medical officer)이었던 리(Lee)의 보고에 의하면 맨체스터의 지역주민의 평균수명은 중산층이 38세, 노동자는 17세였다고 기록하고 있다(Hart 1985).

그러나 19세기 들어 자본주의는 경제발전을 통한 고용의 증대와 소득증대, 영양상태 개선과 주택과 상 · 하수도 시설 설치를 통한 위생상태의 개선, 교육을 통한 건강 지식의 전파, 현대의학의 발전과 병 · 의원 수의 증가, 의료보장제도를 통한 의료서비스 이용의 용이성 등을 통해 국민의 건강수준을 급격하게 향상시켰다. 특히 농업혁명을 통한 식량 생산의 증가와 철도와 냉동선과 같은 새로운 교통수단의 발전은 식량의 수송과 국제무역을 가능하게 하여 일반 국민의 영양상태를 향상했으며 특히 육류의 소비를 통한 단백질 섭취의 증가는 질병에 대한 저항력을 증가하도록 했다. 사망률, 특히 사망의 가장 큰 원인인 전염병에 의한 사망률을 획기적으로 감소시켰다. 이외에도, 노동조합결성을 통한 보수와 근로조건의 개선, 피임약 개발로 인한 출산율 감소와 여성의 사회활동 증대, 현대의학의 발전과 백신의 개발로 인한 전염병의 예방은 사망률, 특히 영 · 유아 사망률 감소에 절대적인 공헌을 하였다.

결과적으로 자본주의는 국민들의 건강향상과 사망률 감소를 통해 평균수명의 연장과 세계 인구의 급격한 증가를 초래하였다. 예를 들면, [표 3-1]에서 볼 수 있는 바와 같이 영국인의 평균수명은 19세기의 40세 수준에서 1970년대에는 70세로 2016년에는 남자가 79.4세, 여자가 83.6세로 평균 81.2세로서 19세기에 비해 약 2배 정도 증가하였다. 2021년에는 남자 79.0세, 여자가 82.9로 형균 81세를 기록하고 있다.

[표 3-1] 영국인의 평균수명 변화

기 간	남(세)	여(세)
1838~1854	40	42
1891~1900	44	48
1950~1962	67	72
1974~1976	70	76
2016	79.4	83.6
2021	79.0	82.9

출처 : Hart. N(1985), 보건복지부 (2013) 주요업무참고자료
보건복지부, KIHASA(2018), OECD Health Statistics 2018, 2023

1.2. 현대적 질병의 발생

자본주의는 아이러니컬하게도 평균수명과 인구 증가를 통해 새로운 건강상의 문제를 발생시켰다. 일부 선진 국가에 있어서는 영양실조 대신 영양 과잉으로 인한 비만과 육류의 과다 섭취로 인한 심장과 혈관 질환이 사망의 최대 요인으로 대두되고 있으며, 평균수명의 연장으로 인한 노인성 질환이 의료비의 최대지출요인으로 나타나고 있다. 또한 자본주의 경제체제하에서의 경쟁과 업무성취지향형인 조직문화로 인한 심혈관질환 등이 새로운 문제로 제시되고 있다. 후진국에 있어서는 인구의 증가가 실업으로 연결되어 대도시 주변의 빈민촌으로 표현되는 도시 빈곤문제를 발생시켰다. 낮은 경제성장으로 인해 실업 상태가 만성적이고 장기화될 경우, 실업자의 과다한 음주와 흡연, 불균형한 영양 섭취와 단순위험직종근무, 정신적 스트레스 등으로 인해 질병에 걸릴 확률이 상대적으로 높아진다. 이러한 도시빈민들과 소득이 낮고 의료기관 이용이 제한되는 농·어민은 결과적으로 건강수준이 다른 계층보다 낮아 절대적 빈곤 문제 뿐만 아니라 사회 내의 상대적 빈곤 문제와 건강 불평등 문제를 제기시키고 있다.

1.3. 건강 불평등

1.3.1. 정치경제학적 접근 방법

자본주의 국가에서 왜 사회 계층 간에 건강 불평등이 발생하느냐에 대해서는 여러 가지 접근방법이 있다. 첫째는 정치경제학적 접근방법인데 이 이론은 건강 불평등은 헬스케어의 이해관계자들 간의 정치적 영향력의 차이에 의해 발생한다는 것이다. 헬스케어의 이해관계자는 공급자는 의사, 간호사, 약사, 의료기기 공급자, 의약품 공급자, 의료용품 공급자 등이고, 수요자는 환자이며, 보험 관리자는 사회보험은 공단, 조합, 금고 등이 있고 민간보험은 여러 형태의 상업보험자로 구성되어 있다. 그리고 정부는 헬스케어 정책결정과 재정적 지원을 결정하는 가장 강력한 힘을 가진 관계자의 하나이다.

이해관계자들은 자신들에게 유리한 정책결정과 자원배분을 얻어내거나 유지하기 위해 자신들이 가진 정치적, 경제적 영향력을 행사한다. 의료시장에서 공급자들은 환자치료와 의학 기술의 발전에 따른 사회적 권위의 증가, 의학에 관한 지식과 정보의 독점으로 인한 의료시장에서의 독점적 지위, 회원들의 결속력과 정치적 영향력을 발휘하여 자신들에게 유리한 정책결정과 자원배분이 이루어지도록 영향력을 행사한다. 수요자인 환자는 자신들의 생명과 일상생활에 위협이 되는 질병의 치료에 더 많은 재정적 지원과 유리한 정책결정을 얻기 위해 강력한 요구와 투쟁으로 정치적 관심과 국민들의 지지를 얻고자 한다. 보험자는 의료수요의 관리자로서의 지위와 자본력으로 자신들의 이익을 유지하거나 확대하기 위해 영향력을 발휘한다.

이해관계자와 정부가 자신들의 이익을 위해 어떻게 영향력을 행사하느냐에 대하여는 세 가지 이론이 있다. 첫째는 이해단체의 권력장악 이론으로서 이 이론은 이해단체와 규제자 사이의 상호작용에 초점을 두어 이해단체가 국가의 규제권을 장악하여 자기들에게 유리한 정책결정을 유도한다는 것이다. 예를 들면, 이해관계자들이 전문가로서 정부의 의료정책에 참여하여 가격의 결정에 참여하는 것이다. 미국의 경우 미국의사회가 상대가치 수가를 개발하여 메디케어에 적용하도록 한 것이 위 경우에 해당한다. 또 영국의 NICE(National Institute of Clinical Excellence)에서도 의약품이나 의료기기 공급자들이 전문가로서 참석하여 참여와 건의를 통해 자신들의 요구사항을 의사 결정에 반영한다. 극단의 경우 이해관계자는 자신들의 이익을 관철시키기 위하여 파업이나 거리투쟁을 통해 자신들의 이익을 관철시키려고 한다. 이 이론은 왜 정부가 공공의 이익에 공헌하지 못하느냐 하는데 대한 하나의 설명을 해준다.

결국 헬스케어의 정치경제적 접근방법은 헬스케어의 이해관계자들 간의 정치적, 경제적 힘에 따른 불공평한 정책결정과 자원배분이 사회계층 간의 건강 불평등을 초래한다는 것이다.

1.3.2. 정치적 영향력 행사

민주주의 국가는 선거공약을 통해 자신들에게 유리한 정책을 관철시킬 수 있다. 저소득층은 투표를 통해 자신들의 미충족 의료수요를 충족시키기 위한 공약을 채택하도록 압력을 행사할 수 있으며, 민간보험에 가입한 고소득층은 공공의료에 대한 투자를 줄이고 민간보험에 대한 공공지원을 요구할 수 있다. 사회보험인 건강보험을 채택하고 있는 국가에서는 국민의 필수 의료에 대한 보장 범위를 확대하는데 이 방법을 사용할 수 있다.

역사적으로 선거를 통해 건강 불평등을 해결한 예로는 영국과 한국을 들 수 있다. 영국은 1911년도에 독일의 질병보험제도를 도입하여 국민건강보험제도를 실시하였으나 이 때 실시한 건강보험제도는 일부 저소득 근로자를 대상으로 제한된 범위의 진료비를 보상하는 것이었으며, 대부분의 국민은 대상에서 제외되었다. 이러한 상황에서 1942년 윌리엄 비버리지가 유명한 비버리지 리포트를 통해 영국 국민의 건강 문제를 해결하기 위해서는 모든 국민에게 무상의 국민의료보장제도인 National Health Service System을 도입할 것을 정부에 건의하였고 절대다수의 주민은 이 건의를 지지하였다.

그러나 당시 집권당인 처칠의 보수당은 조세와 국가의 재정부담 증가로 인한 대외무역 경쟁력 약화, 경제성장력 감소, 국민의 의타심 조장 등을 이유로 무상의 국가의료서비스 제도의 실시를 반대하였다. 그러나 당시 소수당인 노동당은 무상의 국가의료서비스제도와 대학까지의 무상교육을 포함한 복지국가의 청사진을 제시함으로써 1945년의 총선에 승리하였고, 1948년에 무상의 국가의료서비스를 실시함으로써 영국 국민의 건강 불평등 문제를 근본적으로 해결하게 되었다. 이후 국가무상 의료서비스제도는 스칸디나비아 국가를 비롯한 유럽 국가와 캐나다, 호주, 뉴질랜드 등 다른 대륙 국가들에게 퍼져나가 이들 국가 국민의 건강 불평등 문제 해결에 있어 근본적 역할을 하고 있다.

한국의 경우도 1977년에 의료보험이 근로자 500인 이상의 대기업을 대상으로 실시된 후 1979년에 공무원과 교직원을 대상으로 확대되고 이후 점진적으로 중소기업 근로자를 대상으로 확대되었으나 보험료의 반을 부담해 줄 고용주가 없는 농어민과 도시자영업자에 대한 의료보험 확대는 계속 미루어질 수밖에 없었다.

제9장에서 상세히 설명하겠지만 1987년 대통령 선거와 1988년 국회의원 선거를 앞둔 집권당에서 선거를 앞두고 실시한 여론조사에서 농어민과 도시자영업자들이 요구한 제1의 숙원사업이 이들에 대한 의료보험 확대라는 것이 확인됨에 따라 당시 집권당과 정부에서는 선거에서 이들의 지원을 받기 위해 정부가 이들 보험료의 절반을 부담하기로 하고 1988년에 농어민에게, 1989년에 도시자영업자에게 의료보험을 확대하게 됨에 따라 한국은 전국민 의료보험화를 달성하여 국민의 의료서비스 이용에 대한 불평등 문제를 근본적으로 해결하게 되었다.

1.3.3. 제도이론

제도이론은 정책결정이나 자원배분이 정부의 형태나 관료제에 의해 결정된다는 것이다. 먼저 정부의 형태에 있어 권력이 행정부나 의회에 집중된 국가에서는 법에 따라 공급자와 정부를 통제하기가 용이하여 정책결정과 재정 배분이 간단하고도 신속하게 이루어진다. 그러나 미국처럼 권한이 대통령과 의회에 분산되어 있고 정부 권한도 중앙정부와 주정부로 분산되어 있는 연방제 국가의 경우 정책결정이나 재정 배분이 신속히 이루어지기 어렵고 이해관계자를 통제하기도 어려워진다. 따라서 사회 계층 간에 건강 불평등이 심화될 가능성이 높다. 정부의 관료들은 국민의 건강 불평등을 해소시키기 보다는 자신들의 업무영역을 확대하고 영향력을 극대화하기 위한 정책결정과 자원배분을 선호하게 된다. 이들은 정치인들과 정보를 교환하고 정치인들로부터 권한을 위임받아 영향력을 확대하는데 자신들이 장악한 현 제도를 유지하는 것을 우선시한다. 따라서 기득권층과 관료들의 반발로 인해 기존제도의 변경은 매우 어렵고, 국가통치 이데올로기의 변경이나 정치 경제체제의 혁명적 변동이 있을 경우에만 기존제도의 변경이 가능하게 된다.

1.3.4. 사회계층간의 건강 불평등

사회계층간의 건강 불평등은 모든 국가에서 발생한다. 선진국의 경우 경제성장과 생활수준의 향상이 건강에 미치는 영향은 제한적이다. 이러한 사회에서는 상대적 건강 불평등이 주요 문제가 된다. 즉 소득이나 직업에 따른 사회계층사이에 건강수준의 차이가 발생한다는 것이다. 이것은 사회적 지위와 소득 수준의 차이가 건강에 직접적인 영향을 준다는 것을 말한다. 사회적 지위에 따른 건강 차이는 생활습관의 차이에 의한 결과이다. 사회적 지위에 따라 흡연, 음주, 영양, 운동과 의료이용에 있어 차이가 있으며 사회적 지위에 따른 스트레스의 종류와 이를 해결하기 위한 재정적, 사회적 지원에서도 차이가 있다는 것이다. 사회적 기대와 이를 충족시킬 수 있는 능력 차이에서 발생하는 스트레스에 대해 재정적 능력이나 사회적 지원을 많이 받을 수 있는 지위에 있는 자가 이러한 지원을 받지 못하거나 적게 받는 사람보다 스트레스로 인한 질병에 걸릴 위험이 훨씬 적을 것이다.

사회적 지위가 낮을수록 흡연, 음주, 불균형적인 음식의 섭취 경향이 높고, 운동과 예방적 의료이용의 기회가 적을 것이며 산업재해와 일상적인 스트레스로 인한 건강 상실의 위험이 커질 것이다. 예를 들면, 영국은 국가건강서비스제도에 따라 모든 국민이 평등하게 모든 의료서비스를 무료로 받을 수 있다. 그러나 영국에 있어서도 직업과 소득의 격차에 따른 불공평이 건강의 불평등을 가져오고 있다. 이러한 현상은 사회계층 간의 생활 습관의 차이뿐 아니라, 의료공급자들이 가난한 지역에서의 개업을 피하는 것도 하나의 요인이 될 것이다. 이러한 지역에서는 더 많은 환자를 보아야 하기 때문에 진료 시간은 길어지는 반면, 수입 증가는 기대하기 어렵기 때문이다. 다른 국가에 있어서도 의료공급자는 가급적 경제적으로 의료비 지불 능력이 있는 지역에서 개업하고자 하는 현상이 있어 저소득층의 의료이용의 차이는 영국과 크게 다르지 않을 것이다.

[표 3-2]는 영국에 있어 사회계층별 건강수준의 불평등이 거의 고착화되어 있음을 보여주고 있다. 1931년부터 1981년까지 50년간 조사 연도의 평균 사망률을 100으로 보고 각 직업별 사망률을 비교한 결과 직업별 사망률의 격차가 국민건강서비스가 실시되기 이전인 1931년의 각 직업별 사망률이 실시 이후인 1951년에서 1981년 사이에 더 커진 것을 보여주고 있다. 전문직과 관리직의 사망률은 계속 감소한데 비해, 준숙련공과 미숙련공의 사망률은 평균 사망률보다 더 크게 증가했음을 알려주고 있다. 이것은 모든 국민에게 평등한 의료서비스를 제공하는 국민건강서비스가 사회계층간의 건강의 불평등 문제를 해결하는데 한계가 있음을 보여주는 예라 할 수 있을 것이다.

[표 3-2] 영국의 평균사망률 100에 대한 사회계층별 사망률 1931~1981

계급	1931	1951	1961	1971	1981
전문직	90	86	76	77	66
관리직	94	92	81	81	76
숙련공	97	101	100	104	103
준숙련공	102	104	103	114	116
미숙련공	111	118	143	137	166

출처 : Getzen(2004) Health Economics, p.338

사회적 지위와 소득에 따른 건강의 불평등 문제는 후진국에서 더욱 심할 것이다. 후진국의 경우 절대적 빈곤층이 많으며 소득이 상류층에 집중되어 있는 소득의 양극화 현상, 높은 실업률, 빈민촌과 열악한 위생 상태로 인한 전염병 발생과 전파의 용이, 영양실조로 인한 질병에 대한 면역성과 저항력 부족, 의료보장제도의 미비로 저소득층은 최소한의 진료를 받기 위한 의료서비스 이용 기회도 제한되어 있기 때문이다. 농촌의 경우도 낮은 소득과 의료기관의 부재로 의료서비스의 이용이 제한되어 있다는 것은 잘 알려진 사실이다. 특히 여성의 취학률이 낮아 출산이나 육아에 대한 건강교육 실시의 어려움이 후진국의 높은 영아와 유아사망률의 원인이 되고 있다.

건강 불평등은 선진국과 후진국 간에 더욱 명백하다. WHO에서 발간한 The World Health Report 2006에 의하면 2004년도에 오스트레일리아, 캐나다, 노르웨이, 스웨덴, 일본 등 선진국의 평균수명이 80세 이상에 도달한 반면, 사하라 사막 이남의 아프리카 국가 중 상당수는 평균수명이 40세에 머물러 이들 간에 평균수명 차이가 2배 정도 발생했다. 그 후 후진국의 평균수명은 계속 증가하였으나 아직까지 선진국과 후진국 평균수명에는 커다란 차이가 존재한다. 2021년도의 국제 통계를 보면 OECD 국가의 평균수명이 80.3세인데 비해 WHO가 분류하고 있는 6개 지역 중 사하라 사막이남 아프리카 지역의 평균수명이 63.6세, 동남아 지역은 68.4세로서 아직도 선진국과 후진국 사이에는 현격한 건강 불평등이 있음을 알 수 있다.[1)]

---

1) OECD 지표는 OECD Health Statistics 2023, 아프리카와 동남아 지역 지표는 WHO, Global Health Obseruatory.

2. 공산주의와 건강

2.1. 자본주의 국가와 공산주의 국가의 건강수준

2.1.1. 공산주의자의 주장

칼 마르크스는 계급 혁명을 통한 공산주의 사회에서는 토지, 생산수단의 국유화와 무상배급제, 무상교육, 무상의료를 통해 빈곤과 불평등을 해결하고 사람들은 필요에 따라 상품과 서비스를 국가로부터 제공받기 때문에 모든 국민은 평등하고 만족스러운 생활 수준을 즐긴다고 주장하였다. 의료보장제도를 포함한 사회보장제도는 자본주의 체제의 모순을 해결하기 위한 일시적인 수단으로서 자본가들이 노동착취에 대한 막대한 경제적 보상부담을 완화하고 자신들의 생존 수단으로 이용한다고 주장하여 부정적인 견해를 보였다.

또한 일부 공산주의 학자들은 자본주의적 생산방식이 인류의 건강에 부정적인 영향을 미친다고 주장하였다. 무엇보다 자본주의는 생산하는 상품을 통해 사람들이 건강에 해를 끼친다고 주장한다. 자본주의는 이윤추구가 목적이므로 이윤이 있으면 건강에 나쁜 담배, 술, 가공식품을 대량생산하며, 이윤이 적으면 건강에 좋은 것이라도 생산을 하지 않는다. 예를 들면, 햄버거와 같은 패스트푸드와 콜라와 같은 탄산음료를 대량생산하여 건강에 해를 끼친다는 것이다. 결과적으로 패스트푸드점이나 슈퍼마켓에 진열되어 있는 많은 식료품은 소비자의 건강을 위한 것이 아니고 이윤이 많기 때문에 생산된 것들이라고 주장한다.

다음으로, 자본주의는 비인간적으로 노동력을 조직함으로써 건강에 해를 끼친다고 주장한다. 직접적인 해로서는 산업재해가 있으며, 간접적으로는 주 · 야간 2교대근무제와 같은 비인간적인 노동을 통해 노동이 힘든 고역이 되게 하고 여성을 가사에 종사시킴으로써 스트레스와 관련된 질병을 유발시키고 있다는 것이다. 또한 자본주의적 생활은 개인주의를 기초로 하고 있기 때문에 스트레스가 많으며, 이기적인 자본주의가 전통사회를 파괴하여 가족뿐 아니라 도시와 농촌 주민 모두의 건강수준을 악화시켰다고 주장한다.

2.1.2. 현실적 상황

그러나 현실적으로 자본주의 국가의 국민이 더 건강하게 오래 살고 있는 것이 사실이다. 이러한 사실은 서구의 자본주의 국가와 과거 동유럽 공산주의 국가의 생활 수준을 나타내는 1인당 국민소득과 건강수준을 나타내는 평균수명을 비교해 보면 명백해진다. [표 3-3]에서 나타난 1995년도의 세계은행 보고에 의하면 과거 공산주의 국가 중 어느 나라 국민도 서유럽 자본주의 국가 국민보다 잘 사는 국가가 없으며, 모든 서유럽 자본주의 국가의 국민이 구 공산주의 국가의 국민보다 더 부유하고 오래 산다는 것을 나타내고 있다.

[표 3-3] 자본주의 국가와 구 공산주의 국가의 1인당 국민소득과 평균수명, 1995년(단위 : US $, 세)

자본주의 국가			구 공산주의 국가		
국가명	1인당 GNP	평균수명	국가명	1인당 GNP	평균수명
평균	20,567	76	평균	1,878	69
그리스	7,320	78	알바니아	340	72
포르투갈	9,130	75	타지키스탄	470	70
뉴질랜드	12,600	76	조지아	580	73
아일랜드	13,000	75	아르메니아	660	73
스페인	13,500	76	아제르바이잔	730	71
오스트레일리아	17,500	78	키르기스스탄	850	69
영국	18,060	78	몰도바	1,060	68
핀란드	19,300	76	루마니아	1,140	70
이태리	19,840	78	불가리아	1,140	71
캐나다	19,970	78	투르크메니스탄	–	65
네덜란드	20,950	78	리투아니아	1,320	70
벨기에	21,650	77	슬로바키아	1,950	71
프랑스	22,490	77	라트비아	2,010	69
오스트리아	22,510	76	우크라이나	2,210	69
독일	23,560	76	폴란드	2,260	71
미국	24,740	76	러시아	2,320	65
스웨덴	24,740	78	체코	2,710	71
노르웨이	25,970	77	벨로루시	2,870	70
덴마크	26,730	75	에스토니아	3,080	69
일본	31,490	80	헝가리	3,350	69
스위스	35,760	78	슬로베니아	6,490	73

출처 : Midgley J.(1997) Table 3-1, 3-2

1991년 소비에트연합(소련)이 붕괴된 후 소비에트 연합을 구성하던 소련의 공화국들이 독립하고, 소련의 지배를 받던 구공산주의 국가들도 독립하여 자본주의화 됨으로써, 현재 사실상 공산주의 국가로 분류할 수 있는 국가는 러시아, 중국, 베트남, 쿠바와 북한 정도이다. 이러한 대표적인 공산주의 국가와 자본주의 국가간에는 현재도 생활 수준과 건강수준에서 뚜렷한 차이가 유지되고 있다. 러시아는 서유럽의 자본주의 국가에 비해 1인당 국민소득이나 평균수명이 낮으며, 중국과 베트남도 대표적인 자본주의 국가인 한국이나 일본보다 국민소득이나 평균수명이 모두 낮다. 현재의 공산주의 국가 중 어느 나라도 한국보다 소득이나 건강수준이 높은 국가는 없다는 것을 우리는 아래 [표 3-4]를 통해 알 수 있다.

[표 3-4] 한국과 공산주의 국가의 평균수명과 국민 1인당 GDP 비교

국가	국민 1인당 GDP(2022) : US $	평균수명(2019) : 년
러시아	15,271	73.2
중국	12,720	77.4
베트남	4,164	73.7
쿠바	9,500(2020)	77.8
북한	N/A	72.6
한국	32,423	83.3

출처 : WHO(2023), World Health Statistics 2023 WIKIPEDIA(2024), List of Countries by GDP per Carpita[2)]

2.2. 건강수준 차이의 원인

이러한 자본주의와 공산주의 사이에 건강수준의 차이를 가져오게 된 원인은 무엇인가? 첫째, 근본적인 원인은 자본주의 국가의 경제성장률이 공산주의 국가보다 훨씬 높다는 것이다. 자본주의 국가의 높은 경제성장이 고용과 소득의 증대를 통해 국민의 일반 생활 수준을 향상했고 이것이 영양, 주택, 환경, 교육, 의료보장을 포함한 사회보장제도의 실시와 확대를 가능하게 하여 궁극적으로 국민의 건강수준을 향상했다. 반면에 공산주의 국가의 낮은 경제성장이 낮은 소득과 생활 수준으로 이어져 국민의 건강수준을 향상하는데 실패했다.

2) 국민 1인당 GDP는 The World Bank(2024)의 World Development Indicator에서 인용

둘째, 자본주의 국가는 경제적 이익과 비용을 계산하여 최소의 자본으로 최대의 이익을 추구하는 효율성에 기초하여 자원을 배분하는데 비해 공산주의 국가는 국가계획경제체제이기 때문에 공산 독재주의 체제를 유지하기 위한 지출과 국방에 자원배분의 우선권을 둔다. 따라서 일반 국민을 위한 소비재 산업의 낙후로 일반 국민의 생활 수준이 하락하는 반면, 당 · 정부 · 군 간부를 우대하는 차별적 분배정책으로 인해 인위적인 소득의 양극화를 만드는 것이다. 당 간부를 위한 전용병원은 최고의 시설, 장비, 의약품을 구비하고 있는 반면, 일반 국민을 위한 병 · 의원은 그 숫자가 부족할 뿐만 아니라 의료인과 장비, 의약품의 부족으로 전형적인 후진국 의료시설의 특징을 보이고 있다. 특히 가장 기초적인 의약품 부족으로 환자의 치료가 극히 제한적으로 이루어지고 있어, 전염병 발생 시 원시적인 대증 요법에 의존하게 되는 경우가 많다. 또한 공산주의 국가는 국제적으로 고립된 경제체제를 가지고 있기 때문에 대외무역을 통한 성장 동력이 극히 제한적이다. 따라서 경제성장의 하락은 바로 생활 수준의 하락과 의료를 포함한 복지 정책의 추가 하락을 의미하며 결국은 낮은 경제성장으로 인한 지속적인 빈곤 상태가 공산주의 의료체계 몰락의 한 원인이 된 것이다.

셋째, 소비자들은 시장에서 비용과 이익을 고려하여 상품이나 서비스를 구매하고, 소비자뿐 아니라 정부나 관련 단체가 상품이나 서비스의 질을 계속 평가하여 공개하기 때문에 공급자가 건강에 해로운 상품의 생산으로부터 얻을 수 있는 이윤은 단기적이고 한계가 있다. 현실적으로도 서구 자본주의 국가와 구 공산주의 국가를 비교할 때 흡연으로 인한 폐암의 사망률이나 산업재해로 인한 사망률도 구 공산주의 국가가 훨씬 높다는 것이다. 이것은 이윤을 추구하는 자본주의보다 사업장의 건강에 우선권을 둔다는 공산주의 국가가 더 위험한 장소라는 것을 나타내는 것이다. 그 이유는 공산주의 국가에서는 계획된 할당량을 채우기 위해 노동자들에게 가하는 강제적 압력이 크다는 것과 노동자나 사업장의 안전을 보장하기 위한 정치집단, 압력단체나 노동조합이 없다는 것이다. 즉 노동자 보호를 위한 단체와 제도적인 장치가 없기 때문에 자본주의 국가보다 더 가혹한 노동조건과 노동시간을 강제할 수 있다는 것이다.

넷째, 공산주의자들은 자본주의가 비인간적으로 노동력을 조직함으로써 건강에 해로운 영향을 주고 여성을 가사에 종사시킴으로써 여성의 사회적 진출을 억압하고 있다고 주장하고 있으나, 이것은 자본주의 초기 발전단계에서는 직장 수의 부족과 전통적인 남녀분업의 원리에 따라 여성이 가사를 돌보았으나, 경제가 성장함에 따라 남성과 여성의 교육 기회의 평등, 여성 취업인구의 증대와 여성의 경제적 독립에 따른 사회적 지위 향상이 자본주의하에서 더 잘 이루어지고 있다는 것을 무시한 것이다. 대부분의 자본주의 국가에서 여성의 평균수명이 남성보다 더 길고 수명의 증가율이 크다는 것은 자본주의 하에서 여성이 남성에 비해 더 건강하고 장수한다는 것을 보여주고 있다.

다섯째, 자본주의 국가는 사회보장정책을 통해 최소한의 생계와 건강권을 보호하고 있다. 자본주의에서의 의료보장의 특징은 소득에 비례하는 공평한 부담과 평등한 의료서비스의 제공이다. 따라서 자본주의 국가에 있어 건강상의 불평등은 상대적인 불평등일 뿐이지 공산주의 국가처럼 계급에 따른 절대적 불평등은 아니다.

마지막으로, 공산주의 국가에서는 인간의 기본적인 욕구인 자유와 자기실현을 달성하는 것이 불가능하다. 공산주의 이념과 공산당 독재체제 아래에서는 생산의 가장 중요한 요소인 창의력을 발휘할 수 없으며 창조적 기업가 정신도 있을 수 없는 것이다. 그리고 공산주의 국가는 절대 평등하지 않으며 이념이 새로운 카스트 제도를 만들어내어 일부 당간부와 특권층을 제외한 대부분의 국민을 정치적 경제적으로 절대 빈곤층으로 만들고 있다. 이러한 상황은 조지 오웰(George Owell)의 동물농장에서 이미 예측되어 있었다. 동물들이 혁명을 일으켜 인간농장주를 쫒아내고 만든 동물농장이 민주주의적 운영을 위해 만든 7계명 중 첫째 계명은 모든 동물은 평등하다(All animals are equal)였다. 그러나 전권을 장악한 위대한 돼지 지도자는 첫째 계명을 다음과 같이 변경한다. 모든 동물은 평등하다. 그러나 일부 동물은 다른 동물보다 더 평등하다(All animals are equal, but some animals are more equal than others.). 이것이 공산주의의 실체이다.

2.3. 한국과 북한의 건강수준

2.3.1. 한국과 북한의 건강수준 차이

자본주의 국가와 공산주의 국가의 건강수준 차이를 가장 극명하게 보여주는 것이 한국과 북한의 건강수준이다, 1945년 이후 한국은 자유민주주의 이념에 기초하여 전형적인 자본주의 국가로 발전한 반면, 북한은 1인 지배하의 공산주의 국가체제를 유지하여 왔다. 결과적으로 일반 국민의 생활 수준이나 건강수준에 있어 한국은 모든 분야에서 북한을 능가하고 있다. 현재 한국은 영양과잉으로 인한 선진국형 질병인 비만과 심혈관 질환, 암, 당뇨 등 만성 퇴행성 질환이 문제가 되고 있는 반면, 북한은 전형적인 후진국형 질병인 영양부족과 열악한 생활 수준과 의료시설 부족으로 인한 영아와 유아의 높은 사망률과 모성 사망률이 국민건강의 특징으로 되어 있다. [표 3-5]를 보면 한국은 인구 규모에 있어 북한보다 2배 이상 크며 1인당 국민소득은 북한보다 약 30배 크다. 평균수명에서는 한국의 남자가 북한남자 보다 8.5년 더 오래 살고 여자는 7.8년 더 오래 산다. 영아와 유아사망률도 북한이 한국보다 5배 이상 높고, 모성 사망 비율은 약 10배 정도 높다.

[표 3-5] 한국과 북한의 인구, 국민소득과 주요 건강지표 비교

구분	북한	한국
인구(천명 2023)	25,784	51,713
1인당 국민소득(GNI 만원)(2022)	143.0	4248.9
평균수명(2023)	남 72.1, 여 77.4	남 80.6, 여 86.4
영아사망률(천명당)(2020)	13.3	2.5
유아사망률(천명당)(2021)	15.4	3.0
5세미만 발육부진 아동비율(2022)	16.8	1.7
모성사망비율(출생아 10만명당)(2020)	106.7	8.1

출처 : 통계청, 2023 북한의 주요통계지표

2.3.2. 북한의 건강수준 실상

북한은 1990년대 중반 이후 고난의 행군으로 대표되는 심각한 식량부족으로 인한 영양장애로 주민의 건강상태가 급속히 악화되었고 재정난으로 의료시설 가동중단과 의약품 부족으로 의료체계가 붕괴됨에 따라 결핵을 비롯한 감염성 질환율이 증가하고 있으나 질병에 대한 치료가 제대로 이루어지지 않고 있어 심각한 국민의 건강수준 악화가 지속화 되었다. 가장 큰 문제는 북한의 만성적인 식량부족이 산모나 영유아의 심각한 영양실조를 가져와 앞으로 한국과 북한의 건강수준의 격차가 더 벌어질 것이라는 것이다. 임신기 여성의 영양실조는 저체중아 출생으로 인하여 두뇌 발달 장애와 발육부진을 초래해 결과적으로 청소년의 체구와 신장을 왜소화 시킨다. 이러한 상태가 계속될 경우 한국과 북한 국민은 육체적으로 단일 민족이 아닌 완전히 이질적인 민족으로 발전할 가능성이 있다.

북한은 WHO 기준에 따라 영양불량 위험 국가로 분류되고 있다. [표 3-6]에서 볼 수 있는 바와 같이 북한은 전세계에서 영양불량 인구수에서는 세계 13위, 그리고 전체인구 중 영양불량 인구 비율은 세계 2위인 45.5%로서 전체 국민의 거의 절반이 영양부족인 것으로 나타나고 있다. 이것은 세계 최빈국 중 중앙아프리카 공화국 다음으로 높은 비율이며, 현재의 북한국민의 영양상태가 얼마나 심각한지를 숫자도 잘 보여주고 있다고 할 수 있다. 반면에 한국은 영양불량 인구가 최저국가에 속하며 전체 인구 비율에서도 다른 선진국과 같이 최저 비율인 2.5%를 나타내고 있다.

[표 3-6] 국가별 영양불량률, 2024

불량인구수	국가	불량인구수(백만)	전체인구비율(%)
1위	인도	233.90	16.6
12위	아프카니스탄	12.0	30.1
13위	북한	11.80	45.5
39위	중앙아프리카공화국	2.70	48.7
최하위국가	선진국(한국 포함)	–	2.5(최저 비율)

출처 : World Population Review, Malnutrition rate by countries 2024

제4장

4 의료수요

Demand for Medical Care

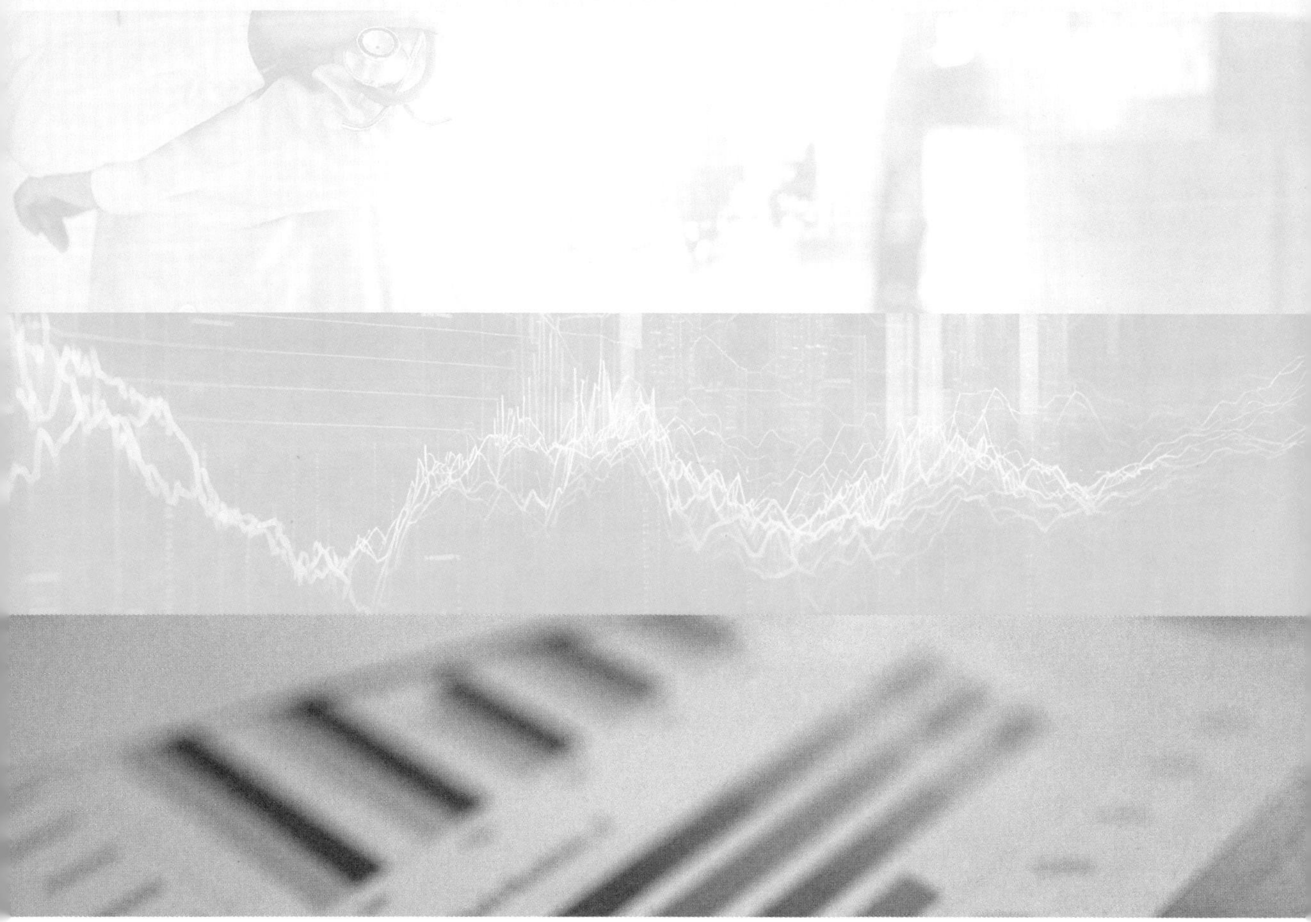

제 **4** 장

의료수요

Demand for Medical Care

"의료수요를 결정하는 주요 요인은 가격과 소득이다."

1. 의료수요의 의미와 중요성

1.1. 수요의 개념

수요는 사람들이 어떠한 상품이나 서비스를 사고자 하는가? 그것이 환경의 변화에 따라 어떻게 변화하는가를 연구하는 이론이다. 일반적으로 수요에 영향을 미치는 요인에는 가격, 대체 상품이나 서비스의 가격, 보완재의 가격, 소득, 소비자의 기호, 소비자의 습성과 선택에 영향을 미치는 정보와 광고, 인구의 크기와 특성 등이 있다. 따라서 수요공식은 다음과 같이 표시할 수 있다.

$$D = f(P, P_s, P_c, T, Y, I, P_o)$$

여기서, P = 현재 가격과 미래의 예측가격

P_s = 대체재 가격

P_c = 보완재 가격

T = 개인의 기호(taste)

Y = 소득

I = 정보와 광고

P_o = 인구의 특성

수요량은 소비자가 일정 기간 동안 사고자 하는 상품과 서비스의 양을 말한다. 다른 조건에 변화가 없을 때, 가격이 오르면 수요량이 감소하고 반대로 가격이 내리면 수요량이 증가하는 법칙을 수요의 법칙이라 한다. 수요의 법칙은 정책적으로 중요한 의미를 가진다.

수요곡선(demand curve)은 어느 재화나 서비스의 가격이 변할 때 수요량이 어떻게 변하는지를 보여주는 곡선이다. 예를 들어 아이스크림 가격에 따른 수요량이 [표 4-1]과 같을 경우, 수요곡선은 [그림 4-1]과 같게 된다. [그림 4-1]의 수요곡선은 직선으로 표시되어 있으나, 실제에 있어서는 가격의 변화에 따라 수요량이 똑같은 비율로 변하지 않기 때문에 수요곡선은 원점에 대해 볼록한 곡선의 형태를 가진다. 이것은 수요량의 증감에 따른 상품과 서비스의 한계 만족 즉 한계 효용이 다르기 때문이다. 수요곡선은 Y축에 가격을 X축에 수요량을 표시할 경우 우하향 곡선의 형태를 가진다.

[표 4-1] 수요표

아이스크림 가격(원)	수요량
500	250
1,000	200
1,500	150
2,000	100
2,500	50

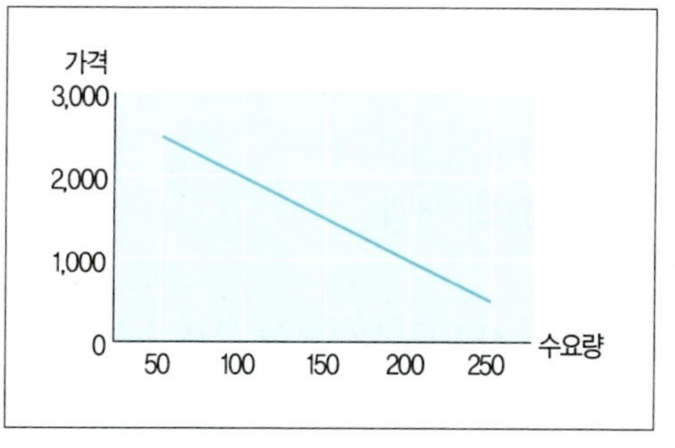

[그림 4-1] 수요곡선(demand curve)

[그림 4-2]에서 가격이 p일 때 수요량은 q이다. 가격 p에서 충족되는 수요의 분기점은 E이며, 이 분기점의 위쪽 수요곡선 상에 있는 수요는 충족수요로서 긴급한 수요, 가격보다 만족도가 더 크다고 생각하는 수요, 경제적 능력으로 볼 때 가격이 크게 문제가 되지 않는 수요이다. 분기점의 아래쪽에 있는 수요는 미충족수요로서 긴급하지 않거나, 가격에 비해 만족도가 떨어진다고 생각하는 수요, 그리고 경제적 능력 부족으로 포기된 수요를 나타낸다.

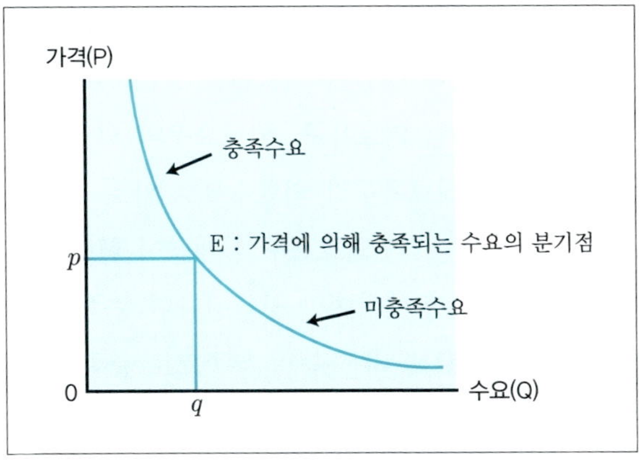

[그림 4-2] 수요곡선의 특성

가격의 변화율에 대한 수요량의 변화율을 수요의 가격 탄력성이라 하며 공식으로 표현하면 아래와 같다.

$$e = \frac{\%\Delta Q}{\%\Delta P} = \frac{\Delta Q}{\Delta P} \times \frac{P}{Q}$$

일반적으로 생활필수품은 수요의 가격 탄력성이 적은 반면 기호품이나 사치품은 수요의 가격 탄력성이 크다. 예를 들면, 술이나 담배의 가격 탄력성은 생필품에 비해 큰 편이며, 특히 저소득층이나 비경제활동 젊은 층에 대한 가격 탄력성이 큰 것으로 알려져 있다.

1.2. 의료수요

개인 수요의 총합이 사회 수요가 된다. 그러나 개인 수요와 사회 수요간에는 차이가 발생한다. 개인이 자기의 수요를 충족시킬 수 있는 경제적 지불 능력이 없을 경우 개인 수요가 포기된다. 예를 들면 사람들은 몸에 이상을 느낄 경우 병 · 의원에서 진료를 받길 원하지만 비용을 지불할 능력이 없을 경우 병 · 의원 이용을 포기한다. 또한 정보의 부족으로 질병의 위험성을 잘 모르거나 다른 대체요법이 효과가 있다고 생각할 경우에도 의료수요가 포기된다. 이런 점에서 사회적 수요는 개인 수요 중에서 지불 능력이 뒷받침된 개인 수요를 나타낸다고 보아야 할 것이다.

의료수요를 이해하기 위해서는 의료욕구(need)와 의료요구(want)를 알 필요가 있다. 의료욕구와 의료요구는 심리적 개념으로서, 의료욕구는 신체적 · 정신적 이상을 느껴 의료서비스를 받아야겠다고 느끼는 상태이고, 의료요구는 신체적 · 정신적 이상 상태에 대한 확신을 가지고 의료서비스를 요구하는 상태이다. 이에 비해 의료수요는 행동적 개념으로서 의료요구를 충족시키기 위해 병원이나 의원을 방문하여 진료비를 지불할 용의와 능력이 있는 상태를 말한다. 이처럼 의료욕구, 의료요구와 의료수요는 순서적으로 발생하는 현상이지만 어떤 경우에는 의료욕구가 의료수요로 바로 이어지는 경우가 있다. 예를 들면 감염병 예방접종 같은 것이다. 의료욕구의 개념이 헬스케어 경제학에서 중요한 것은 의료서비스가 단지 의료수요에 대하여만 공급된다면 충족되지 못한 욕구가 발생한다는 것이다. 특히 의료요구가 진료비 지불 능력 부족으로 충족되지 못할 경우나 빈곤으로 건강보험을 구입하지 못할 경우 건강 불평등이 발생하기 때문이다.

의료수요는 소비자가 비용을 지불하고 의료서비스를 받고자 하는 요구(demand)를 말한다. 일부에서는 의료가 누구나 필요할 때 대가 지불 없이 자유롭게 사용할 수 있는 공공재(public goods)이기 때문에, 소비자가 정신적, 신체적 이상을 느껴 의료서비스를 받을 필요성을 느낄 때, 즉 느끼는 의료욕구(felt need)가 생길 때에는 누구든지 자유로이 의료서비스를 받아야 한다고 생각하여 의료의 공공화를 주장한다. 이 경우 의료수요를 결정하는 요인은 오직 질병의 유무가 된다.

헬스케어 경제학은 의료수요를 분석 대상으로 한다. 왜냐하면 의료수요가 소비자의 소비 행태를 정확히 나타내며 의료 자원의 낭비를 방지할 수 있기 때문이다. 의료욕구를 전부 만족시킨다는 것은 무상의료를 기초로 하기 때문에 현실적으로 실현이 불가능함은 물론, 가격이 제로인 상태가 되기 때문에 소비자의 도덕적 해이(moral hazard)로 인한 의료쇼핑 등으로 의료서비스의 지나친 낭비를 초래하기 때문이다.

의료수요는 일반수요와 같은 점도 있고 다른 점도 있다. 요구한 상품이나 서비스에 대한 비용의 지불 용의가 있어야 하며, 일반적으로 수요에 영향을 미치는 요인들이 의료수요에도 영향을 미친다는 점에서는 일반수요와 같은 점이 있다. 그러나 의료수요는 일반수요와 비교할 때 몇 가지 다른 점이 있다.

1.3. 의료수요의 특성

첫째, 의료수요가 일반 수요와 가장 큰 다른 점은 의료의 수요량은 다른 상품이나 서비스와 달리 소비자의 의료수요에 의해 결정되지 않는다. 비록 소비자의 수요가 있다 하더라도 의사가 의료서비스가 필요하다고 판단해야 의료수요로 결정된다. 예를 들면 우리가 몸에 이상을 느껴 필요한 의료서비스를 받기 위해 병 · 의원을 방문하더라도 최종적으로 의사가 질병이 아니라고 결정할 경우 의료욕구는 요구에 그칠 뿐 의료수요로 연결되지 않는다. 반대로 우리가 건강에 아무 이상을 느끼지 못하더라도 의사가 감염성 질환에 이환된 것으로 판단할 경우 본인의 욕구나 요구와 상관없이 강제적으로 의료수요로 연결된다.

둘째는, 건강이 개인의 생명과 사회적 역할에 직접적인 영향을 미치는 요인이기 때문에 다른 상품이나 서비스에 대한 수요보다 더 큰 우선권과 응급성을 가지고 있다는 것이다. 사람들은 병이 들었을 경우 어떠한 상품이나 서비스보다 의료서비스 이용에 최우선권을 부여하며, 국가적으로도 감염병이 발생할 경우 감염병의 확산을 방지하기 위하여 직접 개입하여 즉각적인 방역 활동을 하고, 필요할 경우 개인의 자유를 구속하거나 감염병의 확산에 영향을 미칠 수 있는 특정 상품이나 서비스의 생산과 소비를 규제하기도 한다.

셋째, 의료수요는 개인과 사회이익을 위하여 반드시 충족시켜야 할 수요이다. 건강은 학업, 취업, 직장생활과 같은 사회적 역할을 수행하기 위한 전제조건이며, 개인의 만족감과 정상적인 사회생활의 기본 조건이기 때문이다.

넷째, 의료수요는 개인들이 예측할 수 없는 불가측성을 가진 수요라는 것이다. 개인은 대부분의 상품과 서비스에 대해서는 미리 수요 예측을 하고 수요를 충족시킬 방법과 시기에 대하여 계획을 가지고 준비한다. 그러나 개인은 자신이 언제, 어떠한 질병에 걸릴지에 대하여는 예측할 수 없다. 단지 일부 의료수요, 예를 들면, 예방 접종, 치과 진료, 일부 안과 진료와 같이 수요충족이 법적으로 정해져 있거나 명확한 증상이 나타나는 질병은 예외적으로 예측이 가능할 뿐이다. 이런 점에서 의료수요는 개인의 수요보다는 집단적인 수요 예측과 충족 방법을 사용하게 된다.

마지막으로 의료수요를 충족시킬 수 있는 서비스에 있어 대체재가 없으며, 서비스에 대한 정보나 광고에 제한이 있다는 것이다. 질병에 걸릴 경우 병 · 의원에서의 진료 이외에 질병치료를 위한 대체 서비스가 없으며 병 · 의원이나 의료인에 대한 정보가 제한되어 있고, 일부 국가에서는 법령에 따라 서비스의 질이나 가격에 대한 광고가 금지되어 있기 때문에 공급자 선택에 한계가 있다는 것이다.

의료수요는 헬스케어 경제학에 있어 가장 중요한 연구 분야의 하나이다.[1] 첫째, 의료

---

1) Michael Grossman, "The Demand for Health: A Theoretical and Empirical Investigation", Columbia University Press (for National Bureau of Economic Research, NBER), 1972.

의료수요를 분석하는 중요한 이론적 틀을 제공하며, Grossman 모형으로 알려져 있다. Grossman은 건강이 소비재이자 투자재로서의 특성을 가진다고 보며, 개인이 건강을 유지하고 향상시키기 위해 의료서비스

수요는 국민 의료비 총액을 결정하는 요인이다. 1년간 국민 의료비는 의료수요인 외래와 입원 환자 수에 각각의 평균 진료비를 곱한 값이기 때문에 의료수요의 증가는 국민 의료비의 증가를 의미한다. 둘째, 의료수요는 의료의 공급량을 결정한다. 의료수요의 변화가 장래의 의사, 간호사 등 의료 인력과 병원과 의원 수를 결정한다. 또한 진료 분야별 의료수요 변화는 진료과목별 의료인 공급량을 결정한다. 생활 수준의 향상으로 의료수요가 감염성 질환에서 만성 퇴행성 질환 분야로, 건강보험 실시로 인해 인기 전공과목이 내과, 외과, 산부인과, 소아과에서 성형외과, 피부과, 이비인후과, 안과, 치과, 한방으로 바뀐 것이 하나의 좋은 예가 될 것이다. 마지막으로 의료수요 모델을 통해 장래의 의료수요를 예측할 수 있다.

2. 의료수요 모델

수요 모델(demand model)은 수요와 그것에 영향을 미치는 요인들과의 상관관계를 나타내는 모형이다. 의료수요와 그것에 영향을 미치는 요인들과의 상관관계를 나타내는 의료수요 모델에는 세 가지가 있다.

2.1. 만족최대화(효용극대화) 모델(Utility Maximizing Model)

이 모델은 소비자 선택이론이라고도 불리는 고전이론으로서 소비자는 주어진 예산의 범위 내에서 만족을 최대화시킬 수 있도록 상품과 서비스를 배합하여 구입한다는 이론이다. 소비자는 소득이 제한되어 있어 자기가 원하는 것을 모두 살 수 없기 때문에 주어진 소득, 즉 예산의 범위 내에서 자신의 만족감을 최대화할 수 있도록 상품과 서비스를 구입하는 것이 최선의 선택방법이다. 그리고 자신의 만족감을 최대화할 수 있는 방법은 자신의 예산을 써서 얻는 모든 상품과 서비스의 한계 만족도가 같도록 상품과 서비스를 선택하여 구입한다는 것이다. 경제학에서는 최대의 만족을 얻을 수 있는 상품과 서비스의 배합을 나타낸 선을 무차별 곡선(Indifference curve)이라 하고, 예산선(Budget line)과 무차별 곡선이 만나는 점이 최적의 선택점으로서 이 선택점에서 모든 상품과 서비스의 한

를 선택하는 과정을 설명한다. 개인의 건강은 노동력과 생산성을 결정하는 중요한 요인으로, 의료수요는 소득, 교육 수준, 가격, 시간 비용 등의 요인에 의해 영향을 받는다는 점을 강조한다.

계만족도가 같아 최대의 만족을 얻는다고 한다(상세한 것은 부록 참조).

이 이론은 소비자의 심리적인 의사결정과정을 경제적 이론으로 나타낸 것으로서, 사람들은 지불하는 비용이 가져다주는 한계만족을 정확히 생각하면서 소비할 만큼 계산적이지 않다는 비판이 있지만, 그래도 사람들은 지출에 있어 만족도에 따라 지출의 우선순위를 정하고, 일상 소비에 있어서도 지불하는 비용에 대한 만족도를 의식적이건 무의식적이건 계산하면서 소비를 한다고 보아야 할 것이다. 특히 어떤 상품과 서비스의 소비를 통해 얻는 만족감은 소비량을 증가시키면 만족감의 정도가 점점 줄어들기 때문에 즉 한계효용이 체감되기 때문에 소비자는 마지막으로 구입하고자 하는 상품과 서비스의 만족도, 즉 한계효용을 계산한다. 예를 들면, 계속 같은 음식을 먹지 않는 것은 그 음식을 먹을수록 한계만족도가 떨어지기 때문에 그 음식보다 더 많은 만족도를 주는 음식 즉, 한계효용이 더 큰 음식으로 바꿔먹는 것이다.

건강과 관련하여 만족최대화 모델은 두 가지를 가정하고 있다. 첫째, 의료수요는 의료가격과 다른 상품이나 서비스의 가격, 개인의 소득, 그리고 개인의 취향에 의해 결정된다. 둘째, 의료수요는 수요의 법칙에 따라 가격이 오르면 감소하고 가격이 내리면 증가한다. 그러나 의료수요는 소득이 증가하면 수요도 증가하고 소득이 감소하면 감소한다. 왜냐하면 의료수요는 소득이 증가하면 소비량이 증가하는 우등재(superior goods)이기 때문이다. 따라서, 만족최대화 모델에서는 가격과 소득의 변화에 대한 수요의 변화 즉 가격에 대한 수요의 탄력성과 소득에 대한 수요의 탄력성(elasticity)이 중요한 연구의 대상이 된다.

2.2. 인간자본 모델(Human Capital Model)

이 모델은 그로스만(Grossman)이 개발하였기 때문에 그로스만 모델이라고도 한다. 그로스만은 건강을 하나의 자본이라고 보아 인간자본 모델을 발전시켰다. 인간자본 모델은 건강에 대하여 다음과 같이 가정한다. 첫째, 건강은 인간자본의 한 요소이다. 건강은 인간의 정신적, 육체적 상태는 물론 노동시간 및 노동의 생산성과 직접적으로 관련되어 있기 때문에 투자재로서 생산의 중요한 요소가 된다. 그로스만은 건강을 평생 사용할 수 있는 내구재로 보고 있다. 둘째, 개인은 건강의 재고량을 타고나며 재고량이 소비의 만족도를 결정한다. 예를 들면, 건강한 아이와 병든 아이는 같은 상품이나 서비스를 소비하더라도 만족도에 있어서는 차이가 있을 것이다. 즉 더 좋은 건강이 더 큰 만족을 가져다준다. 이러한 관계를 표시한 것이 [그림 4-3]이다. 여기에서는 같은 상품이나 서비스를 소비하더라도 가장 좋은 건강재고량을 타고난 H3가 가장 큰 만족을 가지고 가장 낮은 재고량을 타고난 H1이 가장 낮은 만족도를 가진다는 것을 보여주고 있다.

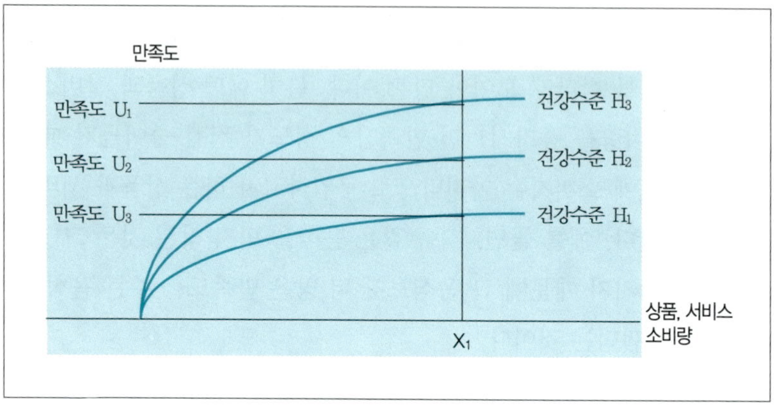

[그림 4-3] 건강재고량에 따른 소비의 만족도 차이

셋째, 건강의 재고량은 시간이 지남에 따라 감소하며, 어떤 나이에 이르거나 병이 들게 되면 급격히 소진된다. 넷째, 건강에 이로운 투자는 건강의 재고량을 증가시키며 해로운 투자는 재고량을 감소시킨다. 따라서 어느 시점에서 건강에 대한 투자가 부족하여 소진된 재고량을 채우지 못하거나 해로운 투자가 이로운 투자보다 클 경우 건강은 악화되기 시작한다. 건강의 재고량이 제로수준에 이르게 되면 사망하게 된다.

이 관계를 수식으로 표시하면,

$$HS_i = HS_{t-1} - d_i + I_i$$

여기서, HS_i : i시점에서의 건강재고량

HS_{t-1} : i시점 이전의 건강재고량

d_i : 해로운 투자로 인한 건강 감소량

I_i : 이로운 투자로 인한 건강증가량

이 수식은 건강을 자본재로 간주하며, 건강의 재고량은 사용시간 즉 나이가 먹어감에 따라 자동적으로 감소하며 과다 흡연, 음주와 같은 건강 위해행위가 건강재고량을 급속히 감소시키며 운동, 균형 잡힌 식사, 의료서비스 등은 손상된 건강을 회복시키거나 건강재고량 감소 속도를 줄인다고 본다.

그로스만 모델은 결론적으로 개인이 투자로 증가시킨 건강재고량이 여기에 투자된 비용보다 커야 하며, 효용을 극대화하기 위해서는 개인은 건강으로부터 얻게 되는 만족, 즉 한계이익이 투자한 한계비용과 일치하도록 건강에 투자하여야 한다는 것이다.

이러한 관계를 알기 쉽게 그림으로 나타내 보면 [그림 4-4]와 같다. 건강재고량은 시간이 지남에 따라 영유아기의 영양실조나 전염성 질환과 성년기의 나쁜 생활습관인 술, 담배, 마약, 난잡한 섹스와 과다한 스트레스가 건강재고량의 소진 속도를 촉진시키며, 교통사고와 같은 사회적 사고, 장년기의 암수술, 노년기의 심혈관 질병과 같은 퇴행성 질환이 건강재고량을 급격히 소진시키면 건강재고량이 제로가 되어 사망한다는 것이다.

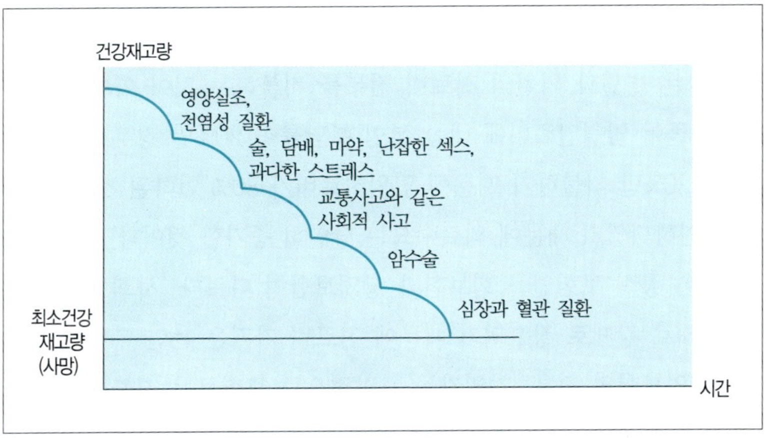

[그림 4-4] 시간에 따른 건강재고량 소진

이 모델의 한 가지 특징은 사람들은 건강을 생산하기 위하여 재화와 서비스를 투입하며 투입된 재화와 서비스에 시간을 투입하여 건강을 생산한다는 것이다. 즉 개인은 재화나 서비스의 구입에서 직접적 만족을 얻는 것이 아니라 여기에 개인의 시간을 투자하여 건강을 생산함으로써 만족을 얻는다는 것이다. 예를 들면, 우리가 시장에서 식품을 사는 것은 그 자체에서 만족을 얻자는 것이 아니고 집에서 시간을 투입하여 음식을 만들어 섭취하여 정신적, 신체적 건강을 증진시킴으로써 만족을 얻는다는 것이다. 사람들이 스포츠용구를 사는 것도 거기에 시간을 투자해 운동을 함으로써 건강을 생산하는데서 만족을 얻는다는 것이다. 또한 의료서비스도 그 자체가 만족을 주는 것이 아니고 서비스를 받기 위해 시간을 투자하여 질병의 예방이나 치료를 통해 건강을 생산하여 건강일수를 늘리고 정신적, 신체적 건강을 통해 사회적 역할을 정상적으로 수행함으로써 만족감을 얻는다는 것이다. 따라서 인간자본 모델은 인간자본 모델과 가계생산 모델이 결합된 것이다. 이 모델에 의하면 개인은 건강재고량을 늘리거나 유지하기 위하여는 상품이나 서비스를 구입하는데 그치지 말고 시간을 투자하여 정신적, 육체적, 사회생활의 만족도를 최고로 높여야 한다는 것이다.

그로스만은 의료수요에 대하여는 수요의 법칙에 따라 가격이 상승하면 수요가 감소한다고 보았다.

2.3. 건강보험 모델(Health Insurance Model)

건강보험 모델은 건강보험이 의료가격을 인하시켜 의료수요를 증가시킨다는 이론이다. 건강보험 가입자는 병원과 의원의 진료비 전부를 지불하는 것이 아니고 본인 부담분만 지불한다. 예를 들어 입원진료비에 대한 본인 부담률이 20%일 경우 건강보험 가입자는 진료비 총액 중 20%만 지불하기 때문에 입원진료비가 80% 인하된 것으로 생각한다. 따라서 진료비가 인하되었기 때문에 의료수요는 당연히 증가할 것이다. 건강보험이 의료수요에 미친 영향은 공적 보험인 사회보험과 상업보험이 다르다. 사회보험에 있어서 보험료는 조세의 형태로 강제로 징수되기 때문에 진료비 가격은 본인 부담액으로 계산할 수 있다. 그러나 상업보험의 경우, 가입자는 자발적으로 보험료를 지불하고 보험을 구입하기 때문에 진료비 가격에 보험료와 본인 부담액을 모두 계산하여야 할 것이다. 따라서 상업보험의 경우 소득 수준이 상업보험 구입에 미치는 영향과 본인 부담액이 의료수요에 미치는 영향을 모두 계산해야 한다.

일반적으로 상업보험의 구입액은 질병을 치료하기 위해 소요되는 진료비용과 소득 상실의 크기에 비례하기 때문에 고소득 계층은 상업보험의 보장 범위를 가능한 최대화하고 본인 부담률을 최소화하는 방법으로 상업보험을 구입할 것이다. 반대로 저소득층은 질병으로 인한 소득 상실액이 적고 일반적으로 상업보험의 보험료가 사회보험에 비해 높기 때문에 아예 가입하지 않거나 가입하더라도 보장 범위를 당면하고 있는 건강상의 문제를 해결할 수 있는 최저 수준으로 할 것이다.

펠프스(Phelps)는 1973년 미국 가정을 대상으로 한 조사를 통해 소득이 상업보험 구입을 결정하는 주요 요인으로 양자 간에는 0.8의 상관관계를 가진다고 계산하였다. 이것은 소득 수준이 상업보험 구입의 결정적 요인으로 80% 정도의 영향력을 미친다는 것을 설명한다. 본인 부담률이 의료수요에 미치는 영향에 대해 펠프스와 뉴하우스(Phelps & Newhouse)는 캘리포니아의 팔로 알토 클리닉(Palo Alto Clinic)에 대한 조사를 통해 외래환자에 대한 25%의 본인 부담률 인상이 외래환자 수와 외래 수입의 25%를 감소시켰다고 계산하였다(Phelps and Newhouse 1972). 한국의 경우도 1977년에 실시한 의료보험이 의료보험 가입자의 의료수요를 증가시켜, 가입자와 비가입자 간에 현격한 의료수요 차이를 발생시켰다. 1981년 조사에 의하면 [표 4-2]에서 볼 수 있는 바와 같이 의료보험 가입자는 미가입자에 비해 외래의 경우 2~3배, 입원의 경우 2배 정도 높은 의료수요를 보였다. 1989년 전국민이 의료보험에 가입하게 됨에 따라 현재는 제2장에서 언급한 바와 같이 건강보험 가입자와 의료급여 대상자의 의료수요 차이가 이슈가 되고 있다.

[표 4-2] 의료보험 가입자와 미가입자의 의료수요 비교(단위: 년간 방문 횟수)

구분		외래	입원
미가입자		3.9	2.0
가입자	근로자	12.1	4.6
	공무원, 교직원	8.9	3.6
의료보호대상자		5.6	1.4

출처 : 한국인구보건연구원(1981), 전국보건의료망 편성을 위한 조사연구보고서

3. 의료수요를 결정하는 요인들

의료수요는 일반상품이나 서비스에 대한 수요와 다른 몇가지 특징이 있다. 첫째, 가격과 소득이 의료수요에 가장 큰 영향을 미치지만 예외가 있다는 것이다. 국가가 모든 국민에게 평등한 무상의 의료서비스를 제공할 경우 의료수요는 가격이나 소득보다는 국가가 정한 우선순위에 따라 수요가 결정된다. 건강보험의 경우 본인 부담률이 극히 적을 경우 가격과 소득이 의료수요에 미치는 영향력도 아주 적을 수 있다.

둘째, 의료수요는 이를 충족시킬 대체제가 없다는 것이다. 한국에서 의약분업 실시 이전에 약국의 항생제 처방이 허락되어 병 · 의원에 대한 부분적인 대체제의 역할을 한 경우가 있었고, 미국에서 침, 한방치료, 약초, 건강보조식품, 종교적 치료와 같은 대체의학이 있으나 의학에 대한 완전한 대체제의 역할을 한다고는 볼 수 없을 것이다.

셋째, 의료수요는 공급자에 대한 정보 부족으로 수요자가 개인의 기호에 따라 서비스

를 받는데 한계가 있고, 최종적으로 수요를 결정하는 것도 공급자이기 때문에 소비자의 결정권도 제한된다는 것이다. 마지막으로 의료수요는 즐거운 수요가 아니고 건강을 위한 필요 수요이며 대부분 반복적인 발생을 원하지 않는 일회성 수요라는 것이다.

이러한 의료수요의 특성을 염두에 두고 여기서는 의료수요에 대해 영향을 질병 요인, 경제적 요인, 인구사회적 요인과 공급 요인에 대해 설명하겠다.

3.1. 질병 요인

의료수요는 질병의 위급도, 질병의 형태와 대체 서비스의 유무에 따라 달라진다. 질병이 위급할 경우 수요는 가격에 완전이 비탄력적이 된다. 좋은 예가 응급환자에 대해서는 진료비 지불 능력과 상관없이 치료를 거부할 수 없도록 하고 있다는 것이다. 또한 개인이나 가족은 응급환자가 발생할 경우 대부분 진료비를 따지지 않고 24시간 운영되는 응급실로 데려간다. 일반적으로 의료수요는 질병의 형태에 따라 다르게 결정된다. 1급 법정 감염병의 경우 즉시 국가에 보고하고 국가가 즉각적인 의료수요가 발생한 것으로 간주하여 격리와 치료를 실시한다. 반면에 응급하지 않은 만성 퇴행성 질환의 경우 의료수요는 의료가격과 소득에 의해 주로 결정될 것이다.

일반적으로 입원이 필요한 질병은 외래로 치료할 수 있는 질병보다 수요의 우선도가 더 높다. 또한 만성 퇴행성 질환보다는 감염성 질환의 수요 우선도가 크며 만성 퇴행성 질환에 대한 의료수요는 의료가격과 소득에 대한 탄력성이 큰 것으로 알려져 있다.

3.2. 가격

의료가격은 의료수요의 결정적 요인이다. 의료수요 연구는 수요의 가격 탄력성에 초점을 둔다. 수요의 법칙에 따라 의료가격이 하락하면 의료수요는 증가하고, 의료가격이 인상되면 의료수요는 감소한다.

3.2.1. 수요의 가격 탄력성

수요의 가격 탄력성은 가격의 변화율에 대한 수요의 변화율을 의미한다고 앞에서 설명하였다. 수요의 가격 탄력성에는 완전 비탄력적, 탄력적, 완전 탄력적의 3가지 형태가 있으며 이를 도표로 나타내면 [그림 4-5]와 같다.

그림(a)는 수요의 가격 탄력성이 완전 비탄력적인 것을 나타내고 있는데 가격이 변화하더라도 수요는 전혀 변하지 않는 경우를 나타낸다. 예로서는 인슐린을 들 수 있는데 당뇨병 환자의 인슐린에 대한 수요는 인슐린의 가격이 인상되거나 인하되더라도 그것에 대한 수요가 변하지 않는다는 것을 나타낸다. 또한 감염병과 즉각적인 수술을 요하는 질병도 여기에 포함된다고 할 것이다.

그림(b)의 경우는 일반적인 수요의 가격 탄력성을 나타내는 곡선으로 가격의 인상, 인하에 따라 수요량이 변화하는 것을 나타낸다.

그림(c)는 수요의 가격 탄력성이 완전 탄력적인 것을 나타내고 있는데 이것은 가격의 인하가 거의 무한대의 수요 증가를 가져오는 경우를 나타낸다. 예를 들면 가격의 적은 인하에도 수요가 거의 무한대로 급증하는 고급 술, 육류, 생선을 예로 들 수 있을 것이다. 헬스케어 분야에서는 효과가 확실히 입증된 신약이나 새로운 의료기술을 이용한 의료서비스가 예가 될 수 있을 것이다.

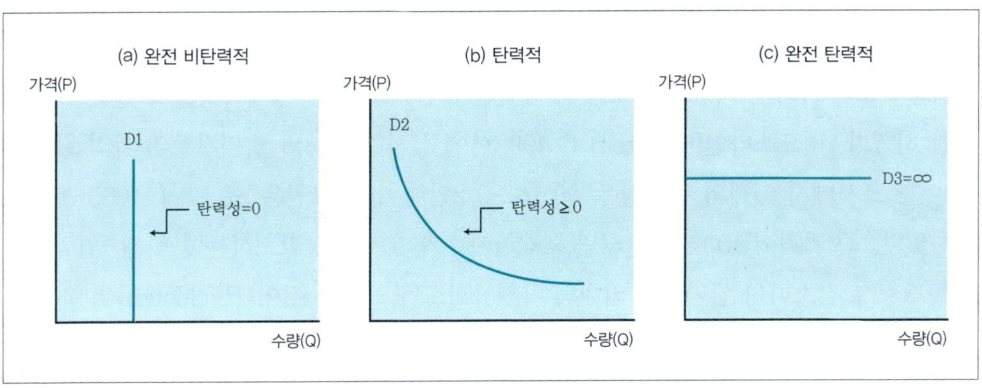

[그림 4-5] 수요의 가격탄력성 유형

3.2.2. 의료수요의 가격 탄력성

헬스케어 분야에서는 건강에 영향을 미치는 여러 가지 상품과 서비스에 대한 수요의 가격 탄력성에 대한 연구가 중요시되고 있는데 이 중 일부는 정책결정에 직접적 영향을 미치기 때문이다. 예를 들면 담배와 술의 가격의 수요에 대한 탄력성을 파악함으로써 담배와 술 가격의 인상으로 담배와 술에 대한 수요를 감소시킬 수 있다. 물론 술과 담배의 가격 탄력성은 술의 종류, 남녀와 소득계층에 따라 다를 것이다. 일반적으로 술과 담배의 가격 탄력성은 소득 계층별로 볼 때 저소득계층의 가격 탄력성이 크고 고소득층은 작을 것이다. 이것은 저소득층의 소득에 대한 담배와 술에 대한 지출 비율이 고소득층보다 크기 때문일 것이다. 이런 점에서 담배 가격의 인상은 저소득층의 담배 소비를 감소시킴으로써 이들의 소득 증가와 건강증진에 크게 기여할 수 있다는 정책적 장점을 가질 수 있다. 물론 술과 담배의 경우 시간 경과에 따른 가격의 탄력성 변화를 파악하여 시간별 가격의 인상으로 수요를 감소시키는 정책을 시행할 필요가 있을 것이다. 술에 대하여는 술 종류별로 각각 수요의 가격 탄력성을 파악하여 담배와 같이 가격 인상으로 술 소비를 줄이는 정책을 시행할 필요가 있을 것이다.

의료수요의 가격 탄력성은 환자의 소득수준, 입원과 외래, 병원과 의원을 방문하는데 소요되는 시간, 의료서비스의 질과 건강보험의 실시 여부에 따라 다르다. 의료가격의 인상은 상대적으로 고소득층보다 저소득층의 의료수요를 감소시킬 것이며, 입원환자 수보다 외래환자의 수를 더 감소시킬 것이다. 입원환자는 주로 치료에 있어 응급성을 요하는 환자인데 비해 외래환자는 비응급성 환자나 만성 퇴행성 질환을 가진 환자가 많기 때문이다. 또한 치료의 효과가 높고 좋은 시설과 친절한 서비스를 제공함으로 환자들의 신뢰를 얻은 병원이나 의원은 가격의 변화에 따른 의료수요의 감소가 상대적으로 적을 것이다.

의료수요의 가격에 대한 탄력도에 대하여는 많은 헬스케어 경제학자들이 실증적인 연구를 하였다. 펠드스타인(Feldstein)은 1993년에 실시한 외래와 입원진료의 가격 탄력도에 대한 조사에서 외래의 탄력성은 −0.1~−0.2인데 비해 입원은 −0.03~−0.05라고 발표하였다. 즉 가격이 100% 인상되면 외래환자수가 10~20% 감소하는데 비해, 입원환자수는 3~5% 감소하여 입원보다 외래의 가격탄력도가 크다는 것이다(Feldstein 1993). 데이비스와 러셀(Davis & Russel)은 1972년도의 조사를 통해 입원의 가격 탄력성이 −0.47이라고 하였으며, 로젯과 황(Rosett & Hwang)은 건강보험이 의료수요에 미치는 조사에서 외래의 가격 탄력성이 본인 부담률이 20%일 때 −0.35이며 본인 부담률이 80%일 때 −1.5라고 하여 본인 부담률이 일정률을 초과하면 외래방문이 가격의 인상폭보다 더 큰 폭으로 감소한다고 주장하였다. 저자가 1989년도에 한국의 건강보험 실시로 따른 의료수요의 가격 탄력성 조사에 의하면 외래의 경우 가격 탄력성이 −1.0이었으며 입원의 경우 −0.7로, 외래, 입원 모두 가격 탄력성이 매우 높은 것으로 나타났다(Om 1989).

이외에도 그동안 의료수요의 가격 탄력성에 대한 많은 연구가 병원, 의원과 요양원별로 이루어졌다. 그 중 몇 가지 연구결과를 참고로 [표 4-3]에 요약하여 제시하였다. 여기서 노인의 요양원 재원일수가 가격에 대해 매우 큰 탄력성을 가진다는 것을 알 수 있다.

[표 4-3] 수요의 가격탄력성에 대한 연구결과

연구자	수요	가격 탄력성
Fuchs & Crammer(1972)	의사 방문 횟수	−0.15 ~ −0.20
Newhouse & Phelps (1976)	의사 방문 횟수	−0.08
Newhouse & Phelps (1976)	병원 재원기간	−0.06
Manning 등 (1987)	병원 입원 횟수	−0.14 ~ −0.17
Lamberton 등 (1986)	노인 1인당 요양원 재원일수	−0.69 ~ −0.76

출처 : 박윤형, 정우진(2010) : 보건의료경제학 p.242

의료가격을 결정하는데 있어 중요한 요인의 하나가 시간 가격(time price)이다. 시간 가격은 의료기관을 방문하여 의료서비스를 받는데 소비한 시간 때문에 발생한 가격이다. 의료기관을 방문하여 진료를 받기 위해서는 의료기관 왕복 시간, 수속시간, 대기시간과 진료 받는 시간이 소요된다. 농어촌이나 지방도시에서 대도시에 있는 의료기관을 이용할 경우에는 동반하는 가족의 시간과 필요한 경우 숙박 시간까지 추가하여야 한다. 따라서 시간 가격은 전체 의료가격을 구성하는 중요한 부분이다. 예를 들면, 시간급이 1만 원인 사람이 병원을 방문하는데 왕복 택시비로 1만 원을 지불하고, 수속과 대기실에서 기다리다 진료와 검사를 받는데 2시간을 소비하였다면 이 때의 시간비용은 단순 계산으로 3만 원이 된다. 사람들은 시간의 가치를 매우 중요시한다. 사회적으로 중요한 위치에 있는 사람이나 보수가 높은 사람들의 시간 가격은 매우 크다. 반대로 은퇴한 노인이나 미취업자의 시간 가격은 상대적으로 낮다. 시간 가격은 건강보험과 같은 의료보장제도로 인해 본인 부담률이 아주 적거나 없을 경우 의료수요 결정에 있어 결정적인 요인으로 작용한다.

의료수요의 시간 가격 탄력도에 대하여 마틴과 스미스(Martin & Smith)는 1999년에 실시한 조사에서 −0.2라고 제시하였다. 즉 시간 가격이 100% 증가하면 의료수요가 20% 감소한다는 것이다. 펠프스와 뉴하우스(Phelps & Newhouse)는 1974년 시간 가격에 대한 조사에서 의료수요의 시간 가격탄력성이 −0.25~−0.50이라고 하였으며, 액션(Action)은 1975년도의 조사에서 뉴욕시 거주 저소득층의 경우 시립병원의 진료비가 무료임에도 불구하고 도달거리가 10% 멀어질 때마다 방문 횟수가 1.4% 감소한다고 보고하였다. 쉬토브스키와 스나이더(Schitovsky & Snyder)는 1972년 조사보고서에서 캘리포니아 주 팔로 알토(Palo Alto) 지역 거주자의 경우, 의원에서 20마일 떨어진 거리에 있는 주민의 의원 방문 횟수가 의원에 가까운 곳에 거주하는 자보다 30% 적다는 것을 발견하였다.

3.2.3. 건강보험과 의료수요 변화

가격의 변화에 따른 건강보험이다. 건강보험은 가격을 인하시켜 의료수요를 증대시키지만 실제 지불하는 가격인 본인 부담액의 크기에 따라 의료수요에 미치는 영향이 각각 다르다. 본인 부담액이 전혀 없으면 도덕적 해이로 인해 의료수요가 증가하여 의료서비스의 과잉 이용 문제가 생긴다. 이러한 현상은 공적 건강보험이 잘 발달된 선진국에서 문제로 나타나고 있다. 예를 들면, 미국에서 빈곤층을 대상으로 실시하고 있는 공적 의료보장제도인 메디케이드(Medicaid)에서 미시시피주의 처방 약 값을 무료로 했더니 약 처방이 두 배로 늘어나고 처방당 평균 약 값도 25% 증가했다고 한다(Smith and Garner 1974).

본인 부담률의 차이가 의료수요에 미친 영향에 대한 가장 유명한 연구는 1970년도에 미국에서 실시된 랜드 건강보험 연구(RAND Health Insurance Study)이다. 이 연구는 1970년도 중반 미국의 데이턴, 시애틀, 찰스톤과 피츠버그 시와 2개의 농촌지역주민 5,809명을 대상으로 한 조사였다. 이 연구에서는 무작위로 개인과 가족을 추출하여, 각각 다른 본인 부담률이 적용되도록 하였으며, 각 그룹에는 동일한 의료서비스가 제공되었다. 조사 결과 본인 부담률이 없을 경우 진료 건당 진료비 액수가 가장 많았고, 본인 부담률이 증가함에 따라 진료비 액수가 일반적으로 감소되었다. 이것은 본인 부담액이 없으므로 환자들이 고급 의료와 더 많은 진료를 요구하였기 때문이다. 또한 외래진료와 입원 건수도 본인 부담률이 없을 경우 가장 많았고 본인 부담률이 증가함에 따라 감소하였다. 이것은 본인 부담률이 없으면 진료를 받는데 장애물이 없어져 더 자유롭게 병원과 의원을 방문할 수 있기 때문이다(표 4-4 참조).

[표 4-4] 본인부담률에 따른 의료수요의 변화

본인 부담률	건당 진료비(US $)		진료 건수	
	외래	입원	외래	입원
0%	340	409	4.55	0.128
25%	260	373	3.33	0.105
50%	224	450	2.73	0.092
95%	203	315	3.02	0.099

자료 : William Jack(1999) p.83

이러한 현상은 선진국에만 적용되는 것이 아니고 선 · 후진국 모두에 발생하는 일반적인 현상이다. 크레땅(Cretin) 등이 1988년도에 중국 농촌 거주자를 대상으로 실시한 본인 부담률과 입원율과 외래진료비 지출 관계 조사에서도 본인 부담률과 입원, 외래진료는 역상관관계가 있다는 것을 보여주고 있다. [표 4-5]에서 볼 수 있는 바와 같이 입원의 경우 본인 부담률이 증가할수록 입원 건수가 감소하고, 외래의 경우 본인 부담률이 적을수록 외래비용 지출액이 큰 것은 외래 방문 횟수가 더 잦았기 때문일 것이다.

[표 4-5] 본인부담률과 1인당 연간 입원률, 외래 진료비 지출액

입원		외래	
본인 부담률	입원률	본인 부담률	외래 진료비 지출액(위안)
0%	0.045	20%	37.0
25%	0.036	30%	33.1
50%	0.029	40%	29.5
75%	0.023	50%	26.0
100%	0.018	60%	23.5
		70%	21.1
		80%	19.0
		90%	17.2
		100%	15.4

출처 : Cretin S.N. et al(1988)

이러한 현상은 사회보험뿐 아니라 공공 의료보장제도에서도 일어난다. 미국 미시시피주의 연구에 의하면 저소득층을 위한 공공 의료보장제도인 메디케이드(Medicaid)의 경우 가입 전과 가입 후의 의약품 사용액에 있어 현저한 차이를 보이고 있다. [표 4-6]에서 볼 수 있는 바와 같이 가입 후 처방전 발행 건수는 가입 전에 비해 거의 2배, 의약품 사용액은 2배 이상을 보이고 있다. 이러한 예는 우리나라의 공공의료 보장제도인 의료급여의 경우에도 나타나고 있음을 앞장에서 설명하였다.

[표 4-6] 메디케이드 가입 전과 가입 후의 처방전 발행 건수와 의약품 사용액

구분	가입전 3개월	가입후 3개월
1인당 처방전 발행건수	5.4	9.5
1인당 의약품 사용액	19.0불	42.5불

출처 : Smith and Garner(1974) pp.571~581

3.3. 소득

3.3.1. 소득과 수요

경제학 이론에 따르면 소득의 증가는 구매력의 증가를 가져와 대부분의 재화와 서비스의 수요를 증가시킨다. 소득이 증가할 때 수요가 증가하는 재화나 서비스를 정상재(normal goods)라 하며, 소득이 증가할 때 수요가 감소하는 재화나 서비스는 열등재(inferior goods)라 한다. 예를 들면, 연탄이나 대중교통은 열등재로 분류할 수 있다. 어느 재화나 서비스의 소득 탄력성이 1보다 클 경우, 즉 소득의 증가분보다 수요의 증가율이 클 경우 사치재(luxurious goods)로 분류하기도 한다.

3.3.2. 소득과 의료수요

소득이 증가하면, 의료수요도 증가한다. 그 이유는 첫째, 소득이 증가하면 의식주를 해결할 수 있는 능력이 증가됨은 물론 병원과 의원을 방문하여 의료서비스를 받을 수 있는 경제적 능력이 향상된다. 따라서 질병에 걸릴 위험성을 줄이고 조기에 질병을 치료하기 위해 더 자주 병원과 의원을 이용하게 된다. 둘째, 소득이 증가할수록 질병으로 인해 상실하는 소득이 크게 된다. 따라서 소득이 증가하면 질병으로 인한 소득 상실을 방지하기 위하여 건강검진, 예방접종과 같은 예방 활동에 더 많은 필요한 투자를 하게 된다. 나아가 사람들은 건강을 위해 스포츠, 헬스클럽, 건강식품에 더 많은 관심과 투자를 하게 된다. 마지막으로 소득이 증가하면 공공보험에 가입했더라도 추가로 상업보험에 가입하여, 국 · 내외에서 고급 의료서비스를 추가로 받을 수 있게 준비한다. 이러한 이유로 의료서비스는 소득이 증가하면 소비도 증가하는 우등재로 인식된다.

선진국의 경우 소득이 의료수요에 미치는 영향은 가격만큼 크지는 않은 것으로 파악되고 있다. 이것은 대부분의 국민이 건강보험에 가입하고 있어 진료비에 대한 본인 부담액이 적거나 평균 소득이 커서 의료서비스를 받는데 경제적 부담을 느끼지 않고 의료기관을 자유롭게 이용할 수 있기 때문일 것이다. 펠프스(Phelps)가 실시한 소득의 질병 형태별 의료수요 탄력성에 대한 조사에 의하면 급성, 만성질환과 치과 진료의 경우 수요의 소득 탄력성은 크지 않은 것으로 나타나고 있으며, 소득의 입원 탄력성은 거의 무시할 수준인 것으로 나타나고 있다(표 4-7 참조).

[표 4-7] 소득의 의료 수요탄력성

질병 형태	소득탄력성
급성질환	0.22
만성질환	0.23
치과 진료	0.15
병원 입원	크지 않음

출처 : Phelps(2003), Health Economics, table 5-7

3.4. 인구, 사회적 요인

3.4.1. 연령에 따른 의료수요

의료수요는 연령에 따라 다르다. 일반적으로 연령에 따른 의료수요는 U자 형태를 나타낸다. 이것은 1세~5세까지는 질병에 대한 면역성이 적고 자신의 건강에 대한 인식이 적어 기관지나 소화기 계통의 질병에 잘 걸리기 때문에 의료수요가 높고, 65세 이상부터는 만성 퇴행성 노인질환이 많고 시간 가격이 거의 제로이기 때문에 의료수요가 크기 때문이다. 청소년기와 청년기에는 의료수요가 가장 낮다가 중년 이후는 점점 증가하기 시작한다. 20~30세의 경우는 여성의 출산으로 인해 의료수요가 일시적으로 증가하기 때문에 [그림 4-6]의 A와 같은 형태를 보이게 된다. 그러나 선진국의 경우 1세~5세 어린이에 대한 예방 접종이 일반화 되어 있고, 부모의 육아교육이 잘 되어 있음은 물론 병원과 의원 이용이 용이하여 영유아 사망률이 매우 낮기 때문에 의료 수요곡선은 [그림 4-6]의 B와 같이 J자 형태를 가지게 될 것이다. 현재 U자 형태의 의료 수요곡선을 가진 국가도 지속적인 경제성장을 통해 선진국에 진입하게 되면 J자 형태의 수요곡선으로 변할 것이다.

연령별 의료수요에 있어 가장 의료수요가 높은 인구는 65세 이상의 노인이다. 노인들은 만성 퇴행성 질병과 암, 치매의 발병률이 다른 연령군보다 매우 높다. 또 노인들은 건강상태가 젊은 사람들보다 빨리 악화될 가능성이 높기 때문에 의료수요가 높다. 특히 의료보장제도가 노인들의 진료비 본인 부담률을 낮추게 되면 노인들의 의료수요는 급증하게 된다. 노인들은 대부분 경제활동에서 은퇴하였기 때문에 의료서비스 이용에 따른 시간 가격이 거의 제로인 것이 노인 의료수요를 증가시키는 하나의 요인으로 작용한다. 우리나라도 건강보험 실시 후 노인 의료비가 급속히 증가하고 있다. 여기에 대하여는 국민

의료비에서 상세히 설명할 것이다.

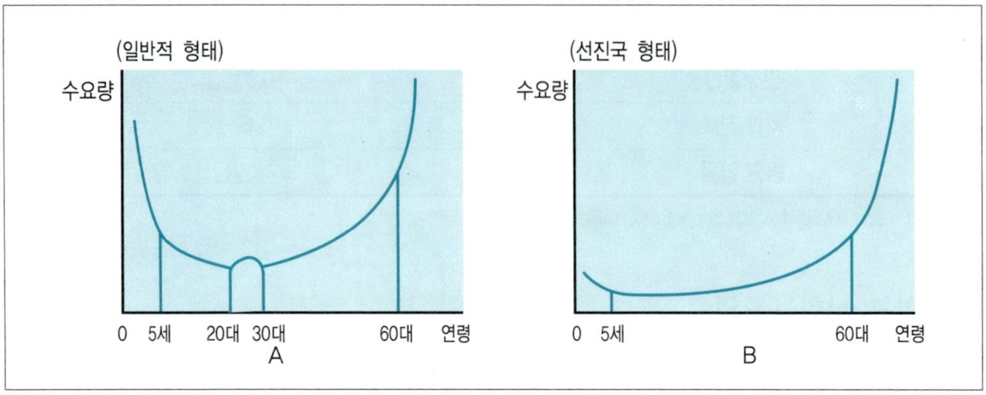

[그림 4-6] 연령과 의료수요와의 관계

3.4.2. 성과 의료수요

성에 있어 남성과 여성은 다른 의료수요를 보인다. 일반적으로 여성이 남성보다 더 높은 의료수요를 보이는데 이것은 여성의 임신과 출산으로 인한 의료수요, 그리고 여성의 경우 일반적으로 남성보다 적은 시간 비용으로 인해 의료서비스를 받을 기회가 더 많기 때문이다. 질병 양상에 있어 남성이 음주와 흡연으로 인해 간질환, 소화기계통 질환, 호흡기 질환과 교통사고와 같은 사고로 인한 부상이 많은데 비해, 여성은 빈혈증, 골다공증, 정신 신경성 질환이 남자에 비해 높다.

성에 따른 의료수요는 후진국에서는 여성들이 낮을 수 있다. 후진국에서는 여성들 취업률이 낮아 경제적으로 남성에 의존하고 있기 때문에 남성들의 허가 없이 진료를 받기가 어려우며, 일부 국가에서는 종교적, 문화적 이유로 여성 환자가 남자의사의 진료를 받는 것이 금기시 되어 있기 때문에 여성들은 병이 심각해질 때까지 의료기관을 이용하지 못하는 경우가 많다.

3.4.3. 직업과 의료수요

직업에 있어서는 사무직이 생산직보다 의료수요가 높으며, 전문직이 단순노무직보다 의료수요가 높다. 이것은 전문직의 경우 의료에 대한 지식과 정보가 많으며, 높은 소득이 수요에 미친 영향 때문일 것이다. 생산직 근로자는 작업 방식과 시간비용의 영향으로 사무직보다 의료수요가 적다. 생산직의 경우 작업 라인과 같은 독특한 근무 형태로 인해 대체인력이 없는 한 자리를 비우기가 어려우며 의료기관을 방문할 경우 임금 삭감으로 소득의 감소가 발생할 수 있기 때문이다. 반면에 사무직은 근무여건이 생산직에 비해 좋을 뿐 아니라 근무시간 중 의료기관 방문이 생산직보다 용이하기 때문에 생산직보다 의료수요가 높다.

3.4.4. 교육과 의료수요

교육과 관련해서는, 교육 수준이 높을수록 의료수요가 높다는 견해와 낮다는 견해가 있다. 의료수요가 높다는 견해는 교육 수준이 높을수록 의료에 대한 지식과 정보가 많으며, 질병으로 인한 경제적 손실을 방지하기 위해 건강진단 등 예방 활동에 적극적이고 건강에 이상을 느낄 경우 즉시 병 · 의원을 방문하기 때문에 수요가 상대적으로 크다는 것이다. 의료수요가 낮다는 견해는 교육 수준이 높을수록 음주, 흡연 등 나쁜 개인 습관에 빠질 확률이 낮고 운동과 식이요법의 실천과 질병의 조기 예방 및 치료로 의료수요를 감소시킨다는 것이다.

교육 수준과 의료수요에 관해서는 일반적으로 교육 수준이 낮을수록 의료수요가 큰 것으로 알려져 있다. 이것은 교육 수준이 직업과 소득을 결정하는 주요 요인이고 교육 수준이 높을수록 고소득 사무직에 취업할 기회가 높기 때문이다.

그러나 교육 수준과 의료수요와의 관계는 국가의 의료보장제도에 따라 결정된다고 볼 수 있다. 예를 들면 국가 의료보장제도나 본인 부담률이 낮은 사회보험제도를 가진 국가에서는 의료서비스를 이용하는게 장애물이 적기 때문에 질병 발생률이 상대적으로 높은 저학력 저소득층의 의료수요가 더 클 수가 있다. 이것은 한국의 의료급여대상자가 건강보험 가입자보다 의료수요가 높은 걸 보면 알 수 있다. 반면에 미국과 같이 민간보험 위주의 의료보장제도를 가진 국가나, 건강보험이 공무원이나 대기업 근로자들에게만 적용되고 있는 후진국의 경우 교육 수준이 높은 계층의 의료수요가 더 높을 것이다. 특히 농촌지역의 인구가 많은 후진국의 경우 교육과 소득 수준이 낮은 농·어민이 도시지역에 집중되어 있는 의료시설을 이용하기가 어렵고 더욱이 의료시설을 방문할 수 있는 교통 사정이 열악할 경우 의료시설 방문이 심각하게 제한될 수 있다.

3.4.5. 지역과 의료수요

지역별로는 대도시, 중 · 소도시, 농어촌 순서로 의료수요가 높다. 이것은 의료기관과 의료인이 대도시에 집중되어 있어 도시거주자의 의료기관에 대한 접근도가 높고, 후진국의 경우 도시와 농촌 지역 간에 소득 차이가 크기 때문이다.

3.5. 공급자 요인

3.5.1. 공급자 증가와 의료수요와의 관계

완전경쟁시장에서 공급이 증가하면 가격이 하락하여 수요가 증가하는 것이 경제법칙이다. 이 법칙에 의하면 의료시장에서도 의료서비스의 주 공급자인 의사 수가 증가하면 상호 경쟁으로 가격이 하락하여 의료수요가 증가하여야 한다. 그러나 의료시장에서는 의사의 공급이 증가해도 가격의 하락 없이 의료수요만 증가할 수 있다. 이러한 현상이 발생하는 원인에 대하여는 세 가지 가정을 제시할 수 있다.

첫 번째 가정은 새로운 의료수요의 발생과 신의료기술 사용의 확대 등으로 의료서비스 공급이 증가되었다는 것이다. 그러나 새로운 의료수요는 인구의 급격한 증가, 계속적인 전염병 발생이나 천재지변과 같은 급변 상황이 발생하지 않는 한 새로운 의료수요가 단기간 내에 발생하기 어렵다. 의료인의 자유로운 해외 이동도 각 국가 특히 선진국에서 허가하고 있지 않기 때문에 해외 부문의 요인도 거의 없다. 신의료기술의 사용으로 인한 공급의 증가도 신의료기술의 안정성, 유효성, 경제성에 대한 평가를 받은 후 사용이 가능하고 신의료기술의 발전이 단기간 내에 이루어지지 않는다는 점에서 단기간 내에 의료수요를 증가시키기가 어렵다.

두 번째 가정은 공급자와 수요자가 합의하여 수요를 창출한다는 것이다. 수요자가 건강보험에 가입해 있고 행위별 진료비 지불제도에서 본인 부담률이 없거나 아주 적을 경우 환자는 가격 불감증에 걸려 최고의 의료서비스를 최대한으로 받기를 원하며, 공급자도 수입이 의료서비스의 양에 비례하기 때문에 최대한의 의료서비스 공급을 꺼릴 필요가 없다. 즉, 수요자와 공급자의 이해가 일치하여 수요 창출이 가능해진다는 것이다. 특히 건강보험의 진료비 가격이 국가나 수요자와 공급자 간의 계약에 의해 이루어질 경우 가격은 수요와 공급에 의해 결정되지 않기 때문에 의료공급의 증가가 가격 인하를 가져오는 효과가 없게 된다.

세 번째 가정은 의사가 스스로 수요를 유도하는 공급자 창출수요(supplier induced demand) 때문이라는 것이다. 소비자는 질병과 치료 방법에 대하여 무지하기 때문에 전적으로 의사들에게 의존하고 그들의 의견에 따를 수밖에 없다. 의사들은 환자의 대리인의 역할을 함과 동시에 그들은 의료의 공급자이자 판매자이기도 하다. 이러한 지위에서 일부 의사는 그들의 대리권을 자신들의 이익을 위해 사용할 수 있다. 즉 의사 수의 증가로 인한 경쟁으로 감소된 소득을 보전하기 위하여 환자에 대한 검사나 치료행위를 증가시키거나 입원기일을 연장시켜 스스로 수요를 창출한다는 것이다.

3.5.2. 공급자의 의료수요 창출

공급자 창출 수요를 가장 잘 설명한 것이 로에머의 법칙(Roemer's law)이다. 로에머는 "A built bed is a filled bed-지어진 병상은 채워진다."라는 문구를 통해 공급자 창출 수요를 간단하게 설명하고 있다.

공급자 창출 수요는 의료공급에 있어 가장 큰 탈선 행위의 하나로 간주된다. 이것은 공급자가 소비자 주권을 무시하고 자신의 경제적 이익을 위해 불필요하고 환자에게 이익이 되지 않는 수요를 스스로 창출하기 때문이다. 인간의 생명과 직결되는 헬스케어 분야에서 사회는 공급자가 자신의 이익보다 완벽한 공급자로서 행동할 것을 기대하며, 완벽한 공급자는 환자의 만족을 증대시키기 위해 환자의 인격을 존중하고 자신들이 제공하거나 할 의료서비스에 대한 정확한 의학적, 경제적 정보를 제공하고, 환자의 건강과 사회 전체의 건강수준을 극대화하기 위해 행동하는 자를 말하기 때문에 이와 반대되는 행위를 하는 공급자는 심각한 일탈행위를 한 자로 간주하게 된다.

왜 의사들이 의료수요를 창출하느냐에 대해 이유를 설명하는 것 중의 하나가 목표소득 가설이다. 의사들은 자신의 목표소득을 정하고, 실제 소득이 목표소득에 미치지 못할 경우 이를 달성할 수 있는 수준까지 의료수요를 창출한다는 것이다. 의사들이 정하는 목표소득은 동료 의사나 변호사, 대기업의 이사와 같은 전문직의 수입을 참고하여 결정한다. 결과적으로 의사들은 의사 수가 증가하더라도 수요 창출이나 극단적인 경우 허위 수요 창출을 통해서 목표소득을 달성한다는 것이다.

여기에 대해 푹스(Fuchs)는 1978년 외과 의사 수와 수술 건수에 관한 연구에서 외과 의사 수가 10% 증가하면 수술이 3% 증가했다고 보고하여 독일 건강보험의 경우 의사 수의 증가와 1인당 진료비 지출액 증가 간에 직접적인 상관관계가 있다는 것을 시사하였다. 라인할트(Reinhardt)는 독일의 경우 추가 임상검사나 엑스레이 검사를 통해 실질적으로 수요를 창출한다고 지적하고 있다. 그의 조사에 의하면 1965~1974년 사이에 X-ray 검사건수가 90% 증가하였는데 이것은 의원에 X-ray기계를 설치하거나, 전문적인 촬영소가 증가한데 그 원인이 있다는 것이다. 또한 환자가 의료공급자를 바꾸기 위해서 새로운 공급자를 물색하더라도 새로운 공급자가 제공하는 의료서비스의 질에 대한 불확실성이 있으며, 적정한 공급자를 찾기 위해 정보를 수집하는데 비용이 들기 때문에 의료수요자는 공급자를 바꾸지 않으려는 경향을 보이고 이것이 또한 공급자의 수요 창출을 가능케 하는 요인으로 작용한다는 것이다.

반대로 의사의 의료수요 창출이 불가능하다는 주장이 있다. 첫째, 공급자가 수요를 스스로 창출하기보다는 전통적인 생명 존중에 대한 직업의식과 이러한 직업관에 따라 최선의 진료를 하겠다는 전문가 의식, 신의료기술의 발달, 신약 처방, 환자들의 권리 신장, 의료사고를 방지하기 위하여 최대의 서비스를 제공하기 위한 것이 주된 원인이라는 주장이 있다. 둘째, 의사는 과잉 진료나 과다진료에 대해 죄의식을 느낄 뿐만 아니라, 공급자 간의 경쟁이 이를 제한한다는 것이다. 의료수요자는 무지하지 않고 환자 간의 정보교류와 정보의 축적을 통해 의료서비스의 질을 판단할 뿐 아니라 불필요한 과잉, 과다진료가 있다고 확인할 경우 공급자를 변경한다는 것이다. 즉, 의료수요자의 다른 공급자로의 이동이 수입을 떨어뜨리기 때문에 의료수요의 창출이 어렵다는 것이다. 또한 일부 국가의 경우 진료비 심사제도가 있어 불필요한 과잉, 과다진료를 독립적인 심사 기구에서 심사하기 때문에 제도적으로도 수요 창출에 한계가 있다고 주장한다.

부록 : 가격과 소득 변화에 따른 의료서비스의 변화

1. 소비자의 합리적 선택점

소비자의 합리적 선택은 구입한 상품과 서비스로부터 최대의 만족을 얻는 점에서 결정된다. 소비자가 최대의 만족을 얻을 수 있도록 주어진 예산의 범위 내에서 상품과 서비스를 구입하는 기준은 예산선(budget line)과 무차별 곡선(indifference curve)이 만나는 점이다. 이 최적점에서 구입한 모든 상품과 서비스의 한계 효용이 같기 때문이다. 한계 효용이 같다는 것은 지불한 화폐 단위당 만족도가 같다는 것을 의미한다. 아래 그림에 의하면, 예산의 범위 내에서 다른 상품과 의료서비스의 구입으로 최대의 만족을 얻을 수 있는 점은 E로서 의료서비스는 h_1, 다른 상품은 Z_1만큼 소비함으로써 소비자는 최대의 만족을 얻을 수 있다.

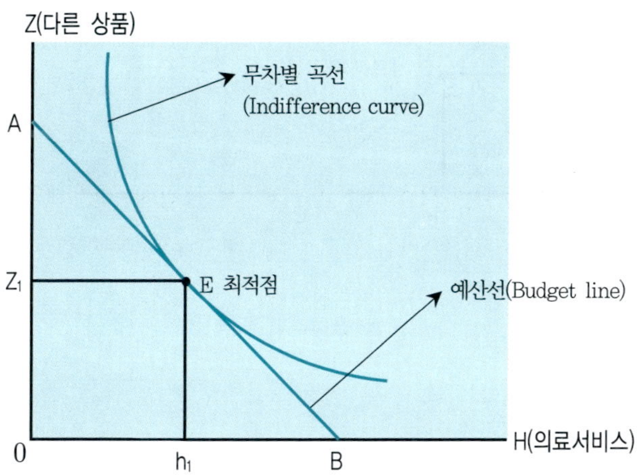

2. 진료비가 인하될 경우 의료서비스의 변화

진료비가 인하될 경우, 다른 상품의 가격에 변화가 없다면 소비할 수 있는 의료서비스량은 h2로 증가한다. 진료비 인하가 의료서비스량을 어느 정도 증가시키는가는 의료서비스의 가격 탄력성(price elasticity)에 의해 결정된다.

의료수요의 가격 탄력성을 공식으로 표시하면 다음과 같다.

$$Ep = \frac{\text{수요량의 변화율(\%)}}{\text{가격의 변화율(\%)}} = \frac{\%\Delta Q}{\%\Delta P} = \frac{\Delta Q}{\Delta P} \cdot \frac{P}{Q}$$

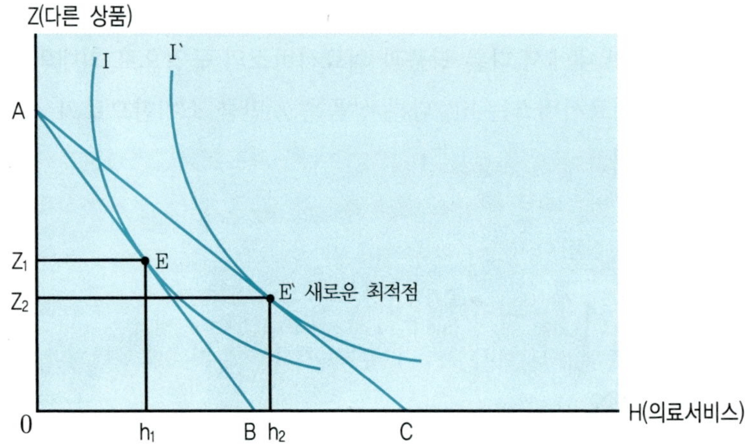

3. 소득이 증가할 경우 의료서비스의 변화

소득의 증가는 더 많은 상품과 서비스의 구입을 가능케 하여 예산선을 AB에서 CD로 무차별 곡선을 I에서 I'로 이동시킨다. 최적점이 E'로 이동할 경우 소비할 수 있는 의료서비스량은 h_2로 다른 상품 소비량은 Z_2로 증가시킨다. 소득의 증가가 의료서비스량을 어느 정도 증가시키는가는 의료서비스의 소득 탄력성(income elasticity)에 의해 결정된다.

의료수요의 소득 탄력성을 공식으로 표시하면 다음과 같다.

$$EI = \frac{\text{수요량의 변화율}(\%)}{\text{소득의 변화율}(\%)} = \frac{\%\Delta Q}{\%\Delta I} = \frac{\Delta Q}{\Delta I} \cdot \frac{I}{Q}$$

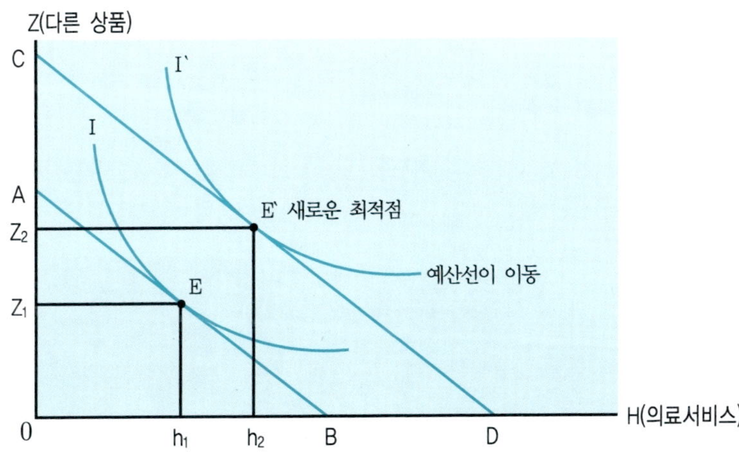

제 5 장

5 의료공급

Supply of Medical Care

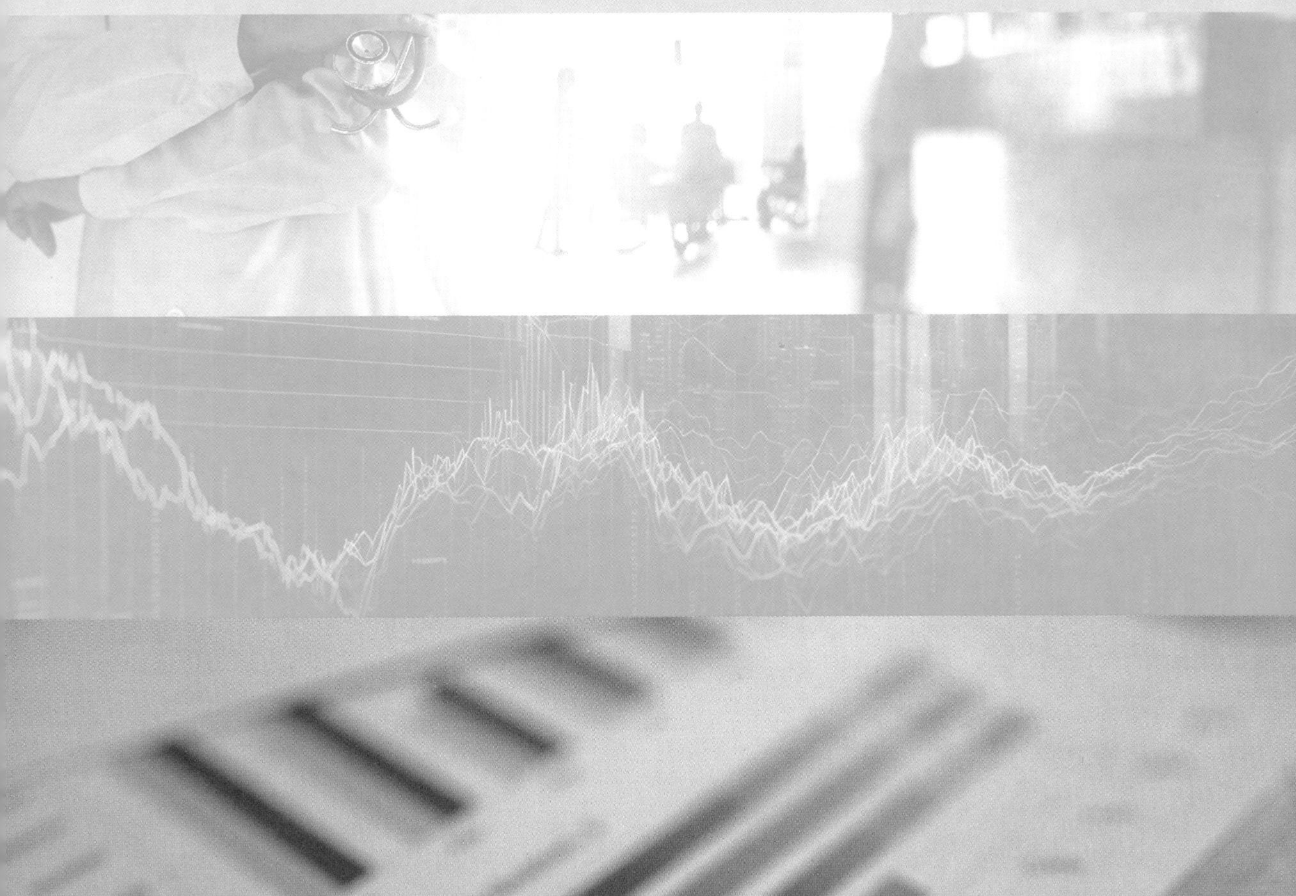

제 5 장

의료공급
Supply of Medical Care

"의료공급은 정부의 정책에 의해 결정된다."

1. 의료공급의 특성

1.1. 공급의 특성

다른 조건이 불변일 때 어떤 상품이나 서비스의 가격이 오르면 공급량이 증가하고 가격이 내리면 공급량이 감소하는 것을 공급의 법칙(law of supply)이라고 한다. 따라서 공급을 결정하는 가장 중요한 요인은 상품이나 서비스의 가격이다. 가격이 오르면 공급자는 상품이나 서비스를 판매함으로써 얻는 이익이 증가하므로 공급량을 늘리는 것이다. 따라서 공급곡선은 y축에 가격(P)을, x축에 공급량(Q)을 표시할 경우 수요곡선과는 반대로 우상향 형태를 가진다(그림 5-1 참조).

[표 5-1] 공급표

아이스크림 가격(원)	공급량(개)
0	0
500	0
1,000	100
1,500	200
2,000	300
2,500	400
3,000	500

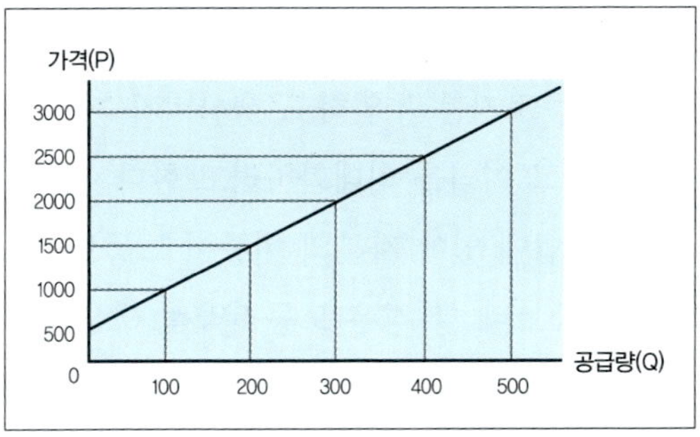

[그림 5-1] 공급곡선

공급곡선은 생산요소의 비용에 변동이 있을 경우 좌우로 이동한다. 예를 들면 인건비와 생산 재료비가 오를 경우 생산원가가 증가하기 때문에 같은 양을 생산하여 공급하기 위해서는 생산품의 가격을 올려야 한다.

그러나 가격을 인상하기 곤란할 경우 고용인원이나 생산 재료비를 감소시켜야 하는데 이것이 결국 생산량의 감소를 가져와 [그림 5-2]에서 볼 수 있는 바와 같이 공급곡선이 S에서 S_1으로 이동하고 생산량은 q에서 q_1으로 감소하게 된다. 반대로 생산 재료비나 건물 임대료가 인하하게 되면 생산원가가 감소하여 더 많은 생산이 가능하기 때문에 공급곡선은 S에서 S_2로 이동하게 되며 생산량은 q에서 q_2로 증가하게 된다.

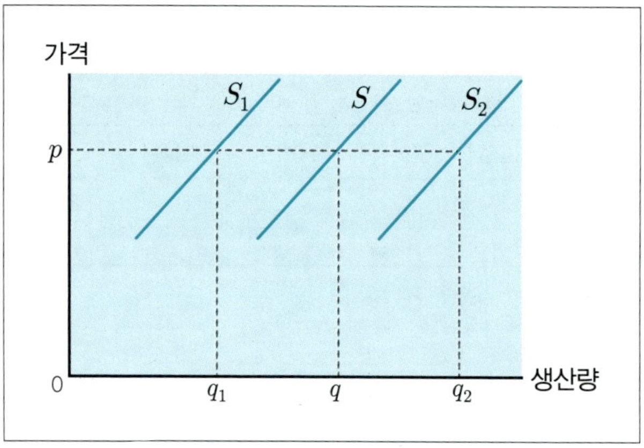

[그림 5-2] 공급곡선의 이동

그 밖에 요인으로는 대체재의 가격, 생산요소의 가격, 기술의 발전, 미래에 대한 기대 등이 있다. 예를 들어, 임금의 인상, 사무실 임대료의 인상과 은행의 대출이자율이 상승할 경우 생산요소 가격의 인상으로 인해 가격이 증가함으로 공급이 감소될 수 있다. 또한 기술이 발전하면 같은 비용으로 더 많은 생산을 할 수 있으므로 공급량은 늘어나게 된다.

가격이 공급량을 결정하는 가장 중요한 요소이므로, 공급자는 생산의 주요 요소인 자본, 노동, 토지를 투입하고 생산비가 가장 적게 드는 생산방법을 채택함으로써 가격을 최소화하고 이익을 최대화하려고 한다.

생산방법에 있어 자본의 비중이 노동보다 클 경우 자본집약적 생산, 노동의 비중이 자본의 비중보다 클 경우 노동집약적 생산의 특징을 가지게 된다. 예를 들면 일정량의 상품이나 서비스를 생산하기 위해 소요되는 자본과 노동의 등량곡선이 [그림 5-3]과 같다고 할 경우 점A는 자본의 투입량이 노동의 투입량보다 큰 자본집약적 생산, 점 B는 노동의 투입량이 자본의 투입량보다 큰 노동집약적 생산을 나타내고 있다.

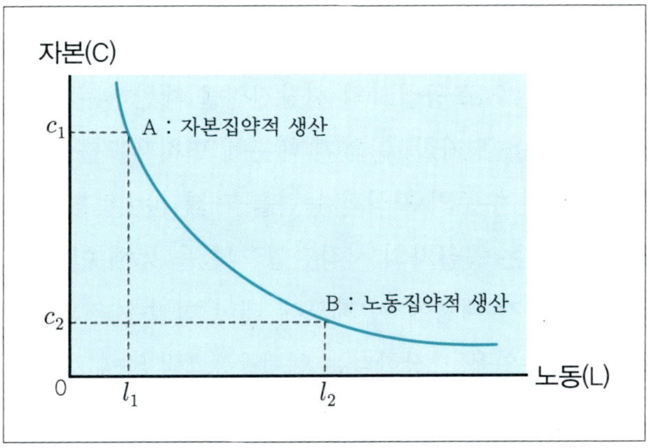

[그림 5-3] 자본집약적 생산과 노동집약적 생산

1.2. 의료공급의 특성

전통적으로 의료공급은 병원, 의원, 약국 등에 의해 이루어져 왔다. 이들 의료공급자는 국가가 발행한 면허증을 가진 전문가로서 의료기술과 장비, 의약품과 의료 재료를 사용하며 대체할 수 없는 의료서비스를 제공하는 독점적 지위를 가진 공급자이다. 앞으로 제4차 산업의 발달로 전문의를 대체할 수 있는 능력을 가진 인공지능 의사에 의한 진단, 처방, 수술이 확대되면 전통적인 의료공급 형태에 중대한 변화가 예상되지만, 아직까지는 인공지능 의사는 의사의 보조적 도구의 역할을 하는데 그치고 있어 전통적 의료공급의 특성은 당분간 유지될 것으로 생각된다.

전통적 의료공급의 가장 큰 특성은 첫째, 공급의 법칙이 의료시장에서는 적용되지 않는다는 것이다. 의료 공급량이 보이지 않는 손인 시장의 가격기능에 의해 결정되는 것이 아니고 의료 공급량이 보이는 손인 정부의 정책과 개입에 의해 주로 결정되기 때문이다.

의료시장에 있어서는 공급자의 독점성으로 인해 발생하는 미시적 시장실패와 저소득계층이 의료서비스를 받는데 제외될 수 있다는 거시적 시장실패 요인이 모두 있기 때문에 공급자에 대한 정부의 규제가 어느 분야보다 강한 것이 특징이다.

공급자의 시장진입을 제도적으로 규제하는 첫 번째 규제 방법은 의과대학, 약학대학, 간호대학과 임상병리, 물리치료 등 일부 의료관련 전문 과목의 정원제이다. 정부가 이들

대학의 정원을 결정하기 때문에 의료공급은 시장의 수요와 공급에 따라 결정되는 것이 아니라 정부의 의료 인력 수급 정책에 의해 결정된다.

다음으로 공급자의 시장진입을 규제하는 전형적인 방법은 면허제도이다. 의료시장에서 공급자가 되기 위해서는 정부가 시행하는 국가시험에 합격하고 면허를 받아야 한다. 국가가 면허제를 통해 2차적으로 공급자의 시장진입을 제한하는 것이다. 물론 면허제도는 소비자가 공급자의 능력을 평가할 수 없기 때문에 면허제도를 통해 정부가 면허를 받은 자는 그 분야에서 충분한 수준의 지식과 능력을 가졌다는 것을 공적으로 보장하는 제도이다. 정원제와 면허제도는 공급자의 시장진입 제한을 통해 이미 시장에 진입한 공급자의 경쟁자 진입을 제한하기 때문에 이 제도에 대한 반발은 거의 없다. 새로운 공급자의 제한이 기존 공급자의 수입을 보장한다는 현상은 [그림 5-4]로 설명할 수 있다. 의사공급에 제한이 없으면 수요와 공급의 법칙에 따라 의사 수는 q_e가 되고 의사들의 평균소득은 w_e가 될 것이나 면허제도에 따라 의사의 공급이 수요량보다 적은 q_1으로 고정되면 소득수준은 w_1이 되는 것이다.

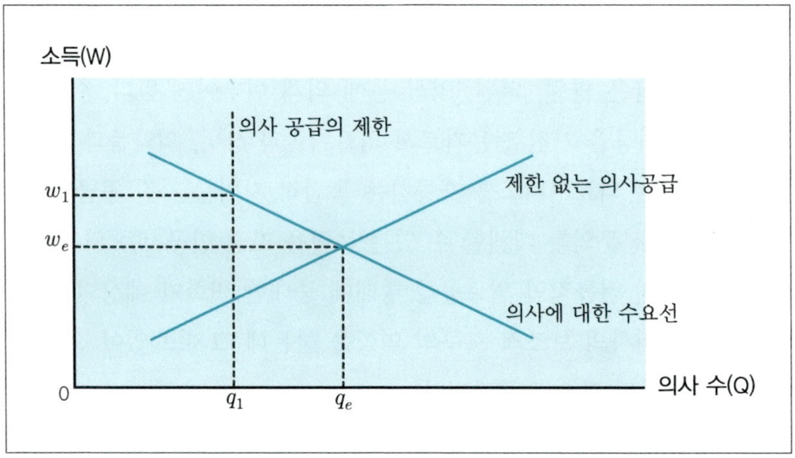

[그림 5-4] 의사 공급의 제한과 비제한으로 인한 소득의 차이

둘째, 의료공급은 일반적인 공급모델에 비해 실제적으로 아주 복잡한 특징을 가지고 있다. 일반적으로 공급자들은 이윤의 극대화를 추구하지만 의료공급자들은 공공병원, 비영리병원과 같이 이윤보다는 공익을 추구하는 공급자와 이윤을 추구하는 영리병원이 섞여 있다. 그리고 영리병원에 대하여도 정부가 가격을 통제하거나 연구비 등 재정적 지원을 하기도 한다. 또한 의료공급은 공산품과 달리 전문적인 교육과 훈련을 받고 윤리적 규정과 법령의 규정에 따르는 전문가들에 의해 서비스가 제공되는 특징을 가지고 있다.

셋째, 의료의 공급기관인 병원과 의원의 개설이 제한된다. 의료법에 따라 병원과 의원의 개설은 의사, 국가, 지방자치단체, 정부투자기관, 의료법인과 비영리법인에게만 허가하고 있다. 또한 병원을 설립할 경우 정부의 허가를 받도록 하여 정부가 사실상 의료기관 공급을 통제하고 있다. 대도시의 경우 새로운 병원을 건립할 경우 그 지역의 병원들이 병원 수요를 충족시키지 못하고 있다는 것을 병원 건립 신청자가 스스로 증명해야 하는 병원건립 필요증명서를 제출할 것을 요구하는 경우도 있다.

나아가 의료시장은 교육과 더불어 대외적으로 폐쇄되어 있는 유일한 분야로 거의 모든 국가에서 해외로부터 의사와 의료시설의 국내시장 진입이 제한되어 있다. 이와 같은 통제적이고 폐쇄적인 의료공급 체계에 대해 영리법인의 의료시설 운영 허가와 의료시장의 대외 개방이 주요 이슈로 대두되고 있다. 여기에 대해서는 제 10장 헬스케어 산업에서 상세히 설명하겠다.

넷째 공급자의 의료서비스 질에 대한 평가를 통해 공급자를 규제한다. 의료서비스의 질은 의료 인력, 시설, 장비, 환자의 만족도, 진료 효과와 같은 여러 가지 요소들을 평가하여 결정한다. 서비스 질에 대한 평가 방법의 하나는 병원인증 제도이다. 병원인증 제도는 서비스의 질을 보장하기 위한 방법으로 채택되었다. 미국에서는 정부사업인 메디케어(medicare) 환자를 위한 병원 기준으로 채택되었으며, 우리나라에서도 보건복지부에서 환자 안전과 의료서비스 질을 국제 수준에서 평가하는 의료기관 인증제를 실시하고 있다.

국제적으로는 JCT(Joint Commission International)가 대표적인 국제병원 인증제도이다. 이러한 인증제도에 따라 서비스의 질도 최저 기준에서 최고 기준으로 변경되어 병원의 시장진입과 도태에 대한 간접적 규제로 작용하고 있다. 또 다른 방법은 성취 지표(Performance Indicator)에 의한 질평가를 통해 병원을 서열화하며 서비스 질이 낮은 병원을 시장에서 도태시키는 방법이다. 영국에서는 2000년도에 병원과 보건기관의 성취 지표에 따라 병원과 보건기관을 서열화하고 서열이 낮은 병원과 보건기관을 우선 폐쇄하도록 하였다.

다섯째, 또한 의료공급의 제한으로 인해 공급이 수요에 대해 비탄력적이다. 정부의 직접적인 제한뿐 아니라, 의사의 양성에 소요되는 장기간의 교육과 훈련 기간은 의료수요의 변화에 대한 공급의 조정을 어렵게 만들 뿐만 아니라, 진료과목별로 공급의 불균형 현상을 초래할 수 있다. 특히 건강보험제도의 실시로 공정 진료가격 제도가 도입될 경우 건강보험 수가가 적용되는 진료과목과 건강보험 수가가 적용되지 않는 진료과목 간에 수입의 변화에 따른 진료과목 선호도가 발생하여 진료과목별로 공급의 변화가 생기며, 궁극적으로 의료공급 부문 전반에 변화를 초래한다.

마지막으로, 의료공급에 있어서는 가장 효율적인 생산방법을 채택하는데 한계가 있다. 이것은 의료서비스에 대한 대체 서비스가 없고, 의료서비스는 기계에 의한 자동생산과 대량생산이 불가능해 노동과 자본의 최적 배분에 한계가 있기 때문이다. 결과적으로 의료산업은 노동집약적 산업으로서 최신의 설비와 장비를 도입하더라도 의료 인력의 감소효과가 적어 운영비 중 인건비가 차지하는 비율이 어느 산업보다 높은 산업이다.

이와 같이 정부의 공급자 규제로 인해 의료시장에서 공급의 법칙이 적용되고 있지 않으나, 장기적으로 볼 때 의료가격의 지속적 인상과 이로 인한 의료기관의 수입증가, 의료인의 높은 사회적 지위와 소득 수준, 신의료기술의 발전으로 인한 직업적 발전성, 헬스케어 산업에 대한 장래적 기대감, 특히 국가가 공급의 증가를 통한 의료가격의 안정과 도시와 농촌간의 균형 있는 병원과 의원 분포를 위하여 의과대학의 정원을 늘릴 경우 의료 인력의 증가로 공급의 법칙이 부분적으로 적용될 소지가 있다는 주장도 있다.

2. 의료서비스의 생산

2.1. 생산함수

생산함수(production function)는 상품이나 서비스를 생산하기 위해 생산요소를 어떻게 배합하느냐 하는 것을 분석하기 위한 것으로 다음과 같이 표현된다.

$$Q=f(x_1,\ x_2,\ x_3,\ \cdots\ \delta,\ \varepsilon)$$

여기서 Q: 생산량

$x_1 \cdots x_n$: 투입된 생산요소

δ: 생산성

ε: 경영능력, 조직의 효율성

생산요소의 배합에 있어 중요한 것은 각 생산요소의 가격, 생산성, 대체 가능성이다. 일반적으로 정해진 생산량을 산출하기 위하여 생산요소를 어떻게 배합하여야 하는 것을 나타내는 것이 등량곡선(Isoquant)이다. 예를 들면, 일정 수의 안과수술을 위해 의사와 간호사 수를 어떻게 구성하여야 하는 것을 나타내는 등량곡선은 [그림 5-5]와 같다. 여기서 등량곡선이 0점에서 멀면 멀수록 더 많은 생산량을 산출하는 등량곡선이다. [그림 5-5]에서는 A가 B보다 더 많은 생산량을 산출하는 점으로 표시되어 있다.

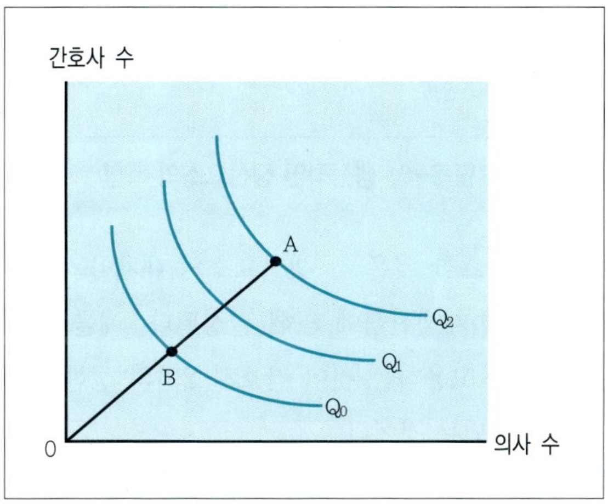

[그림 5-5] 생산함수와 등량곡선

등량곡선에 있어 기술적으로 합리적인 생산요소의 배합은 등량곡선 상의 점으로 표시된다. [그림 5-6]의 등량곡선에 있어 Q_0의 수술량을 위한 최적의 배합점은 B이다. B점에서 필요한 의사 수는 d_1이며 간호사 수는 n_1이다. 만약 어느 병원에서 Q_0의 수술량을 위해 A점에서 의사와 간호사를 배합하였다면 불필요하게 많은 의사(d_2-d_1)와 간호사(n_2-n_1)를 투입한 것이 되어 합리적인 생산요소의 배합에 실패한 것이다. 이 경우 이 병원의 기술적 효율성은 $\frac{OB}{OA}$로 추정되어 효율성이 1인 합리적 병원보다 효율성이 적게 되어 생산성이 떨어지게 된다.

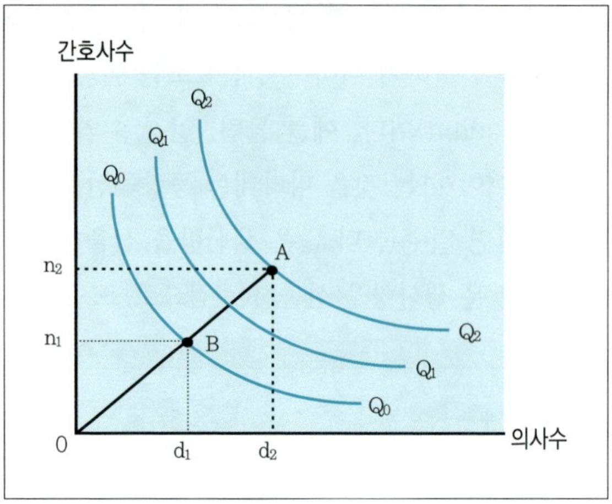

[그림 5-6] 생산적인 생산요소의 배합

생산요소의 배합에 있어 중요한 것은 각 생산요소의 대체율과 가격이다. 각 생산요소의 대체율은 각 생산요소의 한계생산성에 의해 결정된다. 예를 들면, 특정 수술을 하는데 있어 추가로 의사 한 명을 고용하는 것이 간호사 2명의 생산성과 맞먹는다면 의사의 간호사에 대한 대체율은 2가 되는 것이다.

기술적 효율성을 달성하기 위해서는 의료공급자는 정해진 생산량을 최소의 비용으로 생산하여야 한다. 생산비용은 각 생산요소의 가격으로 표시된다.

$$C = x_1 \times Px_1 + x_2 \times Px_2 + \cdots + X_n Px_n$$

여기서 $x_1, \cdots x_n$: 생산요소량

$Px_1, \cdots Px_n$: 각 생산요소의 단위가격

우리는 각 요소의 단위가격을 알게 됨으로써 모든 생산요소의 배합에 따른 생산비용을 알 수 있게 된다. 예를 들어 의사와 간호사의 고용비용이 주어질 경우, 비용모델은 다음과 같이 표현할 수 있다.

$$C_0 = x_1 Px_1 + x_2 Px_2$$

이 수식은 등가선(isocost)을 나타내며 앞장에서 설명한 예산선과 같은 특징을 갖고 있어 등가선의 기울기는 두 생산요소의 단위비용률 $\left(\frac{Px_1}{Px_2}\right)$을 나타내게 된다. 이론적으로 최소의 비용으로 최대의 산출량을 생산하는 배합은 등량곡선과 등가곡선이 만나는 점에

서 결정된다. [그림 5-7]의 경우 Q_1을 생산하는데 있어 최소의 비용으로 최대의 산출량을 생산하는 배합점은 E로서 d_2의 의사수와 n_2의 간호사수가 필요하게 된다. 점 E에서 의사와 간호사의 한계생산성이 같게 된다.

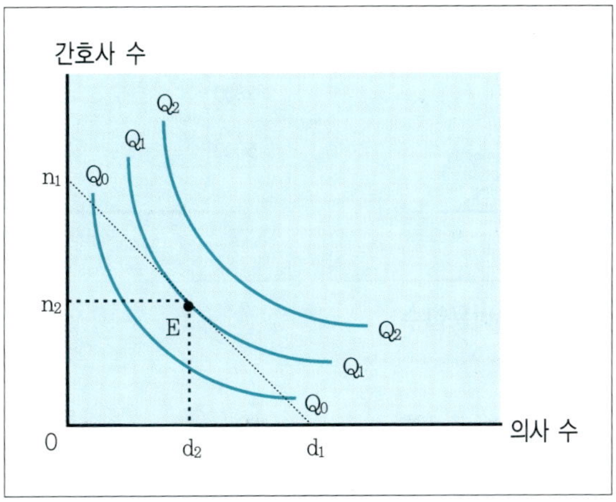

[그림 5-7] 최소비용 산출량 생산요소 배합

등량곡선과 등가곡선을 이용하여 의료기관이 최소의 비용으로 의료서비스 공급을 증가할 수 있는 확장경로(expansion path)를 알 수 있다. 의료서비스를 생산하는데 필요한 생산요소는 토지를 제외하고 기술을 노동의 질에 포함시키면 자본(K)과 노동(L)이 된다. 예를 들어 100명의 외래환자를 진료하기 위한 K, L의 등량곡선이 Q_1이고 등량곡선과 등가곡선이 만나는 점을 E_1, 200명의 외래환자를 진료하기 위한 등량곡선이 Q_2, 두 곡선이 만나는 점을 E_2, 300명의 외래환자를 진료하기 위한 등량곡선이 Q_3, 두 곡선이 만나는 점을 E_3라고 할 경우, 각각의 외래환자를 진료하는데 소요되는 최소비용 배합점은 E_1, E_2, E_3이 된다. 이 배합점을 연결한 선이 외래 서비스(그림 5-8 참조)를 최소 비용으로 확장하는 확장경로가 된다.

여기에 각각의 외래환자를 진료하는데 소요되는 자본과 노동 단위와 단위가격을 알게 되면 확장에 따른 총 생산비용을 계산할 수 있다. 예를 들면 100명의 외래환자를 진료하는데 투입된 노동이 20단위, 자본이 25단위이고 노동의 단위가격이 100만 원, 자본의 단위가격이 120만 원이라면, 100명의 외래환자를 진료하는 최소비용은 5,000만 원이 된다. 이와 같은 방법으로 200명과 300명을 진료하는데 소요되는 총 비용을 나타낸 것이 의료기관의 총비용 함수이다. 일반적인 확장경로곡선은 [그림 5-9]처럼 완만한 S자의 형태를 띠게 된다.

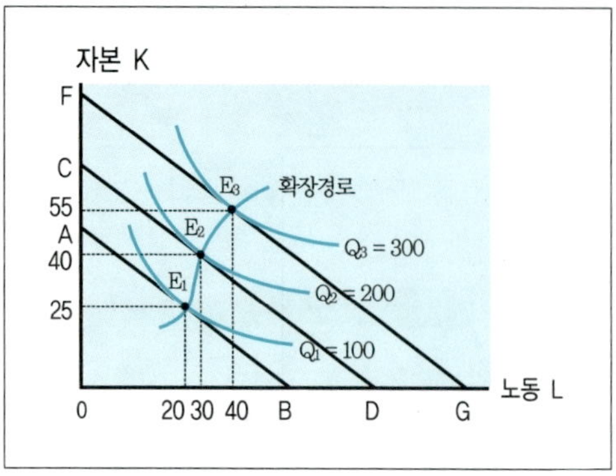

[그림 5-8] 등량곡선과 총비용함수

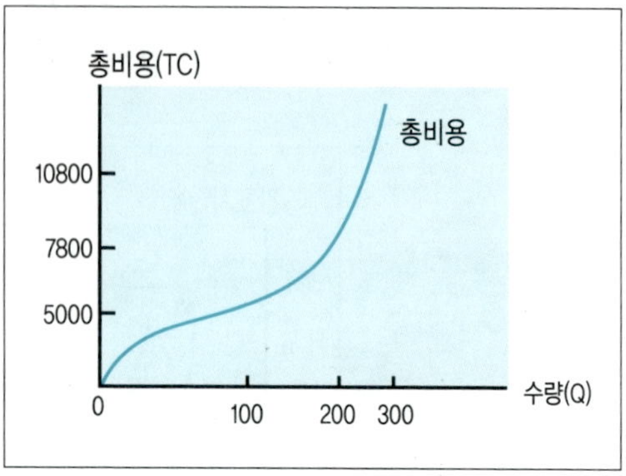

[그림 5-9] 일반적인 확장경로곡선

2.2. 의료서비스 생산의 특성

의료서비스 생산의 특징은 첫째, 의사와 의료인의 경우 서비스 생산량에 제한이 있다는 것이다. 의사의 경우 하루에 진료할 수 있는 환자 수에 제한을 가하기 위해 하루에 일정 인원 이상의 환자를 진료할 경우 진료비를 삭감하는 차등수가제를 적용하고 있다. 예를 들면, 하루에 100명 이상의 환자를 진료할 경우, 100명 초과분에 대해서는 건강보험 진료비 차등지급 기준에 따라 삭감률을 적용하여 진료비를 지불하는 것이다.

둘째, 생산비용을 최소화할 수 있도록 생산요소를 배합하여 투입하여야 하나, 진료의 전문성과 독립성에 따라 의사의 의사결정을 중요시하여야 하기 때문에, 효율성을 중시한 생산요소의 배합에는 한계가 있다.

셋째, 의료에 있어 신약이나 신의료기술의 개발은 현재 치료가 불가능하거나 어려운 질병의 치료를 가능하게 하지만 기술개발에 많은 투자가 필요하다. 이것은 의료에 있어 신의료기술과 신약 개발은 생산비를 증가시키는 요인이 된다는 것을 의미한다.

마지막으로, 의료서비스의 생산방식은 영리병원 · 의원과 비영리병원 · 의원 사이에 차이가 있을 수 있다. 영리병원과 의원은 이윤을 극대화할 수 있도록 인력, 시설, 장비와 의약품을 결합하는데 비해, 비영리병원과 의원은 주어진 예산의 범위 내에서 가능한 많은 환자를 치료하는데 주안점을 두고 인력, 시설, 장비를 결합한다.

2.3. 의료부문의 생산함수와 생산요소

의료 부문의 생산함수는 아래의 공식으로 표시할 수 있다.

$$Q = f(h, x, c, \delta, \epsilon)$$

여기서 Q : 생산량

h : 의료 인력

x : 다른 생산 요소

c : 자본

δ : 생산성

ϵ : 경영 능력, 조직 효율성

이 공식에서 의료부문의 서비스와 재화의 생산에 가장 중요한 요소는 의료 인력과 의료 인력의 생산성, 자본 그리고 경영 능력이라는 것을 알 수 있다.

여기에서는 여러 가지 의료서비스의 생산요소 중 의료인과 기타 생산요소 그리고 생산요소를 결합하여 실제 의료서비스를 생산하는 의료기관 중 병원의 생산방법에 관해 설명하겠다. 직접 의료서비스의 생산과 관련 없는 위생, 의료교육, 의료체제와 같은 것은 제외되었다.

2.3.1. 의료 인력

의사는 의료서비스 생산의 주체로서 의료서비스 생산 전반에 있어 핵심적 역할을 한다. 의사는 환자에게 질병의 상태, 치료의 종류와 효과에 대한 정보를 제공하고, 진찰, 수술, 처치, 주사나 약의 처방을 통해 실제 의료서비스를 제공한다. 또한 의사는 실제 병원을 운영함으로써 의사와 사업가라는 두 가지 역할을 한다. 의사가 되는 것은 높은 수입, 사회적 지위와 명성이 가장 중요한 요인이지만, 다른 사람들의 병을 치료한다는 이타주의적 생각과 과학에 대한 흥미가 주요 원인이 되기도 한다. 의사와 관련하여 제기되는 중요한 문제점은 의사의 도시집중 현상과 의사의 생산성과 대체성 여부이다.

도시민의 소득이 농어민보다 높고, 도시의 의료 접근도가 농어촌보다 높기 때문에 일반적으로 도시민의 의료수요가 크며, 결과적으로 도시 개업 의사의 평균 소득이 농·어촌 의사보다 높다. 또한 금융, 정보, 교육 등 사회경제적 생산 기반이 도시에 집중되어 있기 때문에 의사의 도시 집중화로 인해 농어민이 상대적으로 의료서비스를 받을 기회가 적게 되는 문제가 생긴다. 의사가 도시에 집중되면 의사 간의 경쟁으로 인해 수입이 감소하여 의사의 농어촌으로의 이동이 늘어나야 하는 것이 경제 원리이나 현실적으로 도시의 개업 의사 수가 증가해도 의사의 농어촌으로의 이동은 일어나지 않는다.

의료서비스의 공급에 있어 의료 인력의 생산성 향상은 의료서비스의 산출을 증대시키기 때문에 매우 중요하다. 거시경제학적으로 볼 때 일반적인 생산성 향상은 경제성장의 주요 요인이 되며 미시경제학적으로 의료 인력의 생산성 향상은 의료서비스의 가격 인하를 가져올 수 있다. 일반적으로 의료 인력의 생산성은 각 의료인의 총생산량(Q)의 노동 투입량(L)에 대한 비율로 측정한다.

노동생산성 = Q/L

노동생산성은 평균 생산의 개념이기 때문에 노동 투입량이 1개 단위 증가할 때 산출되는 생산량의 변화를 나타내는 한계생산과는 차이가 있다. 의료서비스의 노동생산성을 계산하는 데에는 어려움이 있다. 의료서비스는 의사, 간호사, 의료기사 등 다양한 직종의 인력이 투입되기 때문에 이들 각 인력의 생산성을 파악하기가 어렵기 때문이다. 한 가지 방법은 이들 의료 인력 간에 각각 다른 가중치를 부여하여 노동 투입량을 측정하는 것이다. 예를 들면, 산출물의 생산성에 의사의 서비스가 다른 인력에 비해 중요하다고 생각할 경우 의사에 대해 가중치를 부여하는 것이다.

라인할트(Reinhardt, 1972)는 의사의 생산성에 관한 조사를 개인 진료를 하는 일반 개업의를 대상으로 하여 실시하였다. 이 연구에서 그는 의사의 주당 근무시간이 25시간에 이를 때까지 한계생산이 증가하고 이후는 계속 감소하여 주당 근무시간이 110시간에 도달하면 한계생산이 제로(0)가 된다고 평가하였다.

브라운(Brawn)은 집단 개원하는 의사의 생산성이 단독 개원의보다 평균 22% 높다는 것을 발견하였다. 프레흐와 긴즈버그(Frech & Ginsburg)는 실제 조사를 통해 단독 개업은 비효율적이며, 작은 단위로는 3~7명, 큰 단위로는 26명 이상의 집단 개원이 가장 효율적이라고 제시하였다. 이러한 주장들은 개원에도 경제 규모의 원리가 적용된다는 것을 말해주고 있다.

의사 이외의 약사, 간호사, 임상병리사, 의료기사, 병원 행정가 등 많은 의료 인력이 의료서비스 생산에 투입된다. 의사는 이들 모두의 대체인력이 되지만 진료의 생산성이 다른 의료 인력의 생산성보다 크기 때문에 이들을 대체하는 경우는 드물다. 그러나 다른 의료 인력의 경우 대체인력이 존재하고 의사보다 공급에 제한이 적기 때문에 의료수요에 대한 탄력적인 공급이 가능하다.

최근에는 의료 인력의 생산성을 높이고 비용을 감소시키기 위하여 의사의 대체인력으로서 특수훈련을 받은 간호진료사(nurse practitioner)와 의사보조사(physician assistant)에 대한 관심과 연구가 높아지고 있다. Jacobson 등은 이들이 의사와 협력하여 진료업무를 수행할 경우 의료서비스의 질 저하 없이 1차 진료의사 업무의 50~90%를 수행할 수 있다고 주장하고 있다(박윤형, 정우진 p.433). 간호진료사 제도는 1978년 WHO가 알마아타(Alma-Ata) 선언을 통해 제시한 일차 보건의료를 추진하기 위해서 미국에서 시행하였다. 우리나라에서도 일차 보건의료를 위해 벽지, 오지에 보건진료소를 설치하고 간호사인 보건진료원(primary health care practitioner)을 배치하여, 질병 상태를 파악하기 위한 진찰과 검사, 흔한 질병의 치료 및 응급을 요하는 환자에 대한 응급처치, 정상 분만과 예방접종 사업 등 의사의 업무를 수행하게 하였다. 간호진료사와 의사 보조사의 1차 진료 업무에의 대체 투입은 경제성에도 불구하고 의사들의 진료 권한과 의사와 이들 간의 업무를 조절해야 하는 어려운 문제점이 있다.

2.3.2. 기타 생산요소

의료서비스 생산에 있어 의료시설, 장비, 약, 치료재료는 필수적인 생산요소로서, 이것이 부족할 경우 의료서비스의 생산성은 현저하게 낮아지게 된다. 최근의 새로운 의료기술의 발전과 신약의 개발로 인해 의료 생산에서 장비와 약이 차지하는 비중이 점점 증가하고 있다. 특히 일부 국가의 경우 의약품 비용이 차지하는 비율이 점점 증가하여 생산비에 있어 인건비 다음으로 큰 비중을 차지하고 있다. 후진국의 경우 제약산업이 발전되지 않아 기초 의약품을 비롯한 대부분의 의약품을 수입하여야 하기 때문에 의료서비스 생산의 제한 요소로 작용하고 있다. 생산요소와 관련하여 한 가지 특별히 언급할 것은 신기술이나 신약의 개발이 의료서비스의 생산성을 획기적으로 향상시킨다는 것이다. 이것은 신의료기술이나 신약이 지금까지 치료가 불가능한 질병에 대한 치료를 가능하게 하기 때문이다.

3. 의료 인력의 공급

의료서비스의 공급은 의료 인력 특히 의사의 공급에 의해 결정되기 때문에 적정 의료인 수, 의사와 다른 의료 인력과의 적정 배합 수, 그리고 의료인의 지역별 분배 문제가 의료공급에 있어 중요한 요인이 된다. 의료서비스의 생산과 공급에 있어서의 주체가 의사이고, 의사 수의 적정선에 대한 연구방법이 다른 의료 인력 수의 계산에도 적용될 수 있기 때문에 여기에서는 대표적으로 적정 의사수 산정 방식에 대하여 설명하겠다.

3.1. 적정의사 수의 산정 방식

3.1.1. 의사 수 증가에 대한 견해

의사 수의 증가에 대하여는 긍정적 견해와 부정적 견해가 있다. 긍정적 견해를 가진 사람은 의사 수의 증가는 경쟁을 증가시켜 의료서비스의 질을 향상시키고 의료가격을 인하하고 의사의 지역적 불균형을 해결할 것이라 주장한다. 의사 수의 증가로 경쟁이 증가되면, 최상의 의료서비스를 제공하기 위해 시설, 장비, 고급 인력에 대한 투자를 증가하고 대기시간을 단축하고 환자에게 상세하고 정확한 치료 정보를 제공하여 의사와 환자 간의 신뢰감을 증진시키고 의사에 의한 수요의 창출 가능성을 감소시킨다. 나아가 의료기관의 광고를 허용할 경우 소비자의 의료서비스 선택폭을 확대시키고 궁극적으로 의료서비스의 비교를 통한 가격 인하가 가능할 것으로 생각한다. 또한 의사 수의 증가는 자연적으로 의사들이 포화상태인 대도시보다 중 · 소 도시에 개업을 촉진하여 의료인의 지역적 불균형을 해소할 수 있을 것으로 본다.

이에 반해, 부정적 견해를 가진 사람은 의사 수의 증가는 불충분한 의학교육과 훈련으로 질이 낮은 의사를 양산하여 결과적으로 의료서비스 수준을 저하시킴으로써 국민이 질 낮은 의료서비스를 받도록 한다고 주장한다. 또한 의사 수의 증가는 의사의 유인수요 창출을 통해 국민 의료비의 증가를 가져올 뿐 아니라, 의사들의 중 · 소 도시 개업을 통한 의사의 지역 간 균형 배치는 앞에서 설명한 이유로 인하여 이루어지지 않을 것으로 생각한다.

3.1.2. 인구 수에 대한 의사 수

이와 같이 의사 수의 증가에 대하여는 날카롭게 대립하는 정반대의 견해가 있는데다 의료서비스의 산출물에 대한 정확한 측정이 어렵기 때문에 전통적으로 인구수에 대한 의사수를 적정 의사 수 산정의 주요 기준으로 채택하고 있다. 의사 대 인구비율은 가장 일반적인 적정 의사 수 산정방법으로 국민들에게 적정한 의료서비스를 제공하기 위해서는 몇 명의 의사가 필요하다고 가정한다. 즉 인구와 필요한 의사 수가 비례한다는 것이다.

이 방법의 최대 장점은 국가 간 비교를 통해 일정한 경제 수준에서의 필요 의사 수를 파악할 수 있다는 것이다. [표 5-2]에서 볼 수 있듯이 1인당 국민소득이 1만 달러일 때 OECD국가와 한국의 의사 수를 비교해 보면 한국은 일본이나 영국보다는 많고 미국이나 스웨덴에 비하면 적다는 것을 알 수 있다. 인구 10만 명당 의사 수를 비교해 보면 한국은 5년간의 격차가 있음에도 선진국에 비해 의사 수가 적다는 것을 알 수 있다.

[표 5-2] OECD 주요 국가의 인구 10만명당 활동의사 수(단위: 명)

국 가	일본	미국	영국	스웨덴	한국
US$ 10,000 근접년도 당시의 인구 10만 명당 의사 수	132('81)	189('79)	140('86)	187('77)	145('99)
인구 10만 명당 의사 수	177('94)	253('94)	156('94)	303('94)	145('99)

출처 : OECD Health Data 1999.

3.1.3. 전문적 계산 방법

이 방법은 리와 존스(Lee & Jones)가 1933년도에 개발한 고전적 연구 방법으로 4단계를 거쳐 적정 의사 수를 계산한다. 1단계에서는 진료과목별로 연간 이환율을 계산한다. 2단계는 치료에 필요한 의료서비스 총량을 결정하고, 3단계에서 근무 의사 수와 평균 근무시간을 계산하여, 4단계에서 필요한 의사 수를 계산하는 방법이다. 이 방법에 따른 계산에서 리와 존스는 미국의 경우 필요한 의사 수는 165,000명인데 실제 근무의사 수는 154,000명으로 의사 수가 부족하다는 결론을 내렸다. 물론 이 방법은 이환된 인구가 모두 치료를 받아야 한다고 가정하기 때문에 실제 의료수요와는 차이가 있을 수 있다. 그러나 1980년도 미국의 의학교육자문위원회(Graduate Medical Education National Advisory Committee)에서 똑같은 방법으로 실시한 조사에서는 1990년도에 70,000명의 의사가 과잉 공급된다는 반대의 결론을 내렸다. 이것은 장래 의료수요에 대한 예측, 외국 의사의 유입, 경제 여건의 변화, 건강보험 가입자의 변동 등에 대한 예측에서 차이가 발생한 결과일 것이다.

3.1.4. 기타 방법들

이외에도 여러 가지 방법이 있다. 첫째, 일정 기간 의사의 평균수입을 평가하여 공급의 적정성을 판단하는 방법이 있는데 이 경우 의사 수입을 타 직종과의 평균수입으로 비교하거나 투입비용에 대한 회수율과 기간을 평가하는 방법이다. 의사의 평균수입이 타 직종보다 월등히 높거나 투자 비용에 대한 회수 기간이 짧을 경우 의사 수가 부족하다고 가정하는 것이다. 둘째, 의료시장의 현상, 특히 초과수요의 유무를 파악할 수 있는 환자 대기 시간, 실제 진료 시간, 친절도 조사를 통해 의사 수가 부족한지를 파악하는 방법이다. 이 경우 환자 대기 시간이 긴데 비해서 실제 진료 시간이 짧고 의사의 친절도가 낮을 경우 의사 수가 부족하다고 가정할 수 있다. 다음으로 국민의 건강수준을 통한 평가방법으로 이환율, 사망률, 평균수명을 기준으로 한 비교연구를 통해 의사 수의 적정을 판단하거나 지역주민이나 국민의 의료서비스 만족도를 조사하여 판단하는 방법도 있다. 이러한 방법들은 독자적인 계산방법으로 사용되기보다는 전문적 계산방법을 보완하는 방법으로 사용될 수 있을 것이다.

3.1.5. 최근 한국 의과대학의 증원 이유

한국 정부가 2025년부터 의과대학 정원을 매년 2,000명씩 증원하겠다고 결정한 가장 큰 이유로 제시한 것이 인구수에 비해 의사수가 적다는 것이다. 이에 대한 근거자료로 제시한 것이 OECD의 인구 천명당 의사수와 인구 십만명당 의과대학 졸업생 수이다. OECD 자료에 따르면 2021년 기준 한국의 의사수는 국민 천명당 2.6명으로 OECD 국가 평균 3.7명 보다 적고 OECD 국가 중 멕시코(2.5명)와 더불어 최하위권에 속한다고 한다. 또 인구 십만명당 의과대학 졸업생 수도 7.3명으로 일본(7.2명) 이스라엘(6.8명), 칠레(2.5명)와 더불어 최하위권에 속한다는 것이다.

이와 같이 인구수에 비해 의사수가 부족한데도 의과대학 정원수는 2006년부터 3,058명에서 지금까지 27년간 동결되어 있어 현재도 한국의 의료수요는 OECD 국가 중 가장

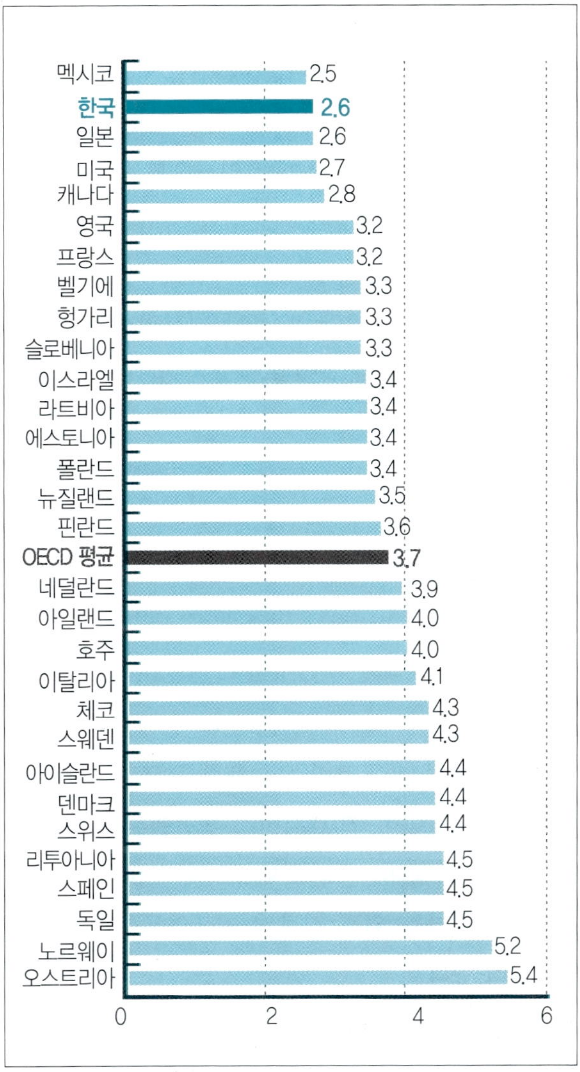

[그림 5-10] 인구 천명당 의사수

출처 : OECD, Health Statistics 2023

[표 5-3] 인구10만명당 의과대학 졸업생 수

	2016	20212)
호주	16.0	15.4
오스트리아	13.9	16.3
벨기에	14.2	16.4
캐나다	7.9	7.5
칠레	9.1	2.5
콜롬비아	10.8	11.7
코스타리카	–	–
체코	15.1	17.0
덴마크	21.5	22.0
에스토니아	11.0	11.8
핀란드	12.0	12.7
프랑스	9.5	11.9
독일	11.7	12.4
그리스	10.2	13.7
헝가리	14.1	16.2
아이슬란드	15.8	11.4
아일랜드	24.4	26.0
이스라엘	6.8	6.8
이탈리아	13.3	18.2
일본	6.7	7.2
한국	7.6	7.3
라트비아	16.3	27.3
리투아니아	16.1	20.4
룩셈부르크	–	–
멕시코	12.5	15.0
네덜란드	15.3	15.5
뉴질랜드	9.4	10.6
노르웨이	11.1	10.3
폴란드	10.5	13.4
포르투갈	16.4	16.2
슬로바키아	16.0	19.2
슬로베니아	13.0	
스페인	13.4	14.2
스웨덴	12.0	14.2
스위스	10.6	12.5
터키	9.7	15.7
영국	12.9	13.1
미국	7.6	8.5
평균	12.6	14.0

출처 : OECD, Health Statistics 2023

높은데 10년 뒤에는 인구의 초고령화로 인한 추가 의료수요의 증가 등으로 의사수가 15,000명 정도 부족할 것으로 예측하였다.

두 번째로 제시한 이유는 지역 간의 의료격차가 심하니 지역 의사를 양성할 필요성이 있다는 것이다. 지역의료를 강화하기 위해 서울 소재 의과대학을 제외한 지역 의과대학의 정원을 늘리고 지역인재 선발 비율을 의대 정원의 40% 이상으로 의무화한다는 것이다. 또한 지역병원 집중육성과 함께 지역필수의사 우대 계약제를 도입하여 충분한 수입과 생활 여건을 보장하여 지역필수 의료인력을 확보한다는 것이다.

세 번째 이유는 필수 의료분야 의사를 양성할 필요성이 있다는 것이다. 응급실, 내과, 외과, 소아과, 산부인과 등 필수 의료분야는 낮은 수가와 높은 환자와의 분쟁 발생 가능성으로 인해 전공의들이 기피하는 분야가 되고 있는데, 이 분야의 의사수를 증가시켜 미충족된 필수 의료를 적기에 제공하여 환자의 치료와 더불어 의료비와 사회경제적 비용을 절감하겠다는 것이다.

마지막으로, 앞으로 인구는 줄어들 것으로 예상되지만 한국이 초고령사회로 진입하게 될 때 증가할 노인 의료수요에 대비하고, 의사 과학자를 양성할 필요가 있고 다음에 올 새로운 팬데믹에 대비할 필요가 있다는 것이다.

4. 시장과 의료공급

4.1. 의료공급자의 목표

의료시장은 의료공급자와 수요자가 화폐를 통해 의료서비스와 재화를 교환하는 곳이다. 의료서비스의 주된 공급자는 병 · 의원과 약국이며, 의료서비스 생산을 위해 필요한 재화를 공급하는 자는 의료기기 회사, 제약회사 등이다. 의료서비스의 수요자는 개인, 기업과 정부이다. 의료서비스의 수요자와 공급자를 위해 진료비 지불업무를 담당하는 재정자로서 사회보험과 민간의료보험 조직이 있다.

일반적으로 의료공급자의 주된 목표는 이윤의 극대화로 알려져 있다. 이러한 견해는 경제학적 측면에서는 당연한 것이며, 실증적으로 대부분의 의료공급자의 기업 목표는 이윤의 극대화이다. 그러나 의료공급에 있어 중요한 특성의 하나는 의료서비스의 주된 공급자인 병원과 재정자인 사회보험과 일부 민간의료보험 조직은 이윤극대화를 추구하지 않는다는 것이다. 이들 중 일부는 원래부터 비영리 법인으로서 이윤을 추구하지 않지만, 영리법인이더라도 헬스케어 산업에 대한 정부의 규제와 의료시장의 특성상 이윤극대화를 추구하기가 매우 어렵기 때문이다. 여기서는 이러한 의료시장의 특성 하에서 의료공급자들이 어떠한 목표를 가지고 행동하는지에 대한 4가지 모델을 제시하고자 한다.

4.2. 의료공급자 모델

4.1.1. 이윤극대화 모델

대부분 의료공급자의 주된 목표는 이윤의 극대화이다. 특히 제약회사, 의료기기 회사와 상업 의료보험회사는 대부분 이윤의 극대화가 사업의 가장 큰 목표이다.

이윤극대화 달성의 가능성 여부는 시장 형태에 따라 다르다. 완전경쟁시장에서는 경쟁자가 많고 새로운 경쟁자의 시장진입이 자유스러우며 일반적으로 생산품이나 서비스에 차이가 별로 없기 때문에 이윤극대화는 불가능하게 된다. 완전경쟁시장에서는 이론적으로 시장가격이 평균생산비용과 같은 점에서 정해지기 때문에 최소한의 이윤만 달성할 수 있을 뿐이다. 과점시장(oligopoly)에서는 경쟁자가 적고 새로운 경쟁자의 시장진입이 제한되며, 생산품이나 서비스에 차별이 있고, 가격에 대한 통제가 어느 정도 가능하기 때문에 어느 정도의 이윤을 취할 수가 있다. 병원과 민간 의료보험회사가 과점시장의 공급자에 속할 것이다.

독점시장에서는 이윤의 극대화가 가능하다. 독점시장에서는 공급자가 하나이며 경쟁자의 시장진입이 완전히 제한되고 공급자의 생산품이나 서비스에 대한 가격통제가 가능하기 때문이다. 신약이나 신의료기술 제품이 이에 해당하며, 넓게 보면 의료서비스산업 전체가 단기적으로는 독점의 성격을 가진다. 독점시장에서 이윤의 최대화는 한계수입과 한계이익이 일치하는 점에서 가격을 결정할 때 발생한다. 한계수입은 마지막 한 단위의 생산품이나 서비스에서 얻게 되는 수입이며, 한계비용은 마지막 한 단위를 생산하는데 소요되는 비용이다. 한계수입이 한계비용보다 큰 점에서 생산을 중단하게 되면 추가 수입 상실로 인한 손실이 발생한다. 반대로 한계비용이 한계수입보다 큰 점까지 생산을 하게 되면 비용 과다로 인한 손실이 발생하게 된다. 특허권이 보장된 신약의 독점가격 결정과 독점이익은 부록에 제시하였다.

4.1.2. 성장최대화 모델

이 모델은 마리스(Marris, R)가 제시한 모델로서, 이 모델은 헬스케어 산업은 몇 가지 이유 때문에 이윤극대화를 추구하지 못한다고 본다.

첫째, 기업의 소유주가 경영권을 완전히 장악하지 못할 경우이다. 이럴 경우 가격과 생산량이 고용된 경영자에 의해 결정되며 경영자는 이윤극대화보다 자신의 만족최대화를 기업 목표로 정할 수 있을 것이다. 즉 이윤극대화보다는 자신의 보수, 권한, 위엄, 자신의 지위 유지와 근무 환경을 최대로 만족시키는데 경영 목표를 둘 수도 있다. 이러한 경우는 소유주가 경영권을 고용된 경영자에게 대부분 위임하였을 경우 발생할 확률이 크다.

둘째, 기업은 이윤극대화보다 이윤만족화를 추구할지 모른다. 이것은 고용된 기업경영자가 이윤을 최대이윤보다 기업소유주가 만족하는 이윤수준으로 정할 경우 성립된다.

셋째, 의료산업의 경우, 환자 진료에 있어 독립적인 권한을 가진 전문 의료인 특히 의사들이 이윤극대화보다는 환자의 만족최대화를 진료의 목표로 삼을 경우 이윤극대화 목표의 달성이 어렵게 된다. 이 경우 의사들이 권한이 커지면 커질수록 이윤극대화 목표는 달성이 어렵게 될 것이다.

넷째, 공공의료기관이나 비영리의료기관의 경우 이윤의 추구보다는 가능한 많은 환자에 대한 적정진료의 제공이 목적일 수 있을 것이다. 이러한 기관의 주 수요자가 저소득층이나 사회적 취약계층일 경우, 이윤최대화는 사실상 달성하기 어렵게 된다.

마지막으로, 정부의 직접적인 가격통제로 인해 의료산업의 이윤극대화 목표는 일반적으로 달성이 어려울 것이다.

위와 같은 이유로 헬스케어 산업은 이윤최대화보다는 성장최대화 모델, 즉 기업의 확장, 생산량의 증가, 시장점유율의 증가를 통한 수입의 증가를 택한다. 이 모델의 장점은 성장최대화를 통한 기업의 확장과 수입의 증가가 기업소유주, 기업경영인과 직원 모두의 만족을 최대화시킬 수 있다는 것이다.

성장최대화는 기업의 내부적 성장과 다른 기업의 인수합병을 통해 이루어질 수 있다. 우리나라의 경우 의료기관은 비영리법인이기 때문에 인수합병이 불가능하나, 영리의료기관이 허용된 국가 특히 미국의 경우 의료기관의 적대적 인수합병도 가능하다. 예를 들면, 미국의 경우 1968년부터 체인병원설립이 시작되어 지금은 많은 병원이 체인형태로 운영되고 있다. 특히 1990년대부터 병원의 대량 합병이 시작되어 대규모 체인병원이 등장하였다. 예를 들면, 1997년에 가장 큰 체인병원인 Columbia/HCA는 두 번째 큰 체인병원인 Tenet을 합병하여 3개국에 475개 병원을 거느리고 시장가격 300억 달러를 능가하는 최대의 대형 체인병원으로 성장하였다.

체인병원은 다른 병원보다 가격경쟁력에서 우위를 보이고 있다. 대량 물품구매에 따른 구입가격 인하, 의료보험회사와의 유리한 가격협상, 신의료기술과 신약에 대한 비용부담 능력과 의료서비스의 중복방지에 따른 비용 절감이 가능하기 때문이다. 이러한 체인식 영리병원에 대해 비영리법인은 환자의 불행으로부터 이익을 취하는 것은 적절하지 않으며 영리병원은 가난한 환자를 기피하기 위해 부유한 지역에 병원을 개설하고, 진료비 지불능력이 없는 환자를 비영리병원이나 국공립병원으로 덤핑을 하고 있다고 비난하고 있다. 이에 대해 영리병원은 우리는 최상의 의료서비스를 효율적으로 제공하고, 세금 납부를 통해 지역사회에 공헌한다고 반박하고 있다.

일반적으로 제약이나 의료기기회사의 인수합병은 보편적인 현상이다. [표 5-4]는 세계적인 제약회사인 화이자(Pfizer)와 글락소 스미스 클라인(Glaxo Smith Kline)이 인수합병을 통해 성장을 최대화한 모델의 전형적 사례임을 보여주고 있다.

[표 5-4] 화이자와 글락소스미스클라인의 인수합병 과정

합병회사명	피합병회사명	시기	새로운 회사명
Pfizer			
Parke-Davis	Warner-Lambert	1970	Parke-Davis, Warner-Lambert
Pharmacia	Upjohn	1995	Pharmacia andUpjohn
Pfizer	Warner-Lambert	2000	Pfizer
Pharmaciaand Upjohn	Monsanto	2000	Pharmacia Corp
Pfizer	Pharmacia Corp.	2003	Pfizer
GlaxoSmithKline			
Beecham Group	SmithKline Beckman Corporation	1989	Smithkline Beecham
Glaxo	Wellcome	1995	Glaxo Wellcome
Glaxo Wellcome	Smithkline Beecham	2000	GlaxoSmithKline

출처 : Morris 외(2007), p.118

4.1.3. 서비스 질 향상 모델

이 모델은 의료수요자는 가격보다 의료서비스의 질에 더 큰 중요성을 부여하기 때문에 의료서비스 질 향상이 가격 인하보다 더 이익이라고 보는 모델이다.

특히 사회보험 형태의 건강보험에서 정부가 진료비 가격을 통제하고, 본인 부담률이 적거나 본인 부담액 상한제가 있을 경우, 환자들은 가격에 대한 부담이 적기 때문에 가격보다 의료서비스 질에 더 큰 비중을 두게 된다. 이런 상황에서 의료공급자는 환자들의 의료서비스 질 평가가 공급자의 수입과 명성을 결정하는 결정적 요소로 작용한다고 보아 의료서비스 질 향상을 통한 경쟁에 치중하게 된다. 이 이론의 대표적인 모델이 뉴하우스(Newhouse) 모델이다.

이 모델에 의하면, 병원은 의료서비스의 양을 최대화하고 질을 최고화하는 것을 목표로 한다는 것이다. 의료서비스양을 최대화한다는 것은 환자 수를 최대화하는 것이며 의료서비스 질을 최고화하는 것은 의사의 진료 능력, 병원의 명성, 환자나 통계적 수치로 측정된 의료의 질 평가, 그리고 시설이나 병원 급식을 최고화하는 것이다.

이 모델의 공식은 다음과 같이 표시할 수 있다.

$$U = f(k, q)$$

여기서 U : 병원의 만족성

k : 의료서비스의 질

q : 의료서비스의 양

이 모델은 병원의 의료서비스 질을 최고화하는 것이 환자 수를 최대화하여 궁극적으로 병원의 명성을 높이고 이것이 다시 환자의 집중 현상을 가져와 다시 명성과 수입을 최대화한다는 것을 나타내고 있다.

4.1.4. 독점증가형 모델

폴리(Pauly)와 세터스웨이트(Satterswaite)가 주장한 이론으로서, 이 모델은 의료서비스를 명성재(reputation good)로 본다. 이 모델에 의하면, 의료소비자는 공급자가 제공하는 의료서비스의 질이 각각 다르지만, 서비스 질에 대한 정보가 부족하고 이를 스스로 평가할 수 있는 능력이 없기 때문에 일반적으로 알려진 공급자의 명성을 보고 공급자를 결정한다는 것이다. 특히 본인과 가족이나 주위의 명성에 대한 의견이 일치할 경우 공급자의 선택이 아주 쉽게 이루어진다는 것이다.

어느 공급자의 서비스의 질이 우수하여 명성이 높고 환자가 집중될 경우 공급자는 독점증가형으로 발전하게 된다. 국제적으로는 암치료병원으로 명성이 높은 엠디 엔더슨(MD Anderson)병원이 이 모델의 예가 될 것이며, 우리나라에서는 명성에 따라 환자가 집중하는 5대 종합병원(Big 5)을 이 모델의 예로 들 수 있을 것이다.

강남성모병원, 삼성의료원, 서울대학교병원, 세브란스병원, 서울아산병원 등 5개 상급종합병원은 2016년부터 상급종합병원 전체 진료비의 1/3 이상을 점유하였고, 2022년도에 지급한 건강보험 급여비는 4조 5,174억 원으로 잔체 상급종합병원의 33.2%, 전체 의료기관 진료비의 7.4%를 차지하였다(표 5-5 참조).

독점증가형 모델에서 독점심화 현상을 나타내는 것이 시장점유율이다. 이 공식은 아래와 같이 표시될 수 있다.

$$Concentration\ ratio = \sum_{i=1}^{n} S_i$$

여기서, S_i는 독점증가형 공급자의 시장점유율

[표 5-5] 5대 상급종합병원의 진료비시장점유율, 2016~2022 (단위 : 억 원, %)

구 분			2016년	2017년	2018년	2019년	2020년	2021년	2022년
급여비	의료기관		380,145	407,752	466,859	523,118	525,703	564,753	614,297
	상급종합		87,030	89,088	112,022	119,701	121,461	134,284	136,262
	빅5	합계	30,838	31,608	39,730	42,341	42,843	45,411	45,174
		입원	20,342	20,241	25,793	26,987	26,960	28,420	27,862
		외래	10,496	11,367	13,937	15,354	15,883	16,991	17,312
점유율 (%)	의료기관대비		8.1	7.8	8.5	8.1	8.1	8.0	7.4
	상급종합대비		35.4	35.5	35.5	35.4	35.3	33.8	33.2

주 1) 지급기준, 점유율= BIG5 급여비 합계/ 전체 의료기관(상급종합병원)의 급여비 합계
2) 의료기관: 약국을 제외한 요양기관
3) 5개 주요 상급종합병원(BIG5): 서울대병원, 삼성서울병원, 서울아산병원, 연대세브란스병원, 서울성모병원
출처 : 국민건강보험공단, 2022 건강보험 주요 통계

4.1.5. 기업 행위 이론

이 이론은 싸이어트(Cyert.R.M)와 마치(March.J.G)가 개발한 이론으로서 크게 보면 성장 최대화 모델과 유사한 이론이다. 기업은 복합적 조직체로서 복합적인 목표와 의사결정 단위를 가진다는 것이다. 예를 들면, 기업은 소유주, 경영자, 직원, 고객 그룹이 있으며 이들은 각각 다른 목표를 추구한다. 소유주는 최대의 이익을 원할 것이며, 경영자는 최고의 보수와 권한, 사회적 권위를 목표로 할 것이며, 직원은 최고의 보수와 근무 여건, 그리고 소비자는 값싸고 질 높은 상품이나 서비스를 선호한다는 것이다.

이 이론에서 기업의 목표는 각 조직 구성원들과의 협상에 의해 결정된다고 보기 때문에 소유주와 경영자는 기업의 목표를 이윤의 극대화보다는 구성원 모두의 요구를 만족시키는 목표로 설정할 것이다. 병원을 예를 들면, 병원장은 소유주가 만족할 만한 수준의 이윤을 목표로 정하고 의료인에게는 만족할 만한 수준의 진료 여건과 보수를 제공하는 것을 목표로 정할 것이다. 반면에 병원 행정가들은 수입의 극대화와 효율적인 병원 경영과 만족할 만한 수준의 보수와 근무 여건을 동시에 추진할 것이다.

부록 1 : 신약의 독점이윤

- 특허가 보장된 신약의 경우 가격은 공급자는 생산량을 조절하여 한계수입(marginal revenue, MR)과 한계비용(marginal cost, MC)이 일치하는 점(E)에서 생산량(Q)을 결정할 것이다.
- 그러나 신약의 공급자는 가격을 한계수입과 한계비용이 일치하는 점에서 결정하는 대신 수요자의 지불용의점인 수요곡선에서 찾아 결정한다(점E'). 이 가격이 독점가격으로서 이윤을 극대화하는 가격이 된다.
- 이 가격에서 실제 총생산비용은 생산원가와 기업의 생존에 필요한 최소한의 이윤이 계상된 평균비용(Average Cost, AC)에 총생산량을 곱한 값이 된다. 아래 그림의 경우 사각형$OP_1E''Q$가 된다.
- 따라서 신약의 공급자는 총수입(OPE'Q)에서 총비용($OP_1E''Q$)를 뺀 부분($P_1PE'E''$)을 독점이윤으로 취할 수 있게 된다.

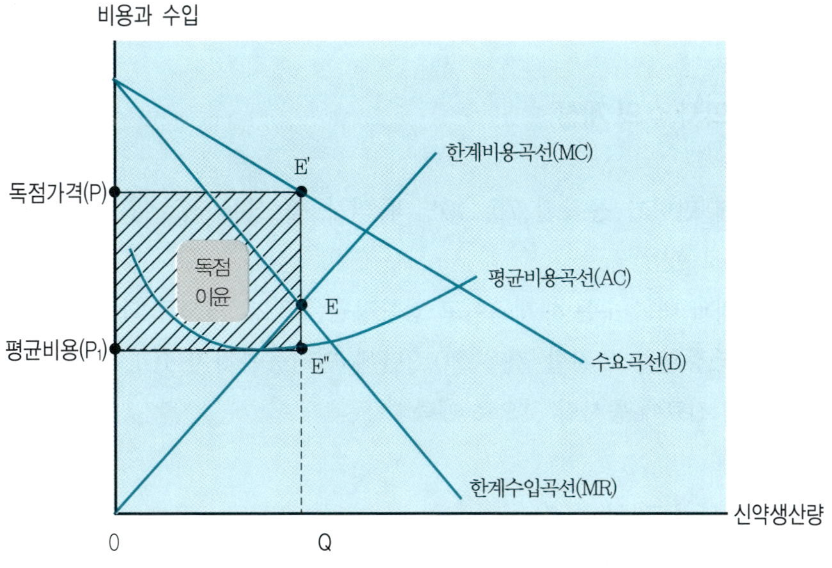

부록 2 : 한국의 의사 수에 대한 연구 실례

적정 의사 수에 대한 실제적인 연구는 우리가 그 연구 방법을 이해할 뿐 아니라, 다른 의료 인력의 적정 수에 대한 연구에도 적용될 수 있는 방법이기 때문에 여기서는 한국보건사회연구원에서 1998년도에 실시한 "의사 수의 수급전망에 관한 연구"를 실례로 제시하고자 한다. 물론 이 연구결과는 정책으로 실행되지 않았지만 앞에서 설명한 전문적 계산 방법에 따른 적정 의사 수를 계산한 하나의 좋은 실례가 된다.

1. 의료 이용량 추계

의료 이용량 추계는 연간 국민 1인당 입원, 외래 진료일수 × 총인구로 계산. 예를 들어 2002년도의 국민 1인당 입원과 외래 진료일수가 각각 1.23일과 9.33일이고 총인구가 4,800만명이라고 가정할 경우 입원, 외래 이용량은 다음과 같이 계산

- 입원 : 1.23일 × 4,800만 명 = 5,904만 건
- 외래 : 9.33일 × 4,800만 명 = 4억 4,784만 건

2. 진료가능한 의사 수의 계산

- 2002년도에 면허가 등록된 75,110명의 의사 중 실제 진료에 종사하는 의사는 65,510명으로 파악
- 2001년도 의과 대학 수는 41개교이고 입학정원은 3,253명으로 확인
- 현재의 입학정원을 유지할 경우 2012년에 면허등록자가 101,388명이고, 이중 88,664명이 진료에 종사할 것으로 예측

3. 적정 수의 의사 수 계산

- 의사의 진료일 수는 연간 265일로 계산
- 저위추계에서는 의사 1인당 1일 진료 환자 수를 42명으로 계산
- 중위추계에서는 매년 의사 1인당 1일 진료 환자 수를 감소시켜 2002년 36명, 2007년 35명, 2012년 33명으로 계산

■ 고위추계에서는 의사 1인당 1일 진료 환자 수를 중위 추계치의 95% 수준으로 결정

4. 결과

■ 저위추계에서는 2002년부터 공급이 과잉임
■ 중위추계에서는 2007년부터 공급이 과잉임
■ 고위추계에서는 2012년부터 공급이 과잉임

5. 정책 건의

현 의과대학 입학정원을 유지할 경우 2012년부터 어떠한 기준에 의하건 의료수요에 비해 의사 공급이 과잉될 것으로 예측되므로, 의과대학의 입학정원을 감축할 필요가 있음

연 도	진료가능일수(265일)		
	2002	2007	2012
의사 – 공급			
면허등록	75,110	88,582	101,388
가 용	72,018	85,028	97,334
진 료(A)	65,510	77,443	88,664
의사 – 수요(B)			
저위추계	56,485	62,815	68,482
중위추계	65,952	74,593	82,732
고위추계	69,443	78,613	87,007
수급차(A–B)			
저위추계	9,025	14,628	20,182
중위추계	△442	2,850	5,932
고위추계	△3,933	△1,170	1,657

주 : 저위추계 : 92년 의사1인당 1일 환자 42명 진료량 기준 계산
중위추계 : 앞으로의 진료일수, 진료시간 감소경향을 고려하여 1일 환자진료량 계산(2002:36명, 2007 : 35명, 2012:33명 진료)
고위추계 : 중위추계치의 95% 수준으로 결정
출처 : 한국보건사회연구원(1998), p.83

제 6 장

6 의료가격

Price of Medical Care

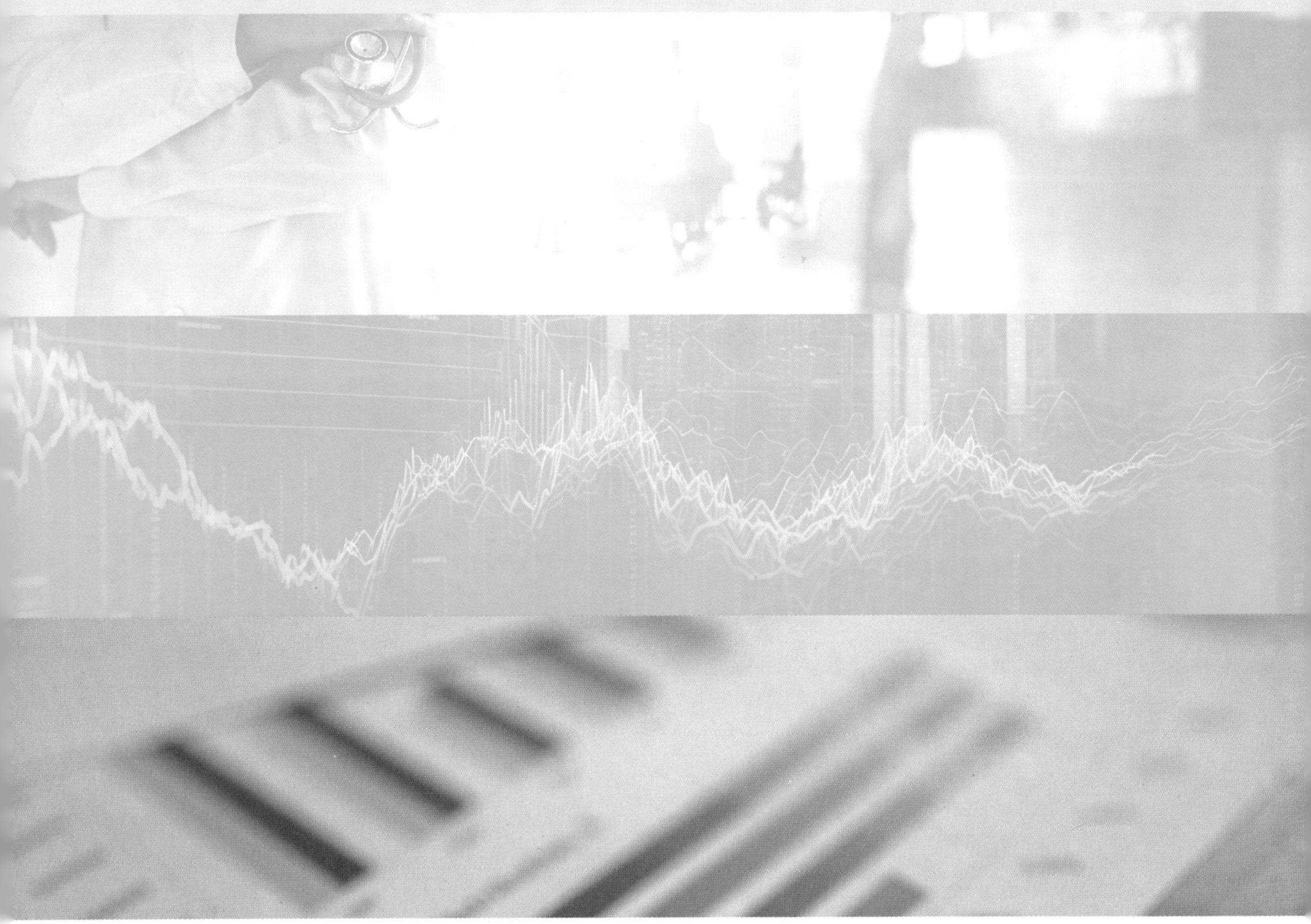

제 6 장

의료가격
Price of Medical Care

"의료가격은 행정가격이다."

1. 가격의 종류

일반상품과 서비스의 가격은 시장에서의 수요와 공급에 의해 결정된다. 수요가 공급보다 크면 가격이 상승하고, 공급이 수요보다 크면 가격이 하락한다. 따라서 가격은 수요자와 공급자 사이의 거래를 이루어지도록 하는 매개체로서 아담스미스가 언급한 "보이지 않는 손"으로서의 역할을 하는 것이다. 가격은 공급자의 수와 공급자의 시장에 대한 지배력에 따라 완전경쟁 가격과 불완전경쟁 가격으로 분류할 수 있다.

1.1. 완전경쟁 시장가격

완전경쟁 가격은 수요자와 공급자가 자유롭게 시장에서 경쟁할 때 성립되는 가격으로서, 어느 누구도 가격에 영향을 줄 수 있을 정도의 수요량과 공급량을 독점적으로 가지고 있지 못할 경우에 성립되는 이상적 가격이다. 예로서는 공급자가 수없이 많은 쌀이나 채소와 같은 농산물 가격을 들 수 있을 것이다. 완전경쟁 가격에서는 이윤이 조금이라도 있는 한 새로운 공급자가 참가하거나 기존 공급자가 생산시설을 확대하여 공급량이 증가하게 됨으로 궁극적으로 가격은 상품이나 서비스를 생산하는데 소요된 평균비용과 같아진다. 따라서 완전경쟁 가격 하에서는 이론적으로 공급자는 이윤이 전혀 없는 가격으로 상품이나 서비스를 공급할 수밖에 없는 최악의 경우도 상상할 수 있다.

1.2. 불완전경쟁 시장가격

불완전경쟁 시장가격에는 독점가격, 과점가격, 독점적 경쟁가격이 있다. 독점가격은 공급자가 하나뿐이고 수요자가 다수인 시장에서 성립되는 가격인데, 전철, 기차, 수돗물 그리고 신약 가격이 이에 해당된다. 독점가격에서는 공급자는 경쟁자가 없기 때문에 이윤의 극대화를 추구한다.

과점가격은 공급자가 소수인 경우에 성립되는 가격이다. 과점에서 공급자들은 담합을 통해 가격을 결정하거나 한 공급자가 가격을 인상하면 다른 공급자가 이를 따르는 선도가격제를 통해 이윤을 최대화하려는 경향을 보인다. 대표적인 과점가격은 세계적 카르텔(cartel)인 석유수출국기구(OPEC)에서 결정하는 OPEC석유가격으로서 일종의 담합 가격이다. 과점가격에서 공급자는 공급량을 조절하여 높은 가격을 유지하는데, 카르텔이 공급에 독점성을 가질 경우 독점가격을 통해 이윤을 나누어 가지게 된다. 독점적 경쟁가격은 공급자가 상당수 있으나 공급자가 차별화된 상품이나 서비스를 생산하기 때문에 다소간의 독점적 지배력을 가지는 가격을 말한다. 예로는 의료서비스 가격을 들 수 있다.

2. 의료가격

2.1. 의료가격 가설

의료가격이 수요와 공급에 의해 정해지지 않기 때문에 의료가격의 결정에 대하여는 세 가지 가설이 있다. 첫째는 목표소득가설로서 의료가격은 병 · 의원 운영자가 목표로 하는 수입을 달성하는 수준에서 결정된다는 것이다. 이 경우 목표 소득은 순이익으로서 다른 병 · 의원의 이익이나 비슷한 수준에 있는 다른 전문가의 수입을 비교하여 결정한다는 것이다. 이 가설은 공급자가 임의로 의료 공급량과 가격을 결정할 수 있다는 것을 전제로 한다. 여기에 대하여는 앞장에서도 언급하였으므로 상세한 설명은 생략하기로 한다. 두 번째 가설은 독점 가격설로서 의료서비스는 대체서비스가 없기 때문에 독점적 성격을 가지며, 의료수요자가 의료에 대하여 무지하기 때문에 공급자가 의료가격과 의료

공급량을 이윤을 최대화할 수 있는 수준에서 결정한다는 것이다. 이 가설도 공급자가 임의로 의료 공급량과 가격을 결정할 수 있다는 것을 전제로 한다. 세 번째 가설은 행정가격설로서 의료가격은 공급자가 시장에서 임의로 가격을 결정하는 것이 아니고 정부가 직접 가격을 결정하거나 행정지침을 통해 가격결정에 절대적인 영향력을 행사한다는 것이다.

의료가격은 시장가격으로 결정되지 않고 행정가격으로 결정된다. 의료가격이 시장에서 결정되지 않고 행정가격으로 결정되게 하는 주요 요인에 대하여는 앞에서 설명하였기 때문에 생략하겠다. 행정가격 제도로서의 의료 가격은 분류 방법에 따라 여러 가지로 나눌 수 있고 대부분의 국가는 여러 가지 형태의 의료 가격 중 실정에 맞는 가격 제도를 혼합하여 사용한다.[1)]

2.2. 공정가격 제도와 계약가격 제도

2.2.1. 공정가격 제도

공정가격 제도(official price system)는 정부가 가격을 정하는 제도로서 세 가지 형태를 생각할 수 있다. 첫째 형태는 정부가 직접 가격을 정하는 형태이다. 이것은 국가 의료보장제도를 채택하고 있는 국가에서 실시하는 가격 제도로서 국가가 의료인을 고용하거나 계약에 의해 가격을 정하므로 사실상 정부가 가격을 정하게 된다. 영국이 좋은 예가 될 것이다. 둘째 형태는 정부가 건강보험을 실시하면서 공정가격을 정하는 경우이다. 과거 한국과 일본의 의료보험 수가가 좋은 예로서 건강보험 가격과 가격의 인상률은 정부나 공적인 기구에서 정하고 공정가격의 준수를 위하여 진료비를 심사하는 기구를 두기도 한다. 셋째 형태는 극빈층이나 특수한 계층에 대해 국가가 예산으로 의료보장을 할 경우 국가가 별도의 가격을 결정하는 경우이다. 과거 한국의 의료보호 수가 제도가 하나의 예가 될 것이다.

---

1) Sherry A. Glied, Mark V. Pauly, "Medical Care Prices and Output", Handbook of Health Economics, Volume 1, 2002.

의료서비스의 가격 책정과 생산량 간의 관계를 분석한다. Glied와 Pauly는 의료서비스 가격이 수요에 미치는 영향을 평가하며, 의료 비용이 급등하는 원인으로 기술 발전, 고령화, 보험 구조 등을 설명한다. 가격 책정 메커니즘과 의료서비스 공급의 경제적 함의를 논의하는 이 논문은 의료 가격 형성의 경제적 기초를 설명하는 중요한 자료이다.

2.2.2. 계약가격 제도

계약가격 제도는 보험자와 공급자 간의 계약에 의해 결정되는 의료가격이다. 계약가격 제도는 여러 가지 형태로 이루어질 수 있다. 첫째는 총액 계약가격 제도를 실시하는 경우로서 이 가격제도에서는 보험자가 보통 일년치 진료비 총액을 공급자나 공급자 단체와 미리 계약하여 지불하는 제도이다. 독일이 대표적 국가로서 보험자를 대표하는 질병금고연합이 입원진료의 경우 병원 협회와, 외래진료일 경우 의사협회와 계약을 통해 일년치 진료비 총액을 사전에 계약한다. 병원 협회와 의사 협회가 계약된 진료비를 소속 병원과 의원의 진료 실적에 따라 지불한다.

이러한 총액 계약가격 제도는 몇 가지 장점이 있다. 먼저 과잉 진료와 진료비 허위청구를 방지할 수 있다. 진료비의 총액이 결정되어 있기 때문에 진료비 지불 자체가 제로섬 게임이 된다. 즉 한사람이 더 많은 진료비를 가져갈 경우 다른 사람이 더 적은 진료비를 받을 수밖에 없다. 독일의 경우 총액 계약제에 따라 의료서비스의 단위가격은 통제되지만 진료량은 제한되지 않는다. 의사들은 더 많은 진료량을 공급함으로써 수익을 올릴 수 있지만, 모든 의사들이 진료량을 증가시킬 경우 이미 정해진 진료비 총액 때문에 진료 단위 가격은 그 만큼 낮아지게 된다. 이러한 문제를 방지하고 진료비의 공정한 배분을 위하여 진료행위 심사제도를 가지고 있다. 환자 1인당 진료비가 평균진료비 수준을 넘는 의사들은 진료행위심사(medical practice review)의 대상이 된다. 예를 들면, 진료비가 평균진료비의 5%에서 15%를 초과하는 경우 진료내용에 대한 해명서를 제출하여야 한다. 평균진료비의 15%에서 25%까지 초과하는 경우 동료 의사와 질병금고 대표자로 구성되는 위원회에서 진료의 의학적 타당성에 대한 설명을 하여 승인을 받아야 하며, 25% 이상인 경우에는 25% 초과 진료비 전액을 삭감당하게 된다.

총액 계약가격 제도에서는 진료비 지불은 소속 회원 간에 합의된 진료비 기준에 따라 지불되고 진료비의 심사도 제3자가 아닌 동료에 의한 심사(peer review)를 받기 때문에 정부와 공급자 간, 보험 관리자와 공급자 간의 분쟁의 소지가 최소화된다. 또한 계약가격 제도는 공급자의 지역 간 불균형을 시정할 수 있다. 공급자가 집중된 도시의 경우 새로운 병원과 의원의 개원은 기존 병원과 의원의 견제를 받게 될 것이며, 의료시설이 적은 농어촌 지역의 병원과 의원 개설에 대해 가격상 인센티브를 줄 경우 공급자의 지역 간 불균형을 어느 정도 해소할 수 있을 것이다. 마지막으로 총액 계약가격 제도는 의료비의 급격한 증가를 억제할 수 있는 제도이다. 매년 진료비 총액인상률을 보험료 인상률이나 물가 인상률과 연동시킴으로써 급격한 국민 의료비 억제책이 될 수 있다. 물론 이 경우 계약 당사자인 공급자와의 합의가 필요할 것이다.

둘째는 보험자인 건강보험공단이나 건강보험 조합이 병원, 의원 또는 공급자단체와 계약을 통해 가격을 결정하는 형태이다. 스위스의 경우 각 보험자가 병원, 의원과 계약을 통해서 가격을 결정하며, 미국의 HMO(Health Maintenance Organization)는 외래진료의 경우 그룹 개업의와 환자 1인당 정액으로 계약가격 제도를 채택하고 있다. 한국도 형식상 계약가격 제도를 채택하고 있어 국민건강보험공단과 공급자 단체인 의사협회, 병원협회, 치과의사협회, 한의사협회, 간호협회, 약사회가 건강보험 수가를 계약하도록 하고 있으나 해마다 보험자와 공급자 간에 계약이 잘 이루어지고 있지 않아 건강보험정책심의위원회가 일부 공급자에 대한 진료비 인상률을 결정하고 있는 실정이다.

2.3. 가격의 형태

진료비 가격결정 기준이 무엇이냐에 따라 가격 제도를 인두제(capitation system), 행위별 가격제도(fee-for-service system), 질병별 정액제(case payment system), 계약가격제(contract price system)로 나눌 수 있다.

2.3.1. 인두제

인두제는 등록한 인구수나 방문한 환자 수에 따라 일정액의 진료비를 지불하는 가격제도로서 주로 외래환자에 대한 진료비 가격제도로 사용되고 있다. 대표적으로 영국의 외래진료에서 사용하고 있는데 가정의들은 등록한 인구수에 따라 일정액의 보수를 받고, 진료한 환자에 대해서는 일정한 행위별 수가를 받는다. 이 제도의 장점은 질병 예방을 중시하고 진료비 억제가 가능하다는 것이며 단점은 공급자의 높은 도덕심이 없을 경우 과소진료나 쉬운 환자만 치료하고 치료가 가능한 환자도 병원으로 이송하여 환자의 불만이 높을 수 있다는 것이다.

2.3.2. 행위별 가격제도

행위별 가격제도는 진료비용을 제공한 의료서비스와 재료의 양에 따라 계산하는 가격

제도로서 세계 대부분의 국가에서 입원이나 외래진료에 일반적으로 적용하고 있는 가격제도이다. 예를 들면, 환자의 진찰, 검사, 치료, 수술, 투약, 주사와 같은 행위에 대한 가격과 환자의 치료를 위해 투입된 약이나 의료 재료의 가격을 모두 합산하여 진료 가격을 결정한다. 따라서 제공한 서비스의 양이나 투입된 약과 의료재료의 양이 많으면 많을수록 진료비가 증가하게 되므로 공급자는 가능한 한 많은 서비스를 제공하려고 한다. 이 제도의 장점은 수요자가 충분한 의료서비스를 받을 수 있고 공급자는 시설, 장비, 인력에 대한 투자를 통해 의료서비스의 질을 높인다는 것이다. 단점은 투자와 의료서비스의 증가로 진료비 억제가 어렵다는 것과 과잉진료로 인한 문제가 생길 수 있다는 것이다. 상대가치 가격제도는 행위별 가격제의 한 형태이다.

2.3.3. 질병별 정액제

질병별 정액제는 행위별 가격제의 단점을 보완하기 위해 나온 제도로서 정해진 질병의 치료에 대하여는 정액의 진료비만 지불하는 가격제도이다. 예를 들면, 맹장염의 경우 제공된 의료서비스나 입원 기간에 상관없이 200만 원만 지불한다는 것이다. 따라서 이 가격제도에서는 공급자는 꼭 필요한 의료서비스와 약을 제공하고 가능한 한 입원일수도 줄여 진료비를 최소화시키기 위해 노력하게 되며 수요자는 불필요한 진료비 감소를 통해 가격 인상을 억제하는 효과를 얻게 된다. 이러한 질병별 정액제의 가장 좋은 예가 포괄수가제(Diagnostic Related Groups, DRG)이며, 현재 우리나라에서는 7개 질병군-수정체 수술, 편도선수술, 항문수술, 탈장수술, 맹장수술, 자궁수술, 제왕절개수술에 대하여 포괄수가제도를 실시하고 있다. 행위별 가격제도, 인두제, 질병별 정액제, 총괄 계약제에 대한 일반적 장단점은 [표 6-1]에 요약하여 제시하였다.

[표 6-1] 가격 형태의 장 · 단점

가격 형태	장 점	단 점
행위별 수가제	충분한 의료서비스의 제공 의료서비스의 재량권 보장 신의료기술, 신약개발촉구 원만한 의사와 환자 관계 유지	진료비의 증가 과잉진료 가능 공급자와 보험자 간의 갈등, 예방활동 저조 진료비 지불절차의 복잡
인두제	과잉진료 방지 낮은 진료비용 예방활동 중시 의료인 수입 평준화 행정절차의 간편화	의료서비스의 최소화 고위험, 고비용 환자 기피 환자 이송 증가 의사와 환자 간의 갈등

질병별 정액제	진료비 증가 억제 진료의 표준화, 적정화 진료비 지불절차 간소화	의료서비스의 최소화 의료서비스의 자율성 감소 신의료기술, 신약개발 억제 요인
총액계약제	총진료비의 예측과 억제 가능 표준진료, 근거중심 의료 채택이 가능 동료심사제도를 통해 과잉진료의 자율적 억제가 가능	총진료비 계약을 둘러싸고 보험자와 공급자 간의 갈등 발생 가능 신의료기술 · 신약사용의 억제
상대가치 가격제	진료비 산정의 합리성과 현실성 가격을 계약에 의해 결정할 경우 총괄계약제 장점 일부 도입 가능 일반적으로 행위별 수가제의 장점과 같음	행위별 수가제의 단점과 일반적으로 같음 가격을 계약에 의해 결정 시 보험자와 공급자의 갈등 발생 가능

2.3.4. 진료비 지불 방식

진료비 지불 방식은 진료비를 누가 지불하느냐에 따라 환자 직불 방식(direct payment system)과 제3자 지불 방식(the third party reimbursement system)으로 분류할 수 있다. 환자 직불 방식은 환자가 진료비 총액을 먼저 지불하고, 뒤에 보험자나 보험회사로부터 진료비 총액 중 일정률을 상환받는 방법이다. 제3자 지불 방식은 환자는 진료비 중 본인 부담액만 지불하고 나머지 진료비는 뒤에 보험자나 보험회사가 병원과 의원에게 지불하는 제도이다. 사회보험은 대부분 제3자 지불제도를 채택하고 있으며 민간보험은 양자 중 택일하여 진료비를 지불한다.

3. 한국의 의료가격

3.1. 임의 수가 제도

1977년 의료보험이 시작되기 이전에 한국의 의료가격은 임의 수가 제도로서 공급자가 임의로 가격을 정하는 제도였다. 1951년도에 제정된 국민의료법에서는 진료비는 소관 지방행정의 장의 인가를 받아야 한다고만 규정하여 인가권자가 명확하지 않았다. 의료법으로 개정된 1962년부터는 서울특별시장 또는 도지사의 인가로, 1965년부터는 보건사회부 장관의 인가, 1973년에는 다시 서울특별시장 또는 도지사의 인가 사항으로 변경되었다.

그러나 법에서는 진료비에 대해 정부의 인가를 받아야 한다고 규정하고 있었으나, 구체적으로 어떻게 진료비를 결정하는지에 대한 지침이 전혀 없었다. 일부에서 진료비의 상한액만 제시하는데 그쳤다. 따라서 진료비가 각 의료기관마다 다르고 진료비의 상한액이 정해져 있었으나 이것이 지켜지지 않았기 때문에 공급자가 임의로 가격을 결정할 수 있어 진료비가 일반 생활 수준에 비해 매우 비싸 독점가격의 형태를 띠었다. 특히, 약값이 전체 진료비에서 차지하는 비율이 매우 높아 전체 진료비의 약 1/3을 차지하였다.

3.2. 의료보험 수가

3.2.1. 의료보험 수가의 특징

1977년 7월 1일 의료보험 실시를 위해 정부는 공정가격 제도인 의료보험 수가제도를 만들었다. 의료보험 수가의 가장 중요한 특징은 의료서비스를 기술 행위와 물질로 나누어 원가 계산을 하였다는 것이다. 기술 행위에는 진찰, 검사, 진단, 수술, 치료, 재활 및 물리치료, 정신 치료, 출산 진료 등으로 대분류한 후 다시 행위를 세부적으로 분류하여 각각의 행위에 대하여 수가를 결정하였다. 물질은 약품을 비롯한 검사재료, 치료재료, X-선 필름과 병 · 의원 운영에 소요되는 행정비용이 포함되었는데 진료비 중 약값이 차지하는 비중이 높은 관계로 약품 가격은 별도로 결정하여 고시하였다.

둘째, 특징은 각 진료과목별로 진료행위의 난이도, 빈도, 시술 시간을 조사한 후 각 항목에 가중치를 부여하여 각 항목 별로 1,000점을 최고점수로 하여 행위별 점수를 부여한 후 총 점수에 점수당 단가를 곱하여 진료비를 계산하였다. 예를 들면, 갑상선 수술의 경우 난이도의 가중치가 5, 시술시간 가중치가 3, 빈도 가중치가 2이고 난이도의 점수가 1,000, 시술시간 점수가 668, 빈도의 점수가 1,000일 경우 총 점수는 9,004점이 된다.

난이도 점수:	5.0×1,000 =	5,000
시술시간 점수:	3.0× 668 =	2,004
빈 도 점수:	2.0×1,000 =	2,000
총 점:		9,004

점수당 단가가 200원일 경우 진료비는 1,800,800원(9,004×200원)이 된다. 여기에 약품비, 재료비 등을 더하면 총 진료비가 계산된다.

셋째, 의료보험 수가는 병 · 의원이나 지역에 구분 없이 일괄적으로 적용되었으나, 기술행위료에 대하여는 의료기관 별로 차등하여 가산율을 적용하였다. 예를 들면, 3차병원 30%, 종합병원은 23%, 병원 17%, 의원은 13%의 가산율을 부여하였다.

마지막으로 의료보험 가격의 인상률은 정부가 결정하였다. 매년 인상률을 결정하기 위하여 표본 병 · 의원을 선정하고 입원, 외래별 수입과 지출을 파악하여 다음 연도의 수입과 지출을 계산한 후, 총 수입과 지출이 균형을 이루는 선에서 인상률을 결정하였다. 물론 지출에 의료기관의 적정이윤을 계산하였다. 그러나 의료보험 수가는 공공요금으로 분류되어 있어 수리적으로는 보건복지부에서 인상률을 결정하였으나, 최종 인상률은 물가 정책을 담당하는 재정경제부와 협의를 통해 결정하였다. 결과적으로 의료보험 수가는 소비자 물가와 연계하여 조정되었다. 1977년 의료보험 실시 이래 정부의 매년도 의료보험 수가 인상률은 부록을 참고하기 바란다. 2000년도에 세 번에 걸쳐 수가를 인상한 것은 의약분업 실시에 따른 의료계의 반발을 완화시키기 위한 것으로 이것이 의약분업 이후의 건강보험 적자의 중요한 요인으로 작용하였다.

3.2.2. 의료보험 수가의 영향

의료보험 가격제도의 실시는 의학과 의료제도 전반에 심대한 영향을 가져왔다. 무엇보다 의료보험 가격제도가 원가에 기초한 공적 가격제도이기 때문에 진료로 인한 수입과 이윤이 정해지게 되었다. 이것은 건강보험 급여에 포함된 진료과목은 공정가격에 따라 가격이나 인상률이 통제되는 반면, 건강보험급여에 포함되지 않는 진료과목은 공급자가 가격을 정할 수 있는 임의 가격 제도가 되어 양자 간에 가격이나 진료 수입에 있어 커다란 격차가 발생하였다. 따라서 의과대학생들은 전문 과목 지원에 있어 의료보험 가격제도에 포함되지 않아 임의로 가격을 정할 수 있는 전문 과목을 선호하게 되어 한방, 치과, 성형외과, 피부과 등이 새로이 선호되는 전문 과목으로 부상하고 내과, 외과, 소아과, 산부인과 같이 의료보험 가격의 통제를 받는 주요 진료과목의 지원을 기피하는 결과를 가져왔다.

또한 의료공급자는 의료보험 가격에서 제외되는 진료, 즉, 고가 장비나 신의료기술을 사용하는 진료를 선호하게 되었으며, 같은 진료행위라도 이익이 많은 진료를 선택하는 경향을 가져왔다. 예를 들면, 진료비가 적은 정상 분만보다 비싼 제왕절개를 선호하여 한국의 제왕절개 시술이 세계에서 가장 높은 국가에 속하는 결과를 가져왔다. 이러한 높은 제왕절개 분만율을 낮추기 위해 2012년에 제왕절개 분만을 포괄 수가에 포함시켜 정액제 가격을 실시하고 있다. 그러나 현재도 산모의 출산연령이 높아진 점 등 여러 가지 복합적 요인으로 한국의 제왕절개 분만율은 세계에서 가장 높은 수준에 속한다. OECD Health Statistics 2023에 의하면 2020년 한국의 제왕절개 분만율은 약 53.8%로서 OECD 평균 28%의 약 1.9배에 달한다. 또한 공급자 측에서는 의료보험 진료가격에 재투자 비용과 교육훈련비 등을 포함시키지 않아 의학 발전을 방해하고, 낮은 진료가격이 궁극적으로 국민에게 수준 높은 의료서비스를 제공하는데 장애요인으로 작용하고 있다는 비판이 제기되었다.

3.3. 상대가치 가격제도

3.3.1. 상대가치 가격제도 도입 이유

2001년부터 의료보험이 건강보험으로 명칭이 바뀜과 동시에 가격제도도 공정가격 제도에서 계약가격 제도로 변경되었다. 그리고 가격체계도 의료서비스 별로 독립적인 가격을 결정하는 의료보험 가격체계를 표준질병의 가격에 대하여 상대가격을 결정하는 상대가치 가격체제로 전환하였다. 의료보험 수가를 상대가치 가격제도로 바꾼 이유는 다음과 같다.

첫째, 의료보험 수가의 인상은 보건복지부가 재정경제부와의 협의를 통해 결정하였다. 이것은 당시 의료보험 수가가 공공요금으로 분류되어 있었고 공공요금의 인상에 대하여 각 부처 장관은 재정경제부장관과 협의하도록 되어있었기 때문이다. 재정경제부는 보건복지부의 의견이나 전문연구기관에서 의료기관 경영수지 분석을 통해 제시한 의료보험 수가 인상률보다는 물가 정책과 관련시켜 의료보험 수가 인상률을 결정하였다. 결과적으로 매년 의료보험 수가 인상률이 의료기관의 요구율에 미치지 못하였고 이에 대한 의료계의 불만이 높았다.

둘째, 의료보험 수가 인상률이 결정되면, 정부가 각 의료행위별로 인상폭을 결정하였다. 이때 의료보험 수가와 원가에 불균형이 심각하다고 판단되는 의료행위의 인상에 우선권을 두었으나, 수가를 인상할 때마다 각 의료행위 간에 인상률에 대한 문제가 제기되었다.

의료행위 간 가격의 불균형은 특정 진료과의 위축을 가져와 의료 왜곡을 초래할 수 있기 때문에 의료행위 간 가격 불균형을 시정하기 위하여 미국에서 개발한 상대가치점수 체계(Resource Based Relative Value Scale, RBRVS)가 도입되었다. 미국의 상대가치

점수 체계는 메디케어에서 진료비 보상 제도로 사용되고 있으며, 민간보험에서도 진료비 결정방법으로 널리 사용되고 있다. 상대가치점수 체계는 의사업무량 상대가치, 진료비용 상대가치, 의료사고 위험도 상대가치로 구성되어 있다.

의사업무량 상대가치는 의사들의 전문적 서비스와 관련된 가치로 행위 시간과 강도를 고려하여 결정된다. 행위 강도는 육체적 노력, 의료기술, 정신적 노력 및 판단력, 스트레스 등을 고려하여 결정된다. 업무량 상대가치는 미국 하버드대학의 Bill Hsiao 교수가 개발한 “magnitude estimation” 방법을 사용하는데, 이것은 임의의 기준 의료행위에 100점을 부여한 후, 이 기준 행위와 비교하여 다른 의료행위의 상대적인 수치를 정하는 방법이다. 진료비용 상대가치는 의사들의 인건비를 제외한 나머지 의료 인력들의 인건비와 재료비, 장비비, 기타 관리 비용에 대한 보상을 위한 것이다.

위험도 상대가치는 의료사고에 따른 비용을 보상하기 위한 것으로, 진료과목별 전국 평균 의료사고 보상 보험료를 기준으로 하여 산출한다. 미국의 상대가치 보상 제도는 위에서 정한 의사 업무량 상대가치, 진료비용 상대가치, 의료사고 위험도 상대가치에 상대가치 점수당 단가인 환산지수를 곱하여 진료비를 산정한다.

건강보험에 새로 도입된 상대가치 가격제도도 의사의 업무량, 진료에 투입된 자원의 양과 진료의 위험도를 고려하여 산정하는 방법을 채택하고 있다. 의사의 업무량은 의료행위를 수행하는데 실제 소요되는 업무량 시간과 업무량 강도에 해당되는 육체적 노력, 정신적 노력, 스트레스의 세 가지 요인을 측정하여 결정된다. 자원의 양은 의사들의 인건비를 제외한 의료인력의 인건비와 재료비, 의료장비 감가삼각비, 행정인력 인건비, 사무용품비, 통신비, 전력료 등 관리 비용으로 구성되며, 각 의료행위에 배분하여 개별 의료행위의 진료 비용을 계산한다. 진료의 위험도는 진료과목별로 의료사고 관련 비용을 조사하여 산출한다.

상대가치 가격제도에 있어 진료비 계산은 의사의 업무량, 자원의 양, 진료의 위험도를 고려하여 산정한 상대가치점수에 상대가치 점수당 단가인 환산지수를 곱하여 계산한다. 환산지수가 의료서비스 공급자에게는 진료비 수입의 크기를 국민에게는 의료비 부담을 결정하는 변수가 된다. 의약품이나 치료 재료는 상한금액을 품목별로 고시하고 상한금액 범위내에서 실제 거래된 가격을 진료비에 계상하게 된다. [표 6-2]에서는 예시로서 몇 가지 질병의 상대가치를 점수로 표시하였다. 이 중 상대가치 점수가 가장 높은 것이 흉부외과의 판막 성형술로써 14,123점이고 가장 적은 것이 단순 사시 수술로써 2,101점이다. 의사의 업무량이 가장 많은 것이 위암 수술이고, 진료비용이 가장 큰 것이 판막 성형술이며, 위험도가 상대적으로 큰 것도 판막 성형술이다. 각 질병별 의료 가격은 각 질병별 상대가치 점수에 환산지수를 곱한 것이다. 물론 병원과 의원은 환산지수가 조금씩 다르기 때문에 차이가 있을 수 있다.

[표 6-2] 상대가치 가격의 산정 예

행위명	업무량 점수	진료비 점수	위험도 점수	상대가치 점수
인공 고관절 치환술	1,239	6,087	363	7,689
판막 성형술(삼첨판)	795	12,226	1,102	14,123
위암 절제술	2,198	8,667	654	11,519
갑상선 수술	578	2,826	160	3,564
간 부분 절제술	507	5,819	281	6,607
체외충격파 쇄석술 [신,요관결석 또는 담석, 췌석]	325	9,162	20	9,507
제왕절개술	1,055	2,793	301	4,149
단순 사시 수술	720	1,347	34	2,101

진료행위별 상대가치점수는 보건복지부 고시를 통해 발표하고 있는데 2024년 고시에 포함된 급여 상대가치 점수는 의료행위를 기본진료료, 검사료, 영상진단 및 방사선 치료료, 주사료, 마취료, 투약 및 조제료, 이학요법료, 처치 및 수술료, 치과 처치 · 수술료 등으로 분류하고 각 분류에 포함되는 세부적인 행위에 대한 상대가치 점수를 정하고 있다. 검강보험심사평가원에서 발간한 건강보험요양급여 비용에 고시 내용이 수록되어 있다.

3.3.2. 가격의 계약

건강보험 가격은 계약가격제이기 때문에 매년 보험자인 국민건강보험공단과 공급자인 의약관계단체 간에 계약을 통해 결정하게 된다. 2001년부터 2006년까지는 국민건강보험관리공단과 의약단체를 대표하는 요양급여비용협의회 간에 점수당 단가를 계약하는 체계였다. 그러나 현재는 양자 간에 정해진 기간까지 계약이 이루어지지 않을 경우, 근로자, 사용자와 지역주민을 대표하는 가입자 대표 8인, 의료계 및 약업계 단체를 대표하는 공급자 대표 8인, 공익대표 6인으로 구성된 건강보험정책심의위원회에서 점수당 단가를 결정하도록 되어 있다.

상대가치 가격제도는 2000년부터 의료기관 구분 없이 단일 환산지수가 적용되어 왔다. 그러나 병원과 의원의 경영형태가 다르고 치과, 한방과 약국의 의료형태가 다른데 모든 병원, 의원과 약국에 동일한 가격에 의한 진료비 계약은 여러 가지 문제를 제기시켰다. 무엇보다도 의료기관별로 진료행위에 필요한 인력, 장비, 시설, 관리 비용 등 투입요소가 다르므로 이를 보상하기 위한 인상률이 달라야 한다는 것이다. 고급 인력과 장비 그리고 대규모 시설을 가진 병원과 소규모의 인력과 장비를 가진 의료기관과의 사이에는 당연히 진료비용이 다르므로 당연히 진료가격도 달라야 한다는 것이다. 이러한 문제점을 개선하기 위해 2008년부터 병원, 의원, 치과의원, 한의원, 보건기관, 조산원, 약국을 구분하여 계약을 체결하는 의료기관 유형별 계약제도를 채택하고 있다.

건강보험 가격에 대한 계약은 2001년부터 시작하였으나 2016년도를 제외하고 모든 계약이 결렬되어 2001년도는 건강보험심의조정위원회에서 그 이후는 의료수요자, 공급자 대표와 공익위원으로 구성된 건강보험정책심의위원회에서 계약이 결렬된 의료기관의 가격 인상률을 결정하였다.

상대가치 가격제도를 통해 건강보험 진료비를 이해당사자인 의약계와 보험자가 계약을 통해 가격 인상률을 결정할 수 있게 되었다. 그러나 매년 진료비 인상에 대한 계약이 결렬됨으로써 진료비 인상률이 사실상 정부에 의해 결정되고 있는 것은 현재의 의료가격 제도가 형식상 계약가격 제도일 뿐 실제적으로는 공정가격 제도와 가깝다고 할 수 있을 것이다. 현재의 상대가치 가격제도는 의료행위가 타당하게 분류되고 의료행위 간에 상대적 가치가 균형을 이루고 각 의료행위의 실제 진료비용과 위험도가 정확히 계산된다면 가장 합리적인 가격제도의 하나로 인정될 수 있을 것이다. 그러나 현재는 보험자와 의료공급자가 의료행위에 대한 분류나 의료행위 간의 상대가치 평가에 있어서의 합의보다는 진료비 인상률에 대한 계약에 중점을 두고 있고 그마저도 합의를 이루지 못하고 정부가 사실상 인상률을 결정하고 있어 의료공급자의 불만 요인이 증가하고 있다.

한국의 건강보험은 전국민이 가입되어 있기 때문에 수요의 독점으로 인해 보험자가 공급자에 대해 어느 정도 대등한 지위를 가지고 있다고 할 수 있다. 특히, 한국의 건강보험은 국민건강보험공단이 보험업무를 관리하는 단일 보험자 체계이기 때문에 의료공급자에 대한 교섭력이 상대적으로 강할 수 있다. 또한 진료비 심사를 담당하고 있는 건강보험심사평가원도 보험자의 재정지원에 의해 운영되기 때문에 보험자를 지원할 수 밖에 없다. 이와 같은 상황에서의 가격 계약은 현실적인 진료비용의 보상보다는 의료수요자의 부담을 최소화하는 것이 목적인 보험자의 의도에 따라 추진될 가능성이 있다. 이것은 적절한 보상의 미흡으로 의료계의 불만뿐 아니라 장기적으로 의료의 발전을 저해할 수도 있다.

따라서 보험자와 공급자는 공동으로 참여하는 심의 기구를 만들어 의료행위를 합리적으로 분류하고, 의료행위 간에 상대적 가치를 정확히 파악하여 균형을 이루도록 하고, 각 의료행위의 실제 진료비용을 계산하는 방법을 찾아야 할 것이다. 이렇게 되면 보험자와 공급자 간의 진료행위별 가격에 대한 사전 합의가 이루어져 매년 진료비 계약은 보다 용이하게 이루어질 것이며, 명실상부한 계약가격 제도로 발전할 수 있을 것이다.

3.3.4. 총액 계약제 도입 이슈

장기적으로 우리나라도 독일방식의 총액 계약제를 실시하는 것을 검토할 필요가 있다. 사실상 우리나라는 총액 계약제 실시를 위한 대부분의 여건이 조성되어 있다. 현재 건강보험수가는 매년 보험자인 국민건강보험공단과 의료공급자 단체 간에 계약을 통해 정하고 있고, 이 계약을 통해 환산지수 인상률 즉 수가 인상률이 각 공급자 단체별로 정해지고 있다. 단지 행위별 수가제 하에서 수가 인상률만 정하고 입원과 외래 진료비 총액을 정하지 않는다는 것이 독일식 총액 계약제와 우리나라 계약제의 가장 중요한 다른 점이다. 한국은 그동안 건강보험을 실시해 오면서 축적한 진료비 통계 자료에 의거해 매년 총 입원진료비와 외래진료비뿐 아니라, 의료행위별 평균진료비도 파악할 수 있고 예측도 할 수 있기 때문에 병원과 의사단체와의 합의가 있으면 입원, 외래별로 총액 계약제를 실시할 수 있을 것으로 본다.

부록 : 연도별 건강보험 수가 인상률

연도별 건강보험 수가 인상률

인상 연월	건강보험 수가	
	인상률(%)	누적지수
1977. 7	–	100.00
1978	0	100.00
1979. 1	20.75	120.75
1979. 7	11.14	134.20
1980. 5	19.38	160.21
1981. 6	16.60	186.80
1982. 6	7.10	200.07
1983. 1	4.00	208.07
1984	0.00	208.07
1985. 3	3.00	214.31
1986. 6	3.00	220.74
1987	0.00	220.74
1988. 2	12.20	247.67
1989. 7	9.00	269.96
1990. 2	7.00	288.86
1991. 7	8.00	311.97
1992. 4	5.98	330.63
1993. 3	5.00	347.16
1994. 8	5.80	367.29
1995. 4	5.80	388.59
1995. 12	11.82	434.53
1996	0.00	434.53
1997. 1	5.00	456.25
1997. 9	9.00	497.32
1998. 7	3.50	514.72
1999. 11	9.00	561.05
2000. 4	6.00	594.71
2000. 7	9.20	649.42
2000. 9	6.50	691.63
2001. 1	7.08	740.60
2002. 4	△2.9(인하)	719.12
2003. 1	2.97	740.48

인상 연월	건강보험 수가	
	인상률(%)	누적지수
2004. 1	2.65	760.11
2005. 1	2.99	782.83
2006. 1	3.58	810.86
2007. 1	2.30	829.50
2008. 1	1.94	845.60
2009. 1	2.22	864.37
2010. 1	2.05	882.09
2011. 1	1.64	896.56
2012. 1	2.20	916.28
2013. 1	2.36	937.90
2014. 1	2.36	960.04
2015. 1	2.26	981.16
2016. 1	1.99	1000.68
2017. 1	2.37	1024.40
2018. 1	2.28	1047.76
2019. 1	2.37	1072.59
2020. 1	2.29	1097.15
2021. 1	1.99	1118.98
2022. 1	2.09	1142.37
2023. 1	1.98	1164.99
2024. 1	1.98	1188.05

주) 2023-2024 인상율은 고시된 인상율임

자료출처 : 건강보험관리공단, 2024 상반기 건강보험주요통계

제7장

7

국민 의료비

National Health Expenditure

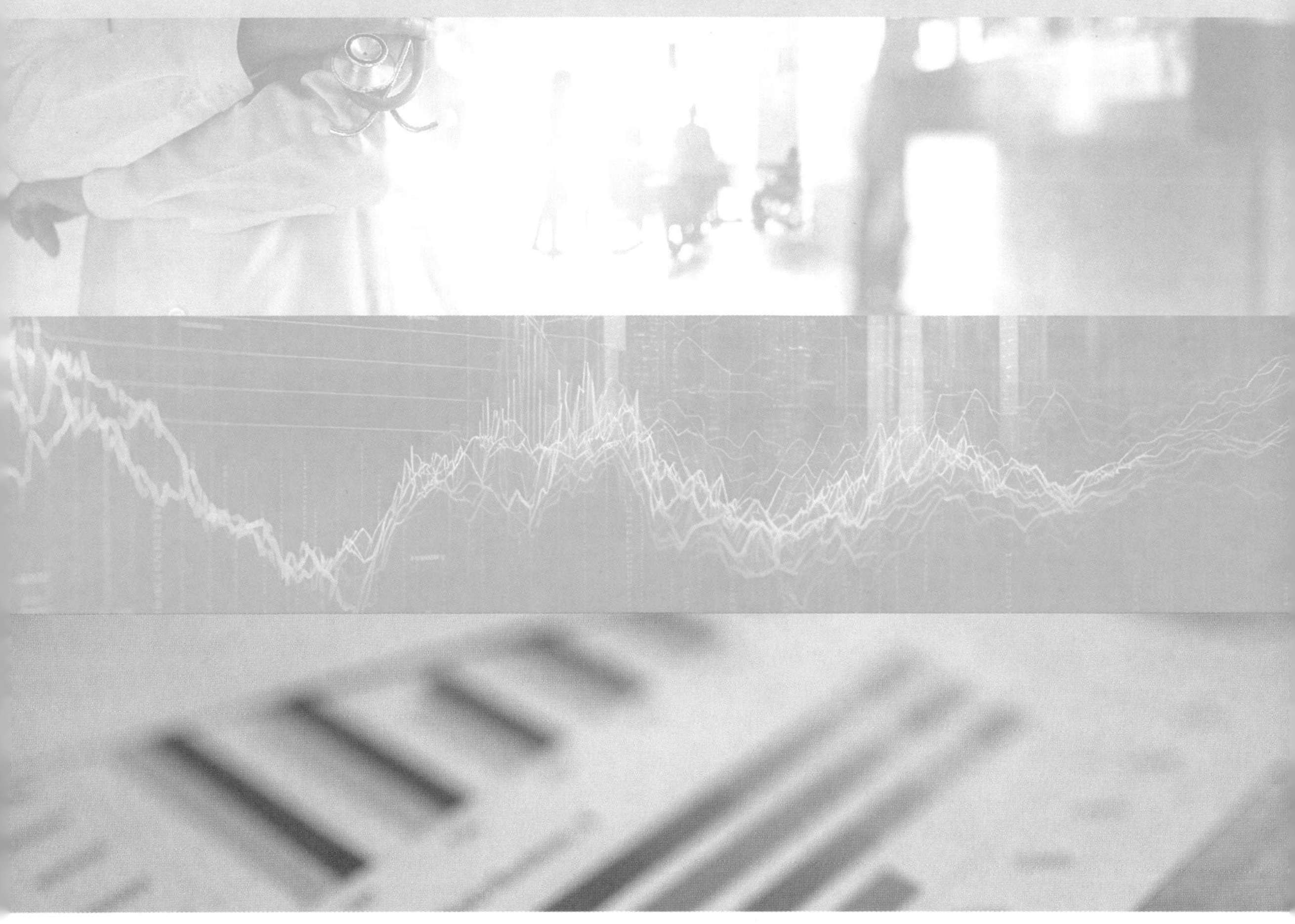

제 7 장

국민 의료비

National Health Expenditure

"국민 의료비는 국민소득의 증가와 같이 증가한다."

1. 국민 의료비의 중요성

1.1. 국민 의료비에 대한 견해

OECD는 국민 의료비를 건강 향상, 질병 예방, 질병치료 등을 위해서 의료와 간호지식과 기술을 적용하는 활동에 지출한 의료비 총액으로 정의한다. 국민 의료비와 관련하여 가장 중요한 것은 국민 의료비의 적정선이 어느 수준이냐는 것이다. 여기에 대하여는 두 가지 주장이 있다. 첫째는 의료서비스의 공급자인 의사의 주장이다. 의사들은 인간 생명을 가장 중요시하기 때문에 환자의 치료를 위하여는 최대의 의료서비스를 제공하여야 하며, 질병의 치료를 위하여 최상의 노력을 하는 것을 의무로 알기 때문에 의료비용을 억제하는 것은 비인도적이라고 생각한다. 또한 환자들도 최고의 의료서비스를 받기를 원하기 때문에 의료서비스는 전문가인 의사의 판단에 맡겨야 하며, 의료에 있어서 경제적 비용과 효과를 너무 강조해서 의료비 지출을 억제해서는 안된다고 주장한다. 이에 비해 경제학자들은 효율적인 자원의 이용면에서 경제개발이나 교육, 환경 등 다른 분야와의 비용과 효과를 비교하여 국가 전체면에서 더 큰 이익을 가져다주는 분야에 우선 투자하여야 한다고 주장한다. 또한 일반 국민 특히 건강보험 가입자들은 세금이나 보험료 부담을 줄이기 위하여 국민 의료비 억제를 주장한다.

이론적으로 국민 의료비의 적정선은 비용-효과에 대한 경제적 판단과 인간 생명을 존중하는 의료인의 직업 윤리를 모두 만족시키는 선에서 결정되어야 할 것이나 실제적으로 국민 의료비의 적정선이 어느 수준인지에 대한 해답은 없다. 단지 국내총생산(GDP: Gross Domestic Product) 중 국민 의료비 지출이 많을 경우 경제개발, 교육, 환경 등에 대한 투자가 제한되어 지속적인 경제성장을 방해하게 됨으로, 국민 의료비는 각 나라의 경제 수준에 적합한 수준에서 결정되어야 할 것이라는 제언이 있을 뿐이다.[1)]

국내총생산은 일정기간 동안 한 나라에서 생산한 모든 최종 재화와 서비스를 화폐가치로 나타낸 것인데 국제적 비교를 가능하게 하기 위해 주로 달러 가치로 표시한다. GDP에는 그 해에 생산된 가시적 물건인 음식, 옷, 주택, 자동차 등 재화와 의료서비스 등 비가시적인 서비스를 모두 포함한다. 그러나 해당 기간 이전에 생산된 의류, 주택, 중고차 등은 제외되며, 국내에서 생산된 것만 계산하기 때문에 그 나라 주민이 해외에서 생산한 재화나 서비스는 포함되지 않는다. 예를 들면, 한국기업이 외국에서 생산한 자동차나 TV는 GDP에서 제외된다. 그 나라 주민이 해외에서 생산한 재화와 서비스도 모두 포함하는 것이 국민총생산(Gross National Product, GNP)이다. 예를 들어 한국인이 외국에서 벌어들인 임금이나 한국기업이 외국에서 생산한 자동차나 TV도 모두 한국의 총생산에 포함시키는 개념이다. 미국을 포함한 대부분의 나라에서는 국내 생산활동이 주로 자국민에 의해 이루어져서 GDP와 GNP가 거의 같고, 해외에서 생산되는 재화와 서비스가 내국민의 후생에 직접적인 영향을 가져오지 않기 때문에 일반적으로 GDP를 사용하고 있다.

GDP에는 명목(nominal) GDP와 실질(real) GDP가 있는데 명목 GDP는 생산된 재화와 서비스 가치를 현재 가격으로 계산한 것이고, 실질 GDP는 생산된 재화와 서비스 가치를 기준연도 가격의 불변가격으로 환산한 것이다. 가격상승으로 인한 GDP증가율을 제외하고 순수한 재화와 서비스의 생산량 증가를 계산하기 위해서는 실질 GDP를 사용한다. 단순 예를 들면, 2010년도에 햄버거 1개의 값이 3,000원이고 1억 개를 생산했다면 햄버거의 GDP는 3,000억 원이다. 2013년도에 햄버거 가격이 4,000원이고 2억 개를 생산했다면 명목 GDP는 8,000억 원이 된다. 그러나 2012년도 가격을 기준연도 가격으로 하여 실질 GDP를 계산하면 3,000원×2억 개 = 6천억 원이 된다.

---

1) World Bank, “Universal Health Coverage and Health Outcomes: A Framework for Policy Action”, 2017.

보편적 건강보험(UHC) 도입이 국가의 건강 결과와 경제적 성과에 미치는 영향을 분석한다. 보고서는 UHC를 통한 건강 접근성 확대가 노동 생산성을 향상시키고, 경제 성장을 촉진할 수 있음을 실증적으로 보여준다. 세계은행은 각국의 경제적 상황에 맞는 UHC 모델을 제시하며, 보건 지출의 경제적 이점을 설명한다.

1.2. 국민 의료비 측정

국민 의료비를 측정하는데 주로 사용되는 중요한 지표는 GDP에서 보건의료비가 차지하는 비율과 1인당 의료비 지출액이다. 국민 1인당 GDP는 어느 나라 국민이 건강, 교육, 사회복지와 지적 우월성 면에서 어느 정도 수준인가를 나타내는 종합 지표이다. 따라서 GDP에서 국민 의료비가 차지하는 비율이 클수록 국민의 건강에 대한 관심이 크다는 것을 나타내며, GDP에서 국민 의료비 지출 비율이 크면 클수록 국민의 건강수준이 일반적으로 높다는 것을 의미한다. 대부분의 선진국이 이에 해당한다.

국민 의료비는 GDP의 증가와 같이 증가한다. 이것은 소득의 증가가 개인들이 건강에 따른 관심을 증대시키고 이것이 건강을 위한 운동이나 건강식품에 대한 지출을 증대시킴은 물론 의료서비스를 이용할 수 있는 능력을 향상시키기 때문이다. 국가도 조세수입의 증대로 공공의료나 공적 의료보장제도, 상하수도와 같은 위생 분야에 대한 투자를 증가시킬 수 있게 되어 궁극적으로 헬스케어부문에 대한 투자가 증가하는 것이다. GDP에 대한 국민 의료비 비율의 시계열적 변화를 보면 대부분의 국가에 있어서는 GDP 중 국민 의료비의 비율이 증가하는 현상을 나타내고 있다. 이것은 1인당 GDP와 1인당 의료비 사이에 정의 상관관계가 있다는 것을 보여주고 있다.[2)]

[표 7-1]에서 볼 수 있는 바와 같이 OECD국가의 경우 GDP 대비 평균 국민 의료비 비율이 1960년도에 3% 수준이던 것이 1970년에는 5%, 1980년에 6%, 1990년 7%, 표에는 없지만 OECD자료에 의하면 2001년도에 8% 수준에 도달한 후, 계속 증가하여 2021년에 9.7%를 기록하여 곧 10% 수준에 진입할 것으로 예측되고 있다.

미국의 경우 1960년대 이후 국민 의료비 지출비율이 계속 증가하여 2021년도에 유일하게 17% 이상을 지출한 국가로 기록되고 있다. 2017년도에 GDP 대비 국민 의료비 지출 비율이 10% 이상인 국가는 일반적으로 인정되고 있는 선진복지국가들이다. 한국은 2021년도에 지출률이 9.3%로써 OECD 회원국 평균비율 9.7%보다는 낮으나 2000년도부터 국민 의료비 증가율이 OECD 국가에서 가장 높은 국가 중 하나로 인정받고 있다.

---

2) David E. Bloom, David Canning, Mark Weston, "The Economic Case for Universal Health Coverage", The Lancet, 2015.

보편적 건강보험이 경제 성장과 복지에 미치는 긍정적 영향을 분석한 연구이다. Bloom과 공동 저자들은 UHC 도입이 질병 예방과 건강 개선을 통해 경제적 부담을 경감시킬 수 있으며, 노동 생산성 증가를 통해 경제 성장을 촉진할 수 있다는 실증적 근거를 제시한다. 이 연구는 각국이 보건 시스템 개혁을 통해 경제 성과를 높이는 데 중요한 자료로 활용된다.

[표 7-1] OECD 국가의 GDP 대비 국민 의료비 비율

구분	1960	1970	1980	1990	2000	2010	2021
그리스	–	6.1	6.6	7.4	9.9	9.6	9.2
네덜란드	–	–	7.5	8.0	8.3	10.4	11.4
노르웨이	2.9	4.4	7.0	7.7	7.7	8.9	9.9
뉴질랜드	–	5.1	5.9	6.9	7.8	9.7	10.1
덴마크	–	–	9.1	8.5	8.4	10.4	10.8
독일	–	6.2	8.7	8.5	10.6	11.0	12.9
룩셈부르크	–	3.6	5.9	6.1	5.5	7.0	5.7
멕시코	–	–	–	4.8	5.6	6.0	6.1
미국	5.0	6.9	8.7	11.9	13.1	16.4	17.4
벨기에	–	4.0	6.4	7.4	8.7	9.9	11.0
스웨덴	–	6.9	9.1	8.4	8.4	8.5	11.2
스위스	4.9	5.5	7.4	8.3	10.4	10.7	11.8
스페인	1.5	3.6	5.4	6.7	7.4	9.0	10.7
슬로바키아	–	–	–	–	5.5	7.8	7.8
아이슬란드	3.0	4.7	6.2	8.0	9.3	8.8	9.7
아일랜드	3.7	5.1	8.4	6.1	6.3	10.5	6.7
영국	3.9	4.5	5.6	6.0	7.3	8.5	12.4
오스트리아	4.3	5.1	7.4	7.0	7.6	10.1	12.1
이탈리아	–	–	–	7.9	8.1	9.0	9.4
일본	3.0	4.5	6.5	5.9	7.6	9.2	11.3
체코	–	–	–	4.7	6.6	6.9	9.5
캐나다	5.4	7.0	7.1	9.0	8.9	10.6	12.3
튀르키예	–	–	3.3	3.6	6.6	5.1	4.6
포르투갈	–	2.6	5.6	6.2	9.2	9.8	11.1
폴란드	–	–	–	4.9	5.7	6.4	6.4
프랑스	3.8	5.4	7.1	8.6	9.3	10.7	12.3
핀란드	3.8	5.6	6.4	7.8	6.7	8.9	10.3
한국	–	–	–	4.5	4.7	6.5	9.3
헝가리	–	–	–	–	7.1	7.6	7.4
호주	4.1	–	7.0	7.8	9.0	8.5	10.6
리투아니아	–	–	–	–	–	6.7	7.8
에스토니아	–	–	–	–	–	6.3	7.5
이스라엘	–	–	–	–	–	7.0	7.9
라트비아	–	–	–	–	–	6.1	9.0
슬로베니아	–	–	–	–	–	8.6	9.5
평균	3.8	5.1	6.9	7.1	7.9	8.8	9.7

출처 : OECD, Health Data Statistics 2013, 2023
주1) 2021년 GDP대비 국민 의료비 비율:칠레 9.3, 콜롬비아 9.0 코스타리카 7.6

국민 의료비의 증가가 국민들의 건강수준에 미치는 영향은 선진국과 후진국에 따라 다르다. 후진국의 경우 국민 의료비, 전염병 예방과 치료, 일차 보건사업에 대한 지출은 그 효과가 크고 혜택을 받는 인구가 많기 때문에 의료비 지출이 건강수준 향상에 미치는 효과가 매우 크다. 그러나 소득이 일정수준에 이르면 의료비가 국민의 건강수준에 미치는 영향은 급속히 감소되고 대신 직업이나 소득계층에 따른 건강 불평등이 더 큰 문제점으로 대두된다. 선진국의 국민 의료비 지출은 치료 특히 심혈관 질환, 암, 비만, 당뇨병과 같은 퇴행성 질환의 치료와 노인성 질환의 치료가 큰 몫을 차지하기 때문에 그 효과가 개인적이고 전체 국민의 건강수준에 미치는 영향이 매우 적다. 따라서 선진국의 경우 후진국과 달리 국민 의료비의 억제가 국가의 주요 정책으로 채택되고 있다.

2. 국민 의료비의 구성

2.1. 공공 재원과 민간 재원

재원을 기준으로 할 때 국민 의료비는 공공 재원(public finance)과 민간 재원(private finance)으로 구분할 수 있다. 공공 재원은 정부 재원과 사회보장 재원으로 구성되어 있으며, 민간 재원은 개인 부담(out-of-pocket payment), 민간보험부담(private health insurance), 고용주가 직접 제공하는 의료서비스와 기타 자선단체에서 제공하는 급여(benefit)로 구성된다. 국민 의료비를 기능적으로 분류하면 치료비용, 장기요양비용, 검사 및 진단과 같은 보조 서비스 비용, 약제비와 공중보건 및 행정비용으로 구분할 수 있다.

정부가 의료서비스의 재원을 책임진 국가에서는 정부예산이 주된 공공재원이 되며, 사회보험 재원 조달 방식을 가진 국가에서는 사회보험료와 정부지원금이 주된 재원이 된다. 2021년도에 35개 OECD국가의 경우 공공재원이 정부와 의무가입 보험 재정이 진료비의 76%를 부담하고 나머지 24%를 민간 재원에서 부담한 것으로 나타나고 있다.

OECD 국가 중 공공 재원 부담이 평균보다 높은 국가는 미국, 서유럽의 선진국가들과 일본, 뉴질랜드 등이다. 미국은 전통적으로 민간보험 위주의 의료보장체계를 가지고 있어 공공 재원의 부담률이 낮았다. 2013년 OECD 지표에 의하면 2011년도에 공공 재원 지출 비중이 47.8% 였으나 2021년도에는 83.6%로 공공 재원 지출 비중이 대폭 증가하였다. 이것은 의료보장체계의 개혁에 따라 의무가입 건강보험의 비중이 확대된 결과로 볼 수 있다. 한국은 2021년도에 공공 재원 비중이 62.3%로 가장 낮은 하위 그룹에 속하고 있다.

[표 7-2] 국민 의료비 중 정부 · 의무가입제도 비중(단위: %)

	2016	2021[2)]
호주	68.8	71.9
오스트리아	74.0	78.3
벨기에	76.8	77.6
캐나다	69.8	72.9
칠레	58.5	63.0
콜롬비아	76.1	78.4
코스타리카	75.1	74.5
체코	84.3	86.4
덴마크	84.2	85.2
에스토니아	74.6	76.4
핀란드	76.2	79.8
프랑스	83.0	84.8
독일	84.4	85.5
그리스	61.4	62.1
헝가리	68.1	72.5
아이슬란드	81.5	83.7
아일랜드	72.5	77.4
이스라엘	63.3	68.2
이탈리아	74.4	75.5
일본	84.0	84.9
한국	**57.9**	**62.3**
라트비아	55.9	69.5
리투아니아	66.6	68.6
룩셈부르크	83.6	86.0
멕시코	51.3	50.2
네덜란드	81.2	85.0
뉴질랜드	78.7	80.3
노르웨이	85.4	85.6
폴란드	69.3	72.5
포르투갈	61.7	63.2
슬로바키아	80.4	79.7
슬로베니아	72.7	73.7
스페인	71.6	71.6
스웨덴	84.3	85.9
스위스	66.6	67.7
튀르키예	78.4	78.8
영국	80.6	83.0
미국	82.8	83.6
평균[1)]	**73.7**	**76.0**

주1) 2016년과 2021년(혹은 인접 과거 연도) 통계가 있는 38개국의 평균임
2) 호주와 일본은 2020년 수치임

출처 : OECD, Health Statistics 2023

의료서비스별 의료비 점유율은 국가마다 다르다. 이것은 의료비는 의료공급자의 수와 분포, 공급자에 대한 경제적 유인, 주된 질병의 특성에 따라 결정되기 때문이다. 대부분의 국가에서 기능적 구성에 있어 가장 큰 부분을 차지하는 것은 치료비용이며, 다음이 약제비, 장기요양비의 순이다. 공중보건과 행정비용은 예방접종, 건강에 관한 홍보와 관리 운영비용으로 구성되어 있다.

3. 국민 의료비 증가 원인

3.1. 건강보험

국민 의료비 증가에 가장 큰 영향을 미치는 요인은 건강보험이다. 일반적으로 건강보험은 환자가 전체 진료비 중 본인 부담률만 지불하게 됨으로 진료비 가격 인하 효과를 가져온다. 또한 건강보험이 전 국민에게 적용되고 본인 부담률이 제로이거나 매우 낮을 경우 국민들의 의료서비스 이용에 대한 경제적 장애물이 없어져 모든 국민들이 자유롭게 또는 경쟁적으로 의료서비스를 이용하게 되어 증가한 의료수요가 국민 의료비 증가를 초래한다. 이것은 건강보험이 개인이 대가를 지불하고 이용하여야 할 개인적 의료서비스를 누구나 자유롭게 이용할 수 있는 공공재적 특성으로 전환시키기 때문이다. 특히 건강보험료가 소득에 부과될 경우, 소득 공유 효과에 따라 보험 가입자는 자신의 소득과는 상관 없이 동등한 의료서비스를 받게 되어 소득 계층별로 의료이용에 차이가 없게 되는 것이다.

3.2. 노인 인구 증가

고혈압, 심혈관질환, 암, 당뇨, 치매와 같은 노인성 질환은 장기적인 진료를 요하기 때문에 다른 인구층에 비해 노인 의료비 지출이 크다. 여기에 대하여는 한국의 국민 의료비에서 한국의 예를 들어 설명하겠다.

3.3. GDP의 증가

일반적으로 국민 의료비의 크기는 GDP의 크기에 비례하게 됨으로 국민 1인당 GDP가 증가하면 1인당 의료비 지출액도 증가하게 된다. 이것은 소득 증가가 의료비 지출 능력을 증대시키고, 이것이 의료시설과 기술에 대한 투자를 촉진하기 때문이다. 특히 국민들은 현재의 소비수준을 현재의 소득에 의해 결정하기보다는 장래의 소득을 고려하여 결정하기 때문에 장래에 소득 증가가 있을 것으로 예측될 경우 단기적인 부채가 예상되더라도 의료서비스에 대한 소비를 증가시킨다. 중요한 것은 의료비 증가율이 소득의 증가율보다 크다는 것이다. 소득이 증가하면 인간자본인 몸값이 상승하게 된다. 따라서 사람들은 질병으로 인한 소득 상실을 줄이고 향상된 사회적 지위를 유지하기 위해 건강에 더 많은 투자를 하게 된다. 연봉이 2,000만 원일 때와 1억 원일 때의 건강에 대한 투자는 당연히 다를 것이다. 또한 선진국의 경우 의료비 지출 규모는 주로 건강보험이나 국가의 의료보장 예산에 의해 결정된다. 건강보험 재정이나 국가 의료보장 예산의 크기는 개인의 소득에 기준한 보험료나 조세의 크기에 의해 결정되므로 결과적으로 국민 의료비의 크기는 국민소득의 크기에 의해 결정되는 것이다.

[그림 7-1]은 2010년도 OECD 국가에 있어 1인당 GDP와 1인당 의료비 지출액과의 상관관계를 나타낸 것이다. 이 그림은 미국과 룩셈부르크를 제외하고는 1인당 GDP가 클수록 1인당 의료비 지출액도 크다는 것을 보여주고 있다. OECD 국가의 1인당 GDP와 국민 의료비에 대한 회귀분석의 결과 2010년도의 경우 1인당 GDP의 국민 의료비에 대한 결정력이 72%(R=0.7203)에 달하는 것으로 나타났다. 이것은 국민 의료비 지출은 72%가 국민소득에 의해 결정된다는 것을 말해주고 있다.

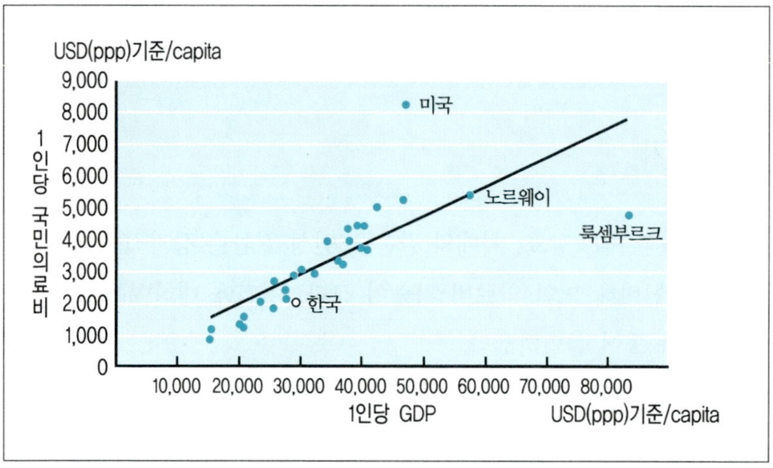

[그림 7-1] OECD 회원국의 1인당 GDP 및 1인당 국민 의료비(2010년)

주 : 터키(2008), 이스라엘(2009), 슬로베니아(2009), 일본(2009), 호주(2009), 룩셈부르크(2009), 국가는 2010년도 자료 미제출로 각 국가의 이용 가능한 가장 최근 자료를 이용하였음

출처 : 의료정책연구소 (2013), 보건의료통계분석

[그림 7-2]는 2021년도에 6개 대륙에서 선정된 국가의 1인당 GDP와 1인당 국민 의료비 지출액의 상관관계를 나타낸 것이다. 이 그림도 1인당 GDP가 클수록 1인당 의료비 지출액이 크다는 것을 보여주고 있는데 1인당 GDP와 1인당 의료비 지출액이 거의 정비례한다는 것을 나타내고 있다. 1인당 GDP가 적은 아프리카 국가가 가장 적은 1인당 국민 의료비를 지출하고 있는 반면 미국, 캐나다 등 북아메리카가 가장 높은 1인당 국민 의료비를 지출하고 있다.

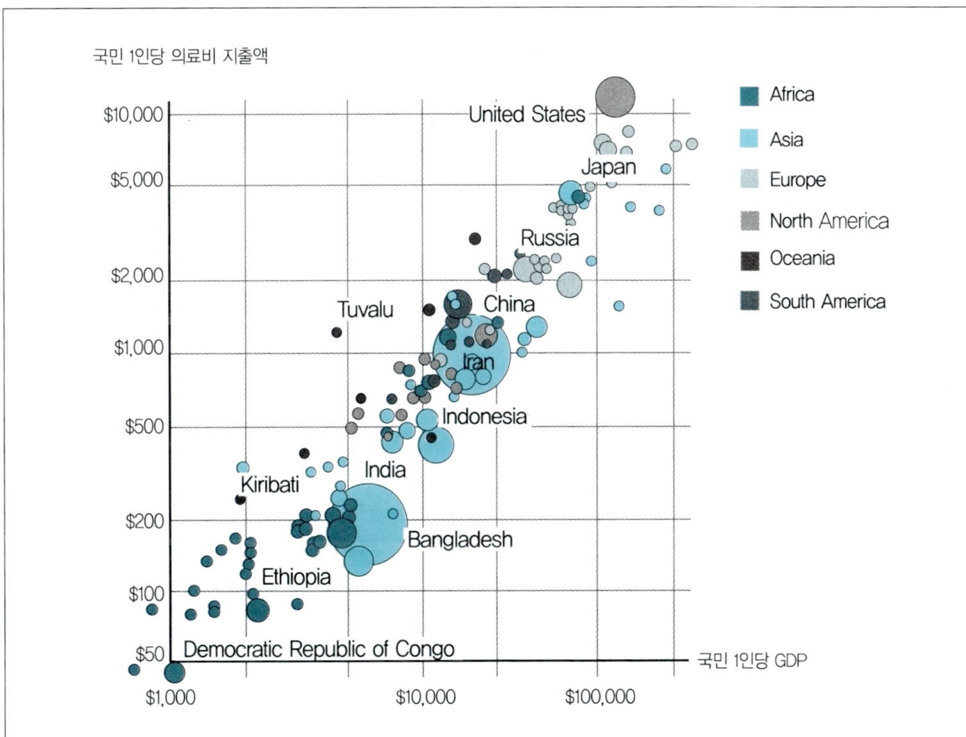

[그림 7-2] 국민 1인당 GDP와 국민 1인당 의료비
출처 : Our World in Data

3.4. 기타 요인

첫째, 의료 생산비용의 증가이다. 고급 의료에 대한 수요의 증가는 신의료기술이나 고급 장비에 대한 투자의 필요성을 증대시킨다. 또한 병원은 병원의 명성을 향상시켜 새로운 고객을 확보하기 위해서 의료시설과 장비의 현대화, 고급화에 주력하게 됨으로 의료생산비용을 증가시킨다. 특히 의료산업이 노동집약적 산업이기 때문에 의료 인력의 증가와 임금인상은 직접적인 의료 생산비용의 인상을 가져온다.

둘째, 신종전염병의 발생과 질병범위의 확대이다. 에이즈(AIDS/HIV), 사스(SARS), 조류독감(Avian flu), 돼지독감(Swine flu)과 같은 신종 전염병의 발생과 특히 2019년에 발생한 COVID-19 Pandemic이 가져온 의료비와 사회경제적 비용은 상상을 초월한다는 것을 우리는 실제경험을 통해 알고 있다.

마지막으로, 예방 활동의 부족으로 인한 치료위주의 의료, 진료비 보상제도 특히 행위별 수가제도 하에서 의료 수입 증대를 위한 의료 공급량의 확대가 국민 의료비 증가의 주요 요인으로 작용한다.

4. 한국의 국민 의료비 증가

4.1. 건강보험의 확대

우리나라 국민 의료비 증가에 결정적인 역할을 하는 것은 건강보험이다. 우리나라 국민 의료비 지출은 건강보험이 실시된 1977년 이후 본격적으로 증가하였다. 건강보험 실시 1년 전인 1976년도에 3,953억이던 국민 의료비는 의료보험의 실시와 확대로 계속 증가하여 전 국민건강보험이 달성된 다음해인 1990년에 7.2조원으로 GDP의 3.7%를 기록한 후 계속 증가하여 2022년에 209조원으로 GDP의 9.7%를 차지하고 있다.

[표 7-3] 주요연도의 GDP 대비 한국의 국민 의료비 지출

연도	총액(조원)	GDP대비 국민 의료비(%)	1인당 국민 의료비(천원)
1976(1)	0.4	3.0(GNP 대비)	–
1980	1.4	3.4	36
1990	7.2	3.6	169
2000	25.1	3.9	534
2010	377.0	5.8	1,553
2020	162.0	8.3	3,126
2022	209.0	9.7	4,049

출처 : 보건복지부, 국민보건계정
주 : 매년의 추계과정에서 조정이 되므로 과거에 발표된 같은 연도의 수치와 차이가 있을 수 있음(OECD 지표포함)
주1) OM(1989)

건강보험이 국민 의료비를 증가시키는 가장 큰 요인은 건강보험 적용 대상자의 확대와 건강보험 수가 인상, 그리고 진료비 증가와 더불어 증가하는 환자부담 진료비이다. 한국에서는 건강보험의 확대가 순차적으로 이루어졌고 정부가 건강보험 수가 인상을 강력히 억제하였기 때문에 GDP 중 국민 의료비 비중은 건강보험 초기에는 건강보험 적용대상자 확대에 따라 증가하였으나, 전 국민이 건강보험의 적용을 받게 된 1989년 이후에는 주로 건강보험 수가의 인상이나 보험급여 범위의 확대, 그리고 본인 부담 진료비 증가에 의해 국민 의료비 비율이 증가하였다. 다음으로 의료 급여비의 증가, 노인인구의 증가와 같은 요인이 추가로 국민 의료비 비율을 증가시키는 작용을 하였기 때문에 여기서 순서대로 간략히 설명하겠다.

먼저 건강보험의 경우, 1977년 의료보험이 500인 이상 사업체부터 적용된 후 1979년도에 공무원과 교직원, 1983년도에 16인 이상 사업체까지 적용하였으나 이때는 우리나라가 개발도상 과정에 있었기 때문에 산업체 근로자의 수가 적어 의료보험 가입자가 전체 국민 4,200만 명의 약 50%인 2,113만 명에 머물렀다(Om 1989, p.44). 더군다나 1983년부터 1987년간에는 정부의 강력한 물가안정 정책에 따라 의료보험 수가 인상률이 1983년 4%, 1984년과 1987년은 0%, 1985년과 1986년은 3%에 그쳤다. 결과적으로 1976년도에 GDP대비 3%이던 국민 의료비는 1980년대에도 3% 수준에 머물렀다. GDP 중 국민 의료비가 증가하기 시작한 것은 의료보험이 도시지역 주민에게 확대되어 모든 국민이 의료보험의 적용을 받게 된 1989년 이후이다. 전 국민 의료보험달성으로 보험적용대상자가 전 국민으로 확대되었고, 1988년도에 의료보험 수가를 12.2%, 1989년도에 9%를 인상하여 GDP 중 국민 의료비를 1990년에 4.5%로 끌어올렸다. 또한 1980년대 후반의 최고도의 경제성장률이 GDP의 증가와 더불어 보험료 수입을 자동 증가시켰으며 정부의 의료보험에 대한 재정지원 증가도 국민 의료비 증가에 기여하였다.

국민 의료비는 2000년 7월에 실시된 의약분업으로 인해 4% 수준으로 상승하게 되었다. 의약분업에 대한 의료계의 반발을 무마하기 위하여 정부는 1999년 11월부터 2001년 1월까지 14개월 사이에 당시 의료보험 수가를 무려 5번 인상하였다. 즉 1999년 11월에 9%, 2000년 4월 6%, 7월 9.2%, 9월 6.5%, 그리고 2001년 1월에 7.0%를 인상하였다(표 6-2 참조). 2001년 이후에는 기존의 수가 인상 효과와 더불어 매년도의 수가인상, 건강보험보장성의 확대, 의료시설 투자 증가, 정부의 재정지원의 확대, 국민의 의료수요 증가, 신의료기술이나 신약 사용 등으로 인한 진료비 증가 등으로 GDP에 대한 국민 의료비의 비중이 계속 증가하였다.

한국건강보험의 의료비 지출과 관련된 중요 특징의 하나는 진료비 본인 부담제도와 건강보험의 급여에 포함되지 않는 비급여 의료서비스가 많아 전체 진료비 중 본인 부담률이 차지하는 비율이 크다는 것이다. 이러한 특징이 한국의 국민 의료비 중 민간 재원이 차지하는 비중을 높게 만들고 있다.

4.2. 의료 급여비의 증가

의료급여는 의료보험에 앞서 1977년에 실시한 의료보호제도의 명칭이 바뀐 제도이다. 의료급여는 기초생활보호 대상자와 사회복지시설 수용자 등을 대상으로 이들의 진료비를 국가가 부담하는 국가의료 보장제도이다. 의료급여 대상자는 2022년도에 약 151만 명이고 정부가 이들을 위해 지불한 진료비가 약 8조 1233억 원이다. 이것은 2022년도 건강보험 총 진료비 83조 1660억 원의 9.8%에 해당하는 금액이다.

4.3. 노인 의료비의 증가

한국의 최근 65세 이상 노인인구 수 증가와 노인 의료비 증가는 괄목할만하다. 평균수명의 증가에 따른 노인인구 수의 증가와 노인성 만성질환의 증가에 따른 노인 의료비 증가와 더불어 진료비와 약제비에 대한 노인의 본인부담금 감소가 노인들의 의료서비스 이용을 증가시켜 결과적으로 노인 의료비의 급격한 증가를 가져왔다.

[표 7-4]에서 볼 수 있는 바와 같이 1996년도에 전체 인구의 5.8%인 65세 이상 노인이 사용한 진료비는 전체 진료비의 12.9%로서 다른 연령층에 비해 약 2.2배 많은 진료비를 사용하였으나 그 후 지속적으로 증가하여 2000년도에는 6.6%의 노인이 17.5%를 차지하여 약 2.7배, 2010년도에는 10.2%의 노인이 32.2%를 사용하여 약 3.2배, 2015년도에는 12.3%의 노인이 37.6%의 진료비를 사용하여 3.1배 그리고 2017년도에는 13.4%의 노인이 40%에 근접하는 진료비를 사용하였다. 이것은 앞으로 노인 인구수의 증가에 따라 노인 진료비가 급격하게 증가할 것이라는 것을 알려주고 있으며 곧 전체 국민 의료비 중 노인 진료비가 50%에 도달할 것이라는 것을 말해 주고 있다.

[표 7-4] 주요 연도별 65세 이상 노인진료비 현황

구분 \ 연도	1996	2000	2010	2015	2020	2022
전체 인구 (천명)	44,603	45,896	48,907	50,490,	51,345	51,410
65세 이상 인구 비율(%)	2,589 (5.8)	3,019 (6.6)	4,979 (10.2)	6,223 (12.3)	7,904 (15.4)	8,751 (17.0)
65세 이상 진료비 비율(%)	9,891 (12.9)	22,555 (17.5)	141,350 (32.2)	218,023 (37.6)	287,607 (43.9)	336,266 (43.8)

출처 : 보건복지부 주요업무 참고자료 2013, 2023

마지막으로 공급부문의 증가와 투자의 증대이다. 특히 병원 병상수의 증가와 국민 의료비의 증가에 크게 기여했다. OECD의 Health Statistics 2023에 의하면 한국의 2021년도 인구 1천명에 대한 병상수는 OECD 국가중 가장 많은 12.8 병상을 기록하고 있다. 또한 의료 장비에 대한 투자도 증가하여 2021년 컴퓨터 단층촬영(CT) 스캐너는 2016년 인구 100만명당 27.8대에서 2021년 35.5대로 약 8배 증가하였는데 이것은 OECD 평균 19.6대의 약 1.8배에 달한다

5. 국민 의료비 억제책

국민 의료비 억제에 관하여 관심이 큰 국가는 선진국 중 국가의료보장제도나 공적 건강보험을 실시하고 있는 국가들이다. 미국이나 스위스처럼 민간보험 위주의 의료보장제도를 가진 국가에 있어서는 의료비가 시장 기능에 따라 결정되기 때문에 정부가 의료비를 억제할 수 있는 영역이 크게 축소되어 그 범위가 국가 재정으로 실시하고 있는 공적 의료보장제도에 한정된다. 국가의료보장제도를 가진 국가에서는 주된 국민 의료비가 국가예산에서 지불되기 때문에 고정예산이나 의료비 인상률을 정치적으로 결정하여 의료비를 억제하는 것이 일반적인 방법이다. 의료수요를 통제하기 위해서 의료비 지출의 우선순위를 정해야 하기 때문에 의료비의 비용-효과 분석이나 비용-이익 분석에 관심이 크며 국민 의료비 지출 계획이나 의료관리 기술이 발전하였다. 사회보험인 건강보험을 실시하고 있는 국가에서는 국가가 직접 가격을 통제하는 직접적 억제 방안과 의료수요와 의료공급을 억제하는 간접적 억제 방안을 모두 사용하고 있다. 이것은 건강보험이 공적 보험이기 때문에 수요자, 공급자, 관리자 모두를 통제하여 재정 부담상의 균형을 유

지하기 위해서이다.

5.1. 진료비 억제 방안

가장 강력한 진료비 억제 방안은 정부가 공정가격 제도를 통해 의료서비스 가격과 약품 가격을 직접 결정하고 매년 진료비 인상률을 결정함은 물론 병 · 의원에서 제출한 진료비 내역을 심사하는 진료비 심사제도를 채택하는 방법이다. 그러나 이 방법은 행위별 가격제도에서는 한계를 드러낸다. 이 가격제도에서는 진료 수입이 진료 서비스의 양에 의해 결정된다. 따라서 공급자는 최대한의 서비스를 제공하려고 하기 때문에 일반적으로 진료비 총액이 증가하는 경향을 보인다. 더욱이 의료공급자가 최신 의료기술과 장비를 이용한 고가의 의료서비스를 제공할 경우 진료비 증가율은 더욱 커질 것이다. 진료비 심사제도에 있어서도 전문적인 의료서비스에 대해 필요성 여부를 결정하거나 과잉 진료를 확인하는게 어렵기 때문에 의료비 증가를 방지하는 데에는 한계가 있다.

이러한 문제를 보완하기 위하여 질병별 정액진료비 제도를 도입하고 있으나, 이 가격제도의 도입은 의료 공급자 측과의 합의가 필수적이다. 그러나 의료 공급자는 이 가격제도가 최소한의 의료서비스 공급과 가장 싼 약품과 재료의 사용을 권장하여 의료서비스의 질을 떨어뜨린다는 점을 들어 반대하고 있어 일부 질병에 대해서만 적용이 되고 있다. 또한 공적보험에서 사용하고 있는 보험 약품에 대하여도 정부에서 고시가격제도를 통해 약값을 통제하고 있으나 신약이나 외국에서 수입하고 있는 약품에 대해서는 국제 약품가격결정 방법을 존중하여야 하기 때문에 약품값 통제에 한계가 있다.

독일의 경우는 증가하는 국민 의료비를 억제하기 위하여 진료비 억제법을 제정하여 직접 의료비를 통제하고 있다. 예를 들면, 1977년 의료보험비용억제법(Health Insurance Cost Containment Law)에서는 "수입에 근거한 진료비 지출정책"을 채택해 외래진료비 지출증가액을 보험료 수입증가액 이하로 억제하였으며, 1989년에는 건강개혁법(Health Reform Law), 1993년에는 의료비구조법(Health Care Structure Law)을 제정하여 입원진료비 지출증가액을 보험료 수입 증가액 이하로 억제하는 수입에 연계한 진료비정책을 채택하였다. 또한 병원별 예산제를 확대하고 외래환자의 처방약품량을 통제함은 물론 환자가 일정부문 약품비용을 부담하는 약제비 상환제도를 실시하였다. 이러한 정책들은 당시 보험료율을 13% 수준에서 유지하기 위한 진료비 억제책이었다. 2000년에는 건강보험개혁법(Reform Law of Social Health Insurance)을 제정하여 병원 환자에 대한 새로운 정액 진료비 제도를 도입하였으며 논란이 있는 의료기술과 약품, 의료재료는 보험급여에서 제외하여 진료비 총액의 급격한 증가를 억제하기 위한 직접적이고 강력한 억제 방안을 채택하고 있다.

5.2. 의료수요 억제 방안

의료수요를 억제하는 가장 강력한 수단은 의료가격통제이다. 민간보험이 위주인 국가에 있어 의료가격이 시장에서 결정될 경우, 민간보험을 구입할 능력이 없거나 진료비를 지불할 능력이 없는 계층의 의료수요는 감소한다. 그러나 공적 건강보험은 가격을 인하하여 의료수요를 증대시킨다. 전국민이 공적 건강보험의 적용을 받고 본인 진료비 부담률이 극히 적을 경우, 의료가격은 더 이상 의료수요를 감소시킬 수 있는 기능을 상실하게 된다. 이러한 상황에서는 도덕적 해이로 인한 병원과 의원 쇼핑과 과잉, 과다진료로 인해 불필요한 의료비의 증가를 초래한다. 이러한 의료의 불필요한 이용을 방지하기 위해 채택할 수 있는 것이 진료비 본인 부담제(cost sharing)와 보험급여일수 제한이다.

5.2.1. 본인부담제

진료비 본인부담제에는 일정액 본인부담제(deductibles), 일정률 본인부담제(coinsurance)와 진료비 상한제(limits) 등이 있다. 일정액 본인부담제는 진료비 총액과 상관없이 일정액만 본인이 부담하고 나머지는 보험에서 지불하는 제도이다. 이 제도는 주로 소액 진료비를 본인이 부담하게 함으로써 불필요한 의료기관 이용을 방지하고 진료비 심사 및 지불에 대한 행정비용을 절감하기 위한 것이다. 그러나 본인 부담액이 높을 경우 저소득층의 의료 이용을 제한하고 건강보험 가입자들의 보편적인 질병 예를 들면, 감기와 같은 경우에 본인이 전액을 지불하게 함으로써 건강보험의 혜택에 대한 의문을 불러일으켜 보험료 납부 거부와 같은 반발을 가져올 수 있다.

일정률 본인부담제는 진료비 중 일정률을 본인이 부담하게 함으로써 도덕적 해이로 인한 무분별한 병·의원 이용을 제한하기 위한 제도이다. 이 제도는 우리나라의 건강보험이 채택하고 있는 제도로서 입원의 경우 총 진료비의 20%, 외래의 경우 30%를 본인이 부담하도록 정하고 있다. 물론 본인 부담률이 높을수록 의료수요를 감소시켜 전체적인 국민 의료비를 감소시킬 수 있으나, 이 경우 저소득층의 의료이용을 제한하는 형평성 문제가 발생한다.

진료비 상한제는 건강보험이 부담하는 진료비의 상한액을 정하고 그 이상의 진료비는 본인이 부담토록 하는 형태이다. 이것은 주로 가입과 탈퇴가 자유로워 진료비 통제가 필요한 임의가입 건강보험에서 주로 적용하는 제도로서 불필요한 의료이용을 줄이는 효과가 있으나, 진료비 상한액이 적을 경우 필요한 입원진료비의 극히 일부만을 보상하게 되어 건강보험으로써의 기능보다 진료비 할인제라는 비판을 받을 수 있다.

5.2.2. 보험급여 일수 제한

보험급여 일수를 제한하는 방법은 1년간 진료받을 수 있는 날짜를 제한하는 것인데, 이 방법은 주로 건강보험 실시 초기에 급격한 의료비 지출을 방지하여 보험재정을 안정시키고, 국민 의료비 지출을 억제하기 위해 사용하는 방법이다.

이 방법은 한국의료보험이 실시 초기에 실시한 방법인데 시행초기 의료보험 급여일수를 180일로 정하여 의료보험 환자가 입원, 외래를 합해 진료를 받을 수 있는 날짜를 180일도 한정하고 급여일수를 초과하는 진료에 대하여는 본인이 진료비를 전액 부담하게 하였다. 그후 보험재정 상황을 고려하여 단계적으로 급여일수를 확대하여 지금은 급여일수 제한없이 진료를 받을 수 있게 되었다. 이 방법은 현재 한국을 포함한 선진국의 건강보험에는 적용되지 않는 방법이다.

5.3. 공급측 억제 방안

가격통제 방안과 수요측 억제 방안은 공급자와 수요자의 반발과 정치적 문제를 불러일으킬 수 있기 때문에 의료비 증가를 억제하기 위해 주로 사용하고 있는 방법은 공급측을 억제하는 것이다. 그 첫번째 방법이 의료공급에서 설명한 의사 수 감축을 통한 의료공급자 수를 줄이는 것이다. 나아가 지역 내의 의료수요가 줄어들 경우 병원을 폐쇄하거나 다른 용도로 전용시켜 새로운 병원 설립을 억제하는 것이다.

다음으로, 신의료기술 평가제도를 도입하여 안정성, 유효성과 경제성이 입증된 신기술의 사용만 허용하고, 고가 의료 장비에 대한 규제를 강화해 불필요한 고가 장비의 중복투자를 예방하는 방법이 있다. 또한 보험약가 제도를 통해 환자 진료를 위해 사용할 수 있는 의약품의 종류를 선별하여 등재하는 선별등재제도(positive list system)를 통해 등록되지 않은 의약품의 사용을 제한하고 의약품 가격을 보험자와의 협의를 통해 결정하게 함으로써 의약품 가격을 통제하는 방법을 사용할 수 있다. 마지막으로 대체의료기관의 이용을 장려하는 방법이다. 비싼 병원입원 대신에 호스피스, 노인요양원, 일일치료센터, 재택진료를 택하게 함으로써 의료비를 감소시키는 방법이다.

제 8 장

8 질병과 건강 위해 요인의 경제적 비용

Economic Cost of Diseases and Health Risk Factors

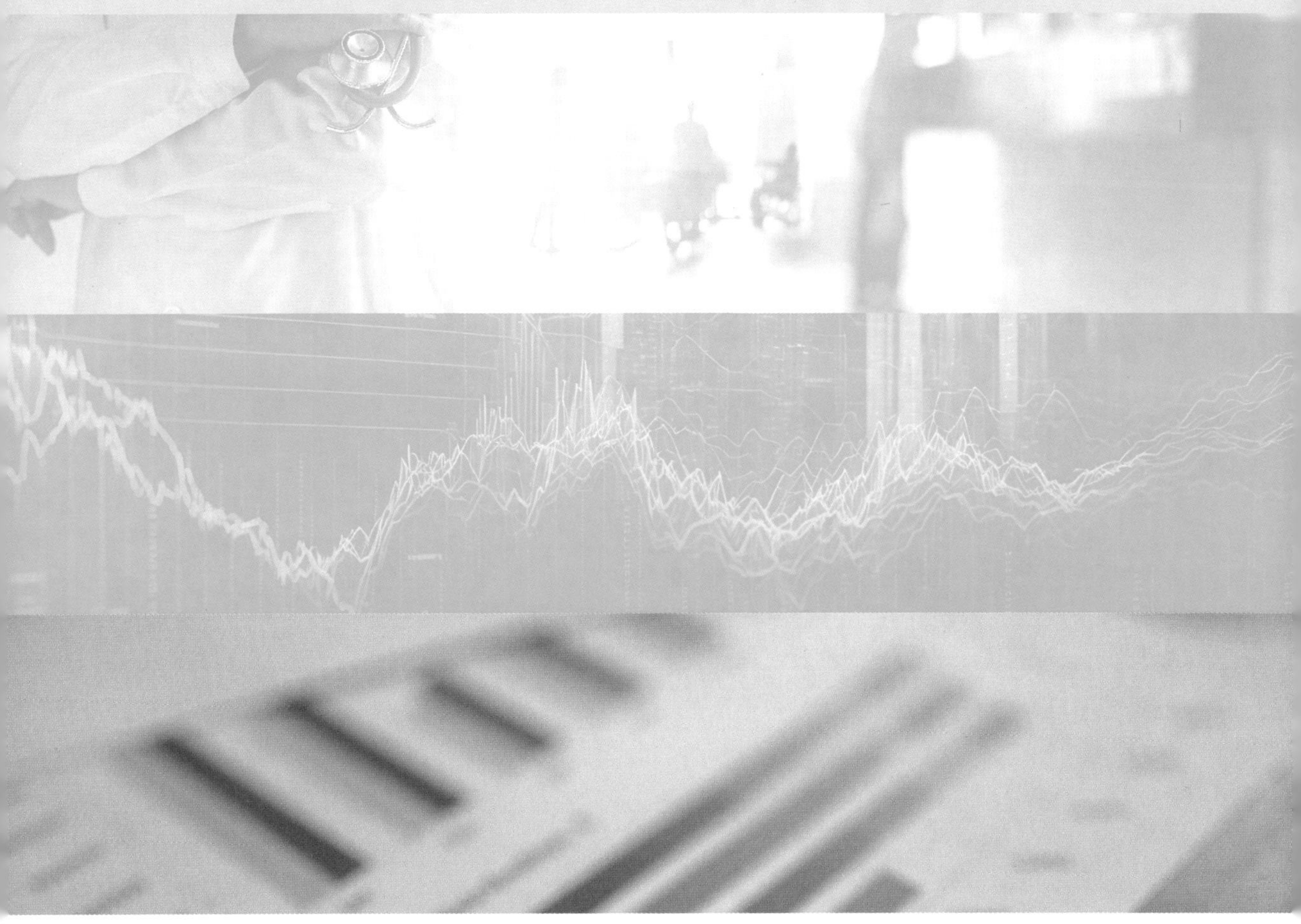

제8장

질병과 건강 위해 요인의 경제적 비용
Economic Cost of Diseases and Health Risk Factors

"전 세계 사망자의 약 50%가 건강 위해 요인으로 인한 질병과 부상으로 사망한다."

1. 질병의 경제적 비용

질병의 경제적 비용은 직접적인 의료비용인 진료비, 진료를 받기 위해 지출한 교통비, 간병 비용 등 간접비용, 환자의 의료기관 이용에 따른 임금 손실액, 환자의 조기사망에 따른 장래의 소득 상실액과 환자와 가족의 정신적 고통에 대한 비용을 모두 계산하여야 한다. 특히 신종 전염병의 경우 직접적인 치료비용보다도 국가 경제 전체의 생산과 소비, 수출에 미치는 영향이 더 클 수 있다. 질병의 경제적 비용을 모두 계산한다는 것은 장기간의 치밀한 연구가 필요하기 때문에 여기에서는 질병의 가장 중요한 경제적 비용인 진료비에 관한 분석과 신종 전염병의 국가 경제와 사회에 미치는 영향에 대하여 설명하고자 한다. 물론 진료비의 크기와 질병의 양상, 그리고 신종 전염병이 국가 경제와 사회에 미치는 영향을 선·후진국에 따라 다르기 때문에 심층적인 국제적 비교연구가 필요하지만 요약하여 설명하면, 일반적으로 선진국은 풍요와 수명연장으로 인해 발생하는 심혈관 질환, 고혈압, 암, 당뇨와 치매 같은 만성 퇴행성 질환이 주된 질병이고 진료비의 가장 큰 부문을 차지하는데 비해, 후진국은 빈곤과 열악한 위생 상태로 인해 발생하는 전염병과 선진국형 만성 퇴행성 질환이 동시에 증가하는 이중적인 현상을 보이고 있다. 한국은 선진국형 질병 양상을 가지고 있지만 최근에는 중동호흡기증후군인 MERS와 COVID-19로 막대한 경제적 사회적 비용이 발생하였다.

1.1. 진료비

진료비는 국민들이 입원과 외래진료를 위해 지불한 비용으로서 국민 의료비 중 가장 많은 부분을 차지하는 비용이다. 진료비에는 국민들이 일정기간 입원과 외래진료를 위해 지불한 모든 비용이 포함되어야 하나 우리나라의 건강보험은 비급여제도로 인해 피부미용과 탈모 등 일상생활에 지장이 없는 질병과 미용 목적의 성형수술, 예방 진료, 보철, 임플란트와 같은 치과 치료, 보약과 같은 한방 진료, 상급 병실 이용료와 안경, 콘택트렌즈와 같은 보장구는 건강보험의 진료비에서 제외되어 있다. 결과적으로 국민 의료비와 건강보험 통계상의 진료비에는 큰 차이가 있다.

한국의 진료비와 관련된 첫 번째 특징은 진료비가 매년 급격히 증가하고 있다는 것이다. [표 8-1]에서 볼 수 있는 바와 같이, 2004년부터 2022년까지 진료비는 18년 사이에 약 4.6배 증가하였다. 이것은 주로 입원과 외래 수진율의 증가와 1인당 진료비가 증가한 것이 주원인이다.

[표 8-1] 진료비의 증가(2004-2022)

구분	2004	2007	2010	2013	2017	2022
진료비(조 원)	22.5 (100)	32.4 (144)	43.6 (194)	51.0 (227)	69.3 (308)	102.4 (455)
1인당 진료비(만 원)	47.6	67.9	89.5	102.3	139.1	199.3
1인당 입원 방문 횟수	1.1	1.6	2.1	2.5	2.8	2.6
1인당 외래 방문 횟수	13.6	15.0	16.4	16.9	17.0	17.4

출처 : 국민건강보험공단, 건강보험심사평가원, 건강보험 통계연보, 2013, 2016, 2017, 2022

한국의 국민 1인당 외래 수진율과 평균 입원일수는 OECD 국가 중 최고 수준이다. OECD Health Statistics 2023에 의하면 2021년 한국의 국민 1인당 외래 진료 횟수는 연간 15.7회로 OECD 국가 중 가장 많으며 OECD 평균 5.9회 보다 약 2.7배 많았다. 환자 1인당 평균 병원 입원 일수도 18.5일로 입원 일수가 27.5일인 일본 다음이었고, OECD 평균 입원 일수 8.1일 보다 약 2.3배 길었다.

두번째 특징은 한국은 선진국형 질병형태를 가지고 있어 순환기계, 소화기계, 근골격계, 소화기계가 진료비에서 높은 비율을 차지하고, 감염성 질병에 대한 진료비 비중이 상대적으로 낮다는 것이다. 감염성 질병은 콜레라, 홍역, 말라리아와 같은 전형적인 전염병 보다 결핵, 간염, 성병, 식중독으로 인한 위장과 장 관련 감염병이 주종을 이루고 있다(표 8-2 참조). 단지 2019년 발생한 COVID-19로 인한 코로나 바이러스 질병 환자가 급증하여 2020년부터 2022년까지 감염성 환자가 가장 많았고 가장 많은 진료비를 지불한 질병으로 기록되었다.

[표 8-2] 22대 분류 질병 중 진료비 상위 질병 진료비 현황(2017년)

질병	진료비(억 원)	진료 실인원(천 명)
순환기계 질환	8조 7,075	8,823
소화기계 질환	7조 7,845	29,201
근골격계 및 결합조직의 질환	7조 4,477	16,831
신생물	7조 3,621	3,472
호흡기계 질환	6조 5,968	31,326
감염성 및 기생충질환	2조 2,771	11,605

주 : 진료비는 억 원 단위로, 진료 실인원은 천 명 단위로 재구성
자료 출처 : 국민건강보험공단, 건강보험심사평가원, 2017 건강보험 통계연보

세 번째 특징은 한국의 질병 양상이 전형적인 선진국형 질병 양상으로 변하고 있기 때문에 고혈압, 심혈관 질환, 암, 당뇨, 뇌졸중, 치매와 같은 만성 퇴행성 질환이 평균수명의 증가와 더불어 급속히 증가하고 있어 장래의 질병의 경제적 비용을 가중시킬 것이라는 것이다.

1.2. 전염병(감염병)

1.2.1. 과거의 전염병

역사적으로 전염병은 인류 경제에 막대한 영향을 끼쳤다. 14세기 중반 유럽에 흑사병으로 알려진 페스트의 유행은 당시 유럽 인구의 약 1/4에 해당하는 2천여만 명을 사망시켜 심각한 노동력 부족을 초래하였고, 도시와 농촌의 생산활동을 마비시켜 유럽 전체의 경제를 붕괴시켰다. 프랑스가 시작한 파나마 운하 공사는 당시는 원인을 알지 못한 황열병(yellow fever)으로 인한 공사 인부들의 사망과 공사 지연으로 결국 파나마 운하 공사권을 미국에 이양하도록 만들었다. 16세기 초반 스페인, 포르투갈이 남미 정복을 가능케

한 것도 이들이 천연두와 홍역과 같은 질병을 전파하여 원주민의 전의를 상실케 하고 원주민 인구를 격감시킨 게 원인임은 잘 알려진 사실이다.

백신과 치료약의 발전으로 역사상 가장 많은 인류의 목숨을 앗아간 천연두(small pox)는 영원히 박멸되었고 그동안 인류를 괴롭혀온 대부분의 전염병은 치유 가능한 질병이 되었으며 전염병이 경제에 미치는 영향도 축소되었다. 현재 대부분의 전염병이 후진국에서 발생하고 있고 설령 전염병이 선진국에 전파되더라도 선진국은 이를 통제할 치료약과 예방의학의 발달되어 있어 전염병이 선진국의 경제에 미치는 영향은 극히 제한적이다.

1.2.2. 새로운 인수공통 감염병

2003년도에 발생한 급성호흡기증후군(SARS)이 경제에 미친 영향을 보면 새로운 감염병이 세계경제에 미치는 경제적 영향이 상상이상으로 클 수 있다는 것을 보여주고 있다. 2003년도에 SARS가 발생하였을 때 환자 발생은 8,422건에 치사율이 11%에 불과하였지만 SARS가 아시아 국가에 미친 손실은 200억 달러의 GDP 손실을 가져온 것으로 추정하고 있다. 나아가, 산업 전체에 미친 손실을 계산할 경우 그 손실액은 600억 달러로 추정하고 있다. 이것은 주로 외국 관광객 감소, 식당이나 레저시설의 이용 기피 수출의 감소와 산업활동의 위축에 따른 손실에 기인한 것이다(WHO, The World Health Report 2007).

아래 그림은 SARS와 같은 국제적 인플루엔자와 GDP와의 상관관계를 나타내고 있다. WHO의 추계에 의하면 인플루엔자에 걸린 인구수가 1%일 때 세계 전체의 GDP가 약 5% 감소하며, 감염률이 세계 인구의 2% 수준에 달할 때 세계 GDP감소율이 거의 8%에 육박하고, 손실액 크기가 3조 달러를 넘어 세계경제가 붕괴된다는 것을 보여주고 있다.

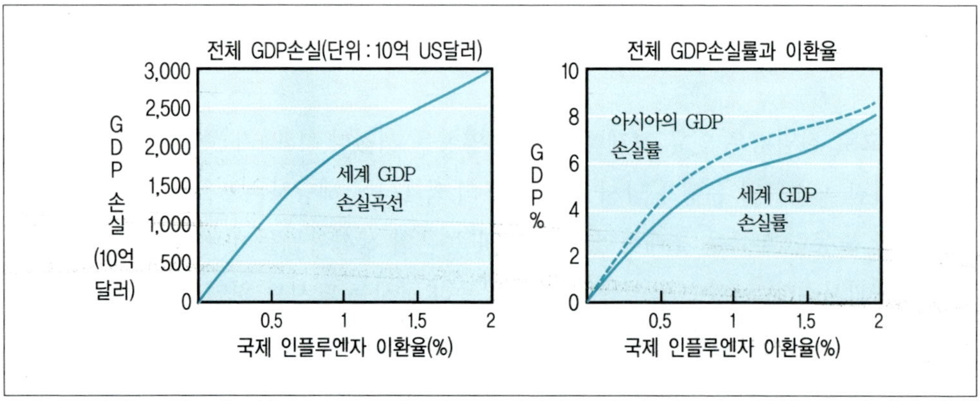

[그림 8-1] 국제인플루엔자의 경제적 효과

이것은 질병의 확산에는 국경이 없고 현재의 예방백신이나 치료약의 재고로는 모든 국가의 수요량을 충족시킬 수 없기 때문에 팬데믹이 발생한 경우, 세계경제가 심각한 위기에 처할 수도 있다는 것을 예고하고 있다. 실제로 2019년에 발생한 COVID-19는 역사상 전세계에 가장 큰 경제사회적 손실을 가져온 전염병의 하나로 기록되고 있다. COVID-19는 직접적으로 환자에 대한 진료비 지출 뿐 아니라, 개인, 가족, 사회, 국가에 엄청난 사회경제적 비용을 발생시켰다.

미국의 NIH(National Institute of Health)는 미국, 한국, 중국, 인도, 스페인 등 14개 국가의 27개 연구 내용을 분석하여, COVID-19가 발생시킨 사회경제적 비용이 전세계 GDP의 10.53%라고 발표하였다.[1] World Economic Forum의 Global Preparedness Monitoring Board(GPMB)는 지금까지 COVID-19로 인해 11조 달러의 사회경제적 비용이 발생하였다고 발표하였고, 앞으로 이와 같은 펜데믹에 대비하기 위한 비용으로 앞으로 1인당 5달러씩 총 39조 달러가 필요하다고 예측하였다.

전염병의 경제적 영향은 전염병 치료비용, 전염병으로 인한 사망 비용과 생산과 소비, 수출의 감소로 인한 국민소득의 감소로 구분할 수 있다. 전염병 치료 비용은 직접 치료 비용, 치료를 위한 간접비용인 교통비, 간병 비용, 치료기간 동안 위해 상실한 환자의 소득액을 말하며, 사망 비용은 조기사망으로 인한 장래의 소득 상실액을 말한다.

다음으로 전염병이 경제에 미치는 부정적 영향은 생산과 소비, 수출의 감소로 인한 국민소득의 감소이다. 이 영향은 선진국 특히 관광 수입이 큰 국가에 더욱 큰 영향을 미칠 수 있다. 전염병의 확산은 사람들의 모임과 이동을 감소시켜 외식, 여행, 레저, 극장 등 엔터테인먼트 관련 업종의 소비에 직접적인 영향을 미친다. 더욱이 전염병 발생지역에 대한 관광객 감소는 항공, 호텔, 음식점과 관광상품 판매업종의 수입을 감소시켜 국가 전체의 경제에 영향을 미친다.

전염병이 확산될 경우 제조사업장의 장기 휴업으로 전체적인 생산이 감소할 수 있고 감염을 차단하기 위한 일부 작업장이나 근로자의 격리로 생산성이 떨어질 가능성이 있다. 전염병의 발생은 수출에도 영향을 미친다. 콜레라의 발생은 생선과 식료품의 수출에 직접적인 영향을 미치고 신종 전염병의 발생은 해외 수입업자들의 방문과 국내 수출업자들의 해외 방문을 제한하여 수출에 지장을 초래하고 특히 신종 전염병 발생 국가라는 부정적 인식이 상품뿐 아니라 국가의 국제적 위상에도 부정적인 영향을 미칠 수 있다.

---

1) The global economic of COVID-19 disease : a comprehensive systematic review and meta-analysis, 2024

2015년도 5월에 한국에서 발생한 중동호흡기증후군(MERS)은 한국경제에 심각한 경제적 손실을 가져왔다. 국민들의 소비위축과 외국 관광객 특히 아시아 국가의 관광객 감소에 따른 관광 수입 감소로 경제에 영향을 미쳤을 것으로 생각된다. 예를 들면 현재 GDP가 1,540조 원인데 MERS로 인해 경제성장률이 0.1% 감소한다면 MERS로 인한 GDP 손실액은 1조 5,400억 원이 된다.

이와 같이 경제에 심각한 영향을 미치는 전염병의 예방과 치료를 어렵게 하는 요인은 이들 전염병이 대부분 후진국에서 발생하고 있어 선진국의 관심이 적고, 치료약과 백신을 개발하는데 많은 비용과 시간이 소요되는데 후진국의 구매력 부족으로 개발된 치료약과 백신의 판매가 저조해 예상 이윤을 거둘 수 없다는 것이다. 또한 세계적으로 유행하는 신종 전염병의 백신과 치료약을 개발하더라도 그 시점에 신종 전염병이 창궐하고 있지 않거나, 병인 바이러스의 변이가 일어나거나 각 국가에서 이를 통제하는데 성공할 경우 개발된 치료약과 백신에 투자된 비용을 모두 날릴 수도 있다는 것이다.

2. 건강 위해 요인의 경제적 비용

2.1. 건강 위해 요인

2.1.1. WHO가 제시한 건강 위해 요인

건강에 영향을 미치는 요인은 유전적 요인, 환경적 요인, 개인의 생활습관, 의료서비스 제도 등 여러 가지이며, 어떠한 요인이 더 큰 영향을 미치느냐 하는 것은 국가와 개인에 따라 다를 것이다. 만성퇴행성 질환 위주의 질병구조를 가진 선진국에서는 개인의 생활습관이 가장 큰 영향을 미칠 것이며, 전염성 질환 위주의 질병구조를 가진 후진국에서는 경제적 요인과 환경적 요인이 가장 큰 영향을 미칠 것이다. 세계보건기구(WHO)는 건강에 부정적 영향을 미치는 건강 위해 요인(risk factor)으로 10개를 들고 있다 음주, 흡연, 비만, 고콜레스테롤, 고혈압, 불결한 물과 위생상태, 영양부족으로 인한 저체중, 안전하지 않은 섹스, 철분 결핍, 고체연료로 인한 실내공기오염이 그것이다. WHO는 이 10대 건강 위해 요인이 전세계 사망률의 절반 이상에 영향을 주고 있으며, 아프리카나 동남아시아국가에 있어서는 질병의 30% 이상이 10대 위험 요인 중 5가지 이내의 위험 요인으로 인해 발생하며, 중국이나 남미국가에 있어서는 질병의 6분의 1 이상이 5가지 이내의 위험 요인에 의해 발생한다고 보고 있다. 선진국의 경우 만성 퇴행성 질환의 대부분이 술, 담배, 고혈압, 고콜레스테롤과 비만과 같은 건강 위해 요인으로 인한 것이며, 특히 주사망원인인 심혈관질환의 4분의 3 이상이 흡연, 고혈압과 고콜레스테롤에 의한 것으로 보고 있다.

건강 위해 요인은 선진국과 후진국이 다르다. 예를 들면, 후진국의 경우 영양부족으로 인한 저체중으로 매년 300만 명의 어린이가 사망하고 있다. 반면에, 선진국에 있어서는 3억 명 이상이 영양과잉으로 인한 비만이며, 이 중에서도 북미와 유럽에서 매년 50만 명 이상이 비만으로 인한 질병으로 사망하고 있다. 이것은 빈곤이나 풍요 모두가 잘못된 질병과 사망의 중요 요인이 된다는 것을 보여주고 있다. 그러면 여기서 10가지 건강 위해 요인이 어떻게 건강에 해를 끼치는지 알아보겠다.

가. 음주(Alcohol consumption)

술은 인류가 최초로 만든 음료수로서 술에 포함된 알코올은 몸에 흡수되고 분해되는 과정에서 장기에 손상을 초래하고 질병을 일으킨다. 술은 60가지 이상의 질병과 부상을 가져온다고 알려져 있다. 식도암, 간암, 간경변증, 심혈관질환, 뇌졸중, 위궤양, 설사 등이 대표적 예이며, 임산부가 술을 마시면 치명적 알콜증후군(fatal alcohol syndrome)을 초래해 미숙아나 저능아를 낳을 가능성이 커진다. 술은 또한 막대한 사회경제적 손실을 가져온다. 음주운전으로 인한 교통사고, 가정폭력, 살인 등 사회적 피해의 가장 큰 원인이 술로 인한 것이다. 세계적으로 사망의 3.2%가 술로 인한 것으로 WHO는 추정하고 있다.

나. 흡연(Smoking)

담배는 세계 모든 나라가 재배하고 있다. 흡연시 담배의 중심 온도는 900℃ 가까이 되며 이러한 고열에서 담배가 분해, 합성되는 과정에서 타르, 니코틴 등 4,000여 가지 독성화학 물질이 만들어져 폐, 혈액, 장기에 피해를 입힌다. 담배는 폐암, 기관지암, 각종 호흡기계 질환과 심장 혈관 계통 질환의 주요 원인으로 알려져 있다. 담배에 포함된 일산화탄소는 저산소증을 일으켜 조기 노화와 천식을 가져오며 성기능 장애를 가져온다. 임산부의 흡연은 영아의 저체중 등 태아의 건강에 치명적인 영향을 미친다. 현재 전세계적으로 국민건강의 최대 위해요소로 인정되고 있는 것이 흡연이다. WHO

는 35~69세 흡연 남성들 중 절반은 흡연으로 조기 사망하고, WHO 산하 국제 암 연구소(International Agency for Research on Cancer, IARC)는 전체 암 발생의 30%, 폐암의 90%가 흡연에 의해 발생한다고 추정하고 있다.

다. 비만(Obesity)

WHO는 비만을 체중(kg)/키(m^2)로 측정하는 BMI(Body Mass Index)가 30kg/m^2 이상인 경우로 정의하고 있다. 비만은 혈압, 콜레스테롤, 인슐린 분비 등에 영향을 미쳐 심장질환, 뇌졸증, 당뇨병을 유발시키며, 고도비만은 유방암, 전립선암, 자궁암 등과 골관절염을 일으켜 거동에 장애를 일으킨다. 세계적으로 약 58%의 당뇨병과 21%의 심장질환이 비만으로 인한 것으로 보고 있다.

라. 고혈압(Hypertension)과 고콜레스테롤(High cholesterol)

고혈압은 과다한 소금 섭취, 운동부족, 비만과 과다한 음주가 주요 요인이며, 뇌혈관질환의 62%, 심장질환의 49%가 고혈압으로 인한 것으로 보고 있다. 세계적으로는 사망률에 가장 큰 영향을 미치는 요인으로 알려져 있으며, 주로 중년층과 노년층에서 발생하고 있다. 고콜레스테롤은 동물성 지방의 과다섭취가 주된 원인이며, 심장병, 뇌졸증, 심혈관질환의 주요인이다. 세계적으로 뇌혈관 질환 사망의 18%, 심장병 사망의 56%가 고콜레스테롤로 인한 것으로 추정하고 있다.

마. 불결한 물과 위생상태(Unsafe water and sanitation)

불결한 물과 불결한 위생상태로 인한 전염성 설사병(infectious diarrhoea)은 후진국 어린이 사망의 주요 요인으로 작용하고 있다. 이 외에도 기생충관련 질병과 주혈흡충증(schistosomiasis), 결막염의 원인이 되고 있다. 세계 전염성 설사병의 88%가 불결한 물과 환경으로 인한 것이며 이러한 사망의 90%가 후진국 어린이에게 발생하고 있다.

바. 안전하지 않은 섹스(Unsafe sex)

안전하지 않은 섹스의 가장 큰 위험은 에이즈(HIV/AIDS) 감염이다. 이 외에도 성병, 원하지 않는 임신과 성폭력으로 인한 정신적 고통이 있다. 에이즈는 전 세계에서 가장 큰 사망 원인의 하나이다. 에이즈 환자는 아프리카 대륙에 집중되어 있고 특히 사하라 이남 아프리카 국가에 심각한 사회적 경제적 부담을 가져오고 있다.

사. 실내 오염(Indoor air pollution)

실내 오염은 취사와 난방용 연료로 사용되는 석탄, 나무, 가축분뇨로부터 발생한다. 이러한 연료를 사용할 경우 오염물질인 이산화탄소, 니트로겐, 벤젠 등이 발생하여 건강에 위해를 끼친다. 현재 세계 인구의 절반 이상이 이러한 연료를 사용하고 있으며, 환기가 잘 되지 않을 경우 도시의 환경오염 물질보다 더 큰 건강상의 위해를 가져오고 있다. 실내 오염은 호흡기 질환, 폐질환, 기관지염, 결핵, 천식을 유발한다.

아. 저체중(Underweight)

영양부족으로 인한 저체중은 빈곤의 전형적 산물로서 주로 식량부족, 산모의 영양 결핍으로 발생한다. 저체중은 후진국의 5세 미만 유아에게 주로 발생하며, 세계적으로 약 27% 정도의 유아가 저체중일 것으로 예측하고 있다. 저체중 유아는 특히 전염성 설사병과 폐렴에 걸릴 확률이 높으며, 면역력 부족으로 홍역, 말라리아, 호흡기 질환과 같은 전염성 질환에 걸릴 확률이 정상 체중을 가진 유아보다 매우 높다. 저체중으로 인한 유아 사망은 주로 아프리카와 동남아시아 지역에서 많이 발생한다. 영양부족으로 인한 저체중은 영아와 산모의 사망률을 높이는 주요 요인으로 작용할 뿐 아니라 요오드(Iodine) 부족으로 인한 뇌 손상, 철분 부족으로 인한 빈혈을 초래한다. 이들 요인 외에도 기후변화로 인한 열대성 질병의 확산, 직업병, 폭력, 학대, 교통사고, 스트레스 등이 위해 요인에 포함될 수 있을 것이다.

세계보건기구(WHO)는 세계 전체 사망자의 약 50%가 건강 위해 요인으로 인한 질병과 부상으로 인한 것으로 추정하고 있다(WHO 2002, pp. 86). [표 8-3]은 고사망 후진국, 저사망 후진국, 선진국에 있어서 10가지 건강 위해 요인의 사망 기여율을 보여주고 있다. 이 표에서 우리가 알 수 있는 것은 주로 아프리카와 아시아의 극빈 국가들로 구성된 고사망 후진국의 경우 가장 큰 사망 요인이 영양부족으로 인한 저체중이며, 다음으로 안전하지 않은 섹스로 인한 에이즈 감염, 불결한 생활 여건, 흡연이 사망의 주요 요인으로 작용한다는 것이다. 반면에 저사망 후진국에서는 고혈압, 흡연, 음주가 주요 사망 요인인데 비해, 선진국은 고혈압, 고콜레스테롤, 흡연, 비만이 가장 큰 사망 요인으로 후진국의 경우 빈곤으로부터 발생하는 위험 요인이, 선진국의 경우 풍요로부터 발생하는 위험 요인이 사망의 주원인으로 작용하는 정반대의 현상을 보여주고 있다.

[표 8-3] 선진국과 후진국에 있어 10대 건강 위해 요인의 사망기여율(%), 2000

구분	고사망 후진국		저사망 후진국		선진국	
	남	여	남	여	남	여
총사망자 수(천 명)	13,758	12,654	8,584	7,373	6,890	6,601
저체중	12.6	13.4	1.8	1.9	0.1	0.1
고혈압	7.4	7.5	12.7	15.1	10.1	23.9
고콜레스테롤	5.0	5.7	5.1	5.6	14.5	17.6
비만	1.1	2.0	4.2	5.6	9.6	11.5
안전하지 않은 섹스	9.3	10.9	0.8	1.3	0.2	0.6
흡연	7.5	1.5	12.2	2.9	26.3	9.3
음주	2.6	0.6	8.5	1.6	8.0	0.3
불결한 물과 위생조건	5.8	5.9	1.1	1.1	0.2	0.2
고체연료로 인한 실내오염	3.6	4.3	1.9	5.4	0.1	0.2
계(%)	54.9	51.8	48.3	40.5	79.1	63.7

주 : 10대 건강위해요인중 철분 결핍으로 인한 사망기여율은 제외
출처 : WHO(2002) The World Health Report, Table 4-9에서 발췌

2.2. 건강 위해 요인의 경제적 비용 산출 방법

건강 위해 요인의 경제적 비용을 산출하는 방법은 간략하게 설명하면 다음과 같다.

첫째, 건강 위해 요인과 관련된 질병을 파악한다. 예를 들면, 흡연의 경우 흡연으로 인해 발생하는 암, 심혈관질환, 호흡기 질환 등을 파악하는 것이다.

둘째, 건강 위해 요인이 관련 질병에 미친 기여율을 산출한다. 현재 일반적으로 사용되고 있는 산출 공식은 아래와 같다.

$$PIF = \frac{P(RR-1)}{P(RR-1)+1}$$

여기서, PIF : 기여율(Potential Impact Fraction)

RR : 상대위험도(Relative Risk)

P : 건강 위해 요인에 대한 노출률(Population Level)

기여율(PIF)은 인구 기여위험도(PAR, Population Attributable Risk)와 동일한 개념이며, 해당 위험 요인이 일반 인구집단의 질병 발생에 기여하는 부분을 말한다. 위 공식에서 상대위험도는 위험 요인에 폭로된 집단의 발병률을 폭로되지 않은 집단의 발병률로 나눈 것이다. 여기에서 폭로된 집단은 예를 들면 담배를 피우거나 술을 먹는 사람을 말하며 비폭로 집단은 흡연이나 음주를 하지 않는 집단을 말한다.

$$\text{상대위험도} = \frac{\text{위험요인에 폭로된 집단의 발병률}}{\text{비폭로 집단의 발병률}}$$

설명을 위해 단순한 예를 들면 흡연자 1,000명과 비흡연자 1,000명에 대한 폐암환자수 발생 조사를 해 [표 8-4]와 같은 결과를 얻었다고 하자. 이 경우

$$\text{상대위험도} = \frac{8}{1000} \div \frac{2}{1000} = \frac{8}{1000} \times \frac{1000}{2} = 4$$

이것은 흡연자의 폐암 발생률이 비흡연자에 비해 4배가 높다는 것을 의미한다.

[표 8-4] 폐암과 흡연의 관련성 조사 결과 (단위 : 명)

구분	흡연 여부	
	흡연자	비흡연자
폐암 환자	8	2
건강자	992	998
계	1,000	1,000

위 공식에서 건강 위해 요인에 대한 노출률(P)은 폭로율이라고도 하며, 앞에서 말한 흡연율, 음주율이 이에 해당한다. 다음으로 한국의 19세 이상 성인 남자의 흡연율이 50%라고 하면, 노출률(P)은 0.5가 된다. 상대위험도(RR)가 4이고, 노출률이 0.5일 경우, 흡연의 폐암기여율은 다음과 같이 계산할 수 있다.

$$PIF = \frac{0.5(4-1)}{0.5(4-1)+1} = \frac{1.5}{2.5} = 0.6$$

이것은 한국 20세 이상 성인 남자에게 발생한 폐암 중 60%는 흡연이 위험요인으로 작용하였다고 추정한다는 것이다.

셋째, 관련 질병의 진료비를 조사한 후 여기에 특정 건강 위해 요인의 기여율을 곱하여 건강 위해 요인이 발생시킨 진료 비용을 추정한다. 예를 들어, 폐암의 치료를 위한 비용으로 연간 5,000억 원이 진료비가 지출되었고, 흡연의 폐암기여율이 60%였다면 흡연으로 인한 폐암 진료비는 3,000억 원이라고 추정하는 것이다. 이 비용은 직접 의료비(direct medical costs)로서 검사와 입원, 외래에 소요된 의료비를 말한다.

다음으로 직접비의료비(direct nonmedical costs)와 간접비용(indirect costs)을 계산한 후 여기에 특정 건강 위해 요인의 기여율을 곱해 특정 위해 요인이 발생시킨 직접비의료비와 간접비용을 계산한다. 건강 위해 요인의 경제적 비용은 직접의료비에 위의 비용을 모두 합한 금액이 된다.

직접비의료 비용에는 병 · 의원 진료를 위해 지출한 교통비와 간병비가 해당한다. 교통비는 대도시 지역주민에 비해 농어촌이나 소도시 주민이 대도시 병원을 외래로 방문할 경우 지출액이 커지게 된다. 간병비는 시장가격으로 정해진 간병비를 사용할 수 있다.

간접비용에는 조기사망에 따른 소득손실액과 질병을 치료하는 기간 동안 상실한 소득이 포함된다. 소득손실액은 어느 환자가 40세에 사망했을 경우 그 환자가 경제활동기간인 65세까지 벌어들일 수 있는 소득 중 사망으로 손실이 생긴 25년간의 소득을 말한다. 질병을 치료하는 기간 상실한 소득에는 환자가 외래 또는 입원으로 인해 상실한 소득으로서 보수나 일당 등을 말한다.

조기사망에 따른 소득손실액은 총생산손실계산법(the gross lost output approach)과 순생산손실계산법(the net lost output approach)이 있다. 전자는 사망자가 미래에 벌 것으로 예측되는 총소득을 현재가치로 계산하는 방법이고, 후자는 미래 총 예측 소득에서 미래 예측 소비를 공제하여 현재가치로 계산하는 방법이다. 미래 소득 손실액 계산에는 사망시 연령, 경제활동 연령, 매년 평균 기대 소득, 경제활동 참가율, 취업률, 사망자 수 등을 적용하여 산출한다. 질병치료로 인해 상실하는 소득계산은 입원일, 외래진료를 위해 소요된 시간, 일일 평균 소득, 경제활동 참가율, 취업률 등을 적용하여 산출한다.

2.3. 한국의 건강 위해 요인과 경제적 비용

한국의 가장 큰 건강 위해 요인은 선진국형인 흡연, 음주, 비만, 고혈압, 고콜레스테롤이다. 이 중에서 생활습관과 관련하여 가장 위험이 큰 흡연, 음주, 비만의 경제적 비용에 대하여 기존의 연구결과를 소개하겠다.

2.3.1. 흡연(Smoking)

한국의 19세 이상 흡연 인구는 2001년도에 30.2%를 기록한 후 점차 감소하여 2023년도에 20.0%를 보여 역대 최저치를 보이고 있다. 흡연율을 성별로 보면 2023년도에 남성의 흡연율은 36.1%, 여성의 흡연율은 4.0%로 성별 차이가 매우 큰 것이 특징이다. 이것은 여성은 흡연율을 금기시하는 사회문화적인 요인 때문인 것으로 볼 수 있다. 유럽 국가의 경우 남녀 간 흡연율에 큰 차이가 없는 것으로 보고되고 있다.

한국 남성의 흡연율이 감소하고 있는 것은 2000년대부터 시작된 정부의 금연정책과 세계보건기구(WHO)의 담배협정에 따른 담배값 인상, 담배에 대한 광고 금지, 담배갑에 경고 그림 부착 등 담배의 위해에 대한 지속적인 홍보가 작용한 것으로 볼 수 있을 것이다.

[표 8-5] 19세 이상 흡연 인구의 남녀별 비율(2001~2023) (단위 : %)

구분 \ 연도	2001	2005	2010	2016	2017	2023
전체	30.2	28.8	27.5	23.9	22.3	20.0
남자	60.9	51.6	48.3	40.7	38.1	36.1
여자	5.2	5.7	6.3	6.4	6.0	4.0

자료출처 : 통계청(2018), 성별, 연령별 흡연율, 질병관리청, 2023 지역사회 건강조사

담배를 피우는 사람은 피우지 않는 사람에 비해 건강관리를 소홀히 하는 경향을 보이고 있다. 담배를 피우는 사람은 피우지 않는 사람에 비해 아침 식사나 적정 수면, 규칙적 운동을 하는 비율이 떨어진다. 이것은 흡연이 질병에 직접적인 영향을 미침과 동시에 간접적으로 질병에 대한 육체적인 저항력을 약화시켜 흡연자가 질병에 더 잘 걸릴 수 있도록 만든다는 것을 알 수 있다. 담배가 가장 크게 영향을 미치는 질병은 크게 암, 심장혈관 질환, 호흡기 질환이다.

흡연의 사회경제적 비용은 최근 들어 활발하게 진행되고 있다. 국내에서는 김한중 등(2001)이 1998년도의 흡연으로 인한 사회경제적 비용을 직접비용, 간접비용, 외부비용으로 구분하여 2조 8,475억 원~3조 9,591억 원으로 계산하였는데, 계산 내역을 소개하

면 아래와 같다.

직접 비용 : 3조 7,699억 원

- 직접 의료비용(입원,외래진료비) : 2,331억 원
- 직접 비의료비용(교통비, 간병비용) : 327억 원
- 의료기관 이용에 따른 소득손실액 : 691억 원
- 조기사망에 따른 소득상실액 : 3조 4,350억 원

간접흡연 비용 : 1,721억 원

- 폐암치료비용 : 28억 4,700만 원
- 교통비와 간병비용 : 6억 2,500만 원
- 의료기관 이용에 따른 소득손실액 : 9억 6,700만 원
- 조기사망에 따른 소득상실액 : 1,677억 원

화재 비용 : 171억 원

질병관리청은 2019년도 기준, 흡연으로 인한 사회경제적 비용을 12조 1,913억원으로 추계하고 있다.

- 흡연자 조기사망으로 발생하는 생산성 손실비용: 6조 4606억원
- 흡연자 치료비, 간병비, 교통비: 4조 6,192억원
- 의료기관 이용에 따른 생산성 손실비용: 1조 1,115억원

2.3.2. 음주

한국의 음주문화의 특징의 하나는 폭음이다. 최근 1년 동안 월 1회 이상 한 번의 술자리에서 남자의 경우 7잔(맥주 5캔) 이상, 여자의 경우 5잔(맥주 3캔) 이상의 음주를 폭음으로 규정하는데 이것은 폭음을 월 1회 이상하면 보건학적으로 술이 건강을 해칠 수 있다고 보기 때문이다. 한국인의 월간 폭음률은 매우 높은 편이다. 2012년 이후 거의 40% 수준에 도달하고 있으며 거의 십년간 별차이가 없다. 월간 폭음률은 남녀 간에 차이가 크다. 2023년에 남자가 48.8%, 여자가 25.9%로서 남자가 여자에 비해 폭음률이 거의 두 배 정도 높다. 한국 여성은 흡연율에 비해 폭음률이 높고 폭음률이 2012년 이후 계속

하여 증가하고 있는 특징을 보이고 있다.

[표 8-6] 전체 및 성별 월간 폭음률 (단위 : %)

성별 \ 연도	2012	213	2014	2015	2016	2022
전체	38.0	37.4	37.5	38.7	39.3	37.4
남자	53.3	53.2	53.1	54.2	53.5	48.8
여자	11.9	21.9	22.5	23.3	25.0	25.9

자료출처 : 통계청(2018, 2023), 음주율, 월간 폭음률

과다한 음주는 암, 심혈관질환, 소화기계 질환뿐만 아니라 폭력, 교통사고, 살인, 자살 등 심각한 사회적 위험 요인으로 작용한다. 음주로 인한 사회경제적 비용은 과음(binge drinking)이 일반화되어 있는 우리나라에서 가장 큰 비용의 하나이다. 이선미 등(2008)은 2004년도에 우리나라에서 음주로 인해 지불한 사회경제적 비용이 20조 990억 원으로서 GDP 대비 2.9% 수준이라고 제시하였다. 이것은 2004년도에 우리나라 전체 국민의 지불한 총 진료비 22조 3,559억 원 - 보험급여비 16조 989억 원, 본인 부담 진료비 6조 2,570억 원(국민건강보험, 건강보험심사평가원 2006 건강보험통계 pp. 183)과 거의 맞먹는 수준이다.

가장 큰 부분을 차지한 것이 간접비용이었다. 과음으로 인한 생산성 저하비용이 7조 8,050억 원으로 전체의 38.8%를 차지하였고, 다음으로 조기사망으로 인한 미래소득 상실액이 5조 4,111억 원으로 26.9%를 차지하였으며, 질병치료로 인한 수입상실액 4,606억 원을 합친 경우 13조 6,767억 원으로 전체 비용의 약 68%를 차지하였다. 술값으로 인한 주류비용이 4조 4,702억 원으로 전체비용의 약 22%였고, 직접비용인 의료비가 1조 724억 원, 비의료비인 교통비와 간병비가 3,755억 원으로 전체의 7.2%에 불과하였다. 나머지는 교통사고, 화재 비용, 행정처리 비용이었다. 이 연구에서는 음주로 인한 살인 등 범죄행위, 가정폭력, 자살과 가족의 정신적 피해액이 계산되지 않았다. 이를 모두 계산할 경우 음주로 인한 사회경제비용은 더욱 커질 것이다.

2.3.3. 비만

비만인구의 증가는 비만과 관련된 만성질환인 당뇨병, 암, 고혈압, 고지혈증, 심혈관질환, 천식, 관절염, 순환기계 질환을 증가시켜 가장 큰 건강 위해 요인의 하나가 되고

있다. 최근에는 우리나라에도 아동 비만율이 증가하고 있어 중요한 건강상의 문제로 대두하고 있다.

한국인의 전체 비만율은 2001년도에 20.2%였으나 계속 증가하여 2022년도에 37.2%를 보이고 있다. 성별로는 남자가 여자보다 높아 2022년도에 남자의 비만율이 47.7%, 여자가 25.7%를 기록하고 있다.

[표 8-7] 한국인의 비만율 (단위 : %)

성별 \ 연도	2001	2005	2010	2012	2015	2022
전체 비만 유병률	20.2	31.3	30.9	32.4	33.2	37.2
남자 여자	31.8 27.4	34.7 27.3	36.4 24.8	36.3 28.0	39.7 26.0	47.7 25.7

자료출처 : 보건복지부(2017, 2022), 보건복지 통계연보

2.3.4. 음주, 흡연, 비만의 사회경제적 비용

국민건강보험공단의 건강보험연구원은 건강 위험 요인의 사회경제적 비용연구 2015~2019에서 2019년에 음주, 흡연, 비만으로 인한 사회경제적 비용을 41조 8,011억원으로 추계했다. 이것은 2019년 한국 GDP의 2.17%에 해당한다. 세가지 요인에서 음주가 가장 큰 액수인 15조 806억원으로 33.1%를 차지했고, 다음으로 비만이 13조 8,528억원으로 33.1%, 흡연이 12조 8,677억원으로 30.8를 차지했다(표 8-8 참조). 세가지 위해 요인의 세부 항목별 비용비율을 보면 음주는 생산성 저하액, 비만은 의료비, 흡연은 조기사망에 따른 미래소득 상실액이 가장 큰 비중을 차지하고 있다.

[표 8-8] 음주, 비만, 흡연의 사회경제적 비용 : 2019년

구분	음주	비만	흡연
사회경제적 비용(원)	15조 806억	13조 8528억	12조 8677억
세부비용 항목별 비율(%)	100	100	100
생산성 저하액	33.3	19.1	21.8
조기사망에 따른 미래소득 상실액	31.7	10.0	35.0
의료비	22.8	53.4	30.1
생산성 손실액	8.9	13.0	8.4
간병비	3.0	3.3	4.4
교통비	0.3	1.2	0.3

2.4. 건강 위해 요인의 경제적 비용 감소 방안

2.4.1. 건강 위해 요인 노출력 감소

건강 위해 요인은 후진국에서는 근본적으로 빈곤과 무지와 연계되어 있고, 선진국은 생활습관과 관련되어 있기 때문에 이를 줄이는 것이 상당히 어렵다. 후진국의 경우 경제성장을 통해 빈곤과 관련된 건강 위해 요인을 어느 정도 해결하더라도, 다시 풍요와 관련된 선진국형 건강 위해 요인이 발생하게 되어 또 다른 위험요인에 봉착하게 된다. 실질적으로 중진국의 경우 선진국과 후진국형의 건강 위해 요인을 모두 가지고 있어 이중고를 겪음은 물론, 대도시를 중심으로 한 고소득층과 저소득층 간의 사회불평등 문제를 야기하고 있다.

건강 위해 요인이 질병에 미치는 영향력은 상대적 위험도(relative risk)와 건강 위해 요인에 대한 노출률(population level)에 비례하며, 이 두 요인은 결국 얼마나 많은 인구가 건강 위해 요인에 노출되었느냐에 의해 결정된다. 따라서 건강 위해 요인에 의한 비용을 감소시키기 위해서는 노출률을 줄이는 것이 최선의 방법이다. 예를 들면, 흡연율, 음주율, 비만을 유발하는 당분과 지방 섭취율, 소금 섭취량을 줄이는 것이다. 후진국의 경우 이에 더하여 영양섭취, 안전한 물과 하수도 시설 설치, 실내공기 오염도를 낮추는 방법이다.

건강 위해 요인에 대한 노출률을 줄이기 위해서는 개인보다 전체 인구를 대상으로 사업을 실시하는 것이 더 효과적일 것이다. 전 국민을 대상으로 하는 금연운동과 절주운동이 현재의 노출률을 줄임은 물론, 장래에 흡연과 음주를 할 대상인구의 노출률을 줄여 미래의 노출률을 감소시킬 수 있기 때문이다.

후진국의 경우 위험요인이 근본적으로 빈곤과 관련된 것이기 때문에 경제발전을 통한 국민소득의 증가에 중점을 두어야 하며, 위험 요인을 줄이기 위해서는 가장 비용-효과적인 사업에 우선순위를 두어야 할 것이다. 예를 들면, 안전수 공급, 하수도 시설의 개량, 손 씻기, 물 끓여 먹기와 같은 기본적인 위험 예방방법에 우선순위를 두어야 할 것이다. 특히 안전수의 공급은 위의 예방방법과 직접 연관되어 있을 뿐만 아니라, 후진국 유아사망의 가장 큰 요인의 하나인 전염성 설사병(infectious diarrhoea)의 발생과 콜레라와 같은 수인성 전염병의 발생과 전파를 억제하여 건강위해요인으로 인한 사회경제적 비용을 크게 감소시킬 것이다.

선진국의 경우 암, 비만, 당뇨, 심혈관질환 등 만성 퇴행성 질환이 사망의 주요 요인이다. 이러한 질병은 개인의 생활습관뿐 아니라 개인적 스트레스와 관련되어 있어 국가가 제도적으로 직접 개인의 생활습관과 스트레스에 직접 개입하는 것은 개인의 자유와 사생활을 침범할 수 있기 때문에 한계가 있다. 따라서 국가는 간접적 방법인 건강교육과 조세를 통한 술, 담배의 가격 인상을 통해 개인의 생활습관을 변경시키고자 한다. 이러한 간접적 방법 이외에 최근에는 체육활동을 통해 만성 퇴행성 질환의 발생률을 낮춤으로써 의료비를 절감하고 생산성을 향상시키고자 하는 적극적 방법이 관심을 끌고 있다. 체육활동 특히 일정 강도 이상의 규칙적인 운동은 비만, 고혈압, 심혈관질환, 당뇨병, 골다공증 등의 예방과 치료에 도움이 되며, 근육강화로 인한 관절염과 상해의 예방에도 효과가 있는 것으로 알려져 있다. 운동의 구체적 사회경제적 효과에 대한 연구는 선진국에서는 활발한 연구가 진행되어 있다. 특히 비만과 관련한 운동의 효과, 관절염이나 심혈관질환에 미치는 영향, 운동 부족으로 인한 의료비와 사회경제적 손실 비용 등에 관한 연구가 활발히 진행되고 있다.

건강 위해 요인에 대한 노출률을 줄이기 위해서는 국내적, 국제적인 제도적 규제가 필요하다. 흡연으로 인한 위험 요소를 방지하기 위한 금연 구역의 설치, 담배 광고의 금지, 경고문 게제, 담배값 인상은 국내의 흡연율을 줄이는데 크게 기여하였다. 세계보건기구(WHO)가 추진한 국제적인 담배규제 기본협약서는 담배소비의 국제적 규제를 통해 국제적으로 담배의 위험 요인을 크게 줄일 것이다. 알코올 소비와 관련하여 각국에서 실시하고 있는 음주예방방법은 주로 음주운전을 방지하기 위한 음주 검사이다. 그러나 음주가 질병뿐 아니라 가정과 사회적 문제의 기본 위험 요소가 되고 있고, 20세 이상 성인의 음주율이 매우 높다는 점에서 이를 줄일 제도적인 예방책이 필요할 것이다. 특히 알코올 함유량이 높은 주류인 소주, 위스키 등이 알코올 소비량을 증가시켜 막대한 사회경제적 비용을 지출하게 만든다는 점에서 피해에 대한 예방교육과 홍보가 필요할 뿐 아니라 알코올 함유량이 높은 주류에 건강세 부과를 통한 가격 인상 정책으로 과다 음주로 인한 사회경제적 비용을 감소시키는 방법을 강구해야 할 것이다.

2.4.2. 광고의 금지와 가격 인상

알코올 소비와 담배 소비를 줄이기 위한 가장 효과적인 방법은 이들에 대한 광고의 금지와 건강세 부과일 것이다. 현재 우리나라는 담배와 술에 대한 광고는 거의 금지되어 있고, 담배에 대해서는 건강증진기금을 부담시키고 있으나, 담배나 술에 대한 건강세는 부과되고 있지 않다. 담배에 대한 광고금지가 소비에 미치는 영향은 별로 크지 않은 것으로 알려져 있다. 광고 금지를 강력하게 주장하는 뉴질랜드의 독성물질위원회(The Toxic Substance Board)는 담배 소비에 대한 광고금지 효과를 0.07로 평가하였다. 로게센(Laugesen)과 미즈(Meads)는 1960~1986년 사이의 시계열분석을 통해 한 국가에서 담배 광고를 금지하면 담배 소비가 6.8% 감소하는 것으로 보고하였다.

광고가 술 소비에 미치는 영향도 크지 않은 것으로 알려져 있지만 섀퍼(Sheffer)와 데이브(Dave)는 술의 광고효과가 젊은 연령층에는 효과적이라고 주장했다. 이들은 술에 대한 광고를 완전히 금지할 경우 청년 음주의 24%를 감소시킬 수 있으며 폭음과 음주운전을 줄여 음주운전으로 인한 사망자 수를 상당 수 줄일 수 있다고 주장하였다(박윤형, 정우진, 2010).

담배와 술의 소비를 줄이기 위해 가장 확실한 방법은 담배와 술의 가격 인상을 통한 수요의 감소책이다. 지금까지의 연구결과에 의하면 담배와 술의 가격 탄력성은 매우 큰 것으로 나타나고 있다. 담배와 술은 취업하기 전의 청소년 때부터 시작하기 때문에 높은 가격의 담배와 술은 이들의 소비를 큰 폭으로 감소시킬 것이다. 지금까지의 연구결과를 보면 미국의 경우 담배의 가격 탄력성은 −0.2~−0.1까지 다양하나 특히 가격 탄력성이 청소년의 경우 −0.67 정도로 높은 것으로 보고하고 있다(Gruber & Zimman, 2000). 술의 가격 탄력성에 대하여 Grossman(1988)은 젊은 층의 맥주가격에 대한 탄력성은 단기적으로는 −0.2~−0.4이고 장기 탄력성은 60% 더 높다고 보고하고 있다. Saffer와 Chaloupka(1998)는 위스키와 와인은 가격 탄력성은 −0.3~−1.8로서 맥주보다 더 높다는 결과를 제시하고 있다(박윤형, 정우진, 2010). 이들 연구결과는 담배와 술의 소비를 감소시키기 위해서는 세금 인상을 통한 가격 인상이 가장 효과적임을 알려주고 있다. 결과적으로 건강세를 부과하여 확보한 재정을 의료비 지불재원으로 활용할 경우 건강 위해 요인의 감소와 건강향상 재정확보라는 두 가지 목적을 동시에 달성할 수 있을 것이다.

2.4.3. 제도적 규제

건강 위해 요인과 관련하여, 알코올, 담배 뿐만 아니라 고혈압의 주요 요인인 소금, 비만의 주요 요인인 당분과 지방에 대하여도 제도적인 규제가 필요하며 이로 인한 사회경제적 비용을 분담하게 하는 방법을 찾아야 할 것이다. 특히 우리나라는 소금 섭취율이 세계 최고 수준인 하루 12g에 달하기 때문에 소금을 많이 먹는 식습관을 바꿔야 할 필요가 있다. 무엇보다 공장에서 대량 생산되는 식품과 음료수에 대해 소금, 당분, 지방의 최대허용 기준치를 마련하고, 나아가 세계보건기구(WHO)와 같은 국제기구를 통해 세계적인 기준치를 마련하여야 할 것이다.

건강 위해 요인이 질병과 사망에 미치는 영향은 매우 크며, 건강 위해 요인의 사회경제적 비용은 직접적인 질병 진료비보다 클지도 모른다. 따라서 건강 위해 요인으로 인한 사회경제적 비용을 줄이기 위해서는 건강 위해 요인이 질병과 사망에 미치는 영향과 사회경제적 비용을 정확히 계산하여야 할 것이다. 이러한 계산 하에서 국민에 대한 설득과 교육을 통해 사회경제적 비용을 줄일 수 있을 것이다.

담배, 술, 소금, 설탕과 같은 건강 위해 요인에 대한 가장 확실하고 강력한 효과는 이들 상품 생산과 소비에 대해 정부가 직접 규제를 가해 생산과 소비를 억제하는 것이다. 그러나 정부의 직접적 규제는 다음과 같은 이유로 사실상 어렵다.

첫째, 개인 행위의 규제는 개인의 자유를 구속하게 됨으로써 개인주의에 위배된다는 주장이다. 둘째, 이러한 규제는 개인의 선택권을 제한하는 것이며 자유시장주의 경제에서 정부의 시장 간섭은 가능한 한 배제되어야 한다는 것이다. 사실상 정부가 시장에 간섭할 의지가 있어도 해당업체의 강력한 정치적 로비로 건강에 해를 끼친다는 논리가 경제적 논리에 의해 압도될 수 있다.

마지막으로, 건강 문제를 해결하기 위해서는 개인의 선택권을 규제하는 것에 앞서 빈곤, 실업, 교육과 인종차별과 같은 근본적 문제를 먼저 해결하여야 한다는 것이다. 개인의 건강에 직접적 영향을 미치는 사회구조적 문제를 해결하면 건강 위해 요인은 대부분 해결될 것이라고 주장한다.

제 9 장

9 건강보험의 경제학

Economics of Health Insurance

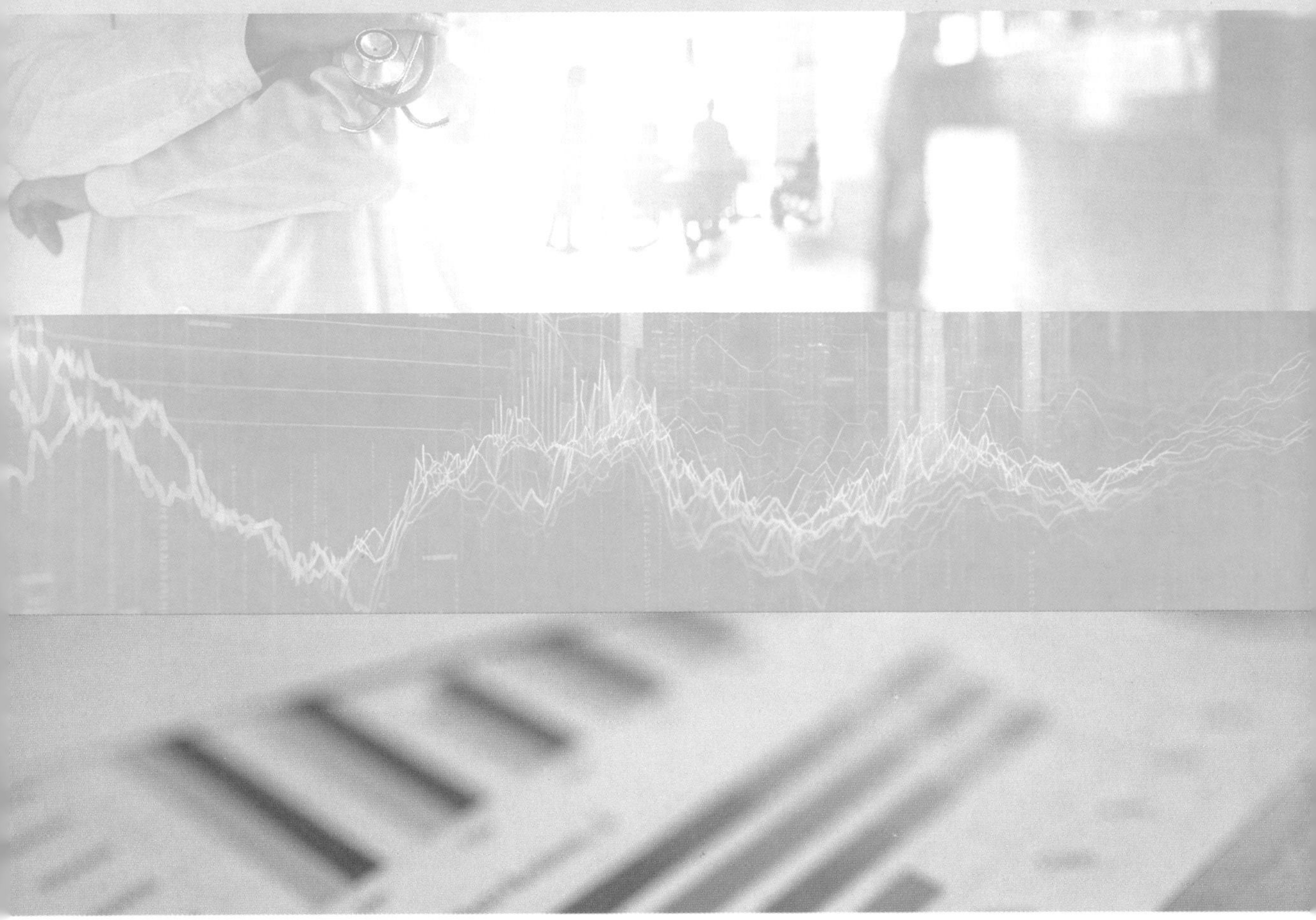

제 9 장

건강보험의 경제학

Economics of Health Insurance

"건강보험은 질병으로 인한 경제적 부담을 완화시켜주는 재정 수단이다."

1. 건강보험의 개념과 특성

1.1. 진료비 지불을 위한 재정 장치

건강보험은 독립적이고 불가측적으로 발생하는 질병으로 인한 과중한 경제적 부담을 가입자에게 분산시키는 재정 수단(financial mechanism)이다.

건강보험은 이미 16세기 초에 독일에서 광부의료보험으로 실시되었는데 그 원리는 간단하였다. 1,000명의 광부 중에 일 년에 20명이 병이 나고 이들을 치료하는데 소요되는 진료비가 4만 유로라고 가상할 경우 광부들은 매년 40유로를 보험료로 납부하여 집단적으로 4만 유로의 치료비용이 소요되는 질병의 위험과 재정적 부담을 피하게 되는 것이다. 이와 같은 보험제도는 모든 가입자가 정액의 보험료를 부담하고 정액의 급여를 받는 형태로서 참가자의 소득, 연령이나 생활 방식이 비슷한 소규모 조직에 적합한 보험이다. 현대처럼 직업, 소득 수준과 가족 구성이 다양한 사회에서는 국가가 직장, 지역 또는 전국민을 대상으로 사회보험인 건강보험을 실시하는 것이 일반적이다. 그러나 미국을 비롯한 일부 국가에서는 건강도 개인의 책임이며, 보험도 시장을 통해 개인이 선택해야 한다는 신념에 따라 민간보험 위주로 운영되고 있기 때문에 보험의 가입, 보험료 산정, 보험급여 내용과 보험 관리 방식이 사회보험과 상이하다.

진료비 지불을 위한 재정수단에는 세 가지 형태가 있다. 첫 번째 형태는 국가재정으로 지불하는 비버리지 모델(Beveridge model)로서 영국이 대표적 국가이며, 두 번째는 건강보험 재정으로 진료비를 지불하는 비스마르크 모델(Bismarck model)로서 독일이 대표적 국가이며, 세 번째는 주로 민간보험회사가 진료비를 지불하는 형태로 미국이 대표적 국가이다. 대부분의 국가는 이 세 가지 중 한 가지를 진료비 지불을 위한 주된 재정수단로 가지고 있는데 실제적으로 내면을 자세히 들여다보면 대부분의 국가가 이 세 가지가 혼합된 형태를 가지고 있는 것이 일반적이다. 한국의 예를 들면 건강보험이 주된 재정 수단이지만 의료급여제도는 국가 재정으로 지불하고 있으며 민간보험회사가 비급여부문에 대한 상품을 판매하고 있다. 비버리지 모델을 가진 영국도 많은 사람들이 민간보험에 가입하고 있으며, 민간보험제도 위주의 국가인 미국에서도 저소득층을 위한 메디케이드(Medicaid)는 정부가 재정을 부담하고 있다.

진료비 지불을 위한 재정 수단에서 가장 중요한 것은 재원 조달 방안과 진료비 지불방법이다. 재원 조달 방안은 비버리지 모델은 국가예산, 비스마르크 모델은 보험료이고 민간보험모델은 개인이 지불하는 보험료이다. 그러나 비스마르크 모델에서 보험료는 법령으로 정한 보험료를 고용주와 가입자가 공동 부담하는 형식을 가지는데 비해 민간보험료는 개인이 모두 부담하는 점에서 차이가 있다.

진료비 지불방법은 크게 환자직불제도(out-of-pocket payment)와 제3자지불제도(the third party reimbursement)로 나눌 수 있다. 환자직불제도는 다시 환자가 모든 진료비를 지불하는 방식과 규정으로 정한 본인 부담 진료비를 환자가 부담하게 하는 방법이 있다. 보험에 가입하지 못하고 국가에 재정지원도 받지 못할 경우 진료비를 모두 개인이 부담해야 한다. 보험이 실시되기 전의 한국, 그리고 현재 많은 후진국가의 국민들 중 건강보험에서 제외된 인구는 진료비를 모두 개인이 부담하여야 하는 문제가 있다.

본인 부담 진료비 형태는 다양하다. 가장 일반적인 형태는 전체 진료비 중 일정 비율을 본인이 부담하는 형태(coinsurance)로써 각 국가마다 그 비율이 다르고 입원과 외래 부담률에 차이가 있을 수 있다. 한국의 건강보험은 입원은 20%, 외래는 30%의 진료비를 본인이 부담하게 하고 있다. 두 번째는 일정 서비스에 대하여 본인이 부담하게 하는 형태이다. 영국의 NHS에서 약값의 일부를 본인이 부담하게 하거나 건강보험에서 비급여 부문에 대하여는 모두 본인이 부담하게 하는 것이다. 세 번째는 전체 진료비 중 일정액을 본인이 부담하게 하거나(deductibles), 진료비 중 일정액 이상은 모두 본인이 부담하게 하는 형태(limits)로서 주로 민간보험에서 실시하고 있는 본인 부담 제도이다.

제3자 지불제도는 본인 부담분 진료비는 환자가 부담하고 나머지 진료비를 국가, 건강보험, 민간보험에서 지불하게 하는 제도이다. 비버리지 모델에서는 국가, 비스마르크 모델에서는 공단, 조합, 금고 등이 민간보험에서는 보험회사가 제3자로서 나머지 진료비를 지불한다. 우리나라는 국민건강보험공단이 제3자로서 보험 진료비를 지불하고 있다. 참고로 이러한 진료비 지불 형태를 표시하면 [그림 9-1]과 같다.

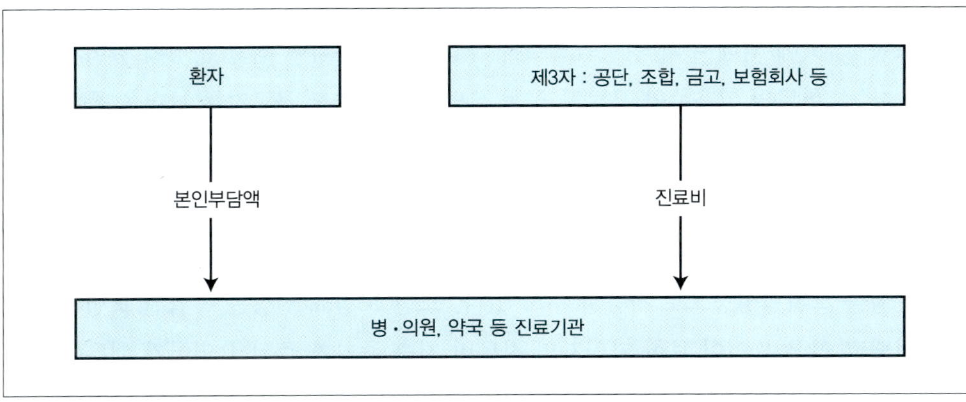

[그림 9-1] 진료비 지불의 흐름도

1.2. 건강보험의 특성

건강보험은 헬스케어 경제학의 핵심적인 논의 과제이다. 건강보험은 한국, 독일, 일본, 중국, 프랑스를 위시해 세계에서 가장 많은 국가들이 사회보험 형태인 건강보험을 실시하고 있다. 사회보험으로서의 건강보험이 가장 보편적인 의료보장제도가 된 원인은 여러 가지가 있다. 무엇보다도 건강보험은 가입자가 자신들이 낸 보험료가 자신들의 건강을 위해서만 지불되고 다른 용도에 사용되지 않는다는 점에서 선호도가 높다. 원래 건강보험은 같은 직업에 종사하는 사람들이 자신과 가족의 건강을 위하여 만든 제도이기 때문에 가입자들 간에 동료의식과 연대의식이 강하고 건강보험 재정 운영도 직종이나 직장 단위로 구성된 조합이나 금고에서 자발적으로 관리했고 국가의 개입을 최소화하였기 때문에 건강보험 재정은 가입자의 건강을 위해서만 사용되었다.[1)]

1) The Commonwealth Fund, "International Health Care System Profiles", The Commonwealth Fund, 2020.

다양한 국가의 헬스케어 시스템을 비교한 자료이다. 연구는 보편적 건강보험을 가진 국가들(예: 영국, 독일, 프랑스, 일본)과 미국과 같은 시장 기반 의료 시스템을 비교하며, 각 시스템의 장단점과 경제적 효율성을 분

또한 보험료도 가입자와 고용주가 공동 부담하고 보험료 인상이나 급여에 대해서도 조합이나 금고에서 스스로 결정하였기 때문에 건강보험 재정에 대한 자치권을 가지고 있었다. 일반 조세수입에서는 건강은 다른 분야와 재원 획득을 위한 경쟁을 해야 하는데 비해, 사회보험으로서 건강보험은 수입이 의료비 지출을 위해 결정된 목적세의 형태를 가지고 있어 다른 분야와 예산 확보에 대한 경쟁을 할 필요가 없다.

이처럼 건강보험은 보험료 수입에 대한 확실성과 지속성을 가졌고, 보험료도 독립성을 가진 조합, 금고에 의해 부과 징수됨으로써 가입자의 거부감이 적고 운영에 있어서 투명성이 높다. 보험료의 고용주와 근로자 공동 부담에 있어서도 근로자는 보험을 통해 자신과 가족의 진료비에 대한 부담이 적어짐으로써 재정적, 심리적 부담 없이 근무할 수 있고, 고용주는 근로자의 건강이 생산성 향상을 통해 이익 극대화에 기여하고, 질병으로 인한 조기 퇴직, 결근 등 리스크를 적은 비용으로 감소시킬 수 있으며, 나아가 건강보험 재정 운영을 노사협상용으로 사용할 수도 있다. 또한 보험료 인상은 독립된 보험자에 의해 결정되고 인상 요인이 보험 가입자의 진료비 지출 증가가 주된 요인이기 때문에 인상에 대한 정치적 반대가 적을 수 있다. 다음으로 건강보험은 소득에 비례한 보험료 부담과 공평한 급여를 제공하기 때문에 사회 형평성을 이룩할 수 있었다. 소득에 대해 동일한 보험료율을 적용하기 때문에 소득이 높은 사람은 높은 보험료를 내고 낮은 사람은 낮은 보험료를 부담하게 되기 때문이다.

또한 보험료는 보험료 납부 의무자에게만 부과되고 부양가족은 보험료가 면제되기 때문에 가족수가 많아 부양비용이 많은 가족에게 유리하게 되어 있다. 건강보험은 가입자 간의 상호 부조 기능을 통해 소득의 재분배 효과를 가지고 있다. 건강한 자에서 환자에게, 젊은 사람에게서 노인으로, 고소득층에서 저소득층으로, 가족수가 적은 사람에서 많은 사람들에게로 보험료 부담과 진료비 지불을 통해 소득의 재분배 효과가 발생한다. 물론 소득의 재분배 효과는 가입한 사람들 간에 발생하기 때문에 가입자의 직장, 직종, 지역, 조합 또는 금고 범위 내에 한한다. 우리나라처럼 단일보험자인 국민건강보험공단이 전 국민의 건강보험을 관리할 경우 소득재분배 효과는 전 국민 사이에 발생한다. 이러한 소득재분배 효과는 간접적으로 사회연대의식을 강화시킬 수 있는 효과가 있다.

건강보험은 헬스케어의 수요, 공급, 가격과 관리에 결정적인 영향을 미친다. 특히 사회보험은 법률에 의한 강제가입을 통해 수요자를 하나로 묶어 관리하고, 공급자는 급여

석한다. 특히 건강 결과, 의료서비스 접근성, 의료비 지출의 차이를 집중 분석하며, 국제적 비교를 통해 각국이 보건 시스템을 개선하는 데 참고할 수 있는 실증적 자료를 제공한다.

의 범위 결정, 진료비와 지불방법의 결정과 진료비 사후심사 제도 등을 통해 통제하며, 보험 관리자인 공단, 조합, 금고 등은 법령과 관련 규칙에 따라 정부가 관리 운영을 감독한다. 결과적으로 사회보험을 실시하고 있는 국가에서는 사회보험이 정부로 하여금 헬스케어 전반을 통제할 수 있는 수단을 제공한다.

건강보험의 필요성은 개인에게 언제 질병이 발생할 것인지에 대해 미리 예측이 어렵다는 질병 발생의 불확실성과 질병이 발생하더라도 한 사람의 발병이 다른 사람과는 무관하게 독립적으로 발생한다는 질병 발생의 독립성이다. 따라서 원칙적으로 한 사람의 발병이 다른 사람에게 영향을 미치는 전염병은 건강보험의 대상이 아니며 개인이나 국가에서 책임을 지는 것이다. 개인은 어떤 질병이 언제 자기에게 발생할 것인지에 대해 전혀 예측을 할 수 없다. 그렇기 때문에 개인은 평소에 치료비에 대한 저축이나 대비를 소홀히 하게 된다. 그러나 과중한 치료비가 소요되는 질병에 걸릴 경우 건강을 상실함은 물론 생산활동의 중단으로 소득을 상실하게 되며 치료비 지출로 인해 일시에 과중한 경제적 부담을 지게 되어 결국 빚을 지거나 재산을 처분하게 되어 빈곤에 떨어질 수 있다. 이러한 경제적 위험을 모든 보험 가입자에게 분산시켜 질병으로 인한 경제적 부담을 완화하여 주기 위한 것이 건강보험이다.

건강보험을 가능하게 하는 것은 확률에 따라 질병 발생률과 소요 치료비를 예측할 수 있다는 것이다. 개인적으로는 언제 질병이 발생할 것인지를 예측할 수 없지만 같은 인구적 특성을 가진 그룹이나 지역사회 전체 인구를 대상으로 할 때에는 대수(大數)의 법칙(Law of large numbers)에 따라 예측이 가능해진다. 인구적 특성에 따라 질병 발생률이나 치료비를 예측하는 방법을 경험률 체계라 하는데 예를 들면, 연령, 성, 직업별로 1년에 어떠한 질병이 얼마나 발생하는지를 과거의 통계치를 이용하여 알 수 있는 것이다. 지역주민을 대상으로 질병발생률과 치료비를 예측하는 방법을 지역사회율 체계라고 하는데 행정단위, 나아가 국가전체로 볼 때 1년에 어떤 병이 얼마나 발생하는지를 과거 통계치로 예측할 수 있는 것이다. 또한 질병별 평균 진료비도 과거의 통계치를 통해 추계할 수 있으며, 국가의 진료비 통계체제가 확립되어 있어 환자 1인당 평균입원 진료비와 외래 진료비를 파악할 수 있을 경우 전체 진료비는 더욱 쉽게 파악할 수 있다.

1.3. 건강보험의 재정 공식

건강보험은 단기보험이기 때문에 건강보험재정은 매년 수입과 지출이 균형을 이루어야 한다. 건강보험의 재정공식은 다음과 같다.

수입 : $SIC + R$ = 지출 : $TFP + A + G$

여기서, S : 건강보험료 납부자 수
I : 보험료 납부자의 평균 소득
C : 보험료율
R : 정부보조금, 은행이자 수입, 기타 수입
T : 건강보험료 납부자와 부양가족 수
F : 1인당 진료 건수
P : 1인당 평균진료비
A : 관리운영비
G : 민간보험의 경우 이윤

위의 공식은 건강보험가입자 중 보험료납부의무자의 소득이 완전히 파악되고 있어 소득에 대하여만 보험료가 부과된다는 가정 하에 적용될 수 있는 공식이다. 우리나라처럼 자영업자인 도시지역 주민과 농어민과 같이 소득이 완전히 파악되지 않는 가입자에 대하여는 다른 방식으로 소득을 계산하여야 한다. 여기에 제시된 공식은 보수를 통해 소득이 파악되는 직장 근로자 보험에 적용될 수 있는 재정공식이다.

위의 공식에서 건강보험의 수입을 결정하는 주요 요인은 보험료 납부자의 평균소득과 보험료율이며, 지출을 결정하는 주요 요인은 진료비와 관리 운영비라는 것을 알 수 있다. 민간보험의 경우, 수입은 건강보험의 구입자 수, 이들이 지불한 평균보험료, 은행이자와 기타 사업 수입료가 주요 수입이 되며, 지출은 진료비, 관리운영비와 이윤으로 구성되는데 이윤이 전혀 없는 사회보험보다 이윤이 지출에서 차지하는 비중이 크다는 특징이 있다.

진료비 계산에 있어서는 진료 건수를 입원과 외래로 구분하고, 평균진료비도 입원과 외래 평균진료비로 구분함은 물론 평균진료비에서 건강보험이 지불하는 진료비는 전체 진료비 중 본인 부담액을 제외한 금액이므로 이 부분을 좀 더 상세히 설명하면 아래와 같다.

$$SIC + R = \{T \times F(\text{입원}) \times (1-\text{본인부담률})P\} + \{T \times F(\text{외래}) \times (1-\text{본인부담률})P\} + A$$

위 공식을 통해 수리적으로 보험료율을 계산할 수 있고 나아가 본인 부담률이나 입원, 외래비용의 변화와 관리운영비의 변동이 보험료율의 인상에 미치는 영향을 계산할 수 있으며, 건강보험을 구성하는 중요 요소들의 특성과 상관관계를 이해할 수 있다. 가장 중요한 상관관계는 입원과 외래방문율의 증가와 입원, 외래진료비용의 증가가 진료비 총액의 증가를 가져와 보험료율을 인상시킨다는 것이다.

1.3.1. 재정 공식을 이용한 보험료 계산

가. 조건

직장 근로자 수 : 1,000명
근로자 가족 수 : 2,000명
근로자 평균소득 : 월 200만 원
보험료율 : ?
기타 수입 : 10억 원
1인당 연간 입원 횟수 : 0.2회
입원시 본인 부담률 : 20%
1회 입원당 평균입원비용 : 120만 원
1인당 연간 외래 방문 수 : 12회
외래 방문시 본인 부담률 : 30%
외래 방문당 평균진료 비용 : 4만 원
연간관리 운영 비용 : 10억 원

나. 연간 수입

1,000명×200만 원×보험료율(C)×12개월 + 10억 원(기타수입)
= (240억 원×C) + 10억 원

다. 연간 지출

{3,000명×0.2회×(1−0.2)120만 원} + {3,000명×12회×(1−0.3)4만 원}
+ 10억 원(관리운영비)
= (600×96만 원)+(36,000×28,000원)+10억 원

= 5억 원+10억 8백만 원+10억 원
= 15억 8천 4백만 원+10억 원

라. 수입 = 지출이 되어야 하므로,

(수입) 240억원×보험료율(C) + 10억 원 =
(지출) 15억 8,400만 원 +10억 원
240억 원×C = 15억 8,400만 원
C = 15.84/240 = 0.066

마. 보험료율(C): 6.6%

보험료를 고용주와 근로자가 절반씩 부담할 경우 각각 매달 66,000원의 1/2인 33,000원씩 부담하게 된다. 이 계산 방법은 근로자와 가족수의 크기와 상관없이 적용할 수 있으므로 전 국민을 대상으로 한 보험료율 결정에도 사용할 수 있다.

2. 경제성장이 건강보험에 미치는 영향

2.1. 경제성장으로 인한 여건 조성

경제성장은 건강보험 실시와 확대를 위한 긍정적인 여건을 조성한다. 첫째, 경제성장으로 인한 소득증대는 개인의 보험료 부담능력을 증대시켜 개인들의 건강보험 가입을 가능하게 한다. 또한 경제성장은 세수의 증대를 통해 정부가 공무원에 대한 건강보험 실시를 가능하게 함은 물론 일반국민을 위한 건강보험에 대한 재정지원을 가능하게 한다. 둘째, 경제성장은 제조업과 서비스 부문의 고용을 증대시켜 건강보험의 실시와 확대를 가능하게 한다. 특히 제조업분야는 건강보험 가입자에 대한 관리가 용이하고 보험료를 고용주와 근로자가 같이 부담하기 때문에 건강보험의 적용이 가장 용이한 분야이다. 이것은 건강보험의 역사에 있어 어느 국가이든 건강보험은 제조업 근로자로부터 적용해 온 것을 보아도 알 수 있다. 셋째, 경제성장은 건강보험 실시에 필요한 사회경제적 구조를 발전시킨다. 특히 보험료의 부과와 징수에 필요한 금융시스템과 건강보험을 관리할 수 있는 행정 능력을 증대시킨다.

가장 중요한 것은 경제성장이 건강보험을 전 국민에게 확대시킬 수 있게 한다는 것이다. 지속적인 경제성장으로 인한 고용의 증대가 직장을 통한 건강보험자의 가입자 수를 증가시킴은 물론, 보험료를 공동 부담할 수 있는 고용주가 없는 도시주민과 농어민의 소득을 증가시켜 이들의 보험가입 가능성을 높일 수 있는 것이다. 나아가 이들이 보험료를 전액 부담할 능력이 적은 경우 국가가 보험료의 일정 부분을 부담함으로써 이들을 보험에 가입시켜 전 국민 건강보험 적용을 가능하게 할 수 있다는 것이다. 이것은 현재 전 국민이 건강보험이나 국가보장 방식에 의해 의료보장을 받고 있는 국가는 대부분 개인소득수준이 높은 선진국인 것을 보아도 알 수 있다(표 9-1 참조).

[표 9-1] 전 국민 의료보장을 실시한 국가와 달성 연도

1938	뉴질랜드	1974	아이슬란드
1948	영국	1978	이탈리아
1960	덴마크	1979	포르투갈
1961	일본	1983	그리스
1962	스웨덴	1984	오스트레일리아
1964	룩셈부르크	1989	한국
1969	캐나다	1994	스위스

주) 독일은 고소득층과 공무원 등 일부 국민에 대해 민간보험 임의 가입을 허용하고 있어 제외 됨

2.2. 한국의 경우

2.2.1. 의료보험의 실시

한국에서 1977년 7월 1일에 건강보험(당시는 의료보험) 실시를 가능하게 한 것은 1962년부터 시작된 지속적인 경제성장이었다. 1962년부터 1966년까지 실시된 제1차 경제개발 5개년 계획기간 동안 연간 평균 경제성장률은 7.9%, 1967년~1971년 동안 실시된 제2차 경제개발 계획기간 동안의 연간 평균성장률이 9.7%, 그리고 1972년부터 건강보험 실시 전 해인 1976년까지는 연간 10.2%의 성장률을 기록하였다. 이러한 고도의 경제성장률로 인해 국민 1인당 GNP가 1962년도의 82불에서 1976년에 765불로 거의 10배 정도 증가하였다. 이러한 1인당 국민소득의 증가가 기업체와 근로자들의 보험료 부담 능력

을 가능하게 하였다.

[표 9-2] 1962년~1976년간의 경제성장률과 1인당 GNP

구 분	1차 5개년('62~'66)	2차('67~'71)	3차('72~'76)
경제성장률	7.9%	9.7%	10.2%
1인당 GNP	87$('62)	286$('71)	765$('76)

출처 : 경제기획원(1979) 한국경제 통계편람

이러한 급속한 경제성장은 한국을 가난한 농업국가로부터 준공업국가로 전환시켰다. 결과적으로 GNP 중 농업이 차지하는 비율이 1961년도의 44% 수준에서 20% 수준으로 감소한 반면, 같은 기간 동안 제조업이 차지하는 비율은 12%에서 40% 수준으로 증가하였다. 고용측면에 있어서도 농업부문에 종사하는 국민이 1963년도에 63%에 달하였으나 1976년에는 38% 수준으로 떨어진 반면, 제조업에 종사하는 근로자는 1963년도에 9% 수준에서 1976년에는 20% 수준으로 증가하였다. 이러한 제조업 분야의 근로자수 증가가 1977년도에 건강보험을 500인 이상 사업체부터 실시할 수 있도록 한 요인이 되었다.

[표 9-3] 산업구조와 고용의 변화

구 분		1961년	1971년	1976년
GNP 차지비율	농업	44.1%	26.5%	20.4%
	제조업	12.0%	24.4%	35.9%
고용구조	농업	63.1%('63)	48.4%	37.7%
	제조업	8.7%	14.2%	20.5%

출처 : Hasan 1979

지속적인 경제성장으로 인한 1인당 국민소득의 증가와 산업의 발전은 직장근로자를 대상으로 하는 건강보험의 계속 확대를 가능하게 하였다. 직장건강보험은 1979년도에 300인 이상 직장으로, 1981년도에 100인 이상, 1983년도에 16인 이상 그리고 1988년도에 5인 이상 직장으로 확대되어 사실상 모든 사업체 근로자가 건강보험에 가입하도록 하였다. 또한 정부 재정 능력도 증가하여 공무원과 사립학교 교직원도 정부의 보험료 부담에 따라 1979년도에 건강보험이 적용되어 모든 직장 근로자가 건강보험에 가입되었다.

2.2.2. 전 국민 의료보험의 달성

1989년도에 전 국민 건강보험 가입을 가능하게 한 것은 1980년대 후반의 높은 경제성장률과 정치적 결단이었다. 당시 건강보험에서 제외된 농어민과 도시지역주민은 그들에 대한 건강보험적용이 제1의 숙원사업이었으나, 직장근로자보다 상대적으로 낮은 소득과 보험료를 공동으로 부담할 고용주가 없어 보험료 전액을 본인들이 부담하여야 하기 때문에 외부의 재정적 지원이 없는 한 이들에 대한 건강보험 확대는 사실상 불가능하였다.

더욱 심각한 문제는 건강보험 적용을 받는 직장근로자와 제외된 농어민과 도시지역주민 사이에 진료비 부담에 대한 심각한 형평성의 문제가 발생한 것이다. 건강보험에 가입한 직장근로자는 일반 진료비용의 약 50% 수준에서 결정된 건강보험 진료비용에 따라 진료비 총액 중 본인 부담률만 부담하게 된 반면, 건강보험에서 제외된 농어민과 도시지역 주민은 일반 진료비용 전액을 부담하여야 하였다. 예를 들면, 입원진료의 경우 건강보험에 가입한 직장근로자는 건강보험 진료비용의 20%만 부담하면 되었으나 적용제외자인 농어민과 도시지역 주민은 100% 본인이 부담하여야 하였고, 또한 일반 진료비용이 건강보험 진료비용의 약 2배에 해당하였기 때문에 단순 산술 계산에 의하면 입원의 경우 건강보험 가입자와 제외자 사이에 10배의 진료비 부담 차이가 발생하였다. 외래의 경우는 건강보험 가입자는 진료비용의 30%만 부담하나, 농어민과 도시지역 주민은 100% 본인이 부담하고 그들의 진료비가 건강보험 진료비의 2배이므로 양자 사이에 약 6.7배의 부담차이가 발생하였다.

1986년 당시 여당은 1987년도의 대통령 선거와 1988년도의 총선에 앞서 건강보험을 1988년도에 농어민에게 1989년도에 도시지역 주민에게 확대할 것을 주장하였다. 정부에서 초기에는 농어민 보험료를 소득에 따라 차등 지원하는 것으로 하고 농어민에게 확대하였으나, 결국 농어민과 도시지역 주민 전체에 대하여 정부가 보험료의 1/2을 부담하여 전 국민에 대한 건강보험 적용이 달성된 것이다.

정부의 농어민과 도시지역 주민에 대해 보험료 지원을 가능하게 한 것은 1980년대의 높은 경제성장률로 인한 지역주민의 보험료 부담 능력과 정부의 재정 능력 증가로 인한 것이다. 예를 들면, 1987년도의 경우 경제성장률이 12.5%에 달하였으며, 소비자 물가 인상률도 낮았고, 역사상 최초로 대외무역에서도 무역흑자를 기록하였다. 정부의 재정수지도 흑자를 기록하여 국 · 내외적으로 나타난 경제여건의 호전이 전 국민 건강보험 실현을 가능하게 한 것이다. 우리나라 건강보험의 경험은 지속적이고 높은 경제성장률이 건강보험의 실시와 확대를 가능하게 하는 가장 중요한 요인이며 중진국이나 후진국의 경우 건강보험에 대한 정부재정의 지원 없이는 전 국민 건강보험 달성은 어렵다는 것이다. 또한 우리나라의 독특한 주민등록제도는 농어민이나 지역주민의 거주지와 가족수 파악을 가능하게 하였고, 부동산과 금융의 전산화가 가입자 관리와 재산 파악을 통해 농어민과 도시지역 주민에 대한 보험료 부과를 가능하게 하였다.

[표 9-4] 1980년대 경제성장률과 1인당 국민소득(1980~1989)

구분	1980	1981	1982	1983	1984	1985	1986	1987	1988	1989
경제성장률	−1.7	7.2	8.3	13.2	10.4	7.7	11.2	12.5	11.9	7.0
1인당 명목 국민소득(만원)	104	127	145	169	193	214	247	289	343	385

자료출처 : www.index.go.kr

2.2.3. 공적 의료보험 채택 이유

왜 한국에서는 사회보험 대신 민간 의료보험 위주의 건강보험제도가 채택되지 않았는가? 첫째 원인은 1977년까지 한국에서 민간보험은 초기 발전단계에 있었는데다 한국전쟁으로 인해 가입자에 대한 자료의 소실과 민간 보험회사들의 보험료 지불능력부족으로 기가입자에 대한 보험지불이 잘 이루어지지 않아 민간보험에 대한 국민들의 신뢰를 거의 상실한 상태에 있었다. 그리고 1970년대의 높은 실업률과 낮은 국민소득 하에서는 대부분의 국민들이 상업보험을 구입할 경제적 능력이 없었다.

무엇보다도 가장 큰 원인은 당시 4개 사업장과 7개 지역사회에서 실시되고 있던 임의가입 의료보험(voluntary health insurance)의 역선택으로 인한 만성적 재정적자 때문이었다. 임의가입제도에서는 주로 의료서비스가 필요한 사람이 가입하고 의료서비스를 받은 후 탈퇴하는 것이 일반적 현상이다. 또한 국민소득수준이 낮은 상황에서 가입을 유도하기 위해서는 보험료 부담수준을 낮게 가져갈 수밖에 없게 된다. 결과적으로 임의의료보험은 계속적 적자를 기록하게 되고 그 부족분은 국가지원에 의존할 수밖에 없게 되어 임의보험이 국가의 부담이 되었다. 재정적자를 줄이기 위해 임의의료보험은 보험료 인상, 진료가능 병 · 의원의 지정, 본인부담률의 인상과 진료비 보상 상한제 등을 도입하여 재정적자를 줄이려 하였으나 이것이 국민과 정부의 민간의료보험에 대한 신뢰를 더욱 상실하게 하는 요인으로 작용하였다.

3. 사회보험과 민간보험의 경제적 특성과 효과

3.1. 경제적 특성

사회보험과 민간보험은 경제적 특성에 있어 뚜렷한 차이를 가진다. 무엇보다 사회보험은 건강을 통한 국민복지 향상이 목적인 반면 민간보험은 비영리 보험을 제외하고는 이윤추구가 주 목적이다. 따라서 사회보험은 보험료 부담과 보험급여에 있어 형평성을 중요시하는데 비해 민간보험은 차별성과 효율성을 중시한다. 여기서는 사회보험과 민간보험의 경제적 특성상의 차이점을 보험의 주요 구성 항목에 따라 설명하겠다.

3.1.1. 보험의 가입

사회보험은 가입이 법에 의해 개인의 의사와 상관없이 강제적으로 이루어진다. 그러나 민간보험은 가입이 자유이기 때문에 소비자의 보험에 대한 수요와 보험료 지불 능력에 따라 이루어진다. 민간보험에 대한 소비자 수요는 질병에 걸릴 확률, 질병으로 인한 소득 상실의 크기, 소비자의 경제적 능력에 따라 결정된다.

예를 들어 연봉이 1억 원인 사람이 1년 동안 병에 걸릴 확률이 10%이고, 병이 나면 치료비로 5천만 원을 지불한다고 가정하자. 이 경우 병이 날 가능성을 고려한 그의 소득은 건강할 확률×건강할 때 소득+병이 날 확률×병이 났을 때 소득이 된다. 이것을 계산하면,

- 1억 원×0.9+5,000만 원×0.1=9,500만 원

이 사람은 연봉 1억 원을 보장받기 위하여 보험료 500만 원을 지불하고 민간보험에 가입할 것인지를 결정하게 된다.

질병에 걸릴 확률이 높은 인구집단, 예를 들면, 5세 미만 유아나 65세 이상 노인의 보험 수요가 크고, 소득 상실 가능성이 큰 입원진료에 대한 수요가 외래진료보다 크며, 고소득층의 보험 수요가 저소득층 보다 크다. 교육 수준이 높은 계층과 출산을 앞둔 여성의 보험 수요가 같은 계층에 비해 상대적으로 크다. 또한 민간보험가입자에 대한 세제상 혜택이 있으면 보험에 대한 수요가 증가하며 반대로 사회보험의 급여 범위가 넓으면 보험 수요가 감소한다. 낮은 가격의 공공의료서비스 체계가 발달되어 있거나, 체계적이고 적극적인 예방사업과 건강증진 사업이 시행되고 있으면 민간보험 수요는 감소한다.

그러나 실질적인 민간보험 가입은 질병으로 인해 상실될 것이 예측되는 소득 상실을 보전하기 위해 지불할 용의가 있는 보험료의 크기와 민간보험회사에서 제시하는 보험료를 비교하여 결정한다. 민간보험회사는 실질적인 진료비에 일반행정비용, 판촉비, 보험 지불과 관련된 비용과 이윤을 보험상품가격에 포함시키기 때문에 민간보험의 보험료는 실질적인 진료에 소요되는 수준보다 일반적으로 높은 수준에서 결정된다. 민간보험 가입과 관련하여 가장 큰 문제점은 고소득자는 보험구매가 가능하나 저소득층의 경우 보험구매 능력이 없어 보험구매가 어렵다는 것이다. 물론 극빈층이나 어린이, 장애인, 노인에 대한 국가보호제도가 있으나 극빈층의 차상위 계층에 있는 저소득층은 보험과 국가보호의 사각지대에 놓이게 되어 어떠한 보장도 받지 못할 수 있다는 점이다.

3.1.2. 보험료 결정

사회보험은 보험료가 지역사회 위험률에 따라 결정되며 동일한 보험료율이 보험 가입자에게 적용된다. 사회보험의 보험료는 원칙적으로 소득에 부과되며 보험료율은 법령이나 조합, 질병금고의 정관으로 정하고 있다. 공적보험으로의 성격이 강한 우리나라의 건강보험료는 보건복지부에 설치된 건강보험정책심의위원회에서 결정한다. 반면에 전통적으로 자율적 보험 운영을 해 온 유럽 국가의 경우 조합이나 질병금고가 보험재정 상태를 고려하여 자율적으로 결정한다. 지역주민이나 자영업자에 대한 소득 파악률이 높은 유럽 국가의 경우 보험료는 주로 소득에 부과되나, 소득 파악률이 낮은 우리나라의 경우 가족 수, 소득, 재산과 소유한 자동차에 대하여 부과하고 있다.

사회보험료의 인상은 소득의 증가와 보험료율의 인상이라는 두가지 요인에 의해 이루어진다. 전자는 자연적 인상이며 후자는 인위적 인상이다. 보험료는 소득에 부과되기 때문에 소득이 증가하면 자연히 보험료액도 증가한다. 따라서 경제가 발전하여 소득이 증가하면 총 보험료가 자연히 증가하기 때문에 진료비가 급격히 증가하지 않으면 보험료율을 인상시킬 필요가 없거나 인상률을 감소시킬 수 있다. 반면, 진료비 증가율이 소득의 증가율보다 크게 되면 보험료를 인상할 수밖에 없다.

그러나 민간보험의 보험료는 인구집단에 대한 경험률에 의해 결정되기 때문에 연령, 성별, 배우자 유무, 부양가족 수, 건강상태와 같은 여러 가지 요인을 종합하여 결정된다. 연령은 사망, 사고발생률, 질병양상이 나이에 따라 다르기 때문에 생명표를 참조하여 연령별로 위험도를 측정한다. 생명표는 실제로 경험한 연령별 사망률을 근거로 같은 해에 태어난 사람들의 연령별 생존율 및 사망확률과 기대 수명을 표현한 것이다. 생명표는 연령별로 몇 년을 더 살 수 있는지(기대수명), 어떤 질병이나 사고에 의해 사망할 확률이 얼마나 되는지를 분석한 것이기 때문에 생명보험의 연령별, 성별 보험료률을 결정하는데 중요한 지표로 사용된다.

민간보험회사는 생명표에 나타난 남녀의 연령별 사망확률과 사망원인을 성별, 연령별 보험료율을 결정하는데 참고 자료로 활용한다. 현재의 건강상태가 미래의 질병 발생가능성을 제시하기 때문에 현재의 질병은 보험에서 제외하거나 질병에 걸릴 확률이 높은 사람은 위험군으로 분류하여 보험가입을 거부하는 경우도 있을 수 있다. 또한 출산이 가능한 가족이나 질병 발생이 예측되는 가족에 대하여는 별도의 보험료를 계상하며 일반가족에 대하여는 가능한 사고를 내지 않기 위해 노력할 것이라는 전제로 보험료를 할인해 주는 경우도 있다.

민간보험의 보험료는 특정한 질병의 치료나 추가적인 급여 항목에 대한 특약의 여부, 보장금액의 크기나 가입기간에 따라 달라질 수 있다. 일반적으로 특약에 따라 보장금액이 크고 가입한 기간이 짧으면 보험료는 증가할 것이다. 이에 더하여, 민간보험회사는 납입 보험료의 운용에 따른 기대수익률과 필요경비의 변동률과 이윤의 수준을 종합적으로 검토하여 최종 보험료율을 결정하게 된다. 결론적으로 민간보험의 보험료는 보상받고자 하는 위험의 범위에 따라 다르게 된다.

3.1.3. 보험급여

사회보험의 경우 보험급여가 법정 급여로서 모든 가입자에게 동일한 급여가 권리로서 제공되는데 비해 민간보험의 경우 보험급여가 계약적 급여로서 가입자에게 각각 다른 급여가 계약 내용에 따라 제공된다. 또한 보험의 급여 수준이 사회보험의 경우 적정보장수준에서 결정되는데 비해, 상업보험은 개인적 필요와 보험료 지불능력에 따라 결정된다. 결과적으로 더 많은 고급의 진료를 받을 수 있는 고소득층과 다른 소득 계층 간에는 의료이용의 차이가 발생한다. 미국의 경우 의료관리조직(Health Maintenance Organization, HMO)에 가입한 사람들은 특수진료를 받기 위해 더 높은 보험료를 지불하거나 진료비의 많은 부분을 본인이 부담하는 조건으로 HMO가 지정한 의료기관 이외의 병·의원에서 진료 받을 수 있는 추가서비스조직(Point-of-Service Organization, POS)에 가입할 수 있다.

3.1.4. 보험재정

보험재정은 제7장 국민 의료비에서 설명한 바와 같이 여러 가지 요인-건강보험의 실시 및 확대, 노인인구의 증가, 소득의 증가, 의료 생산비용의 증가, 신종 감염병의 발생과 질병 범위의 확대, 행위별 수가제도의 실시 등에 의해 계속 증가하는 것이 일반적인 추세이다. 대부분 선진국의 경우 삶의 질 향상에 따른 건강의 중요성이 증가한 반면, 부유병으로 인한 비만, 만성 퇴행성 질환, 스트레스로 인한 질병의 증가로 인한 진료비 지출 증가가 보험재정의 증가를 가져오고 있다. 특히 정치적 공약을 통한 사회보험급여 범위의 확대가 일부 국가에서 보험 재정지출의 증가에 중요한 변수가 될 수 있다. 사회보험의 재정장치에서 진료비 지출의 확대는 보험료의 인상으로 연결되기 때문에 무리한 정치적 공약으로 인한 지출의 확대는 자동적으로 통제할 수 있으나, 국가의 재정 투입으로 추가 지출을 충당할 경우 보험 재정 증가는 어느 정도 설득력을 가지게 된다.

민간보험의 경우에도 소득의 증가, 평균수명의 연장으로 인한 치매, 심혈관질환 등 노인성 질환의 증가, 공공보험에 대한 보충 보험으로서의 역할 확대, 의료관광사업의 확대, 환자들의 선진국 의료서비스 이용 증가, 원격진료의 확대 등으로 민간보험 상품의 판매 증가로 인한 재정의 확장이 예측된다.

3.1.5. 관리운영비

마지막으로, 사회보험은 정부의 사업을 공단, 건강보험 조합이나 질병 금고에 위탁하는 형태를 가지게 되므로 정부가 관리운영비를 지원하거나 관리운영비를 최소화하려는 경향이 있는 반면, 민간보험은 영리법인으로서 시장에서 다른 민간보험회사와 경쟁을 하여야 하기 때문에 고객 유치비용, 광고 등 마케팅 비용, 진료비 심사 지불 비용, 허위 청구 확인 비용 등으로 인해 전체 예산 중 관리운영비가 차지하는 비용이 크다. 또한 이윤을 계상하게 됨으로 사회보험에 비해 관리운영비용이 차지하는 비율이 높다. 그리핀(Griffin)은 민간보험의 경우 보험료 수입의 35~45%가 관리운영비로 지불될 것으로 예측했다(Wondering et. al. p.179).

위에서 설명한 사회보험과 민간보험의 주된 특성과 다른 특성의 차이를 요약하여 설명하면 다음 도표와 같다.

[표 9-5] 사회보험과 민간보험의 비교

구분	사회보험	민간보험
가입	강제적	자발적
부양 가족의 보험가입	동반 가입	별도로 가입해야 함
보험료	법령으로 결정	나이, 성, 건강상태 치료에 대한 계약내용에 따라 다름
취약계층 보험료 (노인, 장애인 등)	차별 없음	상대적으로 높은 보험료
보험급여	법령으로 동일한 보험급여 제공	계약내용에 따라 개인별로 다름
본인 부담	본인 부담률과 비급여 본인 부담 포함	계약에 따름
가입전 질병치료	포함	제외
진료기관	법령으로 지정	계약에 따름

3.2. 경제적 효과

3.2.1. 긍정적 효과

건강보험은 무엇보다도 의료서비스 이용을 방해하는 재정적 장애물을 제거하여 개인의 의료서비스 이용을 용이하게 함으로써 개인의 건강유지와 정상적인 경제활동을 보장한다. 또한 질병으로 인한 소득감소와 질병치료비 지출로 인한 가계의 재정적 위기를 방지해 주는 역할을 한다. 건강보험은 가격인하 효과를 통해 수요를 증가시킴으로써 의료공급자의 투자를 촉진하고 수입을 증대시킨다. 장기적으로는 의료공급인력의 증가와 경쟁을 통해 양질의 서비스를 편리하게 받을 수 있도록 작용한다.

건강보험은 독점가격의 특성을 가진 의료가격을 행정가격으로 전환시켜 정부의 통제를 가능하게 함으로써 의료시장에 있어서 공급자의 우월적 지위를 견제함은 물론 급격한 국민 의료비 증가를 사전에 방지할 수 있는 수단을 제공한다. 사회보험은 소득에 비례하는 보험료율 제도와 평등한 보험급여 제도를 통해 소득이 건강한 사람에게서 병든 사람에게로, 젊고 건강한 사람으로부터 영유아나 노인으로, 독신자로부터 가족이 있는 가정으로, 고소득층으로부터 저소득층으로 소득이 재분배되는 효과를 가져 온다.

3.2.2. 부정적 효과

가. 역선택

부정적 효과로서 대표적인 것이 역선택과 도덕적 해이로 인한 의료서비스의 남용과 이로 인한 의료비 지출의 증가이다. 역선택은 민간보험에서만 일어나는 현상으로서 질병에 걸렸거나 질병에 걸릴 확률이 높은 사람이 민간보험에 가입한 후 치료가 끝나면 보험에서 탈퇴하는 현상이다. 이러한 역선택은 민간보험의 재정악화로 이어져 결국 보험료를 인상하게 함으로써 선의의 가입자에게 재정부담을 가중시키는 결과를 초래하기 때문에, 민간보험에서는 사전 검진, 위험군의 가입 제외, 차등 보험료의 부과 등 여러 가지 방법을 통해 이를 방지하고자 노력한다.

한국의 경우 과거 임의보험의 형태로 실시된 지역 의료보험이 역선택으로 인한 재정적자로 국민의 신망을 잃어 건강보험에 흡수된 예가 있다. [표 9-6]에서 보듯이 춘성군 의료보험의 경우 1976년부터 1984년 사이에 가입과 탈퇴율이 매우 높았으며 1979년에는 대부분의 가입자가 탈퇴를 하여 전형적인 역선택의 형태를 보여주었다.

[표 9-6] 춘성군 의료보험 조합의 가입률과 탈퇴율(1976~1984)

연도	총가입자	가입		탈퇴	
		수	%	수	%
1976	7,120	1,350	23.4	1,564	24.2
1977	14,017	8,094	62.5	1,107	7.7
1978	14,864	5,038	53.5	4,191	50.7
1979	10,291	4,620	44.8	9,193	88.0
1980	11,250	4,645	39.4	3,686	18.9
1981	13,590	4,237	33.4	1,899	21.7
1982	19,173	6,793	24.8	1,120	7.9
1983	30,496	13,246	47.0	2,929	5.0
1984	30,522	5,291	22.0	5,265	20.0

출처 : 한국인구보건연구원(1985:281)

나. 도덕적 해이(moral hazard)

도덕적 해이로 인한 의료서비스의 남용은 적정선을 넘는 과다한 의료서비스 소비를 말한다. 여기서 적정선의 의료서비스란 의사들의 입장에서는 제공된 의료서비스의 한계 생산성이 제로이거나 제로에 가까운 것을 의미한다. 왜냐하면 의사들은 환자의 치료를 위해서는 서비스의 가격을 따지지 말고 가능한 모든 방법을 사용하도록 훈련을 받기 때문이다. 이런 점에서 적정선을 한계비용이 한계생산성과 동일한 경우로 정의하는 경제학자들과 차이가 있다. 따라서 도덕적 해이는 제공된 의료서비스의 효과가 거의 없거나 아주 없는데도 이를 소비하는 경우에 발생한다. 쉽게 말하면 치료의 효과가 없는 의료서비스를 계속 이용한다는 것이다.

도덕적 해이를 발생시키는 주 원인은 의료보장제도로 인한 의료가격의 인하이다. 건강보험이나 국가의료보장제도로 인해 진료비 본인 부담률이 아주 낮거나 없을 경우 소비자는 의료가격을 인식하지 않게 되어 의료서비스를 자유롭게 대가를 지불하지 않고 사용하는 공공재와 같이 취급하게 될 것이다. 이런 경우 수요측의 도덕적 해이가 발생하게 된다. 즉 소비자는 병 · 의원에서 제공할 수 있는 모든 서비스를 요구하게 될 것이며, 만약 공급자가 요구를 만족시키지 않을 경우 다른 병 · 의원으로 옮기게 될 것이다. 공급자의 경우 제공된 서비스에 대한 진료비 지불이 건강보험이나 국가에 의해 보장되어 있기 때문에 환자가 요구하는 서비스 제공을 거절할 이유가 없다. 특히 진료비 크기가 제공된 서비스의 양에 의해 정해지는 진료행위별 가격제도에서는 공급자는 수입증대를 위해 가능한 한 많은 의료서비스를 제공할 것이다.

의료공급자가 소비자의 무지를 이용하여 불필요한 서비스를 제공하게 될 경우 공급자의 도덕적 해이가 발생하게 된다. 공급자의 도덕적 해이가 발생할 경우, 신의료기술이나 고가 장비를 이용하는 의료서비스를 선호하게 되며, 값이 싼 대체 서비스의 이용을 기피한다. 개인은 좋은 생활습관을 통한 건강증진 능력보다 병 · 의원의 진료에 의존하여 건강을 유지하려는 경향을 나타내게 되어 궁극적으로 자원의 낭비와 불필요한 국민 의료비 증가를 가져오게 되는 것이다. 이러한 도덕적 해이로 인한 의료서비스의 남용은 우리나라의 의료급여제도가 좋은 예가 될 것이다.

이러한 의료의 남용을 방지하기 위해 채택할 수 있는 것이 진료비 본인 부담제이다. 진료비 본인 부담제가 진료에 미친 영향을 알아보기 위해 매닝(Manning) 등은 미국에서 진료비 본인 부담률이 외래, 입원진료건수와 진료비에 미친 영향을 조사하였다(표 9-7 참조). 이들의 조사에 의하면 본인 부담률이 낮을수록 외래, 입원 진료건수가 높으며, 본인 부담률이 없을 경우 외래, 입원 모두 본인 부담률이 있는 경우보다 월등히 높은 진료건수를 보이고 있다. 이것은 진료비 본인 부담률이 없거나 아주 낮은 경우 불필요한 의료서비스를 이용할 가능성이 높으며, 이를 억제하기 위해서는 본인 부담제도가 아주 유용한 제도임을 보여주고 있다. 진료비 본인 부담제에 대해서는 앞장에서 자세히 설명하였기 때문에 설명을 생략한다.

[표 9-7] 본인 부담률에 따른 의료수요의 변화

본인부담률	진료건수	
	외래	입원
0%	4.55	0.128
25%	3.33	0.105
50%	2.73	0.092
95%	3.02	0.099

출처 : Manning et. al(1987)

4. 한국 건강보험의 경제적 특성

4.1. 정치·경제적 결정

4.1.1. 의료보험의 실사와 확대

한국의 건강보험 역사에 있어 가장 큰 특성은 실시 때부터 중요정책이 경제적 논리보다 정치적 논리에 의해 결정되어 왔으며, 아이러니하게도 군사정부하에서 가장 큰 발전이 이루어졌다는 것이다.

1961년 당시 보건사회부의 사회보장심의위원회가 국가재건최고회의에 의료보험의 실시를 건의하여 1963년 의료보험법이 제정됨에 따라 우리나라에도 최초의 현대적 의료보장제도가 도입되었다. 1963년도에 제정된 의료보험법은 원래 300인 이상 사업장의 근로자에게 강제 적용하도록 되었으나, 당시의 경제적 여건의 미성숙으로 임의 적용으로 변경되어 봉명광산 등 사업장 근로자와 부산청십자조합, 춘성군조합 등 임의 의료보험조합이 4개 지역주민을 대상으로 제한적으로 실시되었다.

1970년에 의료보험을 공무원과 사업장 근로자에게 강제 적용하기 위해 의료보험법을 개정했으나, 정부의 경제개발 우선정책과 복지는 경제개발에 해를 미치지 않는 범위 내에서 실시한다는 기본 정책에 따라 법의 시행을 시행령으로 유보시킴으로써 법률적 문제를 야기시켰다. 그러나 1973년도에 발생한 석유 위기에도 불구하고 1972년에서 1976년도까지 실시된 제3차 경제개발 5개년 기간 중에 평균 10%를 상회하는 경제성장률을 이룩함으로 의료보험을 실시할 경제적 여건을 조성하였다.

의료보험이 실시되기 전 의료비는 주로 개인의 저축, 차입과 계(契) 등을 통해 조달되었다. 1976년도에 국민총의료비 지출액은 3,953억 원으로써 당시 GNP의 약 3% 수준이었다. 이 중 공공지출은 522억 원으로서 전체 의료비의 13%에 불과하였고, 나머지 87%인 3,431억 원은 민간 지출이었으며, 이중에서도 환자 개인이 거의 대부분인 3,405억 원을 지불하였고 자선 기관이 17억 원, 회사가 9억 원을 지불하였다(Om, 1989 p.9).

1977년 7월 1일에 500인 이상 사업장의 근로자를 대상으로 최초로 실시된 의료보험의 배경에도 정치적 요인이 많이 개입되었다. 첫째, 당시 북한은 전 국민에 대한 무상 의료보장을 한다고 선전하면서, 남한은 돈이 없으면 병 · 의원을 이용할 수 없고 특히 입원을 하기 위해서는 입원금을 미리 예치하여야 하기 때문에 국민들이 병이 들어도 병원을 이용할 수 없다고 북한의 의료보장제도의 우월성을 선전하였다. 둘째, 당시의 유신정권에 대한 근로자의 정치적 지지 획득이 필요하였다. 셋째, 도시화, 산업화에 따른 인구의 도시집중과 소득증대가 의료서비스에 대한 욕구를 증가시킨 반면, 자유방임적 의료가격제도로 인해 의료서비스 이용이 제한되어 국민의 불만이 증대되었다. 특히 지속적 경제성장을 위해서는 경제성장의 주역인 근로자들이 질병이나 진료비에 대한 걱정 없이 경제활동에 전념할 수 있도록 하기 위해 근로자와 가족들에 대한 의료보장이 필요하였다. 마지막으로, 의료보험은 근로자와 사용자가 부담하는 보험료에 의해 재원이 조달되고, 각 사업장에 설립되는 의료보험 조합이 자치적으로 운영함으로 정부의 재정적 지원이 필요 없어 정부의 경제 개발 정책에 부담을 주지 않는다는 것이었다.

의료보험 실시와 관련하여 관련단체인 경제계, 노동계, 의료계는 모두 찬성하였으며, 정부에 몇 가지 건의를 제시하였다. 경제계를 대표하여 전국경제인연합회는 근로자 1,000명 이상 사업장부터 점진적인 확대 실시, 보험료의 면세, 조합 운영의 독립성 보장, 진료비의 낮은 수준 결정, 피보험자와 부양가족에 대한 진료비 본인 부담률에 차이(입원 : 피보험자 20%, 가족 30%, 외래 : 피보험자 30%, 가족 40%)를 둘 것을 정부에 건의하였다. 노동계를 대표하여 한국노총은 500인 이상 사업장부터 당연 적용, 사업주가 보험료의 2/3 부담, 관리운영비의 정부 부담, 형제 자매의 부양 가족 포함, 진료비 본인 부담률의 최저화, 비급여 대상의 최소화, 1년 이상 보험료 납부자가 퇴직 시 1년간 보험료 부담 없이 진료를 받을 수 있을 것 등을 건의하였다.

의료계는 의료보험 실시가 환자 수를 증가시킬 것라는 예상 하에 모든 병원과 의원의 진료기관 지정, 환자 후송 체계와 병원, 의원의 기능분담제를 건의하였다. 의료보험 실시전인 1976년도의 대도시 의원의 1일 평균 환자 수는 15인으로서 당시 미국의 50인에 비해 1/3 수준 이하였고, 민간 병상 이용률도 60% 수준에 머물렀다(Om, 1989).

1977년도에 실시된 의료보험이 1989년도에 도시 지역주민에게 확대되어 세계 의료보험 역사상 가장 짧은 12년 만에 전 국민 의료보험을 달성한 것은 정치적 결단을 뒷받침하는 높은 경제성장 덕분이라는 것은 앞에서 설명하였다. 1989년도에 전 국민 의료보험을 달성한 것도 군사정부로서 한국의료보험은 군사정권이 처음 의료보험을 실시하고 전 국민에게 확대하였다는 독특한 발전역사를 가지고 있다.

4.1.2. 의료보험의 통합

한국 의료보험의 발전 과정에서 가장 큰 논란이 되어 온 것은 의료보험의 통합 이슈였다. 의료보험은 실시 때부터 각 회사나 지역에 설립된 의료보험조합에서 자치적으로 운영하는 조합주의였다. 여기에 대하여 1980년도부터 모든 조합을 하나의 공단으로 통합하여 관리하자는 통합주의가 대두되었다. 통합론에서 제시한 조합주의의 주요 문제점은 첫째, 중 · 소 사업장은 규모상 위험 분산이 제한됨으로 보험료가 높고 관리 운영비의 비중이 크게 되며, 둘째, 소득이 높은 가입자 수가 많은 부자조합과 소득이 낮고 가입자 수가 적은 빈자조합이 존재하고, 셋째, 소득재분배 기능과 위험 분산이 조합 단위로 한정되어 사회보험의 기능이 제한되며, 마지막으로 조합주의가 전체 사회보장제도의 통합 운영을 방해한다는 것이었다.

이에 대하여 조합주의를 주장하는 측에서는 조합주의는 재정적이나 관리 면에서 독립적이고, 자치적으로 운영되고 있는 반면, 통합주의는 첫째, 가입자의 정치적 투쟁으로 보험료 인상이 어렵게 되어 국가의 재정 부담이 과중하게 될 가능성이 있고, 둘째, 우리 조합 의식의 결여로 도덕적 해이가 발생하여 진료비 지출이 급격히 증가할 수 있으며, 셋째, 소득이 파악되는 근로자와 소득 파악률이 낮은 수준에 머무는 지역주민 특히 의사, 변호사 등 고소득 자영업자와의 사이에 소득이 역진적으로 분배될 가능성이 있으며, 마지막으로 관료주의로 인한 비능률이 궁극적으로 관리운영비의 증가를 가져온다는 것이었다. 찬반 논란이 계속되었으나 1989년 3월 여소야대인 국회에서 통합법안인 “국민

의료보험법"이 여야 합의하에 통과되었다. 그러나 이 법안은 대통령의 거부권 행사로 법안이 폐기되어 통합은 실현되지 않았다.

1997년 보건복지부는 의료보험 운영에 시장의 원리를 도입하여 직장의료보험은 기업에 조합 선택권을 부여하여 기업이 각 조합의 보험료 수준과 운영 상태를 파악하여 조합을 선택할 수 있도록 하고, 시 · 군 · 구 단위로 지역주민을 위해 설립된 지역조합은 각 시 · 도 단위로(16개) 통합하여 경쟁시킨다는 개혁 의료보험법안을 국회에 제출하였다. 그러나 1998년에 집권한 국민의 정부는 민주노총의 요구를 수용하여 노사정위원회에서 의료보험을 통합 일원화하기로 결정하였다. 결과적으로 1998년에 1차로 지역조합과 공무원 · 교직원 의료보험을 통합하고, 1999년에 의료보험을 건강보험으로 명칭을 개정하고 2000년에 직장조합도 모두 통합하여 "국민건강보험공단"으로 관리 운영을 일원화하였다.

4.2. 보험의 가입

4.2.1. 강제가입

한국의 건강보험은 사회보험 제도이기 때문에 모든 국민에 대한 강제가입 제도를 채택하고 있다. 단지 경제적 능력이 없어 자력으로 의료 문제를 해결할 수 없는 국민기초생활보호 대상자, 사회복지시설 수용자, 이재민과 특별히 국가가 의료보장해 줄 필요가 있는 국가유공자 등에 대하여는 의료급여를 통해 국가가 보장하고 있다. 1977년 이후 건강보험은 계속 확대되어, 1979년에는 공무원과 교직원에게, 1988년에는 농어민에게, 1989년에는 도시지역 주민에게 확대되어, 시작한지 12년 만에 전 국민 건강보험 가입을 달성하였다. 2022년도에 건강보험 적용자 수는 전체국민 5,293만 명의 97.1%인 5,141만 명이고 의료급여 대상자는 전체 국민의 2.4%인 152만 명이었다(표 9-8 참조).

[표 9-8] 건강보험과 의료급여 적용자 수 (2022년)

구분		적용인구 (만 명)	구성비 (%)
계		5,293	100
건강보험	직장	3,663	69.2
	지역	1,478	27.9
	소계	5,141	97.1
의료급여		152	2.9

출처 : 국민건강보험공단, 2022 건강보험 주요 통계

4.2.2. 피부양자

건강보험 적용자는 건강보험료를 납부하는 가입자와 그들의 부양가족인 피부양자이다. 초기 의료보험시기에는 부양가족의 범위를 직접 가입자에게 생계를 의지하는 부모나 자녀 등 직계 존비속으로 한정하였으나 이후 피부양자의 범위를 확대하여 가입자의 형제, 자매도 피부양자가 될 수 있도록 허용하였다. 피부양자의 범위 확대로 한국 건강보험의 부양률은 피부양자 범위를 배우자와 미성년자녀로 제한하고 있는 독일과 프랑스 등 유럽의 건강보험 실시국가에 비해 부양률이 높고 일부 소득이 있는 자들이 피부양자가 되어 건강보험에 무임승차하는 현상이 발생하였다. 2018년 7월부터는 형제, 자매는 원칙적으로 피부양자에서 제외하되, 자립이 어려운 65세 이상 30세 미만, 장애인으로서 연간소득이 3,400만 원 이하이고 재산이 1억 8천만 원 이하인 형제, 자매는 피부양자 자격을 유지할 수 있게 하였다.

또한 고소득, 고재산 피부양자를 지역가입자로 전환시키기 위해, 지금까지 금융소득, 공적연금, 기타소득 중 어느 하나가 4,000만 원을 초과하는 경우에만 지역가입자로 가입시켰는데 2022년 7월부터는 소득을 합산한 금액이 2,000만 원을 초과할 경우 지역가입자로 전환시켰다. 재산의 경우, 지금까지는 재산과표가 9억 원을 초과할 경우 지역가입자로 가입시켰는데 2022년 7월부터는 재산과표가 5.4억 원을 초과하고 소득이 연 1천만 원 이상일 경우 지역가입자로 전환시켰다.

4.3. 보험료 결정

사회보험의 보험료는 소득에 부과하는게 원칙이다. 그러나 우리나라는 농어민이나 도시 지역주민에 대한 소득 파악률이 매우 낮아 이들에게 파악된 소득에 대해서만 보험료를 부과할 경우 보험료가 매우 낮게 되어 소득이 완전히 파악되는 직장 근로자와의 사이에 보험료 부담의 형평성뿐만 아니라 직장 근로자가 고소득 자영업자를 도와주는 소득의 역진적 분배가 일어날 가능성이 있다. 따라서 보험료는 직장 근로자와 지역주민에 대해 각각 다른 방식으로 부과하는 이원화 구조를 가지고 있다.

4.3.1. 직장 근로자

직장 근로자에 대한 보험료는 소득에 보험료율을 곱하여 산정한다. 의료보험이 시작된 1977년부터 2000년 사이에는 소득의 3%~8% 범위 내에서 각 조합별 정관으로 정하도록 하여 조합마다 보험료율이 달랐다. 의료보험이 통합되어 건강보험으로 변경된 2000년 7월부터 2006년 사이에는 표준보수월액 제도를 도입하여 통합된 보험료율을 적용하였는데 표준보수월액은 100등급으로 나누어져 있었으며 최저 표준보수월액은 28만 원이었고 최고 표준보수월액은 5,080만 원이었다.

2007년도부터는 표준보수월액 대신에 보수월액 제도를 채택하여 직장 근로자가 1년 동안 받은 보수총액을 근무한 월수로 나눈 금액을 보수월액으로 정하고 여기에 보험료율을 적용하여 보험료를 정한다. 2024년 현재 근로자와 공무원의 보험료는 7.09%이며, 본인과 고용주가 각각 1/2을 부담한다. 근로자와 공무원 중 보수 이외의 소득이 연간 7,200만 원을 초과하는 자에 대하여는 2013년부터 그 소득에 대하여 2.945%의 보험료를 추가로 부과하였다.

그러나 국민건강보험법의 개정에 따라, 2022년부터는 금융소득이 연 1000만원을 초과할 경우 추가보험료율을 적용하고 있다. 또한 매년 본인 부담 월 보험료 상한액과 하한액을 고시로 정하고 있다.

4.3.1. 지역주민

그동안 지역주민에 대한 보험료는 소득 파악률이 매우 낮아 소득을 간접적으로 파악하기 위해 매우 복잡한 보험료 부과방식을 채택하였다. 먼저 과세소득이 500만 원을 초과하는 세대에게는 소득, 재산, 자동차에 대하여, 소득이 500만 원 이하이거나 소득지표가 없는 세대에게는 성, 연령, 재산, 자동차에 대하여 보험료를 부과한다. 평가 소득 보험료 결정방법은 각 세대의 성과 연령 점수, 재산 점수, 자동차 점수의 합에 등급(100등급)별로 전환 점수를 정하고 여기에 점수당 단가를 곱하여 보험료를 결정하는 방법이었다. 생활 수준 및 경제활동 인구의 등급별 점수는 [표 9-9]와 같았다.

[표 9-9] 생활수준 및 경제활동 인구 등급별 점수

<table>
<tr><th colspan="2">구분</th><th>1등급</th><th>2등급</th><th>3등급</th><th>4등급</th><th>5등급</th><th>6등급</th><th>7등급</th></tr>
<tr><td rowspan="8">가입자의
성 및
연령별</td><td rowspan="2">남성</td><td rowspan="2">20세 미만
65세 이상</td><td rowspan="2">60세 이상
65세 미만</td><td>20세 이상
30세 미만</td><td rowspan="2">30세
이상
50세
미만</td><td rowspan="3">–
–
–</td><td rowspan="3">–
–
–</td><td rowspan="3">–
–
–</td></tr>
<tr><td>50세 이상
60세 미만</td></tr>
<tr><td>점수</td><td>1.4</td><td>4.8</td><td>5.7</td><td>6.6</td></tr>
<tr><td rowspan="2">여성</td><td rowspan="2">20세 미만
65세 이상</td><td rowspan="2">60세 이상
65세 미만</td><td>25세 이상
30세 미만</td><td>20세 이상
25세 미만</td><td rowspan="3">–
–
–</td><td rowspan="3">–
–
–</td><td rowspan="3">–
–
–</td></tr>
<tr><td>50세 이상
60세 미만</td><td>30세 이상
50세 미만</td></tr>
<tr><td>점수</td><td>1.4</td><td>3.0</td><td>4.3</td><td>5.2</td></tr>
<tr><td colspan="2">재산(만 원)</td><td>450
이하</td><td>450 초과
900 이하</td><td>900 초과
1,500 이하</td><td>1,500 초과
3,000 이하</td><td>3,000
초과
7,500
이하</td><td>7,500
초과
15,000
이하</td><td>15,000
초과</td></tr>
<tr><td colspan="2">점수</td><td>1.8</td><td>3.6</td><td>5.4</td><td>7.2</td><td>9.0</td><td>10.9</td><td>12.7</td></tr>
<tr><td colspan="2">자동차
(연간세액)</td><td>6만4천원
이하</td><td>6만4천원
초과
10만원
이하</td><td>10만원 초과
22만
4천원 이하</td><td>22만
4천원 초과
40만원
이하</td><td>40만원
초과
55만원
이하</td><td>55만원
초과
66만원
이하</td><td>66만원
초과</td></tr>
<tr><td colspan="2">점수</td><td>3.0</td><td>6.1</td><td>9.1</td><td>12.2</td><td>15.2</td><td>18.3</td><td>21.3</td></tr>
</table>

출처 : 건강보험심사평가원, 국민건강보험공단(2013), 2012 국민건강보험통계연보

이러한 직장 근로자와 지역주민 간의 보험료 부담의 불공정을 해결하기 위하여 2018년 7월부터 건강보험료 부과체계가 일부 개편되었다. 이 개편안에 따라 성, 연령 등에 부과되던 평가소득 보험료가 폐지되고, 필요경비를 제외한 연소득이 100만 원 이하인 경우 최저보험료를 적용하도록 하였다.

현재 지역주민에 대한 보험료는 소득, 재산, 자동차에 등급을 정하고 각 등급에 부과점수를 부여한 후 총 부과점수에 점수당 단가를 곱하여 산정하고 있다. 소득은 현재 97등급으로 분류하고 있다. 1등급은 연간소득이 100만원~120만원이고 부과점수는 82점이다. 연간소득이 100만원 이하인 경우 최저 보험료 14,380원을 부과한다. 97등급은 연간소득이 11억 4천만원이고 부과점수는 32,372점이다. 재산은 60등급으로 분류하고 있다. 1등급은 재산가액이 450만원 이하로 부과점수는 22점이다. 60등급은 재산가액이

77억 8,124만원 초과된 경우이고 부과점수는 2,341점이다. 자동차에 대해 부과되는 건강보험료는 차량가액이 4천만원 이상인 경우 배기량과 사용 연수에 따라 보험료를 부과한다.

지역주민 보험료에 대한 계산의 예를 들면, 연소득이 5000만원(1,431점)이고 재산가액이 10억원(1,041점)이며, 23년식 3470CC 차량가액 6천만원 카니발(217점)을 가졌을 경우 보험료는: (1431점+1041점+217점)×208.4원(2024년도 점수당 단가)=2689점×208.4원=560,388원이 된다.

4.3.3. 보험료 부담의 형평성 이슈

이와 같이 이원화된 보험료 부과체계에 대해 직장 근로자는 파악된 소득에 대하여 보험료를 부과하는데 반해, 지역주민은 파악되지 않은 소득에 대한 간접 평가를 통해 재산에 대하여도 보험료를 부과하기 때문에 직장 근로자와 지역주민 간에 보험료 부담의 형평성 문제가 제기될 수 있다.

직장 근로자들은 자신들은 소득이 거의 100% 파악되는데 반해 지역주민들은 여러 가지 방법으로 소득을 간접적으로 파악하더라도 정확한 소득을 파악하는데 한계가 있기 때문에 자신들의 보험료가 지역주민들에게 역진적으로 재분배된다고 주장하고 있다. 반면에 지역주민들은 원래 보험료는 원칙적으로 소득에 대하여만 부과하여야 하는데 자신들에게는 소득, 재산, 자동차에 대하여 보험료를 부과하여 실질적 소득에 비해 더 많은 보험료를 납부하고 있다고 주장한다. [표 9-10]에서 보면 직장 근로자와 지역주민의 월평균 보험료를 세대별이나 개인별 모두 직장 근로자가 더 많은 보험료를 부담하고 있어, 직장 근로자가 보험료 부담의 불공정성을 제기할 가능성이 있다.

이처럼 지역주민의 보험료 부과체계를 개편하여 일부 불공정한 문제는 어느 정도 해결하였으나 궁극적으로는 정부에서 무엇보다 먼저 해야 할 것은 국세청에서 자영업자에 대한 소득 파악률을 제고시켜 궁극적으로 모든 국민에게 소득에 대해 보험료를 부과함으로서 보험료부과의 일원화를 달성하는 것이다. 이것이 조세정의뿐 아니라 모든 사회보험료 부담의 정의를 달성할 수 있는 방법일 것이다.

[표 9-10] 세대당 1인당월평균 보험료 부담액(2016-2022) (단위 : 억원)

구분		2016년	2017년	2018년	2019년	2020년	2021년	2022년
보험료(억원)		475,931	504,168	538,965	591,328	631,114	694,869	767,703
- 직장		399,446	424,486	459,221	507,712	540,194	594,666	666,845
- 지역		76,485	79,682	79,744	83,616	90,921	100,202	100,858
월 보험료 (원)	세대당	98,128	101,178	104,201	109,558	114,069	122,201	129,832
	- 직장	104,507	107,449	112,635	120,152	124,629	133,591	145,553
	- 지역	84,531	87,458	85,546	86,160	90,864	97,221	95,221
	1인당	45,763	48,152	50,979	55,488	59,218	65,211	71,387
	- 직장	45,874	48,266	52,085	57,527	61,109	67,392	75,952
	- 지역	45,473	47,847	48,011	50,027	54,165	59,414	59,377

주 1) 결산기준
2) 월 보험료는 본인(개인)부담보험료 기준
출처 : 국민건강보험공단, 2022 건강보험 주요 통계

4.4. 보험급여

4.4.1. 보험급여의 확대

보험급여의 범위는 진료비용과 더불어 지출의 가장 큰 요인이기 때문에 1977년 의료보험이 실시될 때부터 적정급여의 제공이라는 기본정책 아래 많은 제한을 두었다. 먼저 진료를 받을 수 있는 급여 기간도 1977년에는 1년에 180일이었으나, 1995년부터 매년 급여 기간을 연장하여 1998년에 300일, 1999년에 330일로 하였고, 2002년에 365일로 확대하여 매일 진료를 받을 수 있게 하였다. 2006년에는 365일 상한제를 폐지하여 현재는 무제한으로 진료를 받을 수 있게 되었다. 보험급여비를 억제하기 위한 진료비 본인부담률도 실시 초기인 1977년에는 매우 높고 차등적으로 적용되었다. 입원의 경우 가입자본인은 진료비의 30%인 반면 가족은 40%였으며, 외래의 경우 본인은 40%, 가족은 50%였으나 1979년도에 입원은 20%, 외래는 30%로 단일 본인 부담률이 적용되었다.

또한 급여의 범위에서 제외되는 비급여 항목에 대하여서는 본인이 진료비를 모두 부담하게 하고 있다. 보험급여의 범위는 고가 의료장비 및 장애인 보장구 등에 대한 적용 범위 확대와 본인 부담료에 대한 특례를 통해 계속 확대하고 있다. 예를 들면, 2005년도에 암과 뇌혈관계 질환에 대한 MRI(자기공명장치)를 보험급여에 포함시켰고, 2006년도에

는 입원환자에 대한 식대, 2007년도에 6세 미만 어린이의 외래 본인 부담률 인하와 암과 희귀성 질환에 대한 특례기준을 확대하였다. 2009년에는 희귀난치성질환자와 암환자의 본인 부담을 낮추고, 2010년도에는 심혈관질환자와 결핵환자 본인 부담을 인하하였다. 2013년도에는 75세 이상 노인의 틀니와 치석제거를 보험급여에 포함시켰다.

2018년부터는 건강보험의 보장률을 증가시키기 위하여 2022년까지 MRI, 초음파검사 등 모든 비급여를 급여로 하겠다는 정책이 추진되었다. 2018년 7월부터 3대 비급여해소를 위해 선택진료제를 폐지하고 2~3인실 입원실도 건강보험 급여에 포함시켰고, 간병에 대하여는 부분적으로 급여에 포함시켰다. 취약계층 지원 정책으로 노인틀니와 치과임플란트에 대한 본인 부담률을 50%에서 30%로 인하하고, 난임시술에 대한 본인 부담률도 30%로 인하하였다. 아동입원 본인 부담률을 5%로 낮추고, 치매환자 국가책임제의 일환으로 중증치매 본인 부담률을 10%로, 치매환자에 대한 MRI 등 검사비용도 20~40만 원 수준으로 낮추었다. 한방 추나요법을 급여에 포함시키고 일부 희귀질환 치료약제를 급여화 하였다.

4.4.2. 비급여

현재 보험급여의 범위에서 제외되는 비급여 항목이 선진국에 비해 많은 편으로, 보험급여의 확대 우선순위를 비용-효과 측면과 형평성을 고려하여 결정한 후 보험 재정과 연계시켜 확대해야 할 것이다. 아직까지 비급여로 분류되고 있는 질병은 아래와 같다.

업무 또는 일상생활에 지장이 없는 질병

- 단순한 피로 또는 권태
- 주근깨 · 점 · 사마귀 · 여드름 · 노화 현상으로 인한 탈모 등 피부질환
- 발기부전, 생식기 선천성 기형 등의 비뇨생식기 질환
- 단순 코골이
- 질병을 동반하지 아니한 단순 포경

미용목적의 성형수술

- 쌍거풀수술, 코성형수술, 유방확대 · 축소술, 지방흡입술, 주름살제거술 등 미용목적의 성형수술과 그로 인한 후유증 치료, 사시 교정 등 외모개선 목적의 눈 수술

질병 · 부상의 진료를 직접목적으로 하지 아니하는 예방진료

- 본인의 희망에 의한 건강검진
- 예방접종(파상풍 혈청주사 등 치료목적으로 사용하는 예방주사 제외)
- 멀미예방, 금연 등을 위한 진료
- 유전성질환 등 태아의 이상 유무를 진단하기 위한 세포유전학적 검사

기타

- 장애인 보장구를 제외한 보조기, 보청기, 안경 또는 콘택트렌즈 등 보장구
- 친자 확인을 위한 진단
- 치과의 보철

급여 대상으로 결정 · 고시되기 전까지의 신약과 신의료기술 등

4.5. 건강보험 재정

건강보험의 주수입원은 보험료 수입이며 이외의 수입은 국고지원, 건강증진기금지원, 기타 은행의 이자수입 등이다. 이러한 구성은 주로 보험료 수입에 의존하는 독일이나 보험료와 국고지원으로 구성된 일본과도 구성요소가 다르다. 국고지원은 지역주민에 대한 정부의 보험료 지원료이며 건강증진기금지원은 의약분업으로 인한 재정적자를 메우기 위해 담배에 부과된 부담료이다. 지출의 주된 항목은 보험급여비와 관리운영비이다.

[표 9-11]을 보면 건강보험 재정은 2017년까지는 흑자재정을 보여 누적수지가 20조원에 달했으나 2018~2020년 사이에는 단기 적자가 계속 발생하여, 적립액이 17조원대로 줄었다. 이것은 2018년부터 건강보험 보장성 확대를 위해 앞에서 설명한 보험급여를 확대한 결과이다.

특히 2020년도에는 COVID-19 환자 진료를 위한 지출이 증가하여 단기 적자액이 가장 컸으나 2021, 2022년도에는 역설적으로 COVID-19의 확산으로 국민들의 의료기관 이용률이 감소한 것이 단기 흑자의 원인으로 알려져 있다.

[표 9-11] 건강보험 재정 현황(2017-2022) (단위 : 억원)

구분	2017	2018	2019	2020	2021	2022
지출	572,913	622,937	708,886	737,716	776,692	851,482
보험급여비	555,374	605,896	690,429	709,524	766,021	831,660
관리운영비 등	17,539	17,041	18,457	19,425	19,427	19,822
수입	579,990	621,159	680,643	734,185	804,921	887,773
보험료수입	500,099	536,415	587,428	624,849	692,270	765,538
국고지원	48,828	52,001	59,721	73,482	76,554	86,843
건강증진기금	19,011	18,801	18,082	18,801	19,167	18,149
기타	12,052	13,942	15,412	17,053	16,931	17,243
당기수지	7,077	△1,778	△28,243	△3,531	28,229	36,291
누적수지	207,733	205,955	177,712	174,181	202,410	238,701

출처 : 보건복지부, 2023 주요 업무 참고자료

4.6. 관리운영

4.6.1. 단일 보험자 제도

건강보험의 보험자인 국민건강보험의 관리비는 국고와 보험료에서 부담한다. 2022년 현재 국민건강보험공단은 본부와 6개의 지역본부, 178개의 지사, 227개의 장기요양보험센터와 16,340여명의 직원을 가진 전국적 조직이며 전 국민이 건강보험가입자이기 때문에 국민의 소득과 재산에 대한 자료와 전 국민의 질병에 관한 빅 데이터를 가진 공공기관이다. 2008년 7월부터 노인장기요양보험을 관리하게 되어 두 개의 사회보험의 관리주체이다.

건강보험관리운영비는 우리나라가 의료보험 실시 초기에는 조합주의를 선택하였기 때문에 전체 보험 재정 중 관리운영비가 차지하는 비율이 높았다. 그러나 초기 기업체 단위로 실시된 직장의료보험의 경우 전체 재정에 대해 기업체가 책임을 지고 관리운영비에 대해서도 모 기업에서 지원하는 형태를 가졌기 때문에 사회적 이슈가 될 소지가 적었다. 그러나 의료보험이 도시지역주민과 농어민에게 확대되고 각 시, 군, 구 단위로 의료보험 조합이 설립되게 됨에 따라 일부 재정 규모가 작은 지역조합의 관리운영비가 재정에서 차지하는 비중이 너무 과다한 문제가 발생하였다. 예를 들면 옹진군의 경우 전체 진료비 중 관리운영비가 차지하는 비율이 35%로서 의료보험의 기능에 의문을 가지게 하였다. 반면에 공무원과 사립학교 교직원 의료보험을 관리하는 공무원 및 사립학교 교직원 의료보험관리공단은 공단이 설립된 1979년부터 직장, 지역의료보험조합보다 관리운영비가 차지하는 비율이 매우 낮았기 때문에 직장, 지역의료보험의 높은 관리운영비가 의료보험을 통합해서 관리운영비의 비율을 낮춰야 한다는 통합논리의 하나로 작용하였다. 이러한 문제를 해결하기 위해 정부가 관리운영비의 비중을 줄이고 경쟁의 원리를 도입하기 위하여 직장의료보험의 조합선택권과 지역조합의 각 시, 도 단위의 통합안을 제시하였으나, 정치적 결정으로 지금과 같은 단일 보험자 제도로 개편되었다는 것은 앞에서 언급하였다.

그러나 국민건강보험의 관리에 있어서의 가장 큰 문제점은 공단근무인력이 과다하다는 것과 다른 사회보험과의 업무 중복 문제이다. 건강보험을 통합할 때의 원인 중 하나가 과다한 인원으로 인해 총지출 중 관리운영비의 비율이 높기 때문에 인력을 줄임으로써 관리운영비를 줄인다는 것이었는데, 그동안 노조 활동을 통한 고용 보장에 따라 관리운영비 총액은 계속 증가하여 왔다. 총 지출액 중 관리운영비의 비율이 낮은 것은 단지 급여비 지출액이 급격히 증가하였기 때문이다.

4대 사회보험인 건강보험과 국민연금, 산재보험, 실업보험은 직장 근로자를 같은 가입자로 관리하고 있기 때문에 같은 가입자를 중복 관리하고 있다. 특히 4대 사회보험의 업무 중 50% 이상은 가입자 관리와 보험료 징수 업무이다. 이런 점에서 4대 사회보험의 관리운영을 완전 통합할 경우 상당한 관리운영비 절감을 기할 수 있을 것이다. 궁극적으로는 가입자의 자격관리 전산시스템의 통합, 보험료징수의 금융기관위탁 등을 통해 사회보험 전체의 관리비를 절감하는 방안을 모색해야 할 것이다.

또한 건강보험의 관리는 공단이 단일보험자로서 독점적 지위를 가지고 있어 경쟁을 통한 효율적 관리운영방법을 도입할 수 없게 되어 있다. 이러한 문제를 해결하기 위해서는 공단관리에 있어 각 지역별로 경쟁하는 시스템을 도입하거나, 공단을 시 · 도별로 독립시켜 상호경쟁하는 체제로 전환하는 방안도 장기적인 관점에서 검토해 보아야 할 것이다.

5. 사회보험제도에서의 민간보험 도입 문제

5.1. 도입 찬성과 반대 이슈

사회보험이나 국가보장 방식의 의료보장제도를 가진 국가에서도 보완적 기능으로써 민간보험의 도입은 보편화되어 있다. 우리나라의 경우도 건강보험 급여에서 제외된 분야에 대하여 민간보험의 상품 판매를 인정하고 있다. 보험급여에서 제외된 자기공명단층촬영장치(MRI)와 같은 고가 의료장비 사용료나 암치료비, 입원 본인 부담료, 병실 차액, 간병비 등이 이에 해당한다. 그러나 공적 보험인 사회보험과 동일한 보험급여를 제공하는 경쟁적인 관계에 있는 민간보험 도입에 관하여는 논쟁이 계속되고 있다. 경쟁형 민간보험의 도입을 찬성하는 쪽과 반대하는 쪽의 주장은 다음과 같다(김강립 외 2012, 보건산업론 pp. 214~215).

도입을 찬성하는 쪽의 주장은 첫째, 민간보험 도입은 수요자에게 의료의 선택권을 부여하며 특히 고급의료 수요를 충족시킴으로써 해외 진료로 인한 진료비 유출을 감소시킨다. 둘째, 민간보험 도입은 공적 보험인 사회보험의 진료비 부담을 감소시켜 재정부담을 완화시킨다. 셋째, 사회보험과 민간보험의 경쟁을 통해 수요자에 대한 서비스를 개선시킬 수 있다. 넷째, 신의료기술과 신약의 자유스러운 사용으로 첨단 의료기기 산업과 신약 사업을 발전시킬 수 있다. 마지막으로 민간보험이 사회보험과 다른 진료가격 제도를 실시하게 됨으로써 적정진료 가격제도의 도입을 가능하게 할 수 있다.

이에 대하여 도입을 반대하는 쪽은 다음과 같이 주장하고 있다. 첫째, 경쟁형 민간보험의 도입은 의료이용의 차별화로 인해 의료 소비의 계층화를 가져온다. 즉 고소득층은 민간보험, 일반 국민은 건강보험, 극빈층은 의료급여로 계층화시킬 가능성이 있다. 둘째, 병 · 의원이 진료가격이 높은 민간보험 환자에게 진료와 입원의 우선권을 줄 경우 건강보험 환자와 의료급여 환자는 진료와 입원에 있어 차별을 받을 수 있다. 셋째, 위험군의 환자는 민간보험 가입에서 제외시키고 치료가 어려운 환자는 건강보험에 전가시키는 환자의 덤핑 현상으로 공적보험이 민간보험의 보조적인 역할을 하게 되는 경우가 생길 수 있다. 넷째, 소비자는 정보의 부족으로 의료선택권이 제한될 수 있으며, 민간보험은 관리운영비용과 이윤이 실제 보험료의 많은 부분을 차지하고 있다는 것을 수요자가 모르기 때문에 민간보험 회사는 높은 보험료를 통해 고수익을 올릴 가능성이 있다.

앞으로 외국 의료기관의 국내진출이 허가되고 이들 기관의 의료가격이 시장가격으로 결정될 경우, 제한된 범위 내에서의 경쟁형 민간보험의 도입은 불가피하게 될 것이다. 이러한 점에서 경쟁형 민간보험의 도입에 앞서 생각해야 할 것은 건강보험의 급여 범위 확대와 사회보험의 효율적 운영을 통한 사회보험의 경쟁력 확보일 것이다. 사회보험이 충분히 경쟁력을 갖출 경우 경쟁형 민간보험 도입을 주저할 이유가 없다. 그것은 건강보험은 국가의 재정지원을 받아 보험료의 대부분을 진료비로 사용하는데 반해, 민간보험은 보험료의 많은 부분이 관리운영비와 이윤으로 배당되기 때문에 원래부터 관리운영비를 최소화하고 이윤을 취하지 않는 사회보험에 대해 경쟁력이 떨어지는 것이다. 따라서 건강보험은 공기업의 폐단인 비효율적 운영과 독점적 지위에 따른 이익을 포기하고, 수요자를 위한 정책과 관리운영을 한다면 경쟁적 민간보험도입 논쟁에서 우위를 차지할 것으로 보인다.

제 10 장

10 헬스케어 산업

Healthcare Industry

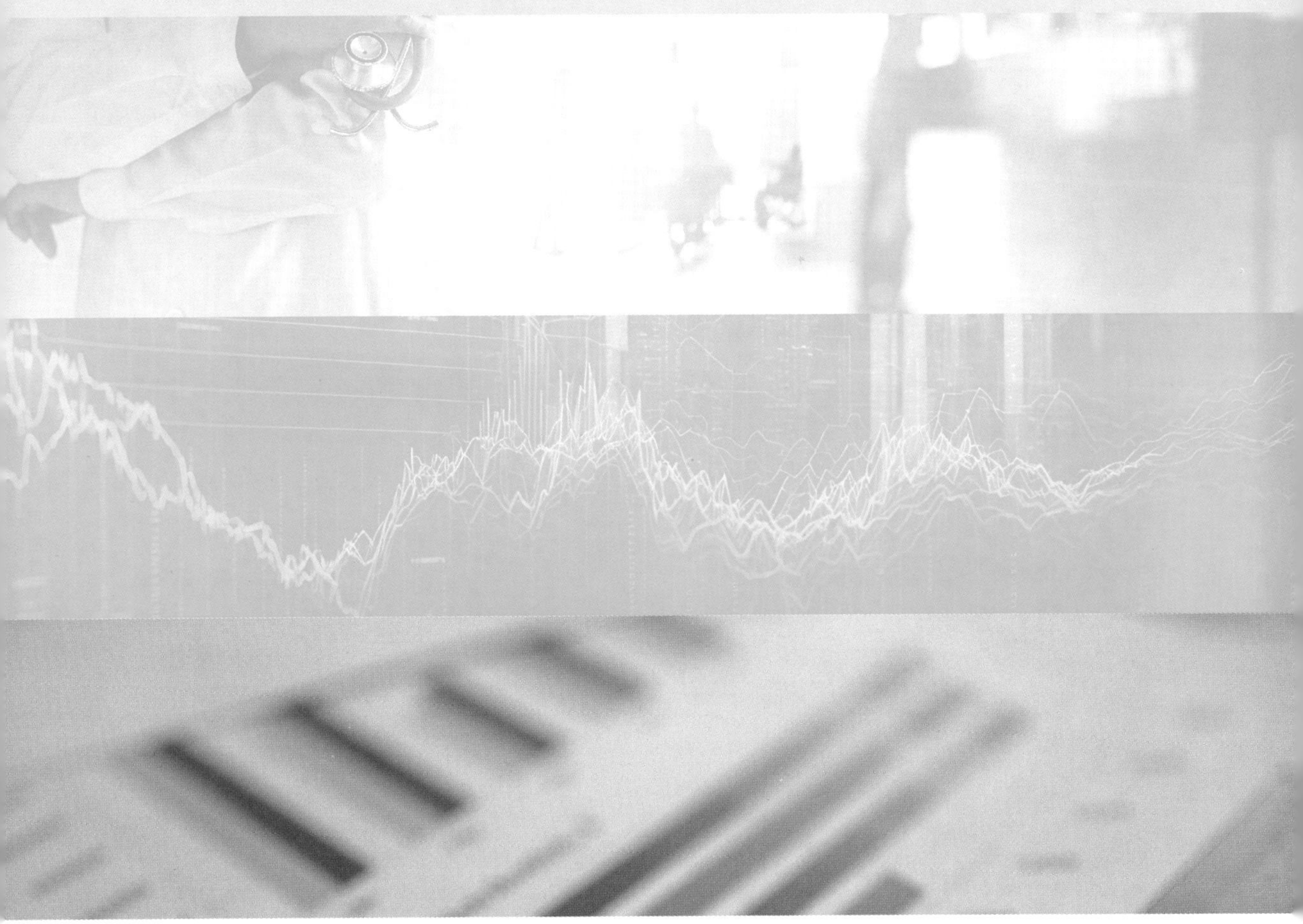

제 10 장

헬스케어 산업
Healthcare Industry

"헬스케어 산업은 제4차 산업혁명에서 가장 발전이 기대되는 미래산업이다."

1. 헬스케어 산업의 정의와 특성

1.1. 정의

헬스케어 산업은 건강과 관련된 제품과 서비스를 생산하여 공급하는 산업을 말한다. 건강 상품을 생산하는 산업에는 의약품, 의료기기, 의료재료, 의료정보, 식품, 화장품 산업 등이 있으며 서비스를 생산하는 산업으로는 병원, 의원과 약국 등이 있다. 최근에는 의료관광(medical tourism)이 새로운 국제적 의료서비스 산업으로 발전하고 있다. 의료산업의 구매자로는 정부, 기업, 개인과 의료 제공자가 있으며, 재정 중재자로서 사회보험과 민간보험의 보험자가 있다.

1.2. 주요 특성

헬스케어 산업의 특성은 첫째, 국민의 생명과 육체적 · 정신적 건강에 직접적인 영향을 미치는 산업이라는 것이다. 특히 병원과 의원은 질병의 예방, 치료, 재활 등의 의료서비스를 통해 생명과 육체적, 정신적 건강을 유지하도록 하는 중심적인 역할을 수행한다. 또한 병원과 의원은 헬스케어 산업 전체를 이끌어가는 주도적인 역할을 한다. 이것은 병

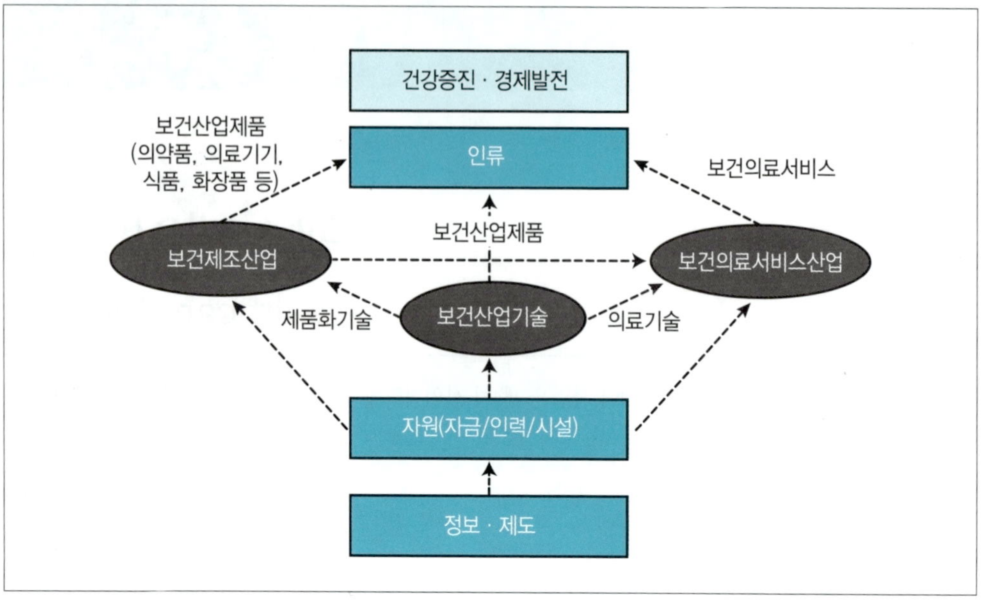

[그림 10-1] 헬스케어 산업

원과 의원이 의료서비스의 생산주체이면서 헬스케어 산업 기술 및 제품의 소비 주체이기 때문이며, 특히 생명공학, 신약, 첨단 의료기기 등 미래 유망 기술 및 상품이 사용되는 주체이기 때문이다. 또한 병원과 의원은 자체의 연구소나 벤처산업을 통해 개발된 기술이나 신약을 임상시험을 통해 그 효과를 확인하고 제품을 생산함으로써 헬스케어 산업에 직접 참여한다.

둘째, 헬스케어 산업은 지식 및 다학제 간 기술집약적 고부가가치 산업이다. 의약품 산업은 의학, 약학, 재료학, 독성학, 생명공학과 정보학의 다학제 기술이 필요하며, 의료기기 산업은 기계, 전기, 전자, 화학, 재료, 생명, 핵, 광학, 나노기술과 정보학의 기술이 융합되어야 한다. 신약개발에는 10~15년의 기간이 소요되고 개발비가 보통 8억~13억 달러 정도 필요함에도 개발이 성공할 확률은 10,000분의 1에 불과하나(김강립 외, 2012), 일단 성공할 경우 20년간 특허의 보장에 따른 독점 생산으로 막대한 이익을 올릴 수 있다.

헬스케어 산업은 과학적 연구결과에 기초를 두는 지식 집약적 산업이기 때문에 우수한 연구 인력과 막대한 투자가 필요한 산업이다. 따라서 뛰어난 연구 인력과 자본력을 갖춘 선진국 기업이 세계시장을 주도하고 있어 중진국이나 후진국 기업의 세계시장 진입이 쉽지 않은 특성을 가지고 있다. 특히, 기술 측면에서 생명공학(BT), 정보기술(IT), 나노

기술(NT)이 급격히 발달하고 이 세 가지 기술을 융합한 의료기기와 의약품 생산과 새로운 기술개발이 활발하게 이루어지고 있어 이 분야의 기술을 가진 선진국과 기술이 뒤떨어지는 중진국과 후진국 간의 격차가 더욱 심화되고 있다.

셋째, 헬스케어 산업은 국민의 생명과 건강에 직결되기 때문에 정부의 규제를 많이 받는 산업이다. 병원의 경우 비영리 법인으로서 영리적 사업을 할 수 없을 뿐 아니라, 공공사업으로서 병원의 설립, 운영과 진료비에 있어서 정부의 규제를 받는다. 의약품, 의료기기, 식품, 화장품 등 건강 관련 제품은 안정성과 유효성이 가장 중요하기 때문에 제품생산 허가를 받기 전에 정부의 집중적이고 전문적인 심사를 받는다.

새로운 의료기술의 경우 의료법에 의해 설치된 신의료기술평가위원회에서 안정성과 유효성에 대한 심의를 거친 후에야 새로운 의료기술로 인정을 받게 되며, 신약의 경우 4단계의 임상시험과정에서 안정성, 다수의 환자를 상대로 한 유효성 시험을 거친 후 다시 시판 후에 안정성과 유효성을 다시 확인받는 절차를 거친다. 줄기세포를 이용한 세포응용 연구사업은 인간이 될 수 있는 잠재력을 가진 인간배아를 사용하고 복제인간을 만들 가능성이 있다는 점에서 그 연구가 생명윤리 및 안전에 관한 법에 의해 규제를 받는다. 또 의약품의 생산에 있어서는 의약품제조 및 품질관리 기준(Good Manufacturing Practice, GMP)에 의한 시설 기준을 충족시켜야 하며, 화장품은 우수화장품 제조 및 품질관리기준(Cosmetic GMP)에 의한 시설기준을 충족시켜야 한다. 식품의 경우, 식품위해요소중점관리기준(Hazard Analysis Critical Control Point, HACCP)을 만족시켜야 한다.

마지막으로 헬스케어 산업은 4차 산업혁명에서 스마트 팩토리(smart factory)와 더불어 획기적인 발전이 예상되는 산업이다. 제4차 산업혁명에서는 질병에 관한 빅 데이터를 분석하여 클라우드에 저장하고 이 자료를 이용하여 질병의 진단, 치료, 재활에 사용할 수 있을 것이다. 인공지능 닥터는 의학교과서, 의학 관련 학술지에 발표된 논문과 빅데이터를 학습하여 특정 환자 개개인에게 가장 정확한 임상정보를 제공하고, 병원시스템은 지능을 갖춘 사물 인터넷으로 진화하고, 이들 사물이 연결되어 서비스와 제품 생산이 전자동으로 이어지는 스마트 병원 시스템으로 발전할 것이다. 또한 웨어러블(wearable)기기에 의한 건강검진과 3D프린팅에 의한 장기와 의료기기의 제작, 유전자 검사를 이용한 질병치료, 빅 데이터를 이용한 신약개발과 드론을 이용한 약, 시료 나아가 환자의 운반도 가능해질 것으로 예상된다.

2. 헬스케어 산업의 중요성

2.1. 상대적으로 큰 시장규모

2022년 세계 헬스케어 산업 시장 규모는 12조 7,971억 달러이며, 2029년에는 18조 9,825억 달러로 성장할 것으로 예측하고 있다. 이것은 2022년 한국 GDP 1조 6,739억 달러의 약 7.6배에 달하는 규모이다. 2022년 세계 헬스케어 시장에서 가장 큰 규모를 가진 것은 의료서비스 산업으로 10조 4,113억 달러로서 전체 헬스케어 산업 시장의 54.8%를 차지하고 있다. 다음으로 제약, 의료기기, 화장품 산업 순서로 큰 시장 규모를 보이고 있다. 국가별 시장규모를 보면 미국이 전체시장의 42.6%인 5조 4,526억 달러를 기록하고 있고, 다음으로 중국, 독일, 일본, 프랑스 순위로 큰 시장을 가지고 있다.

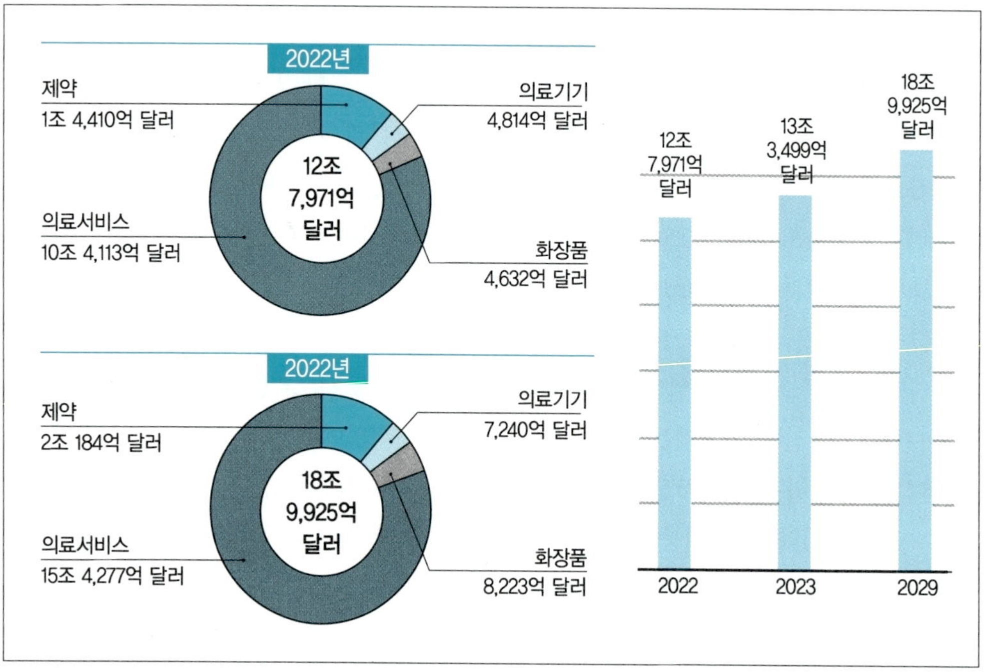

[그림 10-2] 세계 헬스케어 산업 규모

출처 : 한국보건산업진흥원, 글로벌 보건산업 시장 규모 2018-2029

2022년 한국의 헬스케어 산업 시장 규모는 2,029억 달러로서 전세계 시장의 1.6%를 차지하여 시장규모에 있어 11위 순위를 기록하였다. 2022년도에 한국의 헬스케어 산업

중 가장 큰 부분을 차지한 것은 의료서비스 산업으로 1,619억 달러로 전체 시장의 79.8%를 차지하고 있다. 다음으로, 제약, 화장품, 의료기기산업 순위로 시장을 차지하고 있다. 한국의 헬스케어 산업도 2029년에는 3669억 달러에 도달할 것으로 예측하고 있다.

2.2. 헬스케어 산업의 고급화, 다양화

4차 산업혁명으로 인해 가장 큰 발전이 예상되는 헬스케어 산업은 시장이 고급화, 다양화 방향으로 발전하고 있다. 헬스케어 산업이 미래에 어떠한 방향으로 발전해 나갈 것인지에 대해 간단히 요약한 것이 아래의 표이다.

[표 10-1] 헬스케어 산업의 고급화와 다양화

현재	미래
대면진료	원격진료
의사진료	인공지능의사 진료
치료중심 의료	정밀, 재생 의료 중심
인간수술	로봇수술
병원진단	웨어러블기기 진단
보편적 진료	환자 맞춤형 진료
화학적 의약품	바이오 의약품
대량생산 의약품	다품종 소량생산 의약품
장기기증에 의한 이식	복제 배양장기나 대체 장기이식

2.3. 국민건강과 경제 발전에 기여

헬스케어 산업의 목표는 국민의 건강증진과 경제성장에 기여하는 것이다. 의료서비스 산업은 병 · 의원에서 직접적으로 국민에게 의료서비스를 제공함으로써 국민의 건강증진과 유지에 기여하며, 의약품, 의료기기 산업은 의료서비스에 필요한 의약품과 의료기기를 병 · 의원에 공급하고, 전문의약품이나 의료기기가 아닌 일반약품과 의료기기를 국민에게 판매함으로써 국민의 건강증진에 기여한다. 식품과 화장품은 직접 국민에게 판매함으로써 국민건강의 유지와 증진에 기여한다.

2022년 헬스케어 산업이 한국 GDP에서 차지하는 비중은 약 12.1%이다. 앞으로 헬스케어 산업은 기술집약적 고부가가치 산업으로 미래의 성장동력 산업으로 발전할 것이 예측되고 있다. 최근 의약품 산업의 신약개발에 대한 투자의 증가, 바이오의약품 분야에 있어서 삼성 바이오로직스를 위시한 바이오 의약품에 대한 대기업 투자의 증가, 식품산업에 있어 라면과 김과 같은 새로운 식품의 개발과 수출의 증가, 현재 세계 9위인 화장품 산업의 발전은 앞으로 헬스케어 산업이 한국의 경제 발전에 더 큰 비중을 차지할 것으로 예측되고 있다. 또한 헬스케어 산업은 휴먼서비스 산업으로 취업유발계수가 높아 고용증대를 통해 경제발전에 기여할 것이다.

3. 한국의 헬스케어 산업

3.1. 의료서비스 산업

3.1.1. 주요 특징

한국의 의료서비스 산업은 헬스케어 산업에서 가장 크고 중요한 산업으로써 가장 우수한 인적자원과 최고 수준의 연구 및 검사시설과 장비를 갖추고 있다. 특히 병원은 의료서비스의 주체인 동시에 의약품 및 의료기기의 소비 주체로서 신약, 신의료기술의 임상적 효과와 안정성을 확인하는 역할을 하고 있다.

한국의 의료서비스 산업의 특징을 살펴보면 첫째, 민간위주의 의료공급체계가 대도시의 병원을 중심으로 이루어지고 있다는 것이다. 한국은 보건복지부 산하의 국립중앙의료원과 국립대학병원 시 · 도립 병원과 일부 특수 병원을 제외한 대부분의 병원은 민간병원이다. 의원은 전부 민간의원이다. 한국의 병 · 의원은 수도권과 대도시에 집중되어 있다. 2023년 보건복지부 통계에 의하면 2022년도 종합병원은 373개였는데 이중 92%에 해당하는 344개 종합병원이 도시지역에 소재하며, 수도권인 서울과 경기지역 병원이 128개로서 전체의 약 34%, 그리고 직할시 이상의 대도시에 112개로서 전체의 30%를 차지하고 있어 수도권과 지방 대도시에 전체 병원의 약 64%가 집중되어 있다.

둘째, 한국의 병 · 의원은 건강보험 요양기관 당연지정제에 따라 모든 병 · 의원이 건강보험환자를 의무적으로 진료하도록 되어 있다. 진료비는 건강보험수가제도에 따라 정부와 협의하여 결정하도록 되어 있으나 사실상 정부가 건강보험수가 제도와 매년도의 인상률을 결정하기 때문에 정부의 강력한 통제를 받는다는 특징이 있다.

셋째, 한국의 의료서비스는 접근성이 좋고 비용–효과성이 아주 높다는 것이다. 한국은 의원의 경우 사전 예약 없이 누구나 필요할 경우 자유롭게 방문하여 진료를 받을 수 있으며, 병원도 진료의뢰서가 없으면 건강보험 혜택을 받지 못하는 상급종합병원을 제외하면 사전 예약없이 방문하여 진료를 받을 수 있다. 한국은 다른 선진국에 비해서도 의료서비스 접근성이 높아 결과적으로 높은 의료이용률을 보이고 있다. 예를 들면, OECD 국가 중 최고로 높은 국민 1인당 연간 외래 방문횟수 15.7회를 기록하고 있다. 또한 정부의 의료서비스 가격에 대한 통제에 따라 의료서비스의 비용–효과가 높아, 2021년 GDP 대비 국민 의료비 지출이 9.3%로서 OECD 평균 9.7%에 못미치나 평균수명은 86.6세로서 OECD 평균 83세보다 높으며 일본 다음으로 높은 평균수명을 가진 국가로 인정되고 있다. 특히 미국이나 유럽의 선진국가들은 한국보다 높은 국민 의료비를 지출하고 있음에도 한국보다 낮은 평균수명을 보여주고 있다. 물론 평균수명이 의료서비스에 의해 결정되는 것이 아니고 복합적인 사회경제 문화적 요인들에 의해 결정되지만 이러한 국가들의 사회경제적 여건이 한국에 비해 뒤떨어진다고 볼 수 없기 때문에 한국은 의료서비스의 비용–효과성이 중요한 요인으로 작용한 것으로 볼 수 있다.

넷째, 한국의 의료서비스는 병원과 의원간의 기능과 역할을 분담하는 의료전달체계가 확립되지 않아 의료기관 간에 무한경쟁이 일어나고 있다는 것이다. 한국의 의료기관 기능재정립 기본계획에는 의원은 외래환자에 대한 1차 의료제공, 병원은 전문병원화 하여 특정 질환의 의료서비스 제공, 대형병원은 중증질환자 치료와 교육, 연구기능 수행으로 각 의료기관의 기능을 제시하고 있으나 강제 규제 방식이 아닌 자율적 선택 방식을 체택하고 있어 현실적으로는 병원의 외래환자 진료, 의원의 입원환자 진료가 허용되고 있어 전문의가 의원을 개설하여 고가 장비 도입과 수술 등을 수행하여 병원과 경쟁하고 있다. 특히 국민들이 강제적 의료전달체계를 거부하고 이용이 편리한 현 제도를 지지하고 있어 한국에서는 선진국에서 체택하고 있는 강제적 의료전달체계의 시행은 어려울 것으로 생각된다.

다섯째, 한국에서는 아직까지 원격진료가 본격적으로 시행되고 있지 않다는 것이다. 원격진료는 국제적, 국내적으로 의료서비스산업의 새로운 발전 분야로 인식되고 있다. 원격진료는 통신과 정보기술을 이용해 원거리에서 의료서비스를 제공하는 것이다. 환자에게 거리장벽을 없애고 실시간에 의료서비스를 제공하는 것이다. 국제적으로는 외국의 유명병원의 전문의가 한 국가의 환자를 원격진료를 통해 진료와 처방을 함으로써, 환자의 해외여행 비용과 진료비를 절약할 수 있어 질병치료 뿐 아니라 경제적 이익을 얻을 수 있는 방법이다. 국내적으로는 거리 때문에 진료를 받기 어려운 외딴 지역이나 원거리에 살고 있는 환자들에게 원격진료가 유용한 진료 수단으로 인식되고 있다. 또한 원격진료는 감염병 환자에 의한 감염병의 전파를 예방할 수도 있다.

그러나 원격진료는 원격진료 장비 설치비용, 의료인의 기술 훈련비용이 수반되고, 환자와 의사 간의 인간적인 상호소통 감소의 문제, 전문의사의 상시대기 필요, 매체를 통한 개인의료정보의 누출, 직접적인 환자 상태를 직접 확인하지 않고 판단하여 진단하는 진료의 부정확성, 응급한 질병의 경우 즉시 치료를 시작할 수 없는 문제점들이 있다. 또한 환자와 의사 간의 영상 소통을 통한 정보의 부정확성으로 오진의 문제도 발생할 수 있다. 현재 한국에서는 원격의료에 대한 시범사업을 실시하고 있으나 의사협회의 반대로 인해 본격적인 국제적, 국내적 원격의료는 실시되지 않고 있다.

3.1.2. 영리법인의 병원 설립에 대한 논쟁

한국에서는 영리법인의 병원 설립과 병원의 영리법인화가 인정되지 않는다는 것이다. 영리법인 병원은 기업과 같은 영리법인이 병원을 설립하여 운영하는 것이며, 병원의 영리법인화는 현재 비영리법인인 병원을 영리법인화하여 주식회사처럼 운영할 수 있도록 하는 것이다. 이렇게 될 경우 현재 의료인, 의료법인, 비영리법인과 국가와 지방자치단체만이 병원을 개설할 수 있도록 한 것을 기업이나 개인도 병원을 개설할 수 있게 된다. 병원이 주식회사화하기 때문에 병원은 투자한 주주에 의해 운영되고 주주에게 병원이익을 배분할 수 있게 된다. 병원을 주식시장에 상장하여 주식시장을 통한 자본조달이 가능해진다. 물론 영리법인의 병원 설립은 경영의 효율성 강화, 의료서비스의 향상, 의료기관의 대형화 및 체인화, 해외환자 유치의 확대 등과 같은 긍정적 기능과 의료의 상업화에 따른 필수 의료서비스 감소, 과잉진료, 의료의 고급화에 따른 경비인상 등의 부정적 효과가 동시에 발생할 수 있다. 그동안 정부 내에서는 영리병원의 설립허가와 관련해 이를 찬성하는 재정경제부와 보완책 마련 후 시행하여야 한다는 보건복지부 사이에 논쟁이 있었다가 잠시 중단된 상태이다.

찬성하는 쪽의 의견은 소비자 선택권을 넓히고 경제적 실익이 부작용보다 크기 때문에 이 제도를 시행하여야 한다고 주장하고 있다. 이외에도 이들이 주장하는 영리병원의 장점은 첫째, 진료비에 있어 영리법인과 비영리법인이 경쟁을 하게 됨으로써 진료비 하락과 의료서비스의 질이 향상될 것이다. 둘째, 경제적 효과에서 타산업에 대한 생산유발효과와 고용창출효과가 있을 것이다. 또한 영리법인은 대규모 투자를 통해 의료기술의 발전과 신약개발을 가능하게 할 것이다. 셋째, 영리법인 병원은 높은 경영 효율성을 통해 병원 전체의 경영 효율성을 제고시킬 것이며, 병원에 안정적 자금조달을 가능하게 한다. 넷째, 영리병원이 설립되더라도 비영리병원에 고용된 의사와 지방병원과 의원의 인력이 영리병원으로 유출가능성이 적다고 본다. 지방 중소병원의 현재의 경영난은 다른 이유, 즉 지방 의료수요의 감소와 지방병원의 진료 차별화가 이루어지지 않기 때문으로 보고 있다.

반대하는 쪽은 현재의 의료체계에서는 부작용이 많으므로 공공의료의 확충과 건강보험의 보장성이 강화된 후에 시행할 것을 주장하고 있다. 첫째, 영리병원의 설립으로 진료비가 대폭 증가할 것이며, 공공의료와 건강보험 보장성 강화를 위해 추가재원이 소요될 것이다. 둘째, 영리법인 병원은 수요가 많은 대도시의 중산층 이상 거주지에 개업하여, 수익이 큰 진료 분야에 치중하고 수익이 적은 환자는 타 병원으로 이송하거나, 비보험분야 진료에 치중하여 수익 극대화를 추구할 경우 의료의 공공성을 저하시킬 수 있다. 셋째, 영리법인 병원에 대하여 건강보험 진료기관 당연지정제를 적용하지 않을 경우, 건강보험 진료체계의 근간이 흔들릴 위험이 있고, 영리병원이 민간보험 환자의 진료에 우선권을 주어 건강보험이나 의료급여환자에게 역차별을 줄 가능성이 있다. 넷째, 의료 인력의 영리법인 유출로 인해 의료취약지역은 의료 인력부족으로 의료서비스 질이 저하될 가능성이 있으며, 나아가 의료인 유출로 지방 중소병원의 폐업 우려가 있다. 영리병원이 대부분 대도시에 설립됨에 따라 의료 인력의 대도시 집중으로 지방거주자의 응급의료 및 필수의료서비스에 대한 접근성에 심각한 문제가 발생할 수 있는 것이다.

3.2. 의약품 산업

3.2.1. 주요 특징

한국의 의약품 산업은 앞으로 가장 발전이 기대되는 신성장 동력산업이다. 특히 바이오 의약품 산업은 차세대 신성장 동력산업으로 지정되어 정부 차원의 지원정책이 추진되고 있다. 한국의 의약품 산업은 몇가지 특징을 가지고 있다.

첫째, 한국의약품 산업은 신약개발에 대한 투자 보다는 제네릭(generic) 의약품 개발과 해외 우수제품 도입생산에 치중하고 있다. 그동안 한국 의약품 회사에서 개발한 신약이 보고되고 있으나 엄밀한 의미에서 국제적으로 공인을 받은 신약은 없다고 할 수 있을 것이다. 신약은 독창성-기존 약물의 문제점을 근본적으로 해결하거나 새로운 기전에 의한 새로운 약물, 차별성-약효와 안정성이 현저하게 개선된 약품, 경제성-시장 경쟁력이 확보되어야 한다. 특히 신약개발은 오랜 시간이 걸리고 개발 비용이 매우 높은데 비해 성공확률이 매우 낮아 높은 개발비 등을 투자할 수 있는 글로벌 제약회사 이외에는 사실상 신약을 개발하기가 어렵다.

[표 10-2] 신약개발과정(예시)

단계	후보물질 연구 발굴	동물 실험	임상시험 허가 (IND)	임상 1상	임상 2상	임상 3상	신약허가 신청 (NDA)	시판 후 임상 (4상)
내용	후보 약물 발견	기초 안전성 확인	인체실험 개시 신청	정상인 대상 안전성 확인	약효 및 부작용 확인	장기적 안전성 확인	시판 승인 신청	시판 후 부작용 측정
평균기간	5년	3년	1개월	1.5년	2년	3년	6개월	4~6년
대상	실험실 연구	동물대상		정상인 20~30명	환자 1~5천명	환자 1~5천명		수년간 장기 모니터
비고				전체 비용 중 평균적으로 50~60% 차지				

둘째, 한국 제약산업은 중 · 소업체가 많고 과당경쟁이 이루어 지고 있기 때문에 유통에 투명성 문제가 제기되고 있다. 특히 전문 의약품은 최종 선택권이 의사에게 있기 때문에 과당경쟁으로 인한 리베이트 문제가 발생할 수 있다. 또한 전문 의약품은 생명과 건강에 직접 관련이 있기 때문에 소비자는 가격이 높더라도 잘 알려진 글로벌 제약회사의 의약품을 선호하는 경향이 있다. 이러한 제약산업의 문제점은 의약품산업에 악순환을 가져올 수 있다.

셋째, 한국은 바이오 의약품 산업을 차세대 성장동력 산업으로 선정하여 정부차원의 발전 정책을 추진하고 있다.

3.2.2. 바이오 의약품

바이오 의약품은 사람 또는 다른 생물체 유래물질을 원료 또는 재료로 하여 제조한 의약품으로 생물학적 제제, 유전자 재조합 의약품, 유전자 치료제, 세포배양의약품, 세포치료제 등이 바이오 의약품에 포함된다.

바이오 의약품은 전통적 의약품에 비해 제조 방식이 복잡하고 제조비용이 상대적으로 비싼 반면 희귀 난치성 질환에 대한 치료 효과가 높고 수익성이 높아 제4차 산업혁명의 핵심사업의 하나로 인정받고 있다. 바이오 의약품과 전통적 의약품의 제조방식, 형태, 제조비용과 특징에 대한 비교는 아래 표를 참조하기 바란다.

[표 10-3] 전통 의약품과 바이오 의약품 비교

구 분	전통 의약품	바이오 의약품
제조 방식	화학원료를 화학적으로 합성하여 제조	생물유래물질을 배양하여 제조
형 태	주로 정제(tablet)	주로 주사제
제조 단가	대량생산으로 단가가 낮음	복잡한 생산시설 등으로 단가가 높음
특 징	일상적 질환에 높은 치료 효과	희귀, 난치성 질환에 높은 치료 효과

출처 : 미래창조과학부(2015), 바이오 미래전략

앞으로 바이오 의약품이 세계 의약품 시장에서 가장 중요한 의약품의 위치를 차지할 것이라는 것은 2000년도와 2016년도의 세계 상위 10대 의약품 매출액의 분포를 보면 알 수 있다.

[표 10-4] 2000년과 2016년 세계 매출액 상위 10대 의약품 현황

순위	2000년			2016년		
	제 품	분 류	매출액 (억 달러)	제 품	분 류	매출액 (억 달러)
1	Losec/Prilosec	화학	63	Humira	바이오	161
2	Zocor	화학	53	Harvoni	화학	91
3	Lipitor	화학	52	Enbrel	바이오	89
4	Epogen/Pricrit	바이오	47	Rituxan	바이오	86
5	Norvasc	화학	34	Remicade	바이오	78
6	Pravacho;	화학	29	Revlimid	바이오	70
7	Prozac	화학	26	Avastin	바이오	67
8	Zyprexa	화학	24	Herceptin	바이오	67
9	Seroxat/Paxi P	화학	23	Lantus	바이오	60
10	Claritin	화학	22	Prevnar	바이오	57

출처 : 보건복지부, 과학기술정보통신부, 한국보건산업진흥원, 한국연구재단(2018), 2018첨단바이오의약품 산업백서

한국의 바이오 의약품 시장규모는 2022년 5조 1,663억원으로 2013~2022년의 10년간 약 10%씩 증가하였다. 2022년 기준 바이오 의약품은 전체 의약품 시장의 17.4%를 차지하고 있으며 수출액이 수입액을 능가하고 있다(그림 10-3 참조).

3.3. 의료기기 산업

의료기기 산업은 의학, 기계, 전기, 전자, 재료, 광학, 정보 등 다학제적 지식과 기술이 요구되는 산업이고, 이미 세계적인 선두기업인 Johnson & Johnson, Medtronic, Siemens, Philips 등이 의료기기에 대한 대부분의 특허권을 소유하고 있기 때문에 새로운 의료기기 개발에 심각한 한계가 있다. 또한 의료기기는 기기의 안정성 뿐 아니라 기술의 안정성, 유효성에 대해 국가의 인증을 받아야 하기 때문에 시장진입에 장시간이 소요된다. 의료기기를 제조하거나 수입을 하기 위해서는 먼저 식품의약품 안전처의 기기에 대한 사용승인을 받은 후, 신의료기술평가위원회의 의학적 안정성과 효과성에 대한 심의를 받아야 한다. 두 기관의 승인을 받은 후에는 건강보험심사평가원에서 승인된 신의료기술을 보험급여에 포함시킬 것인지 비급여로 할 것인지를 결정하고 보험급여에 포함될 경우 치료행위와 재료에 대한 가격을 정한다.

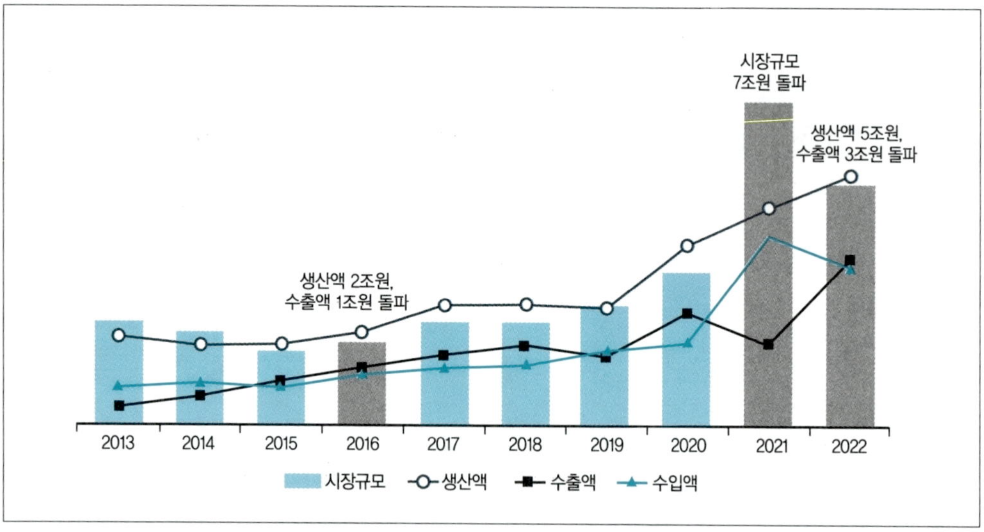

[그림 10-3] 한국바이오 의약품 시장규모
출처 : 한국바이오 의약품 협회, 국내시장 동향

의료기기도 최종선택권이 의사들에게 있고, 의료기기는 안정성과 유효성이 가장 중요하기 때문에 주로 인지도가 높은 세계적 선두기업의 의료기기를 사용하며, 한번 사용한 기기를 계속 사용하는 보수성을 가지고 있어 초기의 시장진입 장벽이 높다.

한국 의료기기 산업의 특성은 첫째, 업체가 생산업체와 수입업체로 양분되어 있다는 것이다. 보건산업진흥원의 통계에 의하면 2022년의 경우 생산업체가 4,176개소, 수입업체가 3,011개소 이다. 이것은 한국의 의료기기 산업에서는 의료기기의 수입이 그만큼 중요하다는 것이다. 한국 의료기기 산업의 생산은 주로 의료용 침대, 의료용 멸균기, 엑스선 촬영장치, 진단영상기기, 치과기기, 안경, 주사기, 봉합사 등 중급 이하 제품에 집중되어 있다. 수술로봇, MRI, CT, 스텐트, 인공무릎관절, 소프트콘택트 등 고기술을 필요로 하는 의료기기나 의료재료는 수입에 의존하고 있다.

둘째, 의료기기 산업은 의학, 전자광학, 기계 등 다학제적인 고도의 지식과 기술이 필요한 사업으로 4차 산업혁명에서 획기적인 발전이 이루어 지고 있는 분야인데 한국은 아직까지 이 분야에 대한 관심과 발전이 느리다는 것이다. 앞으로 의료기기는 수술로봇을 이용한 정밀한 수술, 마이크로 로봇에 의한 표적치료, 웨어러블 기기에 의한 건강진단, 3D프린팅에 의료기기와 장기 제작 등이 이루어져 4차 산업혁명에서 스마트 병원과 더불어 새로운 차원의 산업으로 발전할 것으로 예상되는 분야이다.

3.4. 의료관광(medical tourism)산업

3.4.1. 의료관광의 개념과 발전

2000년대 이후 의료서비스와 관광을 결합시킨 의료관광산업이 고부가가치산업으로 발전하고 있다. 아시아 지역에서는 태국, 싱가포르, 인도가 국가의 핵심전략사업으로 의료관광을 선택하여 국가의 전폭적 지원 하에 의료관광 선두국가로 발전하고 있다. 한국도 2009년에 의료관광을 국가의 신성장 동력산업으로 지정하여 아시아의 주요 의료관광국가로 부상하고 있다. 이외에도 아시아에서는 일본과 말레이시아, 유럽에서는 체코, 헝가리, 폴란드와 몰타, 북미는 멕시코, 코스타리카, 쿠바, 남미는 브라질, 아르헨티나, 우루과이, 아프리카는 이집트, 남아공, 모로코 등이 의료관광을 발전시키고 있다.

의료관광은 의료와 휴양, 레저, 운동, 영양과 문화 활동을 포함하는 넓은 의미의 휴양관광(wellness tourism)으로 보는 견해와 의료와 일반적인 관광을 포함하는 의료관광

(medical tourism)으로 보는 일반적 견해, 환자의 진료와 치료에 중점을 두는 의료여행(medical travel)으로 보는 견해가 있다. 우리나라의 경우 관광진흥법에 "의료관광이란 국내 의료기관의 진료, 치료, 수술 등 의료서비스를 받는 환자와 그 동반자가 의료서비스와 병행하여 관광하는 것"을 말한다고 정의하고 있다.

세계적으로 의료관광의 발전을 촉진시킨 요인으로는 첫째, 그동안 여행의 자유화와 더불어 외국의 의료기관 이용을 제한하던 자국 내의 규제가 해제되고, 의료관광 실시국가들이 의료비자제도 도입 등을 통해 해외 환자의 적극 유치와 더불어 장기체류를 가능케 한 것이다. 또한 인터넷 등 정보통신매체의 발달로 각국 간의 의료서비스의 수준과 비용에 대한 정보를 획득하고 비교가 용이해짐에 따라 소비자는 자신들이 원하는 치료방법과 결과에 대한 자세한 정보를 통해 지역별, 국가별로 비교하여 서비스의 품질 및 가격에 대한 우열을 판단할 수 있게 되었다. 결과적으로 변화된 상황에 따라 선진국이나 개발도상국의 소비자들은 확대된 소비자 선택권에 따라 질 높은 의료서비스를 저렴한 가격으로 받을 수 있게 되었다. 여기에 삶의 질의 향상에 따라 스파, 마사지, 요가, 휴양 등에 대한 관심이 증가되면서 치료와 더불어 이러한 휴양을 즐길 수 있는 의료관광이 인기를 끌게 되었다.

둘째, 최고의 의료기술을 가진 국가에서 치료받기를 원하는 환자의 증가이다. 개발도상국의 급속한 경제성장으로 인한 고소득층의 증가와 이들의 건강에 대한 관심의 증가는 자국 내에서 치료가 어렵거나 치료효과가 불확실한 질병의 경우 세계 최고의 의술과 의료서비스를 제공하는 병원에서의 진료를 원하게 된다. 이러한 순수 치료 목적의 해외 이동은 매우 고가이기 때문에 주로 세계 각국의 부유층들이 이용한다. 이들은 주로 세계적으로 최고의 명성과 의료서비스를 제공하는 의료기관, 예를 들면, 미국 텍사스 휴스턴시의 앰디 앤더슨(MD. Anderson) 암센터, 로체스터시의 마요 클리닉(Mayo Clinic)과 볼티모어의 존스 홉킨스(Johns Hopkins) 병원 등을 선호한다.

셋째, 세계 최고 수준의 의료기관에서 고가의 의료서비스를 받을 필요가 없는 질병이거나 재정 능력의 부족으로 이들 의료기관을 이용하지 못할 경우, 차선책으로 의료 수준이 높고 진료비가 상대적으로 낮은 국가로의 의료관광을 선택한다. 중국, 러시아, 몽골의 환자가 한국, 싱가포르, 태국이나 일본의 의료기관을 이용하거나 인도네시아, 말레이시아 등 동남아시아 국가의 환자가 싱가포르나 태국의 의료기관을 이용하는 경우이다. 최근에는 의료관광을 국가 중점 산업으로 채택하는 국가에서는 의료서비스의 공신력을 높이기 위해 미국의 병원인증(Joint Commission International, JCI)을 획득하거나, 미국이나 유럽국가 등 의료선진국에서 자국의사를 훈련시키고 있다. 또한 외국의 유명병원과 의과대학과 국제적 의료관광 네트워크를 구축하고 의료관광 전문회사의 설립 등으로 외국인 환자유치를 통한 의료관광 발전에 적극 노력하고 있다.

넷째, 의료비가 비싼 국가에서 의료비가 싼 국가로의 환자 이동이나 대기 없이 빠른 의료서비스를 받기 원하는 환자들의 해외 이동이다. 전자의 경우는 미국처럼 고가의 의료보험료나 진료비를 지불하여야 하는 국민들이 의료비가 싼 외국에서 치료를 받기 위해 여행하는 것이다. 특히 미국으로 이민한 해외이주국민에게는 자기의 본국을 방문해 진료와 관광을 할 수 있는 의료관광은 매우 매력적인 상품이 될 수 있다. 미국이나 스위스의 보험회사도 진료비 지출을 감소시키기 위해 해외의료상품을 판매하고 있으며, 기업들도 해외진료가 보험료 부담을 줄일 수 있기 때문에 이를 환영하고 있다.

빠른 의료서비스를 받기 위한 환자의 해외이동은 주로 영국이나 캐나다처럼 국가 의료서비스 제도를 실시하고 있는 국가의 국민들이 해당된다. 국가 의료서비스 제도에서는 응급이나 특수한 경우를 제외하고는 진료순서가 등록순서에 따라 정해지기 때문에 대기시간이 긴 것이 특징이다. 물론 민간보험에 가입하여 빠르게 진료를 받을 수 있지만, 민간보험 보험료 부담보다 의료관광이 저렴할 경우 해외 의료기관 이용을 선호할 수 있다. 예를 들면, 캐나다에서 진료를 받기 위해 10개월을 대기하는 것보다 10시간 비행기를 타고와 한국에서 진료를 받는 것이 삶의 질 면에서 더 나을 수 있다는 것이다. 최근에는 고도의 의료기술을 필요로 하지 않고 시술 후 부작용이 적지만 자국 내에서 진료비가 비싼 의료서비스, 예를 들면 유방확대술이나 치과의 임플란트 시술을 받고 동시에 관광을 즐기기 위한 미국, 유럽, 호주 등 선진국 국민의 아시아 지역 의료관광자 수도 증가하고 있다.

의료관광의 선두 국가는 태국과 싱가포르이다. 의료관광은 태국이 먼저 발전시킨 산업으로 의료서비스와 스파, 마사지, 허브 리조트를 연계한 새로운 의료산업이다. 싱가포르는 높은 의료서비스 수준, 영어공용국, 정치와 사회적 안정과 국제자유무역국가로서의 높은 인지도 등을 통해 의료관광의 강국으로 부상하였다. 이들 국가는 국가가 의료관광을 국가의 핵심 산업으로 지정하고 범국가차원에서 협력과 지원을 하고 있다. 인도는 상대적으로 저렴한 의료비와 영어의 공용화, 요가, 명상을 연계한 의료관광의 활성화를 추진하고 있으며, 한국과 일본도 정부를 중심으로 해외환자 유치를 위해 적극적으로 노력하고 있다.

3.4.2. 한국의 의료관광

한국도 2009년도에 의료관광을 국가 신성장 동력산업으로 지정하고 보건복지부(한국

보건산업진흥원), 문화체육관광부(한국관광공사), 법무부(출입국, 외국인정책본부), 한국무역공사(KOTRA)가 정부차원에서 지원을 시작하였다. 의료관광에 있어 한국의 강점은 첫째, 세계적인 수준의 의료 인력과 의료기술을 가지고 있다는 것이다. 암, 심장 · 혈관 질환, 성형과 치과 분야의 의료기술은 세계적 수준이며, 간, 콩팥, 심장, 골수이식과 같은 장기이식 기술도 선진국에 뒤떨어지지 않는다. 또한 MRI나 로봇수술기기와 같은 신의료기기 보유율이 선진국 평균보다 높은 편이다. 두 번째로 병원이나 전문개인의원이 적극적으로 해외환자 유치를 위해 노력과 경쟁을 하고 있다. 해외환자 유치를 위해 외국병원과 협력관계를 맺거나 JCI 인증을 획득하는 등 국제수준의 의료서비스 제공체계를 갖추어 가고 있다. 세 번째, 한국은 접근성이 뛰어나다는 것이다. 한국 주변에는 중국, 일본, 극동러시아 등의 대도시가 비행시간 3시간 내에 위치하고 있고, 세계 대부분의 주요 도시가 인천국제공항과 직항기를 운영하고 있기 때문에 지리적 접근성이 좋다는 것이다. 또한 한국은 서양인들의 관심이 높은 한방의료가 발달해 있고 미국, 캐나다, 호주 등에는 교포들이 많기 때문에 해외환자 유치에 좋은 조건을 가지고 있다.

한국 의료관광산업의 최대 약점은 언어소통의 문제이다. 외국인들은 우리나라 병원에서 전문통역인 없이는 대화가 거의 불가능하다. 한국관광공사에서 의료관광 코디네이터를 양성하고 있으나 모든 방문환자들을 만족시키기에는 부족한 수준이다. 두 번째는 한국은 단일 민족과 단일 문화를 가진 국가이기 때문에 다른 인종과 문화에 대한 이해력이 부족하다. 특히 무슬림국가의 종교의식과 식단에 대한 이해가 부족하여 이들과 가족이 한국체류 중 불편할 수 있다는 것이다. 세 번째로 한국의 높은 물가로 인한 경쟁력의 약화 가능성이다. 한국의 의료비는 태국이나 인도에 비해 높고, 숙박비, 식비 등 체제비용도 크다. 아직까지 병원과 호텔이 같이 있거나 호텔 내에 병원이 있는 메디텔이 일반화되어 있지 않아 환자와 동행 가족이 모두 불편하고 추가 비용 부담이 발생할 수 있는 약점이 있다.

마지막으로 의료관광 선두 국가인 태국, 싱가포르, 인도가 의료관광 시장을 선점하기 위하여 국가가 전폭적으로 지원하고 있고 이들 국가의 주요 의료관광 병원들이 고객 만족도를 높이기 위해 최고의 시설과 시스템을 갖추어 가고 있기 때문에 후발국가인 한국이 의료서비스의 국제적 경쟁력을 획기적으로 향상시키지 않으면 이들과의 격차가 더욱 커질 것이라는 것이다. 최근에는 중동국가에서 아랍에미레이트와 요르단 등의 의료기관도 의료관광 경쟁국으로 등장하고 있어 앞으로 의료관광의 경쟁은 더욱 치열해질 것이 예상된다.

한국은 2009년도부터 외국인 환자 유치가 허용되어 첫 해에 6만여 명의 외국인 환자를 유치한 후 2019년도에 49.7만명으로 최고의 외국인 환자수를 기록한 후 2020년 COVID-19로 인해 환자수가 급감하였다가 2022년에 24.8만명을 기록하였다.

2022년도의 국적별 환자수는 미국 환자수가 전체의 18%인 44,095명으로 가장 많았고 다음이 중국, 일본, 태국, 베트남 순이었다.

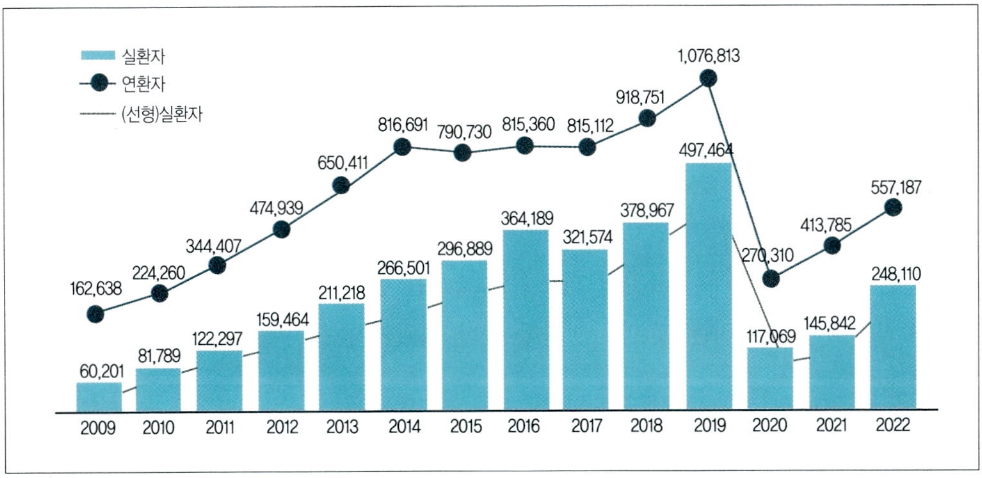

[그림 10-4] 한국의 유치 외국인 환자 수(2009-2022)
출처 : 보건복지 통계연보

앞으로 국제의료 관광시장에서 경쟁력 향상을 통해 의료관광 선두 국가와 경쟁하기 위해서는 선두 국가의 제도적 장점부터 도입하여야 할 것이다. 첫째, 외국인 환자의 가장 큰 불만 사항인 의료진과의 원활한 의사소통의 문제를 해결하기 위하여 외국인 의사의 고용을 허용하고, 의료관광 코디네이터를 해당 국가별로 양성하여 언어 장벽 문제를 해결하여야 할 것이다.

둘째, 한국 의료서비스의 질적 향상과 국제적 신뢰도를 높이기 위해 국제인증 획득과 외국 의료기관이나 의과대학과의 협력을 강화할 필요가 있다. 인도와 싱가포르 병원들은 미국의 하버드 병원이나 존스 홉킨스 대학과의 제휴를 통해 국제적 신인도를 높이고 있으며, 태국의 주요 관광의료 병원은 JCI와 타이병원 인증을 모두 획득하고 있다.

셋째, 외국인 환자가 필요로 하는 의료기관별 진료비와 서비스의 질에 대한 정보를 제공하여 외국 환자의 선택권을 보장해 주어야 한다. 또한 의료사고 발생시 외국인 환자에 대한 배상 시스템을 갖춰야 하며, 진료에 만족하지 못하는 환자에 대한 보상방법과 치료를 받은 외국인 환자에 대한 사후관리제도를 확립할 필요가 있다.

넷째, 외국인 환자의 유치를 위한 국가 간의 환자 이송 협약과 외국 의료보험사와의 협력을 강화할 필요가 있다. 한국은 중동국가와의 의료협약을 통해 중동국가 환자의 한국유치를 증가시키고 있으나, 앞으로 외국의 의료보험회사와의 협력을 통해 외국 의료보험가입환자를 유치함으로써 한국은 의료관광수입을 외국의 보험회사는 진료비 지불액을 줄일 수 있는 이익을 거둘 수 있을 것이다. 또한 보험가입자들은 진료비 부담 없이 의료관광을 할 수 있게 되어 장기적으로 해외 환자 유치를 증가시키는 효과를 거둘 수 있게 된다.

다섯째, 현재 의료관광 환자가 많은 주요 국가 뿐 아니라 새로운 의료관광 대상국에 대한 면밀한 의료수요 조사를 통해 국가별로 차별화된 전략상품을 개발할 필요가 있다. 우리나라가 선진국 수준의 의료기술과 장비시설을 보유한 암, 뇌혈관, 척추, 성형, 피부, 치과, 한방치료에 대한 국가별 의료수요 조사를 통해 해당진료에 대한 정보를 중점적으로 해당국에 홍보하는 것이 차별화를 통한 해외환자 유치에 있어 효율적인 방법일 것이다.

여섯째, 해외환자가 한국을 의료관광하는데 아무런 불편이 없도록 원스톱 서비스 체제를 제도적으로 마련하여야 할 것이다. 의료관광전문회사가 현지인에게 상담을 통해 필요한 정보를 제공하고, 출입국을 위한 여권, 비자 발급, 항공권 구입, 숙소예약, 병원 및 진료 예약, 요양 및 관광계획, 부작용 및 의료사고에 대한 보험가입과 법률지원, 통역서비스 등 모든 서비스를 원스톱으로 제공하는 것을 제도적으로 체계를 갖추어야 할 것이다.

마지막으로 기업의 참여를 통한 의료관광을 활성화시키기 위하여 의료관광을 위한 영리병원의 설립을 허용하고 외국인 경영자나 의료인을 고용할 수 있도록 하여야 할 것이다. 또한 의료호텔(Meditel)과 호텔 내에 의료기관 개설을 통해 환자와 동반자의 진료와 숙박이 한 장소에서 이루어지도록 할 필요가 있다.

제 11 장

11 디지털 헬스케어 경제학

Digital Healthcare Economics

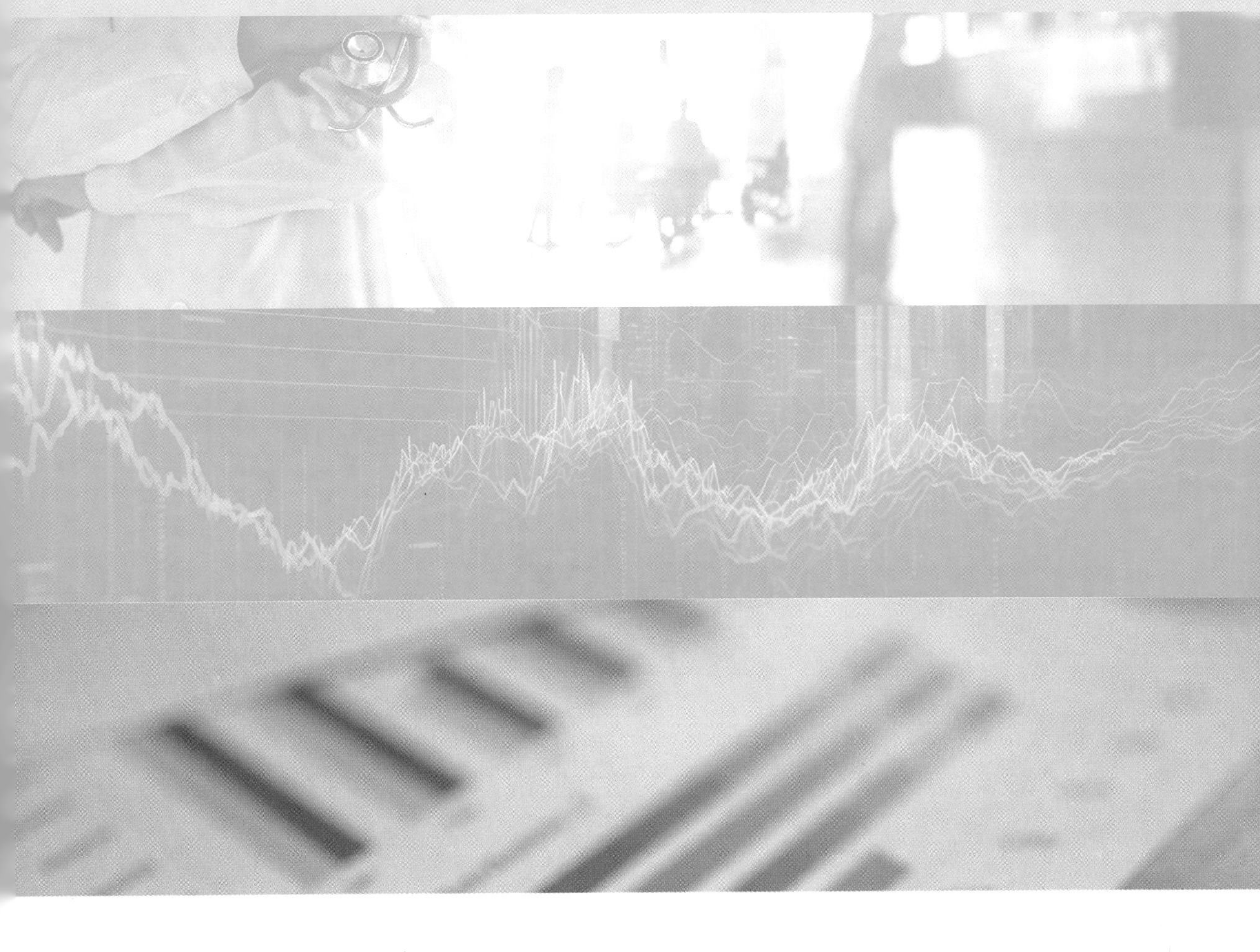

제 11 장

디지털 헬스케어 경제학

Digital Healthcare Economics

"디지털 헬스케어는 의료와 헬스케어에 ICT가 융합한 산업경제이다"

1. 4차 산업혁명과 디지털 혁신 경제[1)]

1.1. 1차/2차/3차/4차 산업혁명의 주요 특징과 성과들

1.1.1. 1차 산업혁명

1차 산업혁명(17세기~19세기 초)에서 철강산업혁신과 증기엔진을 기반으로 방적기, 증기철도, 상선 등에 의한 파괴적 기술혁신 가속화와 생산 경제 확대로 경제 규모의 확대와 시장경제 활성화 및 지속적인 경제성장이 발생하였다. 1차 산업혁명 동안 이룬 주요 성과를 설명하면 다음과 같다.

가. 기계화와 자동화

증기기관의 발전으로 산업경제에 새로운 에너지를 제공하였다. 즉, 제임스 와트의 증기기관 개량은 생산성과 효율성을 크게 향상시켰다. 증기기관은 공장, 광산, 철도 등 다양한 분야에 적용되어 산업 전반의 기계화와 자동화를 가능하게 했다. 주요 성과

1) 김용환의 「AI 경영론」(2024)과 「AI시대 데이터경제학」(2021) 참조

로는 기계 방적기와 직조기 등이 있다. 리처드 아크라이트의 물레 방적기와 에드먼드 카튼의 제직기 같은 기계들은 섬유 산업의 대량생산을 가능하게 했다. 이는 섬유 산업의 생산성을 급격히 향상시켰고, 저비용의 의류 구매로 소비자들은 외출의 자유와 다양한 쇼핑 등이 증가하면서 시장 활동이 증가했다.

나. 교통 혁신

도시와 도시를 연결하는 철도의 발달이 이루어졌다. 조지 스티븐슨의 로코모션 1호와 같은 증기 기관차는 철도의 혁신을 가져왔다. 철도는 대량의 화물과 승객을 빠르고 효율적으로 운송할 수 있게 하여 경제적 교류와 산업 확산을 촉진했다. 또한 해상 무역에서도 증기선의 도입 등이 활발하게 진행되었다. 즉, 로버트 풀턴의 증기선 '클레르몬트'는 해상 교통을 혁신했다. 이는 국제 무역의 원활한 진행과 세계 시장의 확대로 이어졌다.

다. 산업 원자재의 혁신

산업화의 기본인 철강 생산의 혁신이 진행되었다. 헨리 베세머의 베세머 공정은 저렴하고 대량으로 철강을 생산할 수 있게 했다. 철강 산업은 건축, 교통, 기계 제조 등 다양한 분야에 중요한 역할을 했다. 또한 화학 산업의 발전도 함께 진행되었다. 1차 산업혁명 동안 화학 산업이 발전하며 염료와 비료 등의 생산이 가능해졌고, 농업 생산성과 다양한 산업 제품의 품질을 향상시키는 성과가 발생했다.

라. 사회적 및 경제적 변화

봉건제도 및 장원제도에서 벗어난 농민들이 이주하여 도시화와 인구가 증가했다. 산업혁명은 도시의 급격한 성장을 가져왔고, 이는 인구 밀도의 증가와 도시 인프라의 발전을 촉진했다. 새로운 산업 도시가 형성되었고, 이는 경제성장의 중심지가 되었다. 도시를 중심으로 산업경제가 발전하면서, 산업 자본가 계층이 등장하였다. 새로운 산업 자본가 계층이 등장하였고, 이들은 산업 투자와 기술혁신을 통해 경제적 부를 축적했다. 이는 사회 경제 구조의 변화를 일으켰다.

마. 생산성 향상과 경제성장

기계화와 공장 시스템 덕분에 생산과정 분업화와 대량생산이 가능한 산업구조 기반을 구축되었다. 제품의 가격을 낮추고 소비자에게 더 많은 선택지를 제공했다. 그 결과 무역과 글로벌 경제가 확대되었다. 효율적인 생산과 교통 수단의 발달로 국제 무역이 활발해졌고, 글로벌 경제의 교류와 네트워크가 확장되었다.

바. 과학적 및 기술적 성과

산업혁명은 다양한 기술혁신을 촉진하였으며, 기술혁신은 이후의 제조 기반 산업 발전과 과학적 연구에 기초가 되었다. 제조 과정에서의 표준화와 시스템화가 이루어졌으며, 이는 품질 관리와 효율성을 높였다.

사. 자본주의 경제 체계의 확산과 발전

자본주의 경제 체제가 더욱 확립되었으며, 자유 시장 경제와 경쟁이 강조되었다. 생산성이 향상되면서 경제성장이 가속화되었고, 대량생산과 소비가 가능해졌다. 1차 산업혁명은 이러한 변화들을 통해 사회, 경제, 기술의 큰 전환점을 마련하였고, 현대 산업 사회의 기초를 다지게 되었다. 기계산업 등 하드웨어 인프라인 유형자산 중심의 산업구조 기반이 형성되었다.

〈Industrial Revolutions(Automation and Connectivity)〉

INDUSTRIAL REVOLUTION PROCESS		
1st Industrial revolution 1784 • 기계의 발명을 통한 초기자동화 도입 • 다리, 항만 등을 통한 국가 내의 연결성 촉진함 • 유형자산 중심의 산업구조	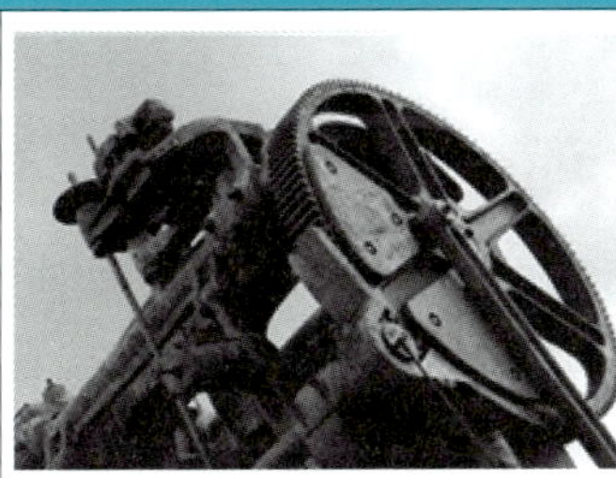 mechanical production	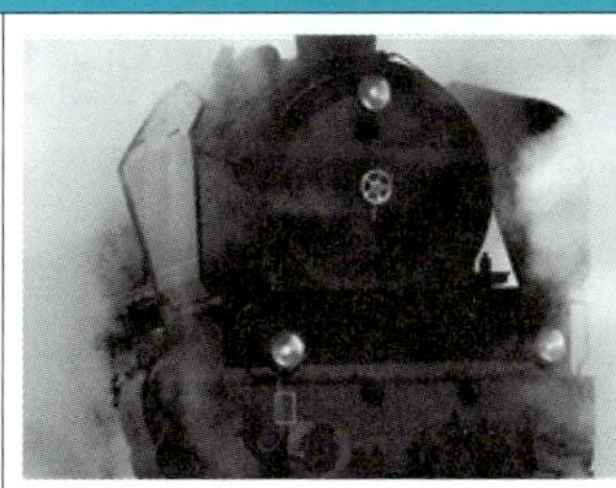 steam power energy
2nd Industrial revolution 1870 • 자동화는 대량생산으로 발전 • 노동부문에서의 효율적이고 생산적인 연결성을 촉진 • 유형자산 중심의 산업구조	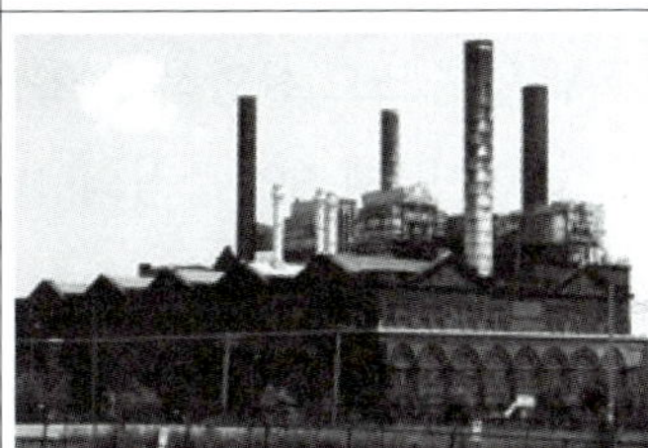 mass production	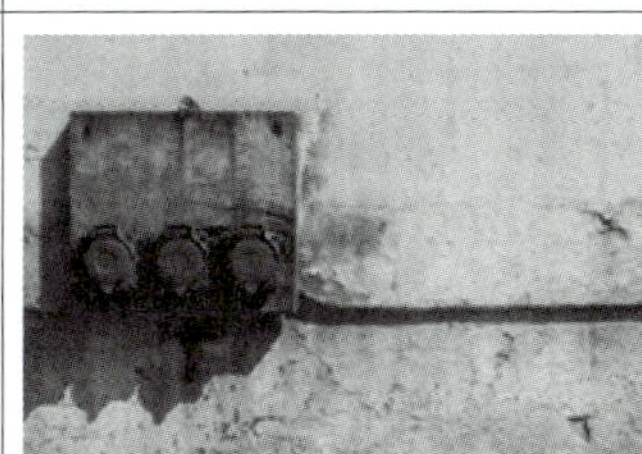 electrical energy

[그림 11-1] 1차 산업혁명과 2차 산업혁명

1.1.2. 2차 산업혁명

2차 산업혁명(19세기 중반~20세기 중반)에서 전기 및 제조 생산공정의 자동화, 특히 컨베이어벨트 생산시스템에 의한 자동차산업 발전 등 제조업의 생산성이 급격히 이루지는 파괴적 기술혁신이 발생하였다. 생산 경제 중심의 경제에서 생산 공급과잉이 발생하면서, 미국에서는 1929년 대공황이 발생하고 1, 2차 세계대전 등으로 미국을 중심으로 하는 새로운 글로벌 경제질서와 비즈니스 환경이 발생하였다. 2차 산업혁명의 주요 특징을 구체적으로 설명하면 다음과 같다.

가. 전기와 전기 기계의 도입

2차 산업혁명은 전기 에너지의 발전과 전송 기술의 혁신으로 특징지어진다. 토머스 에디슨의 전구와 전기 조명 시스템의 도입은 생산성과 생활 수준을 크게 향상시켰고, 테슬라의 백열전기 배송 가능으로 근대화된 전기 중심 생활 기반이 만들어지기 시작했다. 또한 전신과 전화가 개발되어 소개되었다. 알렉산더 그레이엄 벨의 전화와 사무엘 모스의 전신은 통신의 혁신을 가져왔다. 이는 정보 전파의 속도를 획기적으로 높여 산업과 상업 활동을 촉진했다. 전기 중심의 제조업 기반과 근대화된 도시생활 기반이 구축되었다.

나. 철강과 화학 산업의 발전

산업화의 기반 산업인 철강 산업의 비약적 발전이 이루어졌다. 앤드류 카네기의 철강 제련 기술 발전과 베세머 공정의 개선은 대량생산과 대형 구조물 건설을 가능하게 했다. 특히, 헨리 베세머의 제법은 저렴하고 품질 높은 강철 생산을 가능하게 했다. 아울러 화학 산업의 혁신이 진행되었다. 화학 공정의 발달로 인한 합성 물질의 생산이 확대되었다. 예를 들어, 프리드리히 오스만의 염료 제조법은 섬유 산업에 큰 변화를 가져왔고, 새로운 화학 비료와 폭발물 제조도 산업적 중요성을 지니게 되었다. 철강산업을 기반으로 중화학공업이 발전하면서, 제조업 중심의 산업구조가 구축되었다.

다. 자동차와 대중교통

독일 카를 벤츠의 첫 번째 내연기관의 실용적 자동차는 개인 교통수단의 변화가 발생하게 되었고, 이후 헨리 포드의 대량생산 방식(조립 라인)은 자동차의 대중화를 가속화 했다. 컨베이어벨트를 활용한 대량생산 메카니즘은 자동차 가격의 저렴화와 대중교통의 발전으로 이어졌다. 전기 트램과 지하철 시스템의 도입은 도시 내 이동을 효율적으로 만들었으며, 이는 도시화와 경제 활동의 중심을 형성했다.

라. 대량생산과 조립 라인의 도입

헨리 포드의 컨베이어밸트를 통한 조립 라인 방식은 대량생산을 효율적으로 가능하게 했다. 헨리포드의 컨베이어 밸트 방식은 생산 비용을 절감하고, 생산 속도를 극적으로 향상시켰다. 대량생산의 필요에 따라 제조 공정의 표준화가 이루어졌으며, 이는 품질 일관성과 생산 효율성을 높이는 데 기여했다.

마. 산업 및 기업 조직의 변화

2차 산업혁명 동안 대규모 기업과 신용 및 금융기관이 등장했다. 이는 자본과 자원의 집중을 통해 대규모 산업 프로젝트와 혁신을 추진할 수 있게 했다. 아울러 산업의 집중과 독점이 발생하게 되었다. 철강, 석유, 전력 산업 등의 분야에서 대규모 독점적인 기업들이 등장하게 되었다. 이는 시장에서의 경쟁을 감소시키고, 가격과 생산을 통제하는 경향을 보였다. 자본주의 시장경제에 독점의 피해가 발생하였다. 자유시장 시장 경제구조는 활성화되었지만, 반면에 독점기업에 의한 독점이 구조적으로 발생하게 되었다. 특히 중화학 산업 등 하드웨어 인프라인 유형자산 중심의 산업구조가 형성되었다.

바. 과학과 기술의 융합

과학적 연구와 기술혁신의 융합이 촉진되었다. 2차 산업혁명 기간 동안 과학적 발견과 기술혁신이 긴밀히 결합되었다. 물리학, 화학, 생물학 등 다양한 과학적 분야의 발전이 산업 기술의 진보를 가속화하는 결과가 창출되었다. 연구소와 기술자가 산업 혁신의 중심으로 자리잡았으며, 이는 혁신적인 기술 개발과 산업적 응용을 촉진했다.

사. 사회적 · 경제적 변화: 노동 조건의 개선과 사회적 개혁 등

노동자들의 권리와 노동 조건 개선을 위한 사회적 노력이 강화되었다. 이는 노동조합의 발전과 사회적 개혁을 유도했다. 영국의 경우, 20세기초에 와서야 노동계약의 기준이 되는 임금제도가 정비되어 확정되었다. 산업의 발전과 기술혁신으로 인해 교육과 전문 기술 훈련의 중요성이 커졌다. 이는 노동력의 질을 높이고, 산업의 지속 가능한 발전을 지원했다. 이와 같은 특징들은 2차 산업혁명이 산업, 경제, 사회 구조에

가져온 다양한 변화를 보여주며, 현대 산업 사회의 기초를 더욱 확립하였다.

〈Industrial Revolutions(Automation and Connectivity)〉

INDUSTRIAL REVOLUTION PROCESS		
3rd Industrial revolution 1960 • 디지털 시대의 향상된 계산 능력은 보다 정교한 자동화를 가능하게 함 • 사람과 사람, 사람과 자연, 사람과 기계간의 연결성을 증가시켰음 • 유형 · 무형자산 중심의 산업구조	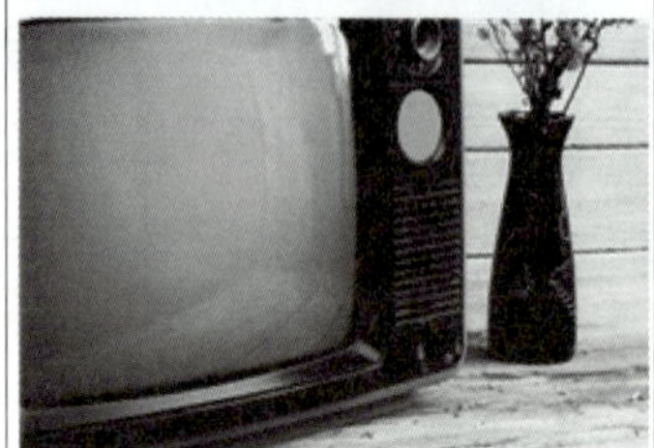 electronics	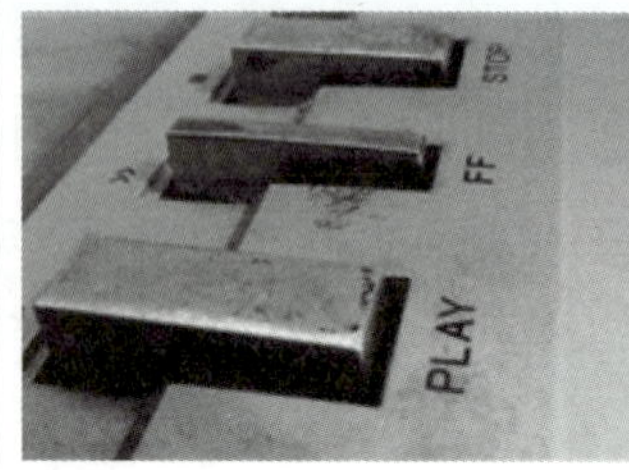 IT
4th Industrial revolution Today • 자동화와 연결성이 극대화되는 변화를 뜻함 • 인공지능의 출현으로 사람의 두뇌를 대체하는 시대의 도래를 포함 • 무형자산 중심의 산업구조	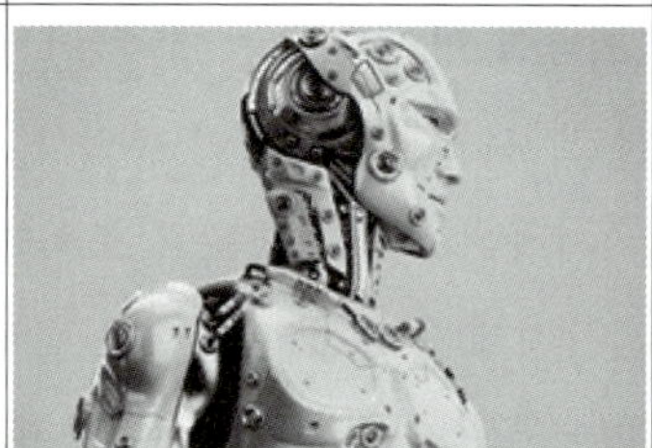 artificial intelligence	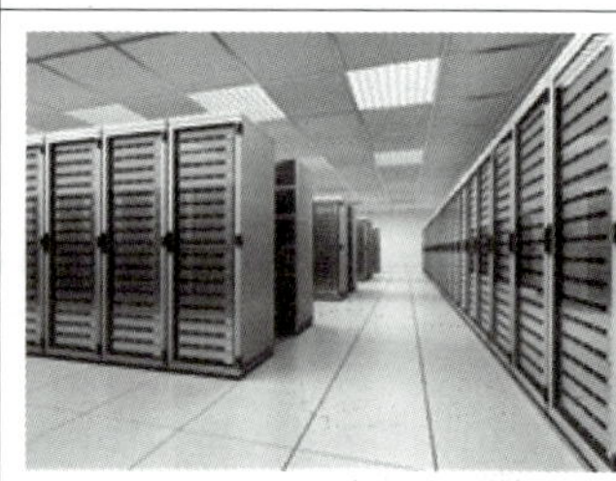 big data

[그림 11-2] 3차 산업혁명과 4차 산업혁명

출처 : UBS(2016), "White Paper for the World Economic Forum Annual Meeting 2016", January 2016, 재구성

1.1.3. 3차 산업혁명

3차 산업혁명(20세기 중반~21세기 초)에서 인텔의 창업자 고든 무어에 의해 밝혀진 '무어의 법칙'에 근거하여, TV, 냉장고, 세탁기 등 가전제품을 중심으로 한 생산공정 및 생산공장 자동화시스템과 ERP[2] 도입, 개인형컴퓨터(PC)의 출현과 인터넷의 일반화로

---

2) 전사적 자원관리(Enterprise Resource Planning: ERP)는 경영정보시스템(MIS)의 한 종류이며, 혁신적 경영전략으로 활용되고 있다. 전사적 자원관리는 회사의 모든 정보뿐만 아니라 공급사슬관리, 고객의 주문정보까지 포함하여 통합적으로 관리하는 시스템이다. ERP 도입 시 생산 부문이 마케팅을 실시간으로 조회하여 생산일정을 조회 및 변경할 수 있는 등 비용 낭비나 생산 지연 요인을 사전에 제거하는 일이 가능해진다. 차세대 ERP는 경영효율화를 위한 디지털 솔루션으로 최근에는 디지털 대전환과 인공지능 혁신과 연계해 SAP의 지능형 ERP, 세일즈포스의 인공지능 CRM 등으로 발전하고 있다.

전자상거래의 발전, 스티브 잡스의 아이팟과 아이폰 등 새로운 비즈니스 모델 개발로 급속한 생산성 발전과 비즈니스 수익구조 및 수익모델이 발생하였다. 또한 'WWW'와 'PC'개발 및 '스마트폰' 등장 등 전자 · 정보기술의 급속한 기술진보를 기반으로 시장가치 1조 유니콘 기업과 시장가치 10조 데카콘 기업이 급속히 출현하면서 기술혁신과 새로운 비즈니스 중심의 글로벌 경제를 발전시켰다. 3차 산업혁명의 주요 특징을 설명하면 다음과 같다.

가. IT 혁명과 정보통신기술(ICT)의 발전

인터넷과 컴퓨터의 등장으로 IT 혁명과 발전이 진행되었다. 컴퓨터 기술의 발전은 3차 산업혁명의 핵심이다. 초기 컴퓨터는 주로 대형 컴퓨터에서 시작되었고, 이후 개인용 컴퓨터(PC)가 보급되면서 정보처리와 저장의 효율성이 크게 향상되었다. 특히 인터넷과 월드 와이드 웹이 제공되었다. 인터넷의 출현과 월드 와이드 웹(WWW) 그리고 PC 및 스마트폰의 발전은 정보의 전송과 접근 방식을 혁신했다. 글로벌 연결성을 강화하고, 정보와 통신의 접근성을 높였다. IT 혁명을 선도하는 애플, MS, 아마존, 구글, 메타(페이스북), 네이버, 인터파크, 다음 등이 창업하였다.

나. 자동화와 로봇 기술의 도입

산업용 로봇의 도입은 제조업의 자동화를 가속화했다. 산업용 로봇은 반복적이고 정밀한 작업을 효율적으로 수행할 수 있어 생산성과 품질을 향상시켰다. 또한 자동화 시스템과 제어 기술의 발전으로 공정의 자동화가 가능해졌으며, 이는 생산공정의 효율성을 높이고 인건비를 절감했다.

다. 디지털화와 데이터 처리

아날로그에서 디지털로의 전환이 이루어졌다. 디지털 기술은 데이터의 저장, 처리, 전송을 편리하게 활용하게 했으며, 이는 다양한 산업 분야에서 효율성을 극대화했다. 그 결과 대량의 데이터를 수집하고 분석하는 기술의 발전으로, 데이터 기반의 의사결정이 가능해졌다. 기업의 전략 수립과 시장 예측을 더욱 정교화했다.

라. 통신 기술의 혁신

휴대폰의 보급과 스마트폰의 등장은 통신 방식을 혁신했다. 애플의 스티브잡스가 2007년 공개한 스마트폰은 통신뿐만 아니라 인터넷, GPS, 카메라 등 다양한 기능을 통합하여 개인의 일상과 업무방식을 변화시켰다. 또한 무선 통신 기술의 발전은 이동 중에도 인터넷과 데이터 서비스에 접근할 수 있게 하여, 연결성의 향상과 글로벌 네트워킹을 가능하게 했다. 2010년 이후 주요 애플을 비롯한 글로벌기업들의 비즈니스 모델은 '모바일을 기반으로 하는 비즈니스 모델'이었다.

마. 정보화 사회와 경제의 변화

정보와 지식이 중요한 자산으로 간주되며, 경제 활동과 사회적 상호작용에서 정보의 역할이 커졌다. 지식 기반 경제와 정보화 사회의 형성을 촉진했다. 그 결과 정보와 지식의 집단지성이 발전하면서, 디지털 경제의 성장이 발생했다. 디지털 기술을 기반으로 한 새로운 산업과 경제 활동이 성장했다. B2B 및 B2C 등의 전자상거래, 온라인 서비스, 디지털 콘텐츠 산업 등이 주요 경제 분야로 부상되었다.

바. 제조업의 혁신과 스마트 팩토리

제조업의 혁신으로 스마트 팩토리와 사물인터넷(IoT)이 등장했다. IoT는 공장 내 기계와 장비를 인터넷에 연결하여 실시간 모니터링과 자동화를 가능하게 했다. 또한 제조공정의 유연성과 맞춤형 생산이 가능해졌으며, 이는 소비자의 개별 요구에 맞춘 제품 생산을 촉진했다.

사. 혁신적인 에너지 기술

태양광, 풍력, 수력 등 재생 가능 에너지의 기술 발전은 에너지 생산의 패러다임을 변화시켰다. 이는 환경보호와 에너지 자원의 지속가능성을 강화하였다. 또한 에너지 효율성을 높이기 위한 기술과 정책이 발전했으며, 이는 에너지 소비를 줄이고, 경제적 비용을 절감하는 데 도움을 주었다.

아. 사회적 · 문화적 · 경제적 변화

디지털 미디어와 소셜 네트워크의 출현은 정보 전달과 사회적 상호작용을 변화시켰다. 이는 글로벌 소통과 사회적 영향력의 확장을 가져왔다. 또한 디지털 기술의 발전으로 원격 근무와 온라인 협업이 가능해졌으며, 이는 근무 방식과 조직의 운영 방식을 변화시켰다. 3차 산업혁명은 이러한 기술적, 사회적 변화들을 통해 현대 사회와 경제 구조를 근본적으로 변모시켰으며, 디지털화와 정보통신기술의 발전이 중요한 역할을 했다.

중화학 및 전자산업 등 제조업 인프라 중심의 유형자산과 정보 · 통신의 무형자산이 혼합된 산업구조가 형성되었다.

〈산업혁명의 발전단계별 특징〉

구분	특징
제1차(18세기)	동력 • 수력 및 증기기관 • 기계식 생산설비
제2차 (19~20세기)	자동화 • 노동 분업, 전기 • 대량생산
제3차 (20세기 후반)	디지털 • 전자기기, IT • 자동차 생산
제4차 (2015~)	융합 • 사이버물리시스템(Cyber-physical system)

〈4차 산업혁명 주요 특징〉

구분	특징
속도(Velocity)	인류가 전혀 경험하지 못한 빠른 속도의 획기적 기술진보
범위(Scope)	각국 전 산업 분야에서 파괴적 기술(Disruptive Technology)에 의해 대대적으로 개편
영향력(System Impact)	생산, 관리, 지배구조 등을 포함한 전체적으로 시스템의 큰 변화가 예상

[그림 11-3] 4차 산업혁명의 주요 특징

출처 : 현대경제연구원, 2017, 작성

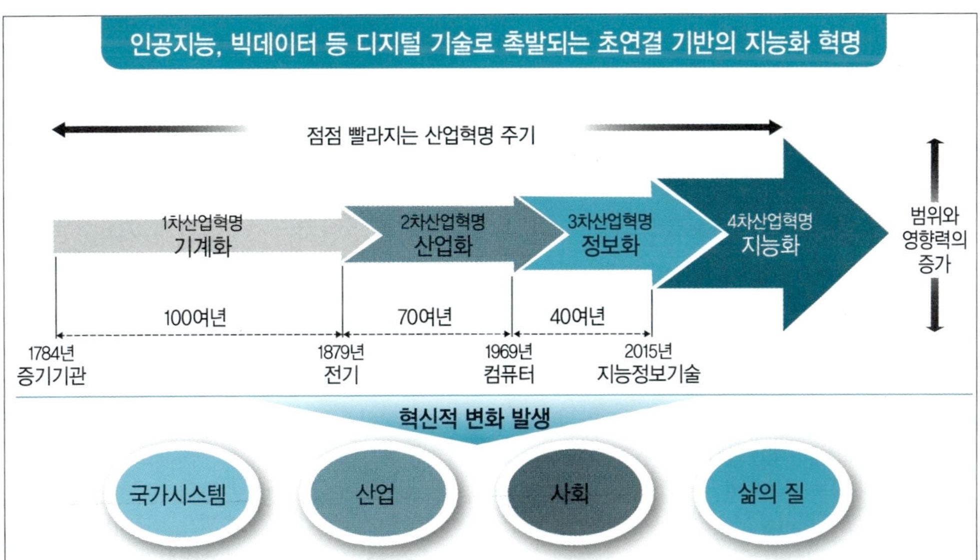

[그림 11-4] 4차 산업혁명과 주요 트렌드

1.1.4. 4차 산업혁명

4차 산업혁명(21세기 초~현재)에서는 정보통신기술(Information Communication Technology: ICT) 기반 디지털 산업혁신 중심으로 기존의 사업시장이 결합 및 융합한 CPS(Cyber Physical System, 사이버물리시스템)가 시장경제와 글로벌 경제의 성장엔진으로 주목받고 있다. 특히 디지털 기술의 혁신 성과물인 데이터의 집단지성인 빅데이터와 AI(인공지능), 클라우드 등에서 발생하는 파괴적 혁신을 중심으로 새로운 비즈니스가 폭발적으로 발생하고 있다.[3] 데이터의 '수집 · 생산 → 저장 · 관리 → 가공 · 유통 → 분석 · 활용' 과정에서 AI와의 연계가 가속화하고 있다.

구체적으로 SNS와 이미지 및 동영상 등으로 구성된 정형 데이터와 비정형 데이터 및 반정형 데이터를 인식 및 이해하는 인공지능의 머신러닝과 딥러닝의 발전으로 디지털 헬스케어 산업과 로봇 프로세스 자동화(RPA)[4]의 융복합 비즈니스 등이 폭발적으로 성장 · 발전하고 있다.[5] 데이터와 인공지능은 실제 마케팅 및 영업, 공급망 관리 및 제조 분야, 의료 및 헬스케어 분야 등의 비즈니스 현장에서 발생하는 문제를 해결해 주면서, 유니콘 기업과 데카콘 기업들이 데이터와 인공지능이 융합된 새로운 비즈니스를 다양하게 창출하고 있다. 15초 동영상 서비스인 틱톡의 바이트댄스와 차량공유 서비스인 미국 우버 및 리프트, 2024년 현재 약 2.8억 명 유료회원을 보유한 동영상 스트리밍 서비스의 세계적 기업인 넷플릭스 등이 대표적 기업이다. 고객의 데이터로부터 다양한 데이터 신경망 분석을 기반으로 하는 넷플릭스의 비즈니스 모델은 인공지능 기술에 바탕을 둔 추천서비스이다. 즉 고객이 원하는 시간에 즐길 수 있는 영화 등 다양한 멀티미디어 콘텐츠를 실시간 개인맞춤형으로 추천하는 시스템이다. 예를 들면, 수많은 영화 중에서 주관적으로 선택해야 하는 어려움과 리스크를 해소시켜 주면서, 개인맞춤형 서비스로 고객이 대우받고 있다는 즐거움을 제공하는 비즈니스 모델이다.

---

3) McKinsey, "Driving innovation with generative AI", 2024.3.25.

4) RPA는 Robotic Process Automation의 약자이다. 현재는 데이터 입력 등의 단순 반복업무 프로세스의 자동화에 주로 적용되고 있지만, 향후 AI, 머신러닝 등의 기술이 발전, RPA와 결합한다면 자료분석 및 솔루션 제시 등의 업무 자동화의 영역까지도 가능할 수 있다. 기존의 로봇이 공장 생산 라인의 실체적 기계였다면 RPA는 소프트웨어로 구현된 사무직을 위한 로봇으로 이해할 수 있다. 4차 산업혁명으로 디지털화가 심화된다는 점에서 데이터의 '수집·생산 → 저장·관리 → 가공·유통 → 분석·활용' 과정에서 AI와 연계한 RPA는 매우 유망한 비즈니스 분야로 발전할 것으로 전망된다.

5) 글로벌 리서치기관인 트랙티카(Tractica)에 따르면 인공지능 소프트웨어가 창출한 매출은 2017년 54억 달러였지만 2025년에는 1,058억 달러로 증가할 것으로 전망했다.

4차 산업혁명이 현대 산업, 경제, 사회 전반에 미치는 깊은 영향을 잘 보여주고 있다. 기술의 융합과 혁신은 생산성 향상과 새로운 기회를 창출하며, 동시에 사회적, 윤리적 문제를 동반하고 있다. 4차 산업혁명은 데이터와 인공지능 등이 융합한 디지털 경제의 발전 패러다임을 갖고 있다. 데이터의 집단지성과 지식의 자산화가 일반화된 무형자산 중심의 산업구조가 형성되고 있다.

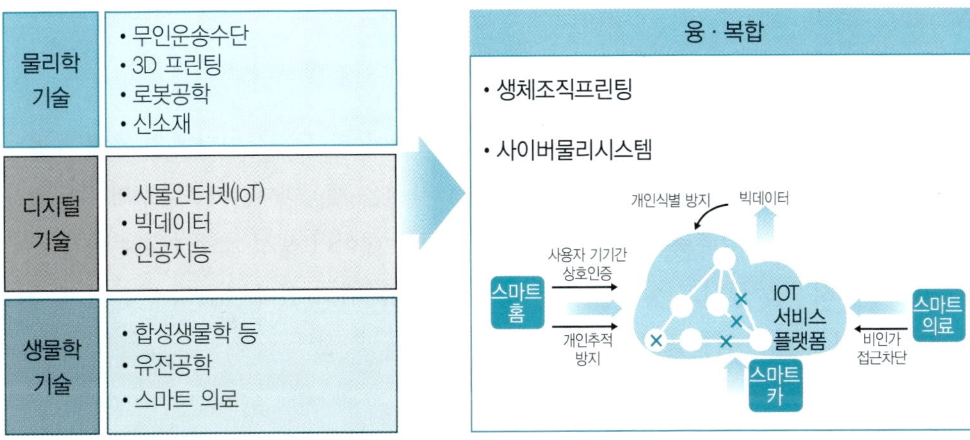

[그림 11-5] 4차 산업혁명 시대의 주요 혁신 기술

출처 : ETRI, 「제4차 산업혁명」, 2016.

가. 융합 기술의 발전

사물인터넷(IoT)은 다양한 물리적 기기와 장비가 인터넷에 연결되어 데이터를 수집하고 교환하는 기술이다. 스마트 홈, 스마트 시티, 산업 자동화 등 여러 분야에서 활용되고 있다. 특히 인공지능(AI)과 머신러닝 기술의 발전은 데이터 분석, 패턴 인식, 예측 분석 등을 가능하게 하며, 다양한 산업에서 자동화와 의사결정을 지원한다. AI는 자연어 처리, 이미지 인식, 자율주행차 헬스케어 등 여러 분야에 응용되고 있다.

나. 스마트 제조와 공정 자동화

스마트 팩토리는 IoT, AI, 빅데이터 분석을 활용해 고객과 시장변화 고려하여, 제조 공정을 실시간으로 모니터링하고 최적화한다. 생산성 향상, 품질 개선, 비용 절감을 가능하게 한다. 3D 프린팅 기술은 다양한 재료로 제품을 직접 출력할 수 있는 기술로, 맞춤형 제품 생산과 프로토타입 제작에 혁신을 가져왔다. 특히 인공심장 등 다양한 올가노이드 분야의 발전으로 진행하고 있다.

다. 디지털 트윈과 가상 현실 및 메타버스

디지털 트윈은 물리적 객체나 시스템의 디지털 복제본을 만들어 실시간으로 모니터링하고 분석하는 기술이다. 제조업, 건설업 등에서 공정 최적화와 문제 예측에 활용되고 있다. 또한 가상 현실(VR)은 완전히 가상의 환경을 제공하고, 증강 현실(AR)은 현실 세계에 디지털 정보를 추가하는 기술이다. 디지털트윈, VR, AR, 메타버스 등을 통해 헬스케어, 교육, 엔터테인먼트, 산업 훈련 등 다양한 분야에서 적용된다.

라. 클라우드 컴퓨팅과 엣지 컴퓨팅

클라우드 컴퓨팅은 데이터 저장, 처리, 소프트웨어 접근으로 인터넷을 통해 제공하는 기술이다. 비용 효율적이고 확장 가능한 IT 자원을 제공하며, 비즈니스의 유연성을 높인다. 또한 엣지 컴퓨팅은 데이터 처리와 분석을 데이터 생성 지점 가까이에서 수행하여 지연 시간을 줄이고 실시간 처리 성능을 향상시키고 있다. IoT와 관련된 애플리케이션에서 중요한 역할을 한다.

마. 블록체인과 보안

블록체인은 분산 원장 기술로, 데이터의 무결성과 투명성을 보장한다. 주로 금융 거래, 공급망 관리, 스마트 계약, 비트코인 등 암호화폐와 EFT, 중앙은행 디지털 화폐(CBDC) 등에서 활용되고 있다. 또한 4차 산업혁명에서의 사이버 보안은 데이터 보호와 시스템 안전성을 유지하는 데 필수적이다. 새로운 위협과 취약점을 대비하기 위해 AI 기술과 양자기술 혁신으로 고급 암호화 기술과 보안 프로토콜이 개발되고 있다.

바. 인간-기계 협업

협업 로봇(코봇)은 인간과 함께 작업할 수 있도록 설계된 로봇이다. 이는 작업 환경에서 인간과 로봇 간의 안전하고 효율적인 협업을 가능하게 한다. 특히 AI는 다양한 분야에서 인간의 작업을 보조하며, 반복적인 작업의 자동화, 데이터 분석, 의사결정 지원 등을 통해 생산성을 제고하고 있다.

사. 지속가능성과 친환경 기술

4차 산업혁명에서는 에너지 효율성, 자원 절약, 환경보호를 목표로 하는 지속 가능한 기술이 중요시되고 있다. 이는 재생 가능 에너지, 친환경 제조 공정, 폐기물 감소

등을 포함한다. 또한 자원의 재사용과 재활용을 중시하는 순환 경제 모델이 채택되며, 이는 자원의 효율적인 사용과 환경 영향을 줄이는 데 기여하고 있다. 특히 ESG가 기업경영의 지속적인 발전하는 중요한 지표가 되고 있다.

아. 헬스케어의 혁신

디지털 헬스케어 기술은 원격진료, 웨어러블 기기, 건강 데이터 분석 등을 포함하여 개인 맞춤형 건강관리와 예방적 치료를 가능하게 한다. 또한 유전자 편집과 맞춤 의학 및 정밀의학으로 발전하고 있다. CRISPR와 같은 유전자 편집 기술의 발전은 유전자 기반 질병치료와 개인 맞춤형 의학 및 정밀의학의 발전을 이끌고 있다. 2024년 노벨 화학상은 단백질 구조 설계와 예측이 가능한 '알파폴드(Alpha Fold)' 개발자 구글딥마인드 CEO인 데미스허사비스와 연구원 존 점프가 수상했다. 헬스케어 분야에 디지털 혁신과 AI 혁신이 가속화되고 있다.

자. 글로벌 가치사슬 구축과 네트워크와 협력

4차 산업혁명은 글로벌 가치사슬 구축과 네트워크 및 협력의 중요성을 강조한다. 국제적인 협력과 기술 공유는 혁신과 기술 발전을 촉진한다. 글로벌 디지털 플랫폼과 생태계 구축이 진행되고 있다. 디지털 플랫폼은 다양한 서비스와 제품을 연결하며, 이는 글로벌 비즈니스와 경제 활동의 통합을 강화한다.

1.2. 디지털 헬스케어 경제 부상 배경

1.2.1. 부상 배경

디지털 헬스케어 경제는 정보통신기술(ICT)을 활용해 헬스케어 서비스를 제공하고 관리하는 분야로, 의료서비스의 접근성, 효율성, 그리고 개인화된 치료를 향상시키기 위해 기술을 활용하는 것을 목표로 한다. 디지털 헬스케어 경제는 디지털 기술과 헬스케어 산업이 융합되면서 형성되었으며, 환자와 의료 제공자 모두에게 다양한 혜택을 제공한다. 디지털 헬스케어 경제는 지속적으로 성장하고 있으며, 기술의 발전과 더불어 새로운 서비스와 제품이 지속적으로 개발되고 있다. 궁극적으로 글로벌 헬스케어 시스템의 변화를 이끌며, 환자와 의료 제공자 모두에게 긍정적인 영향을 미칠 것이다.

특히 데이터의『수집 · 생산 → 저장 · 관리 → 가공 · 유통 → 분석 · 활용』과정에서 디지털 헬스케어는 정보기술(IT)과 정보통신기술(ICT)을 활용하여 개인 맞춤형 건강관리 및 질병 예방 서비스를 제공하는 산업 분야이다. 의료서비스의 품질 향상과 의료비 절감을 목표로 하며, 개인이 소유한 휴대형, 착용형 기기나 클라우드 병원정보시스템 등에서 확보된 생활습관, 신체검진, 의료이용정보, 인공지능, 가상현실, 유전체정보 등의 분석을 바탕으로 개인 중심의 건강관리 생태계를 구축한다.

[표 11-1] 디지털 헬스케어의 핵심 개념

구분	주요 특징
개인 맞춤형 건강 관리	데이터의『수집 · 생산→저장 · 관리→가공 · 유통→분석 · 활용』과정에서 개인의 건강 데이터를 수집하고 분석하여 맞춤형 건강관리 계획을 제공
원격진료	데이터의『수집 · 생산→저장 · 관리→가공 · 유통→분석 · 활용』과정에서 시간과 장소에 구애받지 않고 의료서비스를 제공
모바일 헬스	데이터의『수집 · 생산→저장 · 관리→가공 · 유통→분석 · 활용』과정에서 스마트폰 앱 등을 통해 언제 어디서든 건강관리를 할 수 있도록 지원
웨어러블 기기	데이터의『수집 · 생산→저장 · 관리→가공 · 유통→분석 · 활용』과정에서 스마트 워치, 헬스밴드 등을 통해 건강 데이터를 실시간으로 수집하고 분석
인공지능 활용	데이터의『수집 · 생산→저장 · 관리→가공 · 유통→분석 · 활용』과정에서 질병 진단, 신약 개발 등 의료 분야 전반에 인공지능 기술을 활용

일반적으로 디지털 헬스케어는 국내뿐만 아니라 전 세계적으로 급부상하는 분야로, 다양한 국가에서 여러 관점으로 정의하고 있지만, 공통적으로 IT/ITC 기술을 활용하여 건강관리를 개선하고 의료서비스를 혁신하려는 점은 공통적으로 포함된다. 데이터의『수집 · 생산 → 저장 · 관리 → 가공 · 유통 → 분석 · 활용』과정에서 디지털 헬스케어는 IT/ITC 기술을 활용하여 건강 관리를 개선하고 의료서비스를 혁신하는 광범위한 개념이다. 해외 주요 기관 및 연구소들은 디지털 헬스를 다양하게 정의하고 있지만, 공통적으로 개인 맞춤형 건강관리, 원격진료, 건강 데이터 관리, AI 활용 등을 중요하게 인식하고 있다. 해외 주요 기관 및 연구소의 정의는 다음과 같이 정의할 수 있다.

첫째, 미국 식품의약국(FDA)는 디지털 헬스 제품을 "환자의 건강을 모니터링하거나 질병을 진단 또는 치료하는 데 사용되는 소프트웨어 애플리케이션, 모바일 앱, 웨어러블 기기 등"으로 정의한다. FDA는 디지털 헬스 제품의 안전성과 효과성을 평가하고 규제하는 역할을 수행하고 있다.

둘째, 유럽연합(EU)은 디지털 헬스를 "건강 및 질병 관리에 대한 정보 및 통신 기술의 활용"으로 정의하며, 개인 맞춤형 의료, 원격진료, 건강 데이터 관리 등을 포함한다. EU는 디지털 헬스 기술의 표준화와 상호 운용성을 위한 다양한 노력을 하고 있다.

셋째, 세계보건기구(WHO)는 디지털 헬스를 "정보 및 통신 기술을 활용하여 건강 정보에 접근하고, 건강 서비스를 제공하며, 보건 시스템의 성과를 개선하는 것"으로 정의한다. WHO는 디지털 헬스 기술을 저소득 국가의 보건 서비스 접근성을 향상시키는 데 활용하고 있다.

넷째, 글로벌 조사연구기관인 맥킨지는 디지털 헬스를 "개인의 건강 데이터를 수집, 분석, 활용하여 예방, 진단, 치료, 관리를 개선하는 기술과 서비스"로 정의한다. 맥킨지는 디지털 헬스가 의료 비용 절감, 환자 만족도 향상, 의료서비스 접근성 증대에 기여할 것으로 전망하고 있다.

다섯째, 글로벌 조사연구기관인 가트너는 디지털 헬스를 "개인의 건강관리를 지원하고 의료서비스를 제공하는 데 사용되는 모든 기술과 서비스"로 넓게 정의한다. 가트너는 인공지능, 빅데이터, 클라우드 컴퓨팅 등 첨단 기술이 디지털 헬스의 발전을 이끌 것으로 예측하고 있다.

대한민국 과학기술정보통신부는 2020년에 디지털 헬스케어를 IT 기술이 융합된 건강 및 질병 관리 산업 기술로 정의하였다. 또한, 산업통상자원부는 2019년에 디지털 헬스케어를 정보통신기술과 헬스케어가 융합된 산업으로 정의하며, 빅데이터와 인공지능 등의 ICT를 활용하여 고도화된 환자 맞춤 의료서비스와 건강관리 제품 · 서비스를 제공하는 것으로 설명하였다. 디지털 헬스케어 담당 부처인 보건복지부는 디지털 헬스케어를 통해 국민 건강 증진과 의료서비스 혁신을 이루고자 다양한 정책을 추진하고 있다. 보건복지부가 강조하는 디지털 헬스케어의 주요 특징은 다음과 같다. 첫째, 개인 맞춤형 건강관리이다. 즉, 개인의 건강상태와 특성에 맞춰 건강관리 목표를 설정하고, 이를 달성하기 위한 다양한 서비스를 제공한다. 둘째, 비대면 의료서비스 확대이다. 시간과 장소에 제약 없이 의료서비스를 제공하여 의료 접근성을 높이는 것이다. 셋째, 데이터 기반 의사 결정이다. 축적된 건강 데이터를 분석하여 질병 예측, 치료 효과 평가 등에 활용한다. 넷째, 다양한 디지털 기술 활용이다. 인공지능, 빅데이터, 모바일 기술 등을 활용하여 의료서비스의 효율성을 제고한다. 한편 '디지털헬스케어산업의 육성 및 지원에 관한 법률'에서 디지털 헬스케어는 '지능정보기술과 보건의료데이터를 활용하여 질병의 예방 · 진단 · 치료, 평생건강관리, 연구개발 등 국민의 건강증진에 기여하는 일련의 활동과 수단'이라고 설명한다. 이 법률은 디지털 헬스케어 산업을 체계적으로 육성하고 지원하기 위해 제정되었다. 따라서 디지털 헬스케어의 개념을 명확히 정의함으로써 관련 산업의 범위를 설정하고, 정책 수립의 기반을 마련하고자 하는 것이다.

이러한 정의들을 종합하면, 디지털 헬스케어는 IT 및 디지털 기술을 활용하여 시간과 장소에 구애받지 않고 개인 맞춤형 건강 진단, 예방, 사후 관리를 제공하는 유 · 무형의 제품 및 서비스로 이해할 수 있다. 디지털 헬스케어는 기존의 의료서비스 제공 방식을 보완하거나 대체하며, 개인 중심의 건강관리 생태계를 구축하는 것을 목표로 한다고 설명할 수 있다.

디지털 헬스케어 경제학은 정보통신기술(ICT)을 활용하여 건강관리 및 의료서비스를 제공하고, 이를 통해 새로운 경제적 가치를 창출하는 모든 활동을 의미한다. 웨어러블 기기, 모바일 앱, 인공지능, 빅데이터 등 다양한 디지털 기술을 활용하여 질병 예방, 건강관리, 의료서비스 제공 등을 개선하고, 이를 통해 새로운 비즈니스 모델을 창출하는 산업 생태계를 의미한다.

가. 기술 발전

정보통신기술, 특히 인터넷과 스마트폰의 발전은 디지털 헬스케어 경제의 기초를 형성했다. 빅데이터 분석, 인공지능(AI), 웨어러블 기기, 원격의료 등의 기술이 발전하면서 헬스케어 분야에 새로운 기회가 열렸다.

나. 인구 고령화

전 세계적으로 인구가 고령화됨에 따라 만성질환 관리와 같은 지속적인 헬스케어 서비스에 대한 수요가 증가하고 있다. 디지털 헬스케어는 이러한 문제를 해결할 수 있는 효율적인 수단을 제공한다.

다. 의료비용 상승

전통적인 의료 시스템에서 발생하는 높은 비용 문제를 해결하기 위해 디지털 헬스케어 솔루션이 점점 더 중요해지고 있다.[6] 이러한 솔루션들은 비용 절감과 동시에 의

6) 베이비부머 세대의 고령화와 슈퍼센티네리언(Supercentenarian)의 등장이다. 슈퍼테리언은 110년 이상 생존한 사람을 의미한다.

료서비스의 질을 높이고 있다.

라. 건강정보에 대한 접근성 증가

인터넷과 모바일 장치의 보급으로 인해 환자들은 자신의 건강정보에 더 쉽게 접근할 수 있게 되었다. 자기 주도적 건강관리와 예방적 의료 접근을 가능하게 한다. 맞춤형 의료서비스와 정밀 의료 시스템이 구축되고 있다.

1.2.2. 주요 특징

가. 원격진료(Telemedicine)

인터넷을 통해 의사와 환자가 물리적으로 떨어져 있어도 진료를 받을 수 있도록 하는 서비스이다. 원격 진단, 모니터링, 상담 등이 포함되며, 특히 이동이 제한된 환자나 지방에 거주하는 환자에게 유용하다. 구체적으로 디지털 헬스케어 경제는 원격진료(Telemedicine)의 확산을 촉진하고 있다. McKinsey & Company의 〈Telehealth: A new era in healthcare〉(2023)보고서에 따르면, 원격진료는 2023년까지 급속히 확산되었다. COVID-19 팬데믹 동안 원격진료의 사용이 크게 증가하며, 환자와 의료제공자가 물리적으로 떨어져 있어도 진료를 받을 수 있는 가능성이 높아졌다. 원격진료는 특히 접근성이 부족한 지역에서 의료서비스를 제공하는 데 중요한 역할을 하고 있다. McKinsey의 보고서는 원격진료의 성장과 미래 전망을 상세히 설명하고 있다.[7]

나. 웨어러블 기기 및 헬스 앱

스마트폰 등 모바일 웨어러블 기기, 스마트워치, 피트니스 트래커와 같은 디지털 기기들은 사용자들의 활동량, 심박수, 수면 패턴 등을 모니터링한다. 집단지성으로 수집·저장한 데이터는 개인화된 건강관리와 예방적 조치를 가능하게 한다. 디지털 헬스케어 경제는 모바일 헬스(MHealth)와 웨어러블 기술의 혁신을 촉진한다. Global Market Insights의 2023년 보고서에 따르면, 모바일 헬스(MHealth)와 웨어러블 기술 시장은 2023년에 큰 성장을 기록했다. MHealth 애플리케이션과 웨어러블 기기는 실시간으로 건강 데이터를 모니터링하고, 건강관리에 대한 실질적인 인사이트를 제공한다.

---

7) McKinsey & Company, "Telehealth: A new era in healthcare", 2023.

이러한 기술들은 개인의 건강관리와 질병 예방을 지원하며, 특히 만성질환 관리에서 중요한 역할을 하고 있다.[8)]

다. 전자건강기록(Electronic Health Records, EHR)

환자의 건강정보를 디지털화하여 저장하고 관리하는 시스템이다. 이를 통해 의료진 간의 정보 공유가 원활해지고, 환자의 의료기록을 보다 체계적으로 관리할 수 있다. 디지털 헬스케어 경제는 디지털 헬스케어 플랫폼의 발전을 촉진한다. Forbes의 2023년 보고서에 따르면, 디지털 헬스케어 플랫폼이 2023년에 중요한 발전을 이루었다. 전자건강기록 등 이러한 플랫폼은 다양한 헬스케어 서비스를 통합하여 제공하며, 환자와 의료 제공자 간의 소통을 개선한다. 예를 들어, 종합 건강관리 플랫폼은 환자의 건강기록 및 전자건강기록, 원격진료, 약물 관리 등을 통합하여 보다 효율적인 의료서비스를 제공한다.

라. 빅데이터와 AI의 활용

디지털 데이터의 집단지성으로 저장되는 대량의 건강 데이터를 분석하여 질병 예측, 맞춤형 치료 계획 수립 등에 활용된다. AI는 이미지 분석, 진단 보조, 신약 개발 등의 분야에서도 중요한 역할을 한다. 디지털 헬스케어 경제는 인공지능(AI)과 데이터 분석의 적용을 활성화한다. Nature Medicine의 "Artificial Intelligence in Healthcare: Opportunities and Challenges"(2023) 논문에서 인공지능(AI)과 데이터 분석의 헬스케어에서의 활용을 설명한다. AI는 진단 보조, 예후 예측, 맞춤형 치료 등의 분야에서 활용되며, 대규모 건강 데이터 분석을 통해 질병의 조기 발견과 치료 최적화에 기여하고 있다. 빅데이터 기반 AI 기술은 헬스케어 서비스의 정확성 및 효율성을 높이는 데 중요한 역할을 하고 있다.[9)] 한편 디지털 헬스케어 경제는 데이터 보안 및 개인정보 보호에도 집중한다. JMIR의 2023년 보고서에서 디지털 헬스케어에서의 데이터 보안과 개인정보 보호 문제를 설명하고 있다. 디지털 헬스케어 기술의 확산에 따라 개인정보와 건강 데이터의 보안이 중요한 이슈로 부각되고 있다. 보고서에서는 데이터 보호를 위한 최신 기술과 규제 조치를 설명하며, 헬스케어 데이터의 안전성을 보장하는 것이

8) Global Market Insights, "Mobile Health (mHealth) Market Size, Share & Trends Analysis Report, 2023-2030", 2023.

9) Nature Medicine, "Artificial Intelligence in Healthcare: Opportunities and Challenges", 2023.

필요하다고 강조한다.[10)]

마. 환자 중심의 헬스케어와 디지털 헬스케어의 글로벌 시장 성장 및 규제 이슈

환자가 자신의 건강상태와 치료 과정에 대한 정보를 보다 쉽게 접근하고 이해할 수 있도록 지원하는 것이 디지털 헬스케어의 중요한 특징이다. 환자의 참여도를 높이고 치료 효과를 증대시킨다. 디지털 헬스케어 경제는 글로벌 시장으로 급속히 성장하고 있다. Allied Market Research의 〈Digital Health Market by Type, Component, and End User: Global Opportunity Analysis and Industry Forecast, 2023-2032〉(2023) 보고서에 따르면, 디지털 헬스케어 시장은 2023년에 1,000억 달러 이상의 규모로 성장했다. 이 성장은 원격진료, 모바일 헬스, 웨어러블 기술 등 다양한 디지털 헬스케어 솔루션의 수요 증가에 기인한다. 글로벌 시장의 성장은 헬스케어 접근성 향상, 효율적인 치료 방법 제공, 그리고 소비자들의 건강관리에 대한 인식 변화에 따른 결과이다. 한편 디지털 헬스케어의 규제 및 정책도 변화하고 있다. FDA의 〈Digital Health Innovation Action Plan〉(2023) 보고서에서 디지털 헬스케어 기술에 대한 규제 및 정책 변화를 설명하고 있다. 보고서는 디지털 헬스케어 제품의 안전성과 효과성을 보장하기 위해 제정된 새로운 규제와 정책을 설명하며, 이 기술들이 건강관리 시스템에 통합될 수 있도록 지원하는 방안을 제시한다. 규제의 변화는 기술의 혁신을 촉진하며, 소비자에게 신뢰할 수 있는 디지털 헬스케어 솔루션을 제공하는 데 기여하고 있다.[11)]

1.2.3. 디지털 헬스케어 경제의 주요 성과 사례

디지털 헬스케어 경제는 전 세계적으로 다양한 성공 사례를 통해 그 가치를 입증해 왔다. 디지털 헬스케어 경제 혁신은 의료 접근성 향상, 치료 비용 절감, 그리고 환자의 삶의 질 향상에 크게 기여하고 있다. 디지털 헬스케어 경제가 다양한 방식으로 의료서비스를 혁신하고 있다.

---

10) Journal of Medical Internet Research (JMIR), "Privacy and Security in Digital Health: Emerging Challenges", 2023.

11) FDA, "Digital Health Innovation Action Plan", 2023.

가. 원격의료서비스 확대: Teladoc Health

Teladoc Health는 원격의료 분야에서 선도적인 기업으로, 의사와 환자가 물리적으로 떨어져 있어도 진료를 받을 수 있는 서비스를 제공한다. Teladoc은 화상 회의, 전화, 모바일 앱 등을 통해 환자와 의사가 실시간으로 상담할 수 있도록 하며, 특히 긴급하지 않은 경미한 질환의 진단 및 치료에 유용하다. Teladoc은 전 세계적으로 수백만 명의 환자들에게 서비스를 제공하며, 팬데믹 기간 동안 급속히 성장했다. Teladoc의 서비스는 의료서비스 접근성을 개선하고, 병원 방문에 따른 시간과 비용을 절감하는 데 기여했다.

나. 웨어러블 기기를 통한 건강관리: Fitbit

구글이 M&A한 Fitbit은 웨어러블 기기 시장의 대표적인 회사로, 피트니스 트래커를 통해 사용자들의 일상적인 활동량, 심박수, 수면 패턴 등을 모니터링한다. 헬스케어 데이터는 사용자가 자신의 건강상태를 보다 잘 이해하고, 개인화된 건강 목표를 설정할 수 있도록 지원한다. Fitbit의 데이터는 또한 의료 전문가들이 환자의 장기적인 건강 추세를 모니터링하고, 건강 문제를 조기에 발견할 수 있게 한다. 이러한 웨어러블 기술은 예방 의료 및 만성질환 관리에 큰 도움을 주고 있다.

다. 전자건강기록(EHR) 시스템: Epic Systems

Epic Systems는 미국을 비롯한 여러 국가의 병원과 의료기관에서 사용되는 전자건강기록(EHR) 시스템을 제공한다. Epic의 시스템은 환자의 의료정보를 통합하고, 의료진이 환자의 기록에 쉽게 접근할 수 있도록 한다. 의료진 간의 원활한 정보 공유를 가능하게 하여 중복 검사를 줄이고, 환자의 치료 계획을 개선하는 데 기여한다. 예를 들어, Kaiser Permanente와 같은 대형 의료 제공자가 Epic의 시스템을 도입함으로써, 환자의 전체적인 의료기록을 한 곳에서 관리하고, 치료의 일관성을 유지할 수 있게 되었다.

라. AI 기반 진단 도구: Zebra Medical Vision

Zebra Medical Vision은 인공지능을 활용한 의료 이미지 분석 솔루션을 개발하는 기업이다. 이 기업의 AI 알고리즘은 방사선 사진, CT 스캔, MRI 등의 이미지를 분석하여 폐암, 간질환, 심혈관질환 등 다양한 질병의 조기 진단을 지원한다. Zebra Medical Vision의 솔루션은 높은 정확도와 효율성을 자랑하며, 의료 전문가들이 보다 신속하고 정확한 진단을 내릴 수 있도록 지원한다. 특히 의료 자원이 부족한 지역에서 전문 의료진의 부족 문제를 완화하는 데 큰 도움이 되고 있다.

마. 디지털 치료제: Pear Therapeutics

Pear Therapeutics는 FDA 승인을 받은 디지털 치료제(Digital Therapeutics, DTx) 분야의 선두주자이다. 이 기업의 제품 중 하나인 reSET®은 약물 남용 장애를 치료하기 위한 디지털 솔루션으로, 행동 치료와 모바일 앱을 결합한 형태이다. 이 프로그램은 사용자가 치료 과정을 따라가며, 다양한 정신 건강 기술을 학습하고 실천할 수 있도록 지원한다. Pear Therapeutics의 디지털 치료제는 전통적인 약물 치료와 함께 사용될 수 있으며, 사용자들에게 개인화된 치료 경험을 제공한다.

2. 주요 국가들의 디지털 헬스케어 정책

디지털 헬스케어 경제의 성장과 발전을 지원하기 위해 정부와 규제 기관들은 다양한 정책을 수립하여 시행하고 있다. 이러한 정책은 디지털 헬스케어 기술의 안전성, 효과성, 개인정보 보호를 보장하면서도 혁신을 촉진하는 것을 목표로 한다.

2.1 주요 정책 분야

2.1.1. 개인정보 보호 및 보안

가. 일반 데이터 보호 규정(GDPR)

유럽연합(EU)의 GDPR은 개인 데이터의 보호와 프라이버시를 강화하기 위한 법적 프레임워크이다. 디지털 헬스케어 서비스 제공자에게 중요한 규제 사항으로, 환자의 건강 데이터를 안전하게 처리하고, 데이터를 사용하는 데 있어 투명성을 유지해야 한다. GDPR은 데이터 수집, 저장, 처리, 공유에 관한 엄격한 규정을 통해 환자의 개인정보 보호를 보장한다.

나. 미국의 HIPAA

미국의 건강보험 이전 및 책임법(HIPAA)은 의료정보의 프라이버시와 보안을 규제한다. HIPAA는 의료 제공자, 보험사, 데이터 처리 업체들이 환자의 건강정보를 보호할 수 있도록 법적 요구사항을 제시한다. 디지털 헬스케어 솔루션이 HIPAA 규정을 준수해야 한다는 의미이며, 위반 시 심각한 법적 처벌을 받을 수 있다.

2.1.2. 디지털 치료제 및 원격의료 규제

가. FDA 디지털 헬스 프레임워크

미국 식품의약국(FDA)은 디지털 헬스케어 제품의 규제를 위해 '디지털 헬스 프레임워크'를 개발했다. 이 프레임워크는 소프트웨어 기반 의료기기(SaMD), 웨어러블 기기, 모바일 헬스 앱 등의 안전성과 효과성을 평가하고 승인하는 가이드라인을 제공한다. 예를 들어, Pear Therapeutics의 디지털 치료제와 같은 제품은 FDA의 검토와 승인을 받아 시장에 출시될 수 있다.

나. EU의 MDR

유럽연합의 의료기기 규정(MDR)은 의료기기의 안전성과 성능을 보장하기 위한 규제이다. MDR은 디지털 헬스케어 기기, 특히 소프트웨어 의료기기와 관련된 새로운 규제 요건을 포함하고 있으며, 기기의 인증 및 시장 출시 절차를 강화하고 있다.

2.1.3. 연구 및 개발 지원

가. 미국의 NIH 및 NSF 지원

미국 국립보건원(NIH)과 국립과학재단(NSF)은 디지털 헬스케어 기술의 연구와 개발을 위한 다양한 보조금 프로그램을 운영하고 있다. 이러한 지원은 혁신적인 기술 개발과 디지털 헬스케어 솔루션의 상용화를 촉진한다.

나. 유럽의 Horizon 2020 프로그램

EU의 Horizon 2020 프로그램은 연구와 혁신을 위한 대규모 자금 지원 프로그램으로, 디지털 헬스케어를 포함한 다양한 분야의 연구 개발을 장려한다. 이 프로그램은 디지털 헬스케어 기술 개발을 위한 국제 협력 프로젝트와 임상 연구에 자금을 지원하여 유럽 내 헬스케어 혁신을 촉진한다.

다. 표준화 및 상호운용성

FHIR(Fast Healthcare Interoperability Resources)은 디지털 헬스케어 시스템 간의 데이터 상호운용성을 향상시키기 위해 개발된 표준이다. 전자건강기록(EHR) 시스템 간에 데이터를 쉽게 공유하고 통합할 수 있도록 지원한다. 상호운용성은 환자 중심의 의료서비스를 제공하는 데 있어 필수적이며, 디지털 헬스케어 솔루션 간의 원활한 정보 교환을 촉진한다.

2.1.4. 환자 접근성 및 공정한 이용 보장

가. 보건복지부의 텔레헬스 지침

미국 보건복지부(HHS)는 원격의료 서비스의 접근성을 개선하기 위한 정책을 마련하고 있다. 팬데믹 기간 동안 텔레헬스의 중요성이 부각되면서, HHS는 원격의료 서비스의 보험 적용 범위를 확대하고, 관련 규제를 완화하여 더 많은 환자들이 원격진료를 이용할 수 있도록 했다.

나. 국가 보건 전략 및 계획

각국 정부는 디지털 헬스케어 기술을 국가 보건 전략의 일부로 포함하여, 기술기반의 헬스케어 서비스에 대한 접근성을 높이고 있다. 이러한 정책들은 디지털 헬스케어 경제의 지속적인 성장을 지원하며, 혁신적인 기술과 서비스가 규제와 조화를 이루며 발전할 수 있도록 한다.

2.2 미국의 디지털 헬스케어 경제 정책

미국에서는 디지털 헬스케어 경제의 성장을 촉진하기 위해 다양한 정책과 규제 체계가 마련되어 있다. 특히 미국은 디지털 헬스케어 분야에서 다양한 정책과 법안을 통해 혁신을 촉진하고 있다. 첫째, 원격의료 서비스 확대를 위해 미국은 2022년 '코로나19를 넘어선 원격의료 발전법(Advancing Telehealth Beyond COVID-19 Act)'을 통과시켜 2024

년 12월까지 메디케어(Medicare) 수혜자들이 장소에 구애받지 않고 원격의료 서비스를 받을 수 있도록 하였다. 또한, 물리치료사, 언어병리학자 등 특정 의료인도 원격의료 서비스를 제공할 수 있게 되었다. 둘째, 디지털 헬스케어 규제 및 지원 강화를 위해 미국 식품의약국(FDA)은 2020년 '디지털 헬스센터(Digital Health Center of Excellence)'를 설립하여 디지털 헬스 분야의 규제 정비와 혁신 지원을 추진하고 있다. 셋째, 보건의료 정보 기술 인력 개발을 위해 미국 보건부(HHS)와 보건의료정보기술조정국(ONC)은 2021년 공공 보건정보 기술인력 개발 프로그램(PHIT Workforce Program)을 발표하여 디지털 헬스케어 분야의 인력 양성을 지원하고 있다. 넷째, 전자건강기록(EHR) 시스템 도입 촉진을 위해 2009년 제정된 '경제 및 임상 건강을 위한 건강 정보 기술법(HITECH Act)'을 통해 전자건강기록 시스템의 도입을 촉진하고, 의료서비스의 질 향상과 비용 절감을 추구하고 있다. 이러한 정책은 디지털 헬스케어 제품과 서비스의 안전성과 효율성을 보장하고, 혁신을 촉진하며, 소비자 보호를 강화하는 것을 목표로 한다.

2.2.1. 개인정보 보호 및 보안: 건강보험 이전 및 책임법(HIPAA)

HIPAA는 환자의 건강정보를 보호하기 위해 마련된 법적 프레임워크로, 전자건강기록(EHR) 시스템, 원격의료, 웨어러블 기기 등 디지털 헬스케어 서비스가 환자 데이터를 다루는 방식에 관한 규정을 포함한다. 주요 요소는 다음과 같다. 첫째, 프라이버시 규칙이다. 환자의 개인 건강 정보(PHI)를 보호하며, 이 정보를 사용할 수 있는 조건을 명확히 규정한다. 둘째, 보안 규칙이다. PHI를 보호하기 위해 행정적, 물리적, 기술적 보호 조치를 요구한다. 셋째, 데이터 위반 통지 규칙이다. PHI의 보안 위반이 발생할 경우 이를 신속히 알릴 것을 요구한다.

2.2.2. 디지털 헬스 제품 승인 및 규제: 미국 식품의약국(FDA) 규제

FDA는 디지털 헬스케어 제품의 안전성과 효능을 검토하고 승인하는 역할을 한다. 주요 영역은 첫째, 소프트웨어 기반 의료기기(SaMD)이다. FDA는 소프트웨어가 단독으로 의료기기 역할을 할 경우 이를 규제한다. 예를 들어, 진단 도구나 치료 계획 지원 소프트웨어가 이에 해당한다. 둘째, 디지털 치료제인데, Pear Therapeutics와 같은 디지털 치료제는 FDA의 검토를 거쳐 안전성과 효능을 입증해야 한다. 이는 전통적인 의약품과 유사한 절차를 거치며, 임상시험을 포함할 수 있다. 셋째, 모바일 헬스 앱이다. 질병 관리, 진단,

치료 보조 등 의료적 목적으로 사용되는 모바일 앱도 FDA의 규제를 받을 수 있다. 다만, 건강관리 앱이나 피트니스 트래커와 같은 저위험 제품은 규제 대상에서 제외될 수 있다.

2.2.3. 텔레헬스 정책: 텔레헬스 규제 및 지침

미국 정부는 텔레헬스 서비스의 확대를 지원하기 위해 다양한 규제를 마련하고 있다. 특히 COVID-19 팬데믹 기간 동안 원격의료의 중요성이 강조되면서 관련 규제가 완화되었다.

가. 메디케어 및 메디케이드 서비스 센터(CMS)

CMS는 텔레헬스 서비스를 메디케어와 메디케이드 프로그램에 포함시켜 원격의료 서비스의 범위를 확장했다. 팬데믹 동안 많은 제한이 완화되어 환자들이 보다 쉽게 텔레헬스를 이용할 수 있었다.

나. 원격의료 면허 요건

일부 주에서는 텔레헬스 제공자가 주 경계를 넘어 환자에게 서비스를 제공할 수 있도록 면허 요건을 완화했다.

2.2.4. 연구 및 개발 지원: 국립보건원(NIH) 및 국립과학재단(NSF) 지원

NIH와 NSF는 디지털 헬스케어 기술의 연구와 개발을 촉진하기 위해 보조금을 제공한다. 주요 지원 프로그램으로 SBIR/STTR 프로그램이 있다. 소규모 기업을 위한 연구 및 개발 보조금 프로그램으로, 디지털 헬스케어 기술 개발을 장려한다. 또한 NIH가 주도하는 Precision Medicine Initiative 프로그램은 정밀 의료를 촉진하기 위해 개인의 유전자, 환경, 생활습관을 고려한 맞춤형 치료법 개발을 지원한다.

2.2.5. 표준화 및 상호운용성: Office of the National Coordinator for Health Information Technology (ONC)

ONC는 미국의 건강 정보 기술(HIT) 정책을 조정하고 표준화하는 기관이다. ONC는 다음과 같은 정책을 통해 디지털 헬스케어 시스템의 상호운용성을 촉진한다.

가. Certified Health IT Product List(CHPL)

인증된 건강 정보 기술 제품 목록을 제공하여, 의료기관이 표준화된 EHR 시스템을 선택할 수 있도록 지원한다.

나. FHIR(Fast Healthcare Interoperability Resources)

ONC는 FHIR 표준을 채택하여 EHR 시스템 간의 데이터 교환을 용이하게 하고, 환자 데이터의 접근성을 높이고 있다.

2.2.6. 환자 접근성 및 공정한 이용 보장: Affordable Care Act (ACA)

ACA는 미국 내 의료서비스 접근성을 확대하고, 디지털 헬스케어 솔루션을 포함한 다양한 헬스케어 혁신을 촉진하는 정책적 기반을 제공한다. ACA는 보험 제공자들이 원격의료 서비스를 포함한 새로운 헬스케어 모델을 수용하도록 장려한다. 이러한 정책과 규제들은 미국 내 디지털 헬스케어 경제의 발전을 촉진하며, 환자들에게 더 나은 접근성과 품질의 의료서비스를 제공할 수 있도록 돕는다.

2.3. EU 디지털 헬스케어 경제 정책

유럽연합(EU)은 디지털 헬스케어의 발전을 촉진하고, 이를 통해 시민들에게 양질의 의료서비스를 제공하기 위해 다양한 정책과 규제를 마련하고 있다. 유럽연합(EU)은 디지털 헬스케어 분야에서 혁신과 발전을 촉진하기 위해 다양한 정책을 추진하고 있다. 첫째, 유럽 건강 데이터 공간(EHDS) 구축을 위해 2022년 5월 유럽연합 집행위원회는 '유럽 건강 데이터 공간(European Health Data Space, EHDS)' 구축을 제안하였다. EHDS는 EU 시민들이 개인 건강 데이터를 더 잘 통제하고, 연구 및 정책결정에 안전하게 공유할 수 있도록 설계되었다. 이를 통해 의료서비스의 질 향상과 혁신적인 연구 개발을 촉진하고 있다. 둘째, 디지털 치료기기(DTx) 보험급여 프레임워크 개발을 위해, EU는 디지털 치료기기(Digital Therapeutics, DTx)의 활용을 촉진하기 위해 각 회원국에서 보험급여 프레임워크를 개발하고 있다. 독일, 프랑스, 벨기에, 이탈리아 등은 DTx에 대한 보험급여 체계를 설정하거나 계획 중이며, 이를 통해 디지털 헬스케어 솔루션의 접근성과 활용도를 높이고자 한다. 셋째, 2021년부터 시작된 EU4Health 프로그램은 2027년까지 51

억 유로의 예산을 투입하여 EU의 보건 시스템을 강화하고, 디지털 헬스케어 혁신을 촉진하는 것을 목표로 한다. EU4Health 프로그램은 의료 위기 대응력 강화, 의약품 및 의료기기 접근성 향상, 보건 시스템 및 인력 강화, 질병 예방 및 건강 증진 등을 주요 과제로 삼고 있다. 넷째, 디지털 유럽 프로그램(Digital Europe Programme)을 추진하고 있다. EU는 디지털 전환을 가속화하기 위해 디지털 유럽 프로그램을 통해 2021년부터 2027년까지 75억 유로를 투자하고 있다. 이 프로그램은 고성능 컴퓨팅, 인공지능, 사이버보안, 디지털 기술의 광범위한 사용 촉진 등을 포함하며, 디지털 헬스케어 분야의 발전을 지원한다. EU의 디지털 헬스케어 정책은 주로 개인정보 보호, 의료기기 규제, 연구 및 개발 지원, 데이터 상호운용성, 그리고 헬스케어 접근성 확대에 초점을 맞추고 있다.

2.3.1. 개인정보 보호 및 보안: 일반 데이터 보호 규정(GDPR)

GDPR은 EU 전역에서 적용되는 개인정보 보호 규정으로, 디지털 헬스케어 데이터의 수집, 저장, 처리 및 전송에 관한 엄격한 기준을 제시한다. 주요 요소는 다음과 같다.

가. 개인 데이터 보호

GDPR은 의료 데이터를 포함한 개인 데이터를 보호하기 위해 데이터 최소화, 목적 제한, 투명성 원칙 등을 요구한다.

나. 동의 및 권리

데이터 주체(환자)는 자신의 데이터 처리에 대한 명확한 동의를 제공해야 하며, 데이터 접근, 수정, 삭제 요청 등의 권리를 가진다.

다. 데이터 보호 책임자

많은 디지털 헬스케어 서비스 제공자는 데이터 보호 책임자(DPO)를 임명하여 GDPR 준수를 보장해야 한다.

라. 위반 시 제재

GDPR을 위반할 경우 상당한 금액의 벌금이 부과될 수 있다.

2.3.2. 의료기기 규제: 의료기기 규정(MDR)

MDR은 EU 내에서 의료기기의 안전성과 성능을 규제하는 법적 프레임워크로, 디지털 헬스케어 기기와 소프트웨어에 적용된다. 주요 사항은 다음과 같다.

가. 광범위한 정의

MDR은 소프트웨어가 단독으로 진단, 예방, 모니터링, 예측, 치료를 목적으로 사용할 경우 이를 의료기기로 간주한다.

나. 엄격한 평가 절차

MDR은 제품의 안전성과 성능을 보장하기 위해 임상 평가와 기술 문서 검토를 요구한다.

다. 마킹 및 인증

EU 내에서 판매되는 의료기기는 CE 마크를 통해 인증받아야 하며, 이는 제품이 EU의 안전 및 성능 요구사항을 충족함을 의미한다.

2.3.3. 연구 및 개발 지원: Horizon Europe 프로그램

Horizon Europe은 EU의 연구와 혁신을 지원하는 주요 프로그램으로, 디지털 헬스케어 기술의 발전을 포함한 다양한 과학적 연구와 기술 개발 프로젝트에 자금을 제공한다.

가. Digital Health and Care

개인화된 의료, 예방적 건강관리, 고령화 문제 해결 등을 위한 디지털 헬스케어 솔루션 개발을 장려한다.

나. 국제 협력 촉진

EU 내외의 연구기관, 기업, 의료기관 간 협력 프로젝트를 통해 디지털 헬스케어의 혁신을 촉진한다.

2.3.4. 데이터 상호운용성 및 표준화: eHealth Network 및 eHDSI

eHealth Network는 EU 회원국 간의 협력을 촉진하여 디지털 헬스케어 솔루션의 상호운용성을 향상시키는 플랫폼이다.

가. Cross-border eHealth Information Services (eHDSI)

이니셔티브는 국가 간 환자 요약 및 전자처방전 교환을 가능하게 하여 환자가 다른 EU 국가에서 의료서비스를 받을 때 중요한 정보를 사용할 수 있도록 한다.

나. 표준화 노력

eHealth Network는 FHIR 등 국제 표준을 채택하여 다양한 헬스케어 시스템 간의 데이터 상호운용성을 개선하고 있다.

2.3.5. 환자 접근성 및 공정한 이용 보장: 디지털 헬스케어 접근성 전략

EU는 디지털 헬스케어 서비스의 공정한 접근을 보장하기 위해 다양한 정책을 추진하고 있다. 특히 디지털 격차를 줄이고, 취약 계층이 디지털 헬스케어 기술을 이용할 수 있도록 지원하는 것을 목표로 한다.

가. 디지털 격차 해소

교육과 인프라 개선을 통해 디지털 헬스케어 기술에 대한 접근성을 확대하고, 모든 시민이 디지털 헬스케어 혜택을 누릴 수 있도록 노력하고 있다.

나. 고령자 및 장애인을 위한 접근성

디지털 헬스케어 제품 및 서비스가 고령자와 장애인 등 취약 계층에게도 접근 가능하도록 보장하는 정책이 포함된다.

2.3.6. 위기 대응 및 회복 계획: EU의 COVID-19 대응 및 회복 계획

팬데믹 동안 EU는 텔레헬스 및 원격의료 서비스 확대를 지원하기 위한 긴급 조치를 취했다. 이를 통해 의료서비스의 지속성을 확보하고, 의료 시스템의 부담을 줄였다. Recovery and Resilience Facility 기금은 회원국들이 디지털 전환을 촉진하고, 특히 헬스케어 시스템을 현대화하기 위한 투자를 지원한다. 이러한 정책들은 EU에서 디지털 헬스케어의 안전하고 효과적인 활용을 촉진하고, 혁신적인 헬스케어 솔루션의 개발과 보급을 지원하는 중요한 역할을 하고 있다.

2.4. 아시아 국가들의 디지털 헬스케어 경제 정책

아시아 국가들은 디지털 헬스케어의 발전을 촉진하고 이를 통해 의료서비스의 접근성, 효율성, 품질을 개선하기 위해 다양한 정책을 추진하고 있다. 아시아는 기술 채택이 빠르고 인구가 많아 디지털 헬스케어의 잠재력이 매우 큰 지역이다. 여기서는 특히 일본, 한국, 중국, 그리고 인도 중심으로 주요 정책을 구체적으로 설명한다.

2.4.1. 일본의 헬스케어 IT 정책

일본은 고령화 사회에 대응하고 의료서비스 효율성을 높이기 위해 디지털 헬스케어 기술을 적극 활용하고 있다.

가. My Number 시스템

일본은 개인 번호 시스템인 "My Number"를 통해 의료정보의 디지털화와 통합을 추진하고 있다. 이 시스템은 건강보험, 연금, 세금 등의 정보를 통합 관리할 수 있도록 하여, 의료기관 간 데이터 공유를 용이하게 한다.

나. 전자건강기록(EHR)

일본은 전자건강기록의 보급을 촉진하여 의료정보의 상호운용성을 개선하고 있다. EHR 시스템은 전국적으로 도입되고 있으며, 이를 통해 환자의 진료 이력을 쉽게 접근하고 공유할 수 있다.

다. 텔레헬스 및 원격의료

일본 정부는 원격의료 서비스의 확장을 지원하고 있으며, 특히 도서 지역 및 의료 접근이 어려운 지역의 환자들에게 혜택을 제공하기 위해 텔레헬스의 법적 허용 범위를 넓히고 있다.

2.4.2. 중국의 헬스차이나 2030 및 디지털 헬스케어 전략

중국은 '헬스차이나 2030' 계획을 통해 국민 건강 증진을 위한 디지털 헬스케어의 중요성을 강조하고 있다.

가. 온라인 병원 및 텔레헬스

중국은 온라인 병원과 텔레헬스 플랫폼의 성장을 적극 지원하고 있다. 이들 플랫폼은 환자들이 원격으로 의사와 상담하고, 처방전을 받을 수 있도록 한다.

나. 국가 헬스 인포메이션 플랫폼

중국은 전국적 헬스 인포메이션 플랫폼을 구축하여, 개인 건강 데이터의 수집, 저장 및 공유를 표준화하고 있다. 이는 대규모 의료 데이터의 분석을 가능하게 하여 공중보건 관리와 정책결정에 기여하고 있다.

다. 인공지능과 빅데이터 활용

중국은 의료 영상 분석, 약물 발견, 질병 예측 등 다양한 분야에서 AI와 빅데이터를 적극 활용하고 있다. 중국 정부는 이러한 기술의 개발과 도입을 촉진하기 위한 정책적 지원을 강화하고 있다.

2.4.3. 인도의 National Digital Health Mission(NDHM)

인도 정부는 NDHM을 통해 디지털 헬스케어 인프라를 구축하고 의료 접근성을 확대하려고 한다.

가. Health ID

NDHM의 핵심 요소 중 하나는 모든 인도 국민에게 고유한 Health ID를 제공하여, 개인의 건강기록을 디지털화하고 중앙에서 관리할 수 있도록 하는 것이다. 이를 통해 환자는 자신의 건강정보를 통합적으로 관리하고, 의료 제공자는 환자의 전체 의료 이력에 접근할 수 있다.

나. 전자건강기록(EHR) 표준화

인도는 EHR의 표준화를 추진하고 있으며, 이는 다양한 의료 제공자가 데이터를 공유하고 협력하는 데 중요한 역할을 한다.

다. 텔레헬스 확장

인도는 농촌 및 외딴 지역의 의료 접근성을 개선하기 위해 텔레헬스를 적극 활용하고 있다. 정부는 이를 위해 법적, 규제적 프레임워크를 마련하여 텔레헬스 서비스의 품질과 안전을 보장하고 있다.

2.4.4. 국가 간 협력 및 표준화와 개인정보 보호 강화

아시아 국가들은 각국의 디지털 헬스케어 시스템의 상호운용성을 개선하기 위해 표준화된 프로토콜과 협력 체계를 구축하고 있다. 이를 통해 데이터의 국경 간 이동이 용이해지고, 국제적인 헬스케어 협력이 촉진된다. 또한 개인정보 보호는 디지털 헬스케어에서 중요한 이슈로, 아시아 각국은 개인정보 보호법을 강화하고 있다. 환자 데이터의 보안과 프라이버시를 보장하는 데 중요한 역할을 한다. 이처럼 아시아 각국은 디지털 헬스케어 기술을 통한 의료 혁신과 국민 건강 증진을 목표로 다양한 정책과 제도를 마련하고 있으며, 기술 발전과 함께 국가간 협력 및 개인정보보호 강화를 지속적으로 개선하고 있다.

3. 디지털 헬스케어 클러스터

디지털 헬스케어 클러스터는 특정 지역이나 도시에서 디지털 헬스케어 관련 기업, 연구기관, 의료기관, 스타트업, 정책기관 등이 집합하여 협력하고 혁신을 촉진하는 집단을 의미한다. 디지털 헬스케어 클러스터는 디지털 헬스케어 분야의 발전을 가속화하고, 지역 경제를 활성화하며, 글로벌 경쟁력을 높이는 데 중요한 역할을 한다. 세계 주요 디지털 헬스케어 클러스터를 소개하고, 그 특징과 성공 사례를 간략하게 살펴보겠다.

3.1. 미국 실리콘밸리(Silicon Valley) 클러스터

3.1.1. 주요 특징

실리콘밸리는 세계적인 IT 및 기술 혁신의 중심지로, 많은 디지털 헬스케어 스타트업과 대기업들이 위치해 있다. 글로벌 펀드 시장 활동과 투자 활동이 가장 활발한 지역이다. 디지털 헬스케어 스타트업에 대한 벤처 캐피탈 투자가 활발하며, 자금 조달과 기술 개발을 지원한다. 특히 Open Innovation 전략에 의한 산학연 협력이 활발하다. 스탠포드 대학교를 비롯한 주요 연구기관들이 협력하여 혁신적인 헬스케어 기술 개발을 추진하며, 글로벌 기업들의 생태계를 구축하고 있다.

3.1.2. 성공 사례

구글(Google Health)은 헬스케어 데이터 분석 및 AI 기반의 건강 솔루션을 개발하고 있으며, 실리콘밸리에서 중요한 역할을 하고 있다. 또한 Apple은 Apple Watch와 같은 웨어러블 기기를 통해 건강 모니터링 및 데이터 수집을 혁신하고 있다.

3.2. 미국 보스턴(Boston) 클러스터

3.2.1. 주요 특징

세계적 헬스케어 및 생명과학 중심인 특성을 보유하고 있다. 보스턴은 하버드 대학교와 MIT를 비롯한 세계적인 연구기관과 의료기관이 밀집해 있다. 보스턴은 헬스케어 스타트업 생태계를 구축하고 있다. 헬스케어 및 생명과학 분야의 스타트업과 혁신 기업들이 많이 위치해 있으며, 연구와 개발이 활발하다.

3.2.2. 성공 사례

Massachusetts General Hospital 병원은 디지털 헬스케어 솔루션의 연구와 임상 적용에 적극적으로 참여하고 있다. 또한 IBM의 Watson Health는 보스턴 지역의 헬스케어 데이터 분석과 AI 기반 진단 지원을 추진하고 있다.

3.3. 유럽의 바이오 시티(Biocity) 클러스터

3.3.1. 주요 특징

유럽의 바이오 시티(Biocity)는 헬스케어 및 생명과학 전문 클러스터이다. 유럽 여러 국가에서 헬스케어와 생명과학 중심의 클러스터가 형성되어 있다. 또한 Open Innovation 전략에 의한 국제 협력이 활발하다. 유럽은 다양한 국가 간 협력을 통해 디지털 헬스케어 혁신을 추진하고 있다.

3.3.2. 성공 사례

영국 케임브리지(Cambridge) 지역은 세계적인 생명과학 및 헬스케어 연구 중심지로, 많은 스타트업과 글로벌 기업이 활동하고 있다. 또한 런던 인근의 혁신 공원(Heathrow Innovation Park)이 디지털 헬스케어 연구와 기업 활동을 지원하고 있다.

3.4. 아시아 싱가포르 클러스터

3.4.1. 주요 특징

싱가포르는 아시아의 디지털 헬스케어 허브이다. 싱가포르는 아시아에서 디지털 헬스케어 혁신의 중심지로, 정부의 적극적인 지원과 정책이 뒷받침되고 있다. 싱가포르 정부는 다양한 지원 정책과 프로그램을 통해 디지털 헬스케어 스타트업과 기업을 지원하고 있다.

3.4.2. 성공 사례

싱가포르는 HealthTech 클러스터를 통해 디지털 헬스케어 기술의 연구와 상용화를 촉진하고 있다. Singapore Health Services (SingHealth) 등 싱가포르의 주요 의료기관은 디지털 헬스케어 솔루션의 개발과 적용에 선도적인 역할을 하고 있다.

제 12 장

12 AI 헬스케어 경제학

AI Healthcare Economics

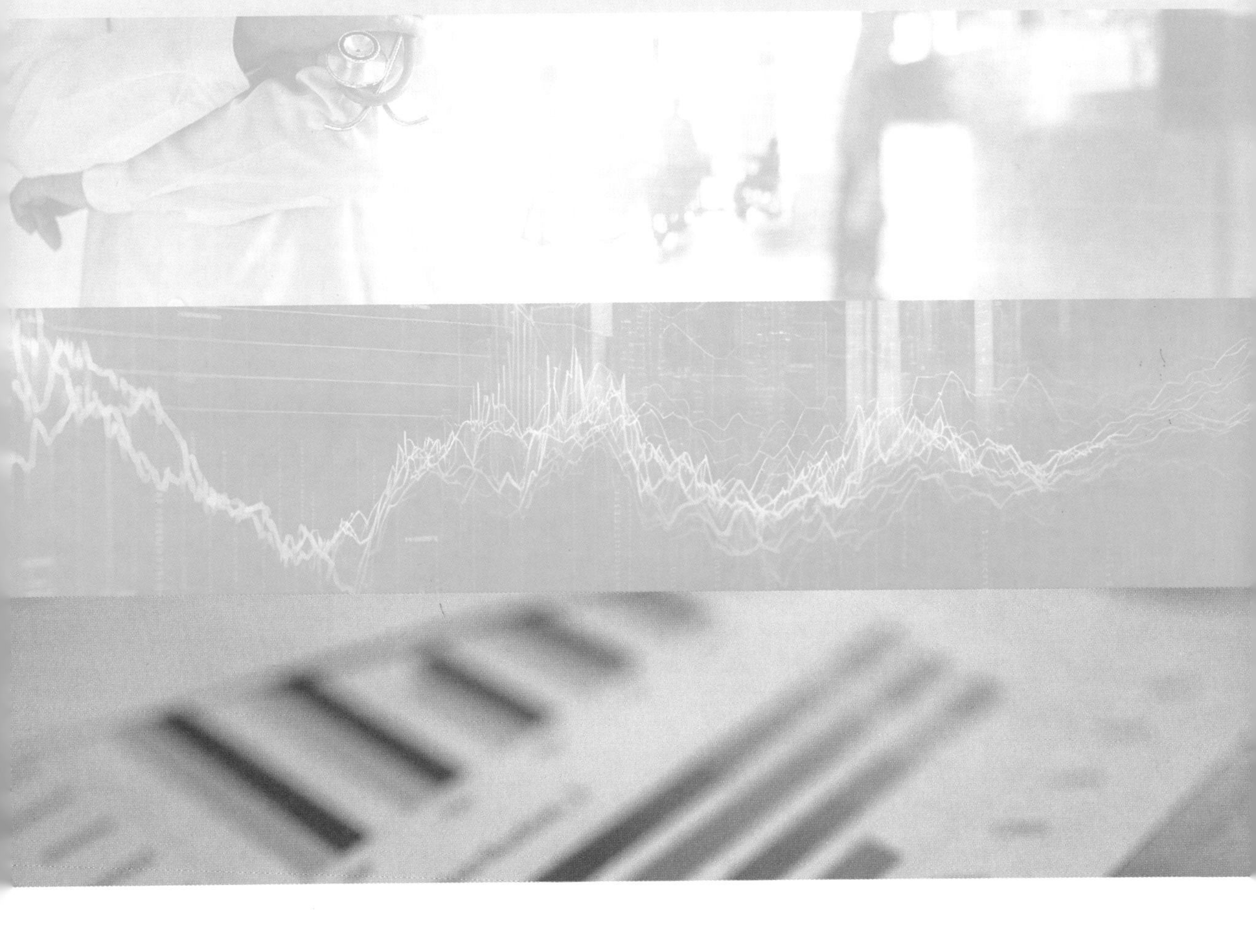

제 12 장

AI 헬스케어 경제학

AI Healthcare Economics

"AI 기술을 활용하여, 의료서비스, 진단, 치료, 환자 관리, 헬스케어 등 여러 분야에서 혁신을 선도하는 산업 경제이다"

1. 개요

AI 헬스케어 경제학은 인공지능 기술을 활용하여 의료서비스의 품질을 향상시키고, 진단, 치료, 환자 관리 등 여러 측면에서 혁신을 이끄는 분야이다. AI 헬스케어는 의료 산업경제 전반에 걸쳐 혁신을 가져오며, 더 나은 환자 케어, 효율적인 의료 시스템, 그리고 의료 접근성 향상에 크게 기여하고 있다. AI 기술의 혁신적 발전에 관하여 글로벌 조사기관 Gartner의 2023년 보고서에서 AI 기술이 헬스케어의 전략적 기술 트렌드로 부각되고 있음을 설명하고 있다. 빅데이터 기반 AI는 의료 영상 분석, 원격진료, 예방의료와 헬스케어 서비스 예측 등 다양한 분야에서 혁신적인 발전을 이루어왔다. 빅데이터 기반 AI의 발전은 헬스케어 서비스의 질을 향상시키고, 효율성을 높이며, 비용을 절감하는 데 기여하고 있다.[1)]

AI 헬스케어는 정확한 진단, 맞춤형 치료, 의료기록 관리, 원격진료 및 모니터링, 의료 연구 및 약물 개발, 업무 자동화, 헬스케어 접근성 향상, 디지털 트랜스포메이션 가속화 등의 분야에서 발전된 형태로 구현되고 있다. AI 헬스케어 시장의 개요 및 성장에 관하여 Allied Market Research의 2023년 보고서에 따르면, AI 헬스케어 시장은 2023년부터 2032년까지 급격히 성장할 것으로 예상된다. 시장의 주요 성장 동력으로 데이터 분

1) Gartner, "Top 10 Strategic Technology Trends in Healthcare for 2023", 2023.

석의 향상, 맞춤형 의료서비스의 수요 증가, 헬스케어 비용 절감 등이 있다. 빅데이터 기반 AI 기술은 진단, 치료, 환자 관리 등 다양한 분야에서 AI Agent로 활용되며, 이로 인해 시장의 성장 가능성이 높아지고 있다.[2)]

[표 12-1] AI 헬스케어의 주요 특징

구분	주요 내용
정확한 진단	• 영상 분석: 빅데이터 기반 AI는 의료 이미지를 분석하여 암, 뇌졸중 등 다양한 질병을 정확하게 진단할 수 있음. 방사선과 전문의의 진단 속도를 높이고 오류를 줄임. 환자와 의료기관 모두에게 시간과 비용 절감 효과 발생 • 패턴 인식: AI는 환자의 증상, 병력, 유전자 데이터를 분석하여 질병의 초기 징후를 포착하고 예측할 수 있음. 빅데이터와 AI가 급속히 발전함에 따라, 더욱 다양하고 패턴 분석과 정밀 의료의 사전 예방이 가능하게 됨
맞춤형 치료	• 개인화된 치료 계획: 빅데이터 기반 AI는 환자의 유전 정보와 생활습관을 고려하여 최적의 치료 방안을 추천함. 맞춤형 약물 치료와 재활 프로그램을 제공하는 데 유용 • 효과 예측: 빅데이터 기반 AI는 다양한 치료 옵션의 효과를 미리 예측하여 환자에게 가장 적합한 치료 방법을 선택하도록 지원
의료 기록 관리	• 데이터 통합 및 분석: 빅데이터 기반 AI는 전자건강기록(EHR)을 통합적으로 관리하고 분석하여 의료진이 환자의 건강상태를 종합적으로 이해할 수 있게 함 • 정보 접근성 향상: 빅데이터 기반 AI는 필요한 정보를 빠르게 검색하고 분석하여 의료진의 의사결정을 지원함
원격진료 및 모니터링	• 텔레메디슨: 빅데이터 기반 AI 기반 원격진료 시스템은 환자가 집에서도 의료서비스를 받을 수 있게 하여 접근성을 높임 • 실시간 건강 모니터링: 웨어러블 기기와 AI를 결합하여 실시간으로 환자의 건강상태를 모니터링하고, 이상 징후가 발견되면 즉시 경고를 보냄
의료 연구 및 약물 개발	• 신약 개발 가속화: 빅데이터 기반 AI는 방대한 생물학적 데이터를 분석하여 잠재적인 치료 물질을 식별하고, 임상시험의 효율성을 높임 • 임상시험 최적화: 빅데이터 기반 AI는 환자 데이터를 분석하여 임상시험 참여자 선정과 시험 설계를 최적화함
업무 자동화	• 행정 업무 효율화: 빅데이터 기반 AI는 예약 관리, 보험 청구 처리, 문서 작성 등 반복적인 행정 업무를 자동화하여 의료진의 부담을 경감시키고, 병원 등 의료기관의 관리 운영 효율화 증진. 행정 업무와 조직의 디지털트랜스포메이션의 가속화 진행 • 의료서비스 개선: 빅데이터 기반 AI와 AI Agent는 병원 운영을 최적화하고, 의료자원의 효율적인 배분을 도와 더 나은 의료서비스를 제공할 수 있게 함 • 미래병원 운영시스템: 디지털 헬스케어 데이터와 AI 기반 병원 운영 시스템 구축
헬스케어 접근성 향상	• 의료 불균형 해소: 빅데이터 기반 AI는 의료 인프라가 부족한 지역에서도 진단 및 치료 서비스를 제공하여 의료 접근성을 높임 • 교육 및 훈련: 빅데이터 기반 AI는 의료진의 교육과 훈련에 활용되어 최신 의료 지식을 습득하고 기술을 연마하는 데 도움을 줌

2) Allied Market Research, "Artificial Intelligence in Healthcare Market by Component, Technology, and Application: Global Opportunity Analysis and Industry Forecast, 2023-2032", 2023.

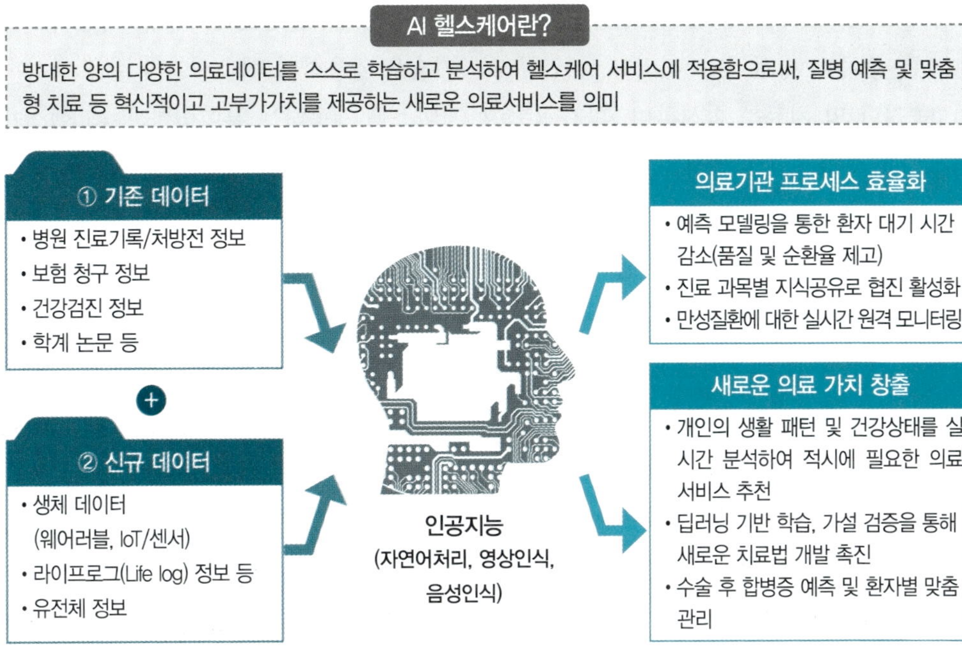

[그림 12-1] AI 헬스케어 주요 개념

출처 : 소프트웨어정책연구소, 삼정KPMG경제연구원 재구성

[표 12-2] 주요 AI 기술의 의료 및 헬스케어 적용 사례

기술	내용	의료분야로의 적용 현황
자연어 처리	• 인간의 언어 현상을 이해하고 분석하여 컴퓨터가 처리 가능한 형태로 바꾸는 기술	• EMR/EHR1)을 자연어처리 기술로 분석하여 병원의 전체적인 생산성을 향상 • 자연어 챗봇 플랫폼을 이용한 초진환자 문진, 인공지능 간호기록 보조 등의 서비스 제공
영상인식	• 이미지나 비디오에서 사람, 물체, 장면 등을 인식하고 이미지 속 대상이 무엇인지 해석하는 기술	• 의료 이미지 분석을 통해 질병 진단, 치료 및 예방에 대한 의사결정을 지원 • 의료 영상기록을 대량으로 빠른 시간에 처리함으로써 의료진의 치료 결정에서 불확실성 감소 및 효율성 제공
음성인식	• 컴퓨터나 기계가 인간의 음성을 인식하고 이해하여 텍스트로 변환하거나 명령을 수행하는 기술	• 의사나 간호사가 환자와의 대화를 녹음한 후, 음성인식 기술을 사용해 자동으로 텍스트로 변환하여 의료기록을 작성 • 다양한 언어를 사용하는 환자와 의료진 간의 실시간 통역을 제공하여 언어 장벽을 제거
거대 언어 모델 (LLM)	• 인간의 언어를 이해하고 또한 그 언어의 방식으로 답을 생성하도록 훈련된 AI 모델 • 방대한 양의 학습 데이터를 이용해 일반적인 주제에 대해 많은 대화 결과물을 확보 가능	• 의료진이 환자의 방대한 의료기록을 빠르게 이해할 수 있도록 요약본을 제공 • 환자의 현재 상태, 과거 병력, 기존 처방 내역 등을 자동으로 추출하여 의사에게 제공함으로써, 보다 정확한 처방을 지원

출처 : 삼정KPMG경제연구원

따라서 AI 헬스케어 경제학은 자연어 처리, 영상인식, 음성인식, 대규모 언어모델(LLM), 컴퓨터 비전 및 머신러닝 등 인공지능 기술을 활용하여 헬스케어의 질을 향상시키고, 진단 및 치료를 혁신하며, 환자 맞춤형 서비스를 제공하는 분야이다.[3] AI 헬스케어는 의료서비스의 효율성을 높이고 비용을 절감하며, 경제적 가치를 창출하는 데 중요한 역할을 한다. AI 헬스케어는 이러한 경제적 이점들을 통해 의료 시스템의 효율성을 높이고, 의료서비스의 질을 개선하며, 궁극적으로 경제성장을 촉진하는 데 중요한 역할을 하고 있다. 특히 구글 딥마인드가 개발한 '알파폴드(Alpha Fold)' 개발자 데미스 허사비스와 연구원 존 점프가 2024년 노벨화학상을 수상했다. 노벨화학상 수상은 AI기술이 과학연구와 현실생활에 미치는 영향을 인정한 사례로, 향후 AI를 활용한 다양한 연구와 응용 및 산업경제 분야 발전이 전망된다.

AI 헬스케어가 경제에 미치는 주요 영향은 다음과 같이 설명할 수 있다.

첫째, AI 헬스케어는 비용 절감 및 효율성의 향상을 구현한다. AI 헬스케어는 진단과 치료 비용을 절감한다. AI는 진단의 정확성을 높여 불필요한 추가 검사와 치료를 줄임으로써 비용을 절감한다. AI는 맞춤형 치료 계획을 제공하여 치료 효율성을 높이고, 치료 실패로 인한 비용을 줄인다. 의료 행정 업무를 자동화한다. AI는 예약 관리, 보험 청구 처리, 문서 작성 등 반복적인 행정 업무를 자동화하여 인건비를 절감한다. AI와 AI Agent는 병원의 운영을 최적화하고, 의료 자원의 효율적인 배분을 통해 운영 비용을 절감한다. 한편 AI 헬스케어의 규제 및 정책 변화도 발생하고 있다. Health Affairs의 논문에서는 AI 헬스케어의 규제 및 정책 변화를 설명하고 있다. AI 헬스케어의 발전과 함께 규제 기관들은 AI 기술의 안전성과 효과성을 보장하기 위해 새로운 규제와 정책을 도입하고 있다. 이러한 정책 변화는 AI 헬스케어 기술의 상용화와 시장 확장을 지원하는 데 중요한 역할을 하고 있다.[4]

둘째, AI 헬스케어는 의료 접근성 향상과 생산성 증대를 구현한다. AI 헬스케어는 원격진료와 모니터링이 강화·확대한다. AI 기반 원격진료 시스템은 의료 접근성을 높여 환자가 시간과 비용을 절약할 수 있게 한다. 웨어러블 기기와 AI를 결합하여 실시간으로 건강상태를 모니터링함으로써 예방적 조치를 통해 치료 비용을 절감한다. AI 헬스케어는 의료서비스의 질을 향상한다. AI는 의료 오류를 줄이고, 치료의 질을 높여 의료비용 절감에 기여한다. AI는 환자의 건강상태를 지속적으로 모니터링하고 관리하여 재입원율

3) 삼정KPMG, 「SAMJUNG INSIGHT」, Vol, 68, 2024.

4) Health Affairs, "Regulatory Trends and Challenges for Artificial Intelligence in Healthcare", 2023.

을 낮추고 비용을 절감한다. 즉 체계적이고 효과적인 환자 관리가 가능하다.

셋째, AI 헬스케어는 신약 개발 및 의료 혁신을 촉진한다. 특히 AI 헬스케어는 신약 연구 개발을 가속화하고 있다. AI 헬스케어의 연구 및 개발 동향에 관하여 Nature Reviews Drug Discovery의 "Advances in AI for Drug Discovery and Development"(2023) 논문에서 AI가 약물 개발 및 발견에 미치는 영향을 설명하고 있다. AI는 약물 발견 과정에서 대량의 데이터를 분석하고, 새로운 약물 후보를 신속하게 식별하는 데 기여하고 있다. 신약 개발의 시간과 비용을 줄이는 데 도움이 되고 있다.[5] 즉, AI는 신약 후보 물질을 빠르게 식별하고, 임상시험 설계를 최적화하여 연구 개발 비용을 절감한다. AI는 신약 개발 과정을 가속화하여 신약의 시장 출시 시간을 단축시키고, 이를 통해 경제적 가치를 창출한다.

AI 헬스케어는 의료 혁신을 촉진한다. AI는 새로운 의료기술과 혁신을 촉진하여 의료 산업의 발전과 경제적 성장을 선도한다. AI 헬스케어는 스타트업, 중소기업, 대기업 등 다양한 기업들의 참여를 유도하여 산업 생태계를 활성화한다. 구체적으로 Forbes의 "The Business Impact of Artificial Intelligence in Healthcare"(2023) 기사에서 AI 헬스케어의 상업적 성공 사례를 보도했다. 즉 Tempus, IBM Watson Health, Google Health 등 주요 기업들이 AI 기술을 통해 상업적 성공을 거두고 있다. Tempus는 암 환자의 유전자 분석을 통해 맞춤형 치료를 제공하며, IBM Watson Health는 데이터 분석을 통해 의료 진단과 치료의 정확성을 높이고 있다. 이들 기업은 AI 기술을 통해 시장에서 경쟁력을 강화하고 AI 헬스케어 생태계를 활성화하고 있다.[6] 특히 AI 헬스케어의 글로벌 투자 및 자금 조달이 집중되고 있다. CB Insights의 2023년 보고서에서 AI 헬스케어 분야의 투자 동향을 설명한다. 2023년에는 AI 헬스케어 스타트업과 기술 기업에 대한 투자가 급증했으며, 이로 인해 시장의 성장이 가속화되고 있다. 투자자들은 AI 기반 진단 도구, 맞춤형 의료 솔루션, 데이터 분석 플랫폼 등 다양한 분야에 자금을 지원하고 있다.[7]

넷째, AI 헬스케어는 사회 · 경제적으로 다양한 분야에 영향이 확대 · 융합되고 있다. 무엇보다 AI 헬스케어는 새로운 고용을 창출한다. AI 헬스케어의 발전으로 AI 전문가, 데이터 과학자, 소프트웨어 개발자 등의 고용이 증가한다. 새로운 의료 직종과 역할이 생겨나면서 의료 종사자들의 역량 강화와 재교육이 필요하게 된다. AI 헬스케어는 헬스

5) Nature Reviews Drug Discovery, "Advances in AI for Drug Discovery and Development", 2023.

6) Forbes, "The Business Impact of Artificial Intelligence in Healthcare", 2023.

7) CB Insights, "Healthcare AI Market Report: Investment Trends and Key Players", 2023.

케어 접근성을 향상시킨다. AI는 의료 인프라가 부족한 지역에서도 양질의 의료서비스를 제공하여 의료 불균형을 해소하고, 건강 격차를 줄인다. 질병 예방과 관리가 효과적으로 이루어짐으로써 사회적 비용이 절감되고, 생산성이 향상된다. AI 헬스케어의 실질적 성과에 관하여 JMIR의 2023년 보고서에서 AI 헬스케어의 실질적 성과와 영향을 설명하고 있다. Aidoc, Zebra Medical Vision 등 AI 기반 의료 이미징 회사들이 실제 사례를 통해 진단 정확성을 향상시키고, 의료서비스를 효율적으로 제공하고 있다. 이들 기업들은 AI 기술을 통해 환자 모니터링, 질병 조기 발견, 치료 계획 수립 등 다양한 분야에서 성과를 이루고 있다.[8]

2. 주요 특징

2.1. 비용 절감 및 효율성 향상

AI 헬스케어가 경제적 비용을 절감하고 효율성을 향상시킨 사례는 매우 다양하다. 구체적으로 AI 헬스케어가 진단의 정확성, 치료의 효율성, 의료 자원의 최적화, 행정 업무의 자동화 등을 통해 경제적 비용을 절감하고 전체 의료 시스템의 효율성을 크게 향상시킬 수 있음을 구현한다.

2.1.1. 정확한 진단 및 조기 발견

IBM Watson for Oncology 사례의 경우, 미국의 암 치료 센터들이 IBM Watson을 이용하여 환자의 의료기록과 최신 연구결과를 분석, 최적의 치료 방안을 제시한다. 이는 오진을 줄이고, 맞춤형 치료를 제공하여 불필요한 치료비를 절감한다. 예를 들어, 암의 조기 발견을 통해 진행된 상태에서 치료하는 것보다 비용을 크게 줄일 수 있다.

2.1.2. 의료 이미지 분석 자동화

Google's DeepMind Health 사례의 경우, 영국의 Moorfields Eye Hospital과 협력하

---

8) Journal of Medical Internet Research (JMIR), "Real-world Applications of AI in Healthcare", 2023.

여 AI를 통해 안과 이미지를 분석, 망막 질환을 조기에 발견한다. 빠르고 정확한 진단을 통해 치료를 신속히 시작할 수 있어, 질병의 진행을 막고 장기적인 치료비를 줄일 수 있다. 특히 망막 질환으로 인한 실명 위험을 줄이는 데 중요한 역할을 한다.

2.1.3. 원격 모니터링 및 환자 관리

Propeller Health 사례의 경우, 천식 및 만성 폐쇄성 폐질환(COPD) 환자들의 흡입기 사용 데이터를 실시간으로 모니터링하여 치료의 효과를 높인다. 환자 상태의 실시간 모니터링을 통해 발작을 예측하고 예방 조치를 취할 수 있어 응급실 방문과 입원 비용을 크게 줄인다.

2.1.4. 임상시험 효율화

BenevolentAI 사례의 경우, AI를 활용하여 방대한 생물학적 데이터를 분석, 신약 후보 물질을 식별하고 임상시험 설계를 최적화한다. 신약 개발에 소요되는 시간과 비용을 크게 줄일 수 있으며, 시장 출시를 가속화하여 연구 개발 비용을 절감한다.

2.1.5. 행정 업무 자동화

Olive AI 사례의 경우, 병원과 클리닉에서 사용되는 AI 솔루션으로, 보험 청구 처리, 환자 기록 업데이트 등의 행정 업무를 자동화한다. 행정 업무에 소요되는 시간을 줄여 의료진이 환자 진료에 더 집중할 수 있게 하며, 인건비를 절감한다. 특히 큰 규모의 의료기관에서 운영 효율성을 높이는 데 기여한다.

2.1.6. 처방전 관리 및 약물 복용 모니터링

AiCure 사례의 경우, 환자가 약물을 올바르게 복용하고 있는지 확인하기 위해 AI를 사용하여 비디오 분석을 수행한다. 약물 복용의 순응도를 높여 치료 효과를 극대화하고, 재입원율을 낮추어 의료비용을 절감한다.

2.1.7. 예방적 건강관리

Lark Health 사례의 경우, AI 기반의 건강관리 앱을 통해 당뇨병, 고혈압 등의 만성 질환을 가진 환자들에게 맞춤형 건강관리 및 상담 서비스를 제공한다. 환자들이 건강상태를 효과적으로 관리함으로써 합병증을 예방하고, 이로 인한 의료비 지출을 절약한다.

2.2. 의료 접근성 향상과 생산성 증대

AI 헬스케어는 의료 접근성을 향상시키고 생산성을 증대시키는 여러 사례가 있다. 특히 의료 인프라가 부족한 지역에서 큰 효과를 발휘하며, 의료 시스템의 전반적인 효율성을 제고한다. 즉 AI 헬스케어가 의료 접근성을 높이고, 의료 시스템의 효율성과 생산성을 증대시키는 데 어떻게 기여하는지를 잘 보여준다. AI 기술을 통해 의료서비스를 더 많은 사람들에게 빠르고 저렴하게 제공함으로써, 전체적인 의료서비스의 질과 경제적 효율성을 높일 수 있다.

2.2.1. 원격진료 및 원격 모니터링

Babylon Health 사례의 경우, 영국과 여러 국가에서 활동하는 Babylon Health는 AI 기반 원격진료 서비스를 제공한다. 환자들은 앱을 통해 증상을 입력하면 AI가 이를 분석하고, 필요한 경우 의사와의 영상 상담을 예약한다. 환자들이 병원을 방문하지 않고도 진료를 받을 수 있어 시간과 비용을 절감할 수 있다. 특히 시골이나 의료서비스가 부족한 지역에서 의료 접근성을 크게 향상시킨다.

2.2.2. 모바일 헬스케어 솔루션

Ada Health 사례의 경우, Ada Health는 사용자가 증상을 입력하면 AI가 잠재적인 진단과 다음 단계의 권장 사항을 제공하는 모바일 애플리케이션이다. 사용자가 자신의 건강상태에 대해 더 잘 이해하고, 적절한 의료 조치를 취할 수 있게 하여 조기 진단과 치료를 촉진한다. 모바일 헬스케어는 병원 방문을 줄이고, 의료서비스의 접근성을 높인다.

2.2.3. 의료 인프라가 부족한 지역에서의 진단 보조

PathAI 사례의 경우, PathAI는 AI 기반 병리학 솔루션으로, 병리학자들이 조직 샘플을 분석하고 진단하는 데 도움을 준다. 특히 병리학 전문가가 부족한 지역에서 중요한 역할을 한다. 진단의 정확성과 속도를 높여, 환자들이 적절한 치료를 더 빨리 받을 수 있게 한다. 특히 개발도상국에서 의료 접근성을 크게 개선한다.

2.2.4. AI 기반 건강 모니터링 플랫폼

Livongo 사례의 경우, Livongo는 만성질환 관리 플랫폼으로, 당뇨병, 고혈압 등 만성질환을 가진 환자들이 자신의 건강 데이터를 모니터링하고 관리할 수 있도록 지원한다. 환자들이 자신의 건강을 지속적으로 관리함으로써 병원 방문을 줄이고, 질병의 악화를 예방할 수 있다. 의료비용 절감과 동시에 환자들의 삶의 질을 향상시킨다.

2.2.5. AI 기반 의약품 및 치료법 발견

Insilico Medicine 사례의 경우, Insilico Medicine은 AI를 활용하여 새로운 의약품과 치료법을 신속하게 발견하고 개발하는 플랫폼이다. 신약 개발에 소요되는 시간과 비용을 크게 줄일 수 있으며, 새로운 치료 옵션을 빠르게 제공함으로써 전 세계 환자들이 더 나은 치료를 받을 수 있게 한다.

2.2.6. 의료 교육 및 훈련

FundamentalVR 사례의 경우, FundamentalVR은 AI와 VR(가상 현실)을 결합하여 의료 교육 및 훈련을 제공하는 플랫폼이다. 의사와 의료 종사자들이 실제 수술을 연습하고 기술을 연마할 수 있도록 지원한다. 의료 종사자들이 보다 효율적으로 교육을 받고, 최신 기술과 치료 방법을 습득할 수 있게 하여 의료서비스의 질을 향상시킨다. 의료 접근성을 높이고, 전반적인 의료 시스템의 생산성을 증대시킨다.

2.2.7. 치료 과정의 자동화

Xenex Disinfection Services 사례의 경우, Xenex는 병원 내 감염을 줄이기 위해 AI와 로봇을 사용한 자외선(UV) 소독 시스템을 제공한다. 감염률을 낮추어 입원 기간을 줄이고, 환자와 병원의 의료비용을 절감할 수 있다. 병원의 효율성을 높이고, 환자들이 더 안전한 환경에서 치료를 받을 수 있게 한다.

3. 신약 개발 및 의료 혁신을 촉진

AI 헬스케어는 신약 개발과 의료 혁신 분야에서도 큰 성과를 내고 있으며, 이는 경제적 이점을 창출하고 의료 산업의 발전을 촉진하고 있다. 첫째, 연구 개발 비용을 절감한다. AI를 활용하여 신약 후보 물질을 더 빠르고 효율적으로 발견하고 검증함으로써 연구 개발 비용을 절감한다. 둘째, 시장 출시 시간을 단축한다. AI는 신약 개발 과정을 가속화하여 신약의 시장 출시 시간을 단축시킨다. 새로운 치료제가 더 빨리 환자에게 도달할 수 있게 한다. 셋째, 의료서비스를 효율화한다. AI 기반 솔루션은 의료진의 업무 효율성을 높이고, 진단과 치료의 정확성을 개선하여 의료서비스의 전반적인 효율성을 높인다. 넷째, 환자 치료 결과를 개선한다. AI는 맞춤형 치료 계획을 제공하여 환자의 치료 결과를 향상시키고, 불필요한 의료비용을 줄인다. AI 헬스케어가 신약 개발과 의료 혁신에 어떻게 기여하고 있는지를 잘 보여주며, 경제적 효율성을 높이고 의료 산업의 발전을 촉진하는 데 중요한 역할을 하고 있다. 특히 AI 헬스케어와 연계한 양자기술 혁신으로 신약개발과 의료산업 발전을 가속화 하고 있다.[9]

3.1. 신약 개발 사례

3.1.1. Insilico Medicine 사례

Insilico Medicine은 AI를 활용하여 신약 후보 물질을 발굴하고 개발하는 생명공학 기

9) 김용환, 「양자 산업경제와 AI 산업」, KIST. 2024

업이다. AI 알고리즘을 통해 방대한 생물학적 데이터를 분석하여 잠재적인 치료 물질을 식별하고, 신속하게 검증한다. 전통적인 신약 개발 과정보다 훨씬 빠르게 신약 후보 물질을 발견할 수 있으며, 개발 비용을 크게 줄일 수 있다. Insilico Medicine은 AI를 통해 새로운 약물을 발견하는 데 소요되는 시간을 수년에서 몇 개월로 단축시켰다.

3.1.2. Atomwise 사례

Atomwise는 딥러닝 기반의 AI를 사용하여 신약 후보 물질을 예측하고, 단백질-약물 상호작용을 분석한다. Atomwise의 AtomNet 기술은 수백만 개의 화합물을 스크리닝하여 잠재적인 약물 후보를 식별한다. 따라서 AI를 통해 신약 후보를 더 신속하고 정확하게 발견할 수 있으며, 연구 개발 비용과 시간을 절감한다. Atomwise는 여러 제약 회사와 협력하여 새로운 치료제를 개발하고 있다.

3.1.3. BenevolentAI 사례

BenevolentAI는 인공지능을 사용하여 신약 후보 물질을 발견하고, 임상시험을 최적화하는 플랫폼을 제공한다. AI를 통해 방대한 양의 생물학적 데이터를 분석하고, 새로운 치료 목표와 약물 후보를 제시한다. 따라서 신약 개발 과정의 초기 단계를 가속화하고, 임상시험 성공률을 높일 수 있다. BenevolentAI는 다양한 질병에 대한 새로운 치료법을 개발하는 데 기여하고 있다.

3.2. 의료 혁신 사례

3.2.1. IBM Watson Health 사례

IBM Watson Health는 AI를 활용하여 방대한 의료 데이터를 분석하고, 암 치료, 유전자 연구, 환자 관리 등 다양한 분야에서 혁신적인 솔루션을 제공한다. Watson for Oncology는 암 환자 치료에 대한 맞춤형 권장 사항을 제공한다. 따라서 의료진이 환자에게 최적의 치료 계획을 세우는 데 도움을 주며, 진단과 치료의 정확성을 높인다. 치료 효율성을 향상시키고, 환자의 치료 결과를 개선한다.

3.2.2. Tempus 사례

Tempus는 AI와 빅데이터를 활용하여 정밀 의료를 제공하는 기업이다. 환자의 유전자 정보, 임상 데이터 등을 분석하여 개인 맞춤형 치료 방안을 제시한다. 즉 환자에게 가장 효과적인 치료 방법을 제공하여 치료 결과를 향상시키고, 불필요한 치료를 줄인다. Tempus는 암, 심장병 등 다양한 질병의 치료에 적용되고 있다.

3.2.3. Butterfly Network 사례

Butterfly Network는 AI 기반의 휴대용 초음파 기기를 개발하여 의료진이 언제 어디서나 초음파 검사를 수행할 수 있게 한다. 이 기기는 AI를 통해 실시간으로 이미지를 분석하고, 진단을 지원한다. 즉 의료 접근성을 크게 향상시키며, 특히 의료 인프라가 부족한 지역에서 진단의 정확성을 높인다. 조기 진단과 신속한 치료를 가능하게 하여 치료 비용을 절감한다.

3.3. 경제가치 창출

AI 헬스케어는 의료 분야에서 혁신을 선도하고 경제적 가치를 창출하고 있다. 의료 혁신의 구체적인 사례를 통해 AI 헬스케어가 경제적 가치를 제공한다.

3.3.1. 의료 이미지 분석: Google Health / DeepMind 사례

Google Health와 DeepMind는 AI를 사용하여 안과 질환, 유방암, 폐 질환 등 다양한 질병을 조기에 진단할 수 있는 의료 이미지 분석 도구를 개발했다. 예를 들어, AI 시스템이 안과 이미지를 분석하여 당뇨성 망막병증과 같은 안과 질환을 높은 정확도로 진단할 수 있다. 즉 조기 진단을 통해 질병이 악화되기 전에 치료를 시작할 수 있으며, 이는 환자의 삶의 질을 향상시키고 장기적인 의료비용을 절감할 수 있다.

3.3.2. 전자건강기록 (EHR) 관리: Epic Systems와 IBM Watson Health

Epic Systems는 IBM Watson Health의 AI 기술을 통합하여 EHR 데이터를 분석하고, 환자의 건강상태를 예측하며, 맞춤형 치료 계획을 제시한다. 즉 의료진이 환자의 전체적인 건강상태를 쉽게 파악할 수 있으며, 적시에 적절한 치료를 제공하여 진료 효율성을 높이고 의료비용을 절감할 수 있다.

3.3.3. AI 기반 환자 모니터링: Current Health

Current Health는 웨어러블 기기를 통해 환자의 생체 신호를 실시간으로 모니터링하고, AI를 사용하여 이상 징후를 조기에 감지한다. 만성질환 환자나 고위험군 환자의 상태를 지속적으로 모니터링하는 데 유용하다. 환자의 상태를 실시간으로 파악하여 조기에 치료를 시작할 수 있어 응급 상황을 줄이고, 입원율과 재입원율을 낮추어 의료 비용을 절감한다.

3.3.4. 의료 로봇과 자동화: Intuitive Surgical의 다빈치 로봇

Intuitive Surgical의 다빈치 수술 로봇은 AI 기술을 활용하여 정밀하고 최소 침습적인 수술을 가능하게 한다. 다빈치 로봇은 수술 중 실시간으로 데이터를 분석하여 수술의 정확성과 안전성을 높인다. 즉 수술 성공률을 높이고 회복 시간을 단축시켜 입원 기간을 줄일 수 있으며, 환자의 의료비용 절감과 병원의 운영 효율성 향상에 기여한다.

3.3.5. AI 기반 치료 계획 수립: IBM Watson for Oncology

IBM Watson for Oncology는 방대한 양의 의료 데이터를 분석하여 환자의 유전자 프로파일과 병력을 기반으로 맞춤형 암 치료 계획을 제공한다. 의료진이 최적의 치료 방안을 선택할 수 있도록 돕고, 환자의 치료 성공률을 높인다. AI 왓슨은 불필요한 치료를 줄이고, 치료 비용을 절감한다.

3.3.6. 정밀 의학과 유전체 분석: Tempus

Tempus는 AI를 사용하여 환자의 유전자 데이터를 분석하고, 이를 바탕으로 맞춤형 치료 계획을 제시한다. 특히 암 환자에게 맞춤형 치료를 제공하는 데 주력하고 있다. 즉 개인화된 치료를 통해 치료 효과를 극대화하고, 불필요한 치료를 줄임으로써 의료비용을 절감할 수 있다. 또한, 치료의 성공률을 높여 환자의 생존율을 향상시킨다.

3.3.7. AI 기반 약물 발견: Atomwise

Atomwise는 딥러닝 기술을 사용하여 단백질-약물 상호작용을 분석하고 신약 후보 물질을 발견하는 플랫폼을 제공한다. 이는 수백만 개의 화합물을 스크리닝하여 잠재적인 약물을 신속히 찾아낸다. 즉 신약 개발 시간을 단축시키고, 개발 비용을 크게 절감할 수 있다. 새로운 치료제가 더 빨리 시장에 출시될 수 있도록 도와 환자에게 신속히 제공될 수 있게 한다.

AI 헬스케어가 의료 혁신을 통해 경제적 효율성을 높이고, 의료서비스의 질을 개선하며, 전체 의료 시스템에 긍정적인 영향을 미치고 있음을 설명한다. AI 기술은 진단, 치료, 환자 관리 등 다양한 분야에서 의료 혁신을 이끌며, 환자와 의료진 모두에게 큰 혜택을 제공한다.

3.4. 바이오헬스 혁신을 촉진

AI 헬스케어는 바이오헬스 분야에서도 중요한 혁신을 이끌어내고 있다. 바이오헬스 혁신 사례들은 신약 개발, 정밀 의학, 유전자 분석, 의료 데이터 관리 등 다양한 분야에서 경제적 가치를 창출하고 있다. 특히 AI 헬스케어는 양자기술 혁신과 함께 바이오헬스 산업혁신을 촉진하고 있다.

3.4.1. 신약 개발: Exscientia

Exscientia는 AI를 사용하여 신약 후보 물질을 설계하고 개발하는 기업이다. AI 플랫폼을 통해 화합물 설계를 자동화하고, 약물 발견 과정의 속도를 높인다. 신약 개발에 소요되는 시간과 비용을 크게 줄일 수 있으며, 더 많은 약물 후보를 빠르게 평가할 수 있다. Exscientia는 인간 임상시험에 도달한 AI 설계 약물을 개발한 첫 번째 회사로 알려져 있다.

3.4.2. 정밀 의학: Foundation Medicine

Foundation Medicine은 암 환자의 유전자 프로파일을 분석하여 맞춤형 치료 옵션을 제시한다. AI를 통해 유전자 변이를 신속하게 분석하고, 최신 연구 데이터를 통합하여 개인화된 치료 방안을 제공한다. 즉 정밀 의학을 통해 환자 맞춤형 치료가 가능해지며, 치료의 성공률을 높이고 불필요한 치료를 줄임으로써 비용 절감과 치료 효과를 극대화할 수 있다.

3.4.3. 유전자 분석: 23andMe

23andMe는 개인 유전자 분석 서비스를 제공하는 기업으로, AI를 사용하여 유전자 데이터를 분석하고 건강 관련 정보를 제공한다. 개인의 유전적 특성을 바탕으로 질병 위험성을 예측하고 맞춤형 건강관리 계획을 제안한다. 즉 소비자들이 자신의 유전자 정보를 통해 건강 위험 요인을 사전에 파악하고, 예방적 조치를 취할 수 있어 건강관리의 효율성을 높인다. 질병 예방과 조기 치료를 통해 의료비용을 절감할 수 있다.

3.4.4. 의료 데이터 관리: Tempus

데이터의 '수집 · 생산 → 저장 · 관리가공 · 유통분석 · 활용' 과정에서 AI와 연계하여, Tempus는 방대한 임상 및 유전 데이터를 수집하고 분석하여 맞춤형 치료 계획을 제공하는 기업이다. AI를 통해 다양한 데이터를 통합하고 분석하여 암 환자에게 최적의 치료 방안을 제시한다. 즉 의료진이 환자 데이터를 기반으로 더 정확한 진단과 치료 결정을 내릴 수 있게 하여 치료 결과를 개선하고 비용을 절감할 수 있다. 또한, 데이터 분석을 통해 새로운 치료법과 연구 기회를 발견할 수 있다.

3.4.5. 약물 재창출: Healx

Healx는 AI를 사용하여 기존 약물의 새로운 용도를 발견하는 기업이다. 희귀 질환 치료제를 찾기 위해 AI를 사용하여 기존 약물과 질병 데이터 간의 상호작용을 분석한다. 즉 기존 약물을 재창출함으로써 신약 개발 비용과 시간을 줄일 수 있으며, 희귀 질환 환자들에게 새로운 치료 옵션을 더 빨리 제공할 수 있다. 특히 비용이 많이 드는 희귀 질환 치료제 개발에서 중요한 역할을 한다.

3.4.6. AI 기반 바이오마커 발견: Grail

Grail은 AI를 활용하여 혈액 검사로 암을 조기에 진단할 수 있는 바이오마커를 발견하는 기업이다. AI 알고리즘을 사용하여 혈액 샘플에서 암 관련 유전적 변화를 감지한다. 즉, 암을 조기에 발견하여 치료할 수 있게 함으로써 생존율을 높이고, 치료 비용을 절감할 수 있다. 조기 발견을 통해 환자들의 삶의 질을 크게 향상시킬 수 있다.

3.4.7. 디지털 병리학: Paige.AI

Paige.AI는 디지털 병리학 분야에서 AI를 사용하여 병리학 이미지를 분석하고 진단을 지원한다. AI 알고리즘을 통해 병리학 이미지를 신속하게 분석하여 암과 같은 질병을 진단한다. 즉 병리학자의 진단 속도와 정확성을 높여 진단 과정의 효율성을 극대화한다. 병리학자의 부담을 줄이고, 조기 진단을 통해 치료 결과를 개선한다.

AI가 바이오헬스 분야에서 어떻게 혁신을 이끌고 있는지를 잘 보여주며, 경제적 효율성을 높이고 의료 산업의 발전을 촉진하는 데 중요한 역할을 하고 있다. AI 기술은 신약 개발, 정밀 의학, 유전자 분석 등 다양한 분야에서 의료 혁신을 가능하게 하여 환자와 의료 시스템 모두에게 큰 혜택을 제공한다.

3.5. 바이오제약 혁신

AI 헬스케어는 바이오제약 산업에서 중요한 혁신을 이끌어내고 있으며, 신약 개발 과

정의 효율성을 높이고 비용을 절감하는 데 큰 역할을 하고 있다. AI 헬스케어는 연구 개발 비용 절감, 시장 출시 시간 단축, 의료서비스 효율화, 환자 치료 결과 개선을 가능하게 한다. 구체적인 효과로는 AI를 활용하여 신약 후보 물질을 더 빠르고 효율적으로 발견하고 검증함으로써 연구 개발 비용을 절감한다. AI는 신약 개발 과정을 가속화하여 신약의 시장 출시 시간을 단축시킨다. 새로운 치료제가 더 빨리 환자에게 도달할 수 있게 한다. AI 기반 솔루션은 의료진의 업무 효율성을 높이고, 진단과 치료의 정확성을 개선하여 의료서비스의 전반적인 효율성을 높인다. AI는 맞춤형 치료 계획을 제공하여 환자의 치료 결과를 향상시키고, 불필요한 의료비용을 감소시킨다. 특히 AI 헬스케어와 양자 기술혁신은 생명과학과 의료 및 바이오제약 분야에서 새로운 혁신을 이끌어낼 잠재력을 가지고 있다. IBM(2022) 연구에 따르면, AI 헬스케어와 양자 기술혁신은 신약개발주기를 크게 단축하고, 더 정확한 질병예측모델을 제공할 수 있다고 분석했다.[10]

3.5.1. 신약 후보 물질 발견 및 최적화: Exscientia

Exscientia는 AI를 사용하여 신약 후보 물질을 설계하고 최적화하는 바이오제약 회사이다. AI 알고리즘을 통해 화합물의 잠재적 효과를 예측하고, 가장 유망한 후보 물질을 식별한다. 즉 신약 개발의 초기 단계에서 시간과 비용을 크게 절감할 수 있으며, Exscientia는 기존의 방법보다 빠르게 신약 후보를 발굴하여 임상시험 단계로 진입시켰다. 예를 들어, Exscientia는 AI가 설계한 첫 번째 약물을 임상시험에 진입시키는 데 성공했다.

3.5.2. 임상시험 최적화: Tempus

Tempus는 방대한 양의 임상 데이터를 분석하여 환자 맞춤형 치료 방안을 제공하는 동시에 임상시험을 최적화한다. AI를 통해 적합한 임상시험 참가자를 더 신속하게 식별하고 모집한다. 임상시험의 효율성을 높이고, 시험 성공률을 증가시켜 신약 개발의 전반적인 비용을 절감할 수 있다. 임상시험 기간을 단축시키고, 신약이 더 빨리 시장에 출시될 수 있도록 지원한다.

---

10) IBM Research, Quantum Computing in Drug Discovery and Healthcare, 2022

3.5.3. 약물 재창출: Insilico Medicine

Insilico Medicine은 AI를 사용하여 기존 약물의 새로운 치료 용도를 발견한다. 이를 통해 기존에 승인된 약물이 다른 질병에도 효과가 있는지 분석하고, 새로운 치료 옵션을 제시한다. 즉 기존 약물의 재창출을 통해 신약 개발의 리스크와 비용을 줄일 수 있다. 예를 들어, Insilico Medicine은 COVID-19 치료에 사용할 수 있는 기존 약물을 식별하는 데 AI를 활용했다.

3.5.4. 개인 맞춤형 의약품: Foundation Medicine

Foundation Medicine은 AI를 활용하여 암 환자의 유전자 프로파일을 분석하고, 맞춤형 치료 옵션을 제공한다. AI는 환자의 유전적 특성을 바탕으로 최적의 치료법을 제시한다. 즉 환자 개개인에게 맞춤형 치료를 제공함으로써 치료 효과를 극대화하고 불필요한 치료를 줄인다. 환자의 치료 비용을 줄이고, 치료 성공률을 높인다.

3.5.5. AI 기반 데이터 분석: BenevolentAI

BenevolentAI는 AI를 사용하여 방대한 생물학적 데이터를 분석하고, 신약 후보를 발견하는 플랫폼을 제공한다. AI는 연구 논문, 임상 데이터, 유전자 정보를 통합 분석하여 새로운 치료 목표와 약물 후보를 식별한다. 즉 신약 개발의 초기 단계에서 후보 물질을 더 빠르게 식별하고, 데이터 기반 의사 결정을 통해 개발 성공률을 높일 수 있다. 연구 개발 비용을 절감하고, 신약이 시장에 더 빨리 도달할 수 있도록 지원한다.

3.5.6. 디지털 병리학: Paige.AI

Paige.AI는 AI를 사용하여 병리학 이미지를 분석하고 암 진단을 지원한다. AI 알고리즘을 통해 병리학 이미지를 신속하고 정확하게 분석하여, 암의 유형과 진행 정도를 평가한다. 병리학자의 진단 속도와 정확성을 높여 진단 과정의 효율성을 극대화합니다. 조기 진단과 적시 치료를 가능하게 하여 환자의 생존율을 높이고, 의료비용을 절감한다.

3.5.7. AI 기반 바이오마커 발견: Grail

Grail은 AI를 활용하여 혈액 검사로 암을 조기에 진단할 수 있는 바이오마커를 발견한다. AI 알고리즘을 통해 혈액 샘플에서 암 관련 유전적 변화를 감지한다. 암을 조기에 발견하여 치료할 수 있게 함으로써 생존율을 높이고, 치료 비용을 절감할 수 있다. 조기 발견을 통해 환자들의 삶의 질을 크게 향상시킬 수 있다.

AI가 바이오제약 분야에서 혁신을 이끌고 있으며, 경제적 효율성을 높이고 의료 산업의 발전을 촉진하는 데 중요한 역할을 하고 있음을 설명한다. AI 기술은 신약 개발, 정밀의학, 유전자 분석 등 다양한 분야에서 의료 혁신을 가능하게 하여 환자와 의료 시스템 모두에게 큰 혜택을 제공한다.

3.6. 병원 혁신

병원 혁신은 AI 헬스케어의 매우 중요한 부분이다. AI 기술은 병원 내에서 다양한 영역에서 혁신적인 변화를 선도하고 있으며, 이를 통해 의료서비스의 질을 향상시키고 비용을 절감할 수 있다.

3.6.1. 의료 영상 이미지 분석: 바이드라 프라우저(Viz.ai)

바이드라 프라우저는 뇌졸중 환자를 위한 AI 기반 의료 영상 분석 플랫폼이다. 의료 영상 이미지 분석 솔루션은 뇌졸중 이미지를 실시간으로 분석하여 의료진에게 뇌졸중 환자를 신속하게 식별하고 조치를 취할 수 있는 기회를 제공한다. 뇌졸중 환자의 조기 발견과 신속한 치료는 생존율을 높이고 장애 발생 가능성을 줄인다. 이는 병원의 응급실 서비스 효율성을 향상시키고, 환자의 치료 결과를 개선한다.

3.6.2. 환자 진단 및 치료 계획: IBM Watson for Oncology

IBM Watson for Oncology은 AI를 사용하여 암 환자의 진단과 치료 계획을 지원하는 플랫폼이다. 이 솔루션은 의료진에게 환자에게 최적화된 치료 옵션을 제시하는 데 도움을 준다. 즉 의료진이 환자에게 최적의 치료 계획을 빠르게 결정할 수 있으며, 환자의 치료 결과를 개선하고 치료 기간을 단축시킨다.

3.6.3. 임상 의사 결정 지원: Arterys

Arterys는 AI를 사용하여 의료 영상 데이터를 분석하여 의사의 임상 의사 결정을 지원하는 솔루션을 제공합니다. 이를 통해 의사는 빠르고 정확한 진단을 내릴 수 있다. 의사의 임상 의사 결정을 지원함으로써 환자의 치료 효과를 개선하고, 오진을 줄일 수 있다. 병원의 의료서비스 품질을 향상시킨다.

3.6.4. 환자 관리 및 모니터링: Avaamo

Avaamo는 의료기록 및 환자 관리를 위한 AI 기반 가상 비서 솔루션을 제공한다. 환자 관리 및 모니터링 솔루션은 의료진과 환자 간의 의사소통을 강화하고, 환자의 건강상태를 실시간으로 모니터링한다. 의사와 환자 간의 원활한 의사소통을 통해 의료서비스의 효율성을 높이고 환자 만족도를 높인다. 또한, 실시간으로 환자의 건강상태를 모니터링하여 조기 경고를 제공함으로써 합병증 발생 가능성을 감소시킨다.

3.6.5. 병원 운영 및 자원 관리: GE Healthcare의 Command Center Solution

GE Healthcare는 AI를 활용하여 병원의 운영 및 자원 관리를 최적화하는 Command Center Solution을 제공한다. 병원 운영 및 자원 관리 솔루션은 병원 내 데이터를 실시간으로 모니터링하고 예측 분석을 통해 병원의 운영을 최적화한다. 즉 병원의 운영 효율성을 높이고 환자 대기 시간을 줄여 환자 만족도를 향상시킨다. 또한, 자원을 효율적으로 사용함으로써 병원의 비용을 절감할 수 있다.

AI 기술이 병원 내에서 어떻게 혁신을 이끌어내고 있는지를 설명한다. AI 기술은 의료서비스의 품질을 향상시키고, 환자 치료 결과를 개선하며, 병원의 운영 효율성을 높이는데 중요한 역할을 한다. 결국 환자와 의료 직원 모두에게 긍정적인 영향을 준다.

3.7. 글로벌 병원들의 혁신 사례

글로벌 주요 병원들이 AI 헬스케어를 적극적으로 채택하여 혁신을 선도하고 있는 사례가 많이 있다. 주요 병원들의 AI 헬스케어 혁신 사례를 살펴보겠다.

3.7.1. 메이요 클리닉(Mayo Clinic): AI를 활용한 진단 및 치료 지원

메이요 클리닉은 AI 기술을 활용하여 환자의 의료 데이터를 분석하고 진단을 지원하는 솔루션을 개발하고 있다. 의료진은 환자에게 최적화된 치료 계획을 수립하고 실시간으로 의료서비스를 제공할 수 있다.

3.7.2. 클리블랜드 클리닉(Cleveland Clinic): AI를 활용한 의료 영상 분석

클리블랜드 클리닉은 AI를 사용하여 의료 영상 데이터를 분석하여 질병을 식별하고 예방의료와 헬스케어서비스를 예측하는 솔루션을 개발하고 있다. 의료진은 빠르고 정확한 진단을 내릴 수 있으며, 환자의 치료 결과를 개선할 수 있다.

3.7.3. 매사추세츠 병원(Massachusetts General Hospital): AI를 활용한 임상 의사 결정 지원

매사추세츠 병원은 AI를 사용하여 임상 의사 결정을 지원하는 다양한 솔루션을 개발하고 있다. 의료진은 환자의 의료기록을 분석하고 최적의 치료 계획을 수립할 수 있다.

3.7.4. 로보틱스 슈퍼병원(Robotics Surgical Super Hospitals): 로봇 수술 시스템

로보틱스 슈퍼병원은 AI를 활용한 로봇 수술 시스템을 도입하여 정밀한 수술을 실시할 수 있다. 의료진은 수술 중에 더 정확하고 안전한 수술을 수행할 수 있으며, 환자는 수술 후 회복 기간이 짧아진다.

3.7.5. 인텔리전스 의료 인스티튜트(Intelligence Medical Institute): AI를 활용한 진단 및 치료 지원

인텔리전스 의료 인스티튜트는 AI를 사용하여 환자의 의료 데이터를 분석하고 진단을 지원하는 솔루션을 제공한다. 이를 통해 의료진은 환자에게 최적화된 치료를 제공할 수 있으며, 의료서비스의 효율성을 향상시킬 수 있다.

글로벌 주요 병원들의 AI 헬스케어 혁신 사례는 전 세계적으로 의료 혁신을 선도하고 있음을 설명한다. AI 기술은 의료서비스의 품질을 향상시키고 환자 치료 결과를 개선하는 데 중요한 역할을 한다. AI 헬스케어 혁신은 전 세계적으로 의료 산업에 긍정적인 영향을 미치고 있으며, 의료서비스의 효율성을 높이고 비용을 절감하는 것도 가능하다.

4. AI 헬스케어 로봇

AI 헬스케어 로봇은 의료 분야에서 환자 치료, 지원, 관리 및 수술 등의 다양한 역할을 수행하며 혁신을 선도하고 있다. 첫째, AI 헬스케어 로봇은 정밀 의료 및 맞춤형 치료를 가능하게 하고 있다. 정밀 의료는 환자의 유전 정보, 생활습관, 환경적 요인을 고려하여 개인 맞춤형 치료를 제공하는 접근 방식이다. 빅데이터 기반 AI 헬스케어 로봇은 이러한 정밀 의료의 발전에 기여하고 있다.

The Lancet Digital Health(2024) 연구에 따르면, AI는 유전자 분석을 통해 질병의 위험을 예측하고, 맞춤형 치료 계획을 제안하는 데 유용하다. 예를 들어, IBM Watson for Genomics는 유전자 데이터를 분석하여 개인 맞춤형 암 치료를 지원한다. 향후 AI는 유전자 기반의 맞춤형 치료와 예방을 더욱 정교화하여, 개인의 건강상태에 최적화된 치료를 제공할 것으로 예상된다. AI의 발전에 따라, 더 많은 유전자 및 생체 데이터를 분석할 수 있는 능력이 향상될 것이다.

둘째, AI 헬스케어 로봇은 강화된 원격 모니터링 및 원격진료를 가능하게 한다. Telemedicine and e-Health(2023)에 의하면, 원격 모니터링과 원격진료 기술은 COVID-19 팬데믹 이후 빠르게 발전하였다. AI는 원격 모니터링 시스템에서 중요한 역할을 하며, 환자의 건강 데이터를 실시간으로 수집하고 분석한다. 예를 들어, 'Propeller Health'와 같은 시스템은 호흡기 질환 환자의 상태를 모니터링하고, AI를 통해 맞춤형 건강 조언을 제공한다. 원격 모니터링 기술은 더욱 정교해질 것이며, AI 기반의 예측 분석이 통합되어 환자의 건강상태를 조기에 예측하고, 즉각적인 대응을 가능하게 할 것이다. 이는 특히 만성질환 관리에서 중요한 역할을 할 것이다.

셋째, AI 헬스케어 로봇은 정신 건강관리와 감정 인식를 가능하게 한다. Journal of Affective Disorders(2023)에 의하면, AI 기반의 정신 건강관리 기술은 감정 인식과 대화형 AI를 통해 환자의 심리적 상태를 지원한다. 예를 들어, 'Woebot'과 같은 챗봇은 사용자의 감정을 분석하고, 개인화된 상담을 제공한다. AI 기술은 사용자와의 상호작용을 통해 감정적 지원을 제공하고 있다. AI는 감정 인식 기술의 정밀도를 높여, 더 효과적인 심리 치료와 정서적 지원을 제공할 것이다. 향후에는 AI가 감정적 신호를 실시간으로 분석하고, 더 깊은 심리적 통찰을 제공할 수 있을 것이다.

넷째, 재활 로봇 및 물리 치료 로봇이 구현되고 있다. Journal of NeuroEngineering and Rehabilitation(2022)에 의하면, 재활 로봇 기술은 물리 치료와 재활에서 큰 발전을 이루었다. 예를 들어, 'Lokomat'과 같은 로봇 보행 치료 시스템은 AI를 통해 환자의 운동 데이터를 분석하고, 맞춤형 치료를 제공한다. 최신 기술은 로봇의 움직임을 더욱 정밀하게 조정할 수 있도록 발전하고 있다. AI는 재활 로봇의 학습 능력을 향상시켜, 환자 개개인의 치료 요구에 맞춘 더 정교한 재활 계획을 제공할 것이다. 미래에는 로봇이 더 높은 수준의 자율성과 적응력을 갖추어, 복잡한 재활 과정을 지원할 것으로 예상된다.

다섯째, AI 헬스케어 로봇은 AI 기반의 약물 관리 및 복약 지원을 하고 있다. American Journal of Health-System Pharmacy(2023)에 의하면, AI는 약물 관리 시스템에서 중요한 역할을 하고 있으며, 복약 알림, 약물 상호작용 분석 등을 통해 약물 치료의 정확성을 높이고 있다. 예를 들어, 'MedMinder'는 AI를 통해 환자의 복약 일정을 관리하고, 알림을 제공하여 약물 복용 오류를 줄이고 있다. AI 기반 약물 관리 시스템은 약물의 복잡한 상호작용을 실시간으로 분석하고, 개인 맞춤형 복약 계획을 제공하는 방향으로 발전할 것이다. 향후에는 AI가 약물의 효과와 부작용을 예측하고, 이를 기반으로 최적의 복약 전략을 제안할 수 있을 것이다.

여섯째, 지속적으로 로봇 공학 분야의 발전이 진행되고 있다. IEEE Transactions on Robotics(2024)에 의하면, 로봇 공학 기술은 의료 로봇의 정밀도와 효율성을 크게 향상시키고 있다. 최신 로봇 기술은 더 높은 정밀도와 유연성을 제공하며, 복잡한 수술이나 치료 과정을 지원한다. 예를 들어, 'da Vinci Surgical System'은 정밀한 수술을 가능하게 하며, AI를 활용하여 수술 과정의 정밀도를 높이고 있다. 로봇 공학 기술은 더욱 소형화되고, 정밀도가 높아질 것으로 예상된다. AI와 로봇의 융합은 미래의 수술 및 치료 과정에서 혁신적인 변화들을 가져올 것이며, 더 많은 의료 분야에서 로봇 기술이 적용될 것이다.

따라서 AI 헬스케어 로봇은 의료서비스의 효율성을 높이고, 환자 치료의 질을 향상시키며, 의료진의 업무 부담을 줄이는 데 중요한 역할을 하고 있다. 특히, 수술 로봇은 정밀한 외과 수술을 가능하게 하며, 간호 로봇은 의료진의 반복적인 업무를 대신 수행하여 의료진이 더 중요한 작업에 집중할 수 있도록 돕고 있다. 정서적 지원 로봇은 환자들의 정서적 안정을 돕고, 자폐 아동을 위한 로봇은 교육과 치료를 지원한다. 향후 빅데이터 기반 AI와 로봇 기술의 발전에 따라, 더 다양한 헬스케어 로봇이 개발되고, 더 많은 의료 분야에 적용될 것이다. 이는 의료서비스의 접근성과 질을 크게 향상시킬 것으로 기대된다.

4.1. 주요 AI 헬스케어 로봇 및 사례

4.1.1. 다빈치 수술 로봇(Da Vinci Surgical System)

다빈치 수술 로봇은 정밀한 외과 수술을 수행할 수 있도록 설계된 로봇 시스템이다. 고정밀 수술의 경우, 로봇 팔이 외과 의사의 손동작을 모방하며, 매우 정밀한 절개와 봉합이 가능하다. 3D 고해상도 비전 시스템으로, 수술 부위를 3D로 고해상도 영상을 통해 실시간으로 확인할 수 있다. 수천 건의 복강경 수술, 심장 수술, 비뇨기과 및 산부인과 수술에서 성공적으로 사용되어 수술의 정확성과 환자의 회복 속도를 향상시켰다.

4.1.2. 멧릭스(Moxi)

Moxi는 병원 환경에서 간호사와 의료진을 지원하는 헬스케어 로봇이다. 주요 특징으로 물품 전달과 간호사 보조 등이 가능하다. 의약품, 실험실 샘플, 장비 등을 병원 내에서 자동으로 전달한다. 또한 간호사의 반복적인 작업을 대신 수행하여, 간호사가 환자 케어에 더 집중할 수 있도록 지원한다. 여러 병원에서 Moxi를 도입하여 의료진의 업무 부담을 줄이고, 의료서비스의 효율성을 향상시켰다.

4.1.3. 페퍼(Pepper)

페퍼는 소프트뱅크 로보틱스가 개발한 감정 인식 로봇으로, 환자와 상호작용하며 정서적 지원을 제공한다. 주요 특징은 감정 인식과 정보 제공 및 엔터테인먼트 등을 서비스한다. 얼굴 표정과 음성을 분석하여 사용자의 감정을 인식하고 대응한다. 환자에게 건강정보 제공, 대화, 게임 등을 통해 정서적 안정을 지원한다. 병원과 요양원에서 페퍼를 도입하여 환자들에게 정서적 지지와 정보를 제공하며, 환자 만족도를 높였다.

4.1.4. 토미봇(TomiBot)

토미봇은 자폐 스펙트럼 장애(ASD)를 가진 아동을 위한 교육 및 치료 로봇이다. 토미봇의 주요 특징은 사회적 상호작용 교육과 맞춤형 학습 프로그램 등이 있다. 자폐 아동이 사회적 상호작용을 연습하고 배울 수 있도록 지원하고, 개별 아동의 필요에 맞춘 학습 및 치료 프로그램을 제공한다. 여러 교육 및 치료 센터에서 토미봇을 사용하여 자폐아동의 사회적 기술 발달을 지원하고 있다.

4.1.5. 베어(Bear)

베어는 재난 구조 및 긴급 상황에서 사용되는 로봇으로, 환자를 구조하고 운반하는 데 사용된다. 베어의 주요 특징은 강력한 파워와 불안정한 환경 적응 등이다. 무거운 물체나 환자를 쉽게 들어 올릴 수 있는 강력한 파워를 가지며, 험난한 지형이나 붕괴된 건물 등에서 작동할 수 있는 능력을 보유한다. 자연 재해나 사고 현장에서 베어를 사용하여 신속하게 환자를 구조하고 안전한 장소로 이동시키는 데 성공적이었다.

4.2. AI 헬스케어 로봇 관련 주요 기업들의 사례

AI 헬스케어 로봇 분야에서 주요 기업들은 다양한 혁신적인 성과를 거두며 의료서비스를 혁신하고 있다. AI 헬스케어 로봇은 수술의 정밀도를 높이고, 환자 치료와 관리의 효율성을 향상시키며, 정서적 지원을 제공하는 데 중요한 역할을 하고 있다. Intuitive Surgical, Stryker, SoftBank Robotics, Boston Dynamics, KUKA Robotics, Robocare 등 주요 기업들은 다양한 분야에서 AI 헬스케어 로봇을 활용하여 혁신적인 성과를 이루어내고 있다. 로봇 기술의 발전은 앞으로도 의료서비스의 질을 더욱 향상시킬 것으로 기대된다.

4.2.1. Intuitive Surgical

주요 제품으로 다빈치 수술 로봇(Da Vinci Surgical System)이 있다. 다빈치 수술 로봇은 외과 수술의 정밀도를 높이기 위해 설계된 로봇 시스템이다. 다빈치 수술 로봇 시스템은 외과 의사의 손동작을 모방하여 로봇 팔이 수술을 수행한다. 주요 성과로는 정밀 수술과 임상 연구 등에서 나나타고 있다. 다빈치 로봇은 고해상도 3D 비전 시스템을 제공하며, 미세한 수술 작업을 가능하게 한다. 이를 통해 수술의 정확성이 향상되고, 회복 시간이 단축되었다. 임상 연구에 따르면 다빈치 로봇을 사용한 수술은 전통적인 방법보다 더 적은 출혈, 통증 및 합병증을 동반한다. 특히 비뇨기과, 산부인과, 일반 외과 수술에서 높은 성공률을 보이고 있다. 2023년까지 전 세계 6,000개 이상의 병원에서 사용되고 있으며, 매년 수십만 건의 수술이 이루어지고 있다.

4.2.2. Stryker Corporation

주요 제품으로 Mako Robotic-Arm Assisted Surgery가 있다. Mako 로봇은 정형외과 수술에 사용되는 로봇 시스템으로, 특히 관절 치환 수술에서 정밀도를 높이기 위해 설계되었다. 주요 성과는 정밀도 향상과 임상 연구 등에서 설명된다. Mako 로봇은 CT 스캔을 기반으로 수술 계획을 세우고, 로봇 팔이 정확한 위치에 임플란트를 배치한다. 이는 수술의 정확성을 높이고, 환자의 회복 시간을 단축시킨다. 임상 연구에 따르면 Mako 로봇을 사용한 관절 치환 수술은 전통적인 방법보다 더 나은 임상 결과를 보이며, 수술 후 통증 감소와 기능 회복에 긍정적인 영향을 미친다.

4.2.3. SoftBank Robotics

주요 제품은 Pepper 로봇 서비스이다. Pepper는 소프트뱅크 로보틱스가 개발한 사회적 로봇으로, 감정 인식 및 상호작용 기능을 갖추고 있다. Pepper 로봇은 정서적 지원과 정보 제공 등이 가능하다. Pepper는 얼굴 표정과 음성을 분석하여 환자의 감정을 인식하고, 이에 적절히 반응한다. 특히 노인 요양원이나 병원에서 환자들에게 정서적 지지를 제공하는 데 도움을 준다. 또한 환자들에게 건강정보 제공, 대화, 오락 등을 통해 정서적 안정감을 제공하며, 병원이나 요양원에서의 환자 만족도를 제고시키고 있다. 일본, 미국, 유럽 등 여러 나라에서 다양한 응용 프로그램에 사용되고 있다.

4.2.4. Boston Dynamics의 AI 로봇

Boston Dynamics는 현대자동차가 2020년 M&A한 기업이며, 세계 최고의 지능형 로봇기술을 보유한 기업이다. Boston Dynamics의 Spot 등 다양한 로봇이 있다. Spot은 이동식 로봇으로, 다양한 센서와 카메라를 장착하여 환경을 탐색하고 데이터를 수집할 수 있다. Boston Dynamics의 Spot은 원격 검사와 긴급 상황 대응, 배달 및 물류지원이 가능하다. Spot은 병원 내에서 원격으로 환경을 검사하고 데이터를 수집할 수 있는 능력을 가지고 있어, 의료진이 감염 위험 없이 환경을 점검할 수 있다. 긴급 상황에서 환자의 상태를 모니터링하고, 필요한 경우 응급 처치를 지원하는 데 사용될 수 있다. 병원 내에서 의약품이나 장비를 자동으로 배달하는 데 활용되어 의료서비스의 효율성을 높이고 있다.

4.2.5. KUKA Robotics

KUKA Robotics의 주요 제품으로 LBR Med가 있다. LBR Med는 의료 환경에서 사용할 수 있는 협동 로봇이다. 이 로봇은 수술 및 재활 치료에 사용된다. KUKA Robotics의 LBR Med는 협동 로봇 지원과 연구 및 임상 응용 지원이 가능하다. LBR Med는 의료진과 협력하여 수술이나 재활 치료를 지원한다. 이 로봇은 정밀한 움직임과 상호작용을 통해 환자의 재활 과정에서 중요한 역할을 한다. 또한 로봇은 물리 치료 및 재활 치료에서 활용되며, 환자의 운동 기능 회복을 돕는 데 기여하고 있다.

4.2.6. Robocare

Robocare의 주요 제품으로 Tobi 로봇이 있다. Tobi는 노인 및 장애인을 돕기 위해 설계된 로봇으로, 다양한 기능을 갖추고 있다. Robocare의 Tobi 로봇은 일상 지원과 정서적 상호작용을 지원한다. Tobi는 음식 배달, 약물 관리, 그리고 대화 등 다양한 일상적인 지원을 제공하여 노인과 장애인들의 자립적인 생활을 지원한다. Tobi는 대화와 감정 인식 기능을 통해 사용자와 정서적으로 상호작용하며, 정신적 안정감을 제공한다.

5. 사회적 및 경제적 발전

5.1. 사회적 영향과 사례

5.1.1. 의료 접근성 향상: Babylon Health

Babylon Health는 AI 기반 원격진료 서비스를 통해 전 세계 수백만 명의 환자에게 의료서비스를 제공한다. 사용자는 모바일 앱을 통해 AI와 상담을 하고 필요시 의사와의 원격진료를 예약할 수 있다. 원격 지역이나 의료 인프라가 부족한 지역에서도 의료서비스에 접근할 수 있게 되어 의료 불균형을 해소하는 데 기여한다. 특히 의료진이 부족한 개발도상국에서 큰 효과를 발휘한다.

5.1.2. 조기 진단 및 예방: Google Health / DeepMind

Google Health와 DeepMind는 AI를 사용하여 안과 질환, 유방암, 폐 질환 등 다양한 질병을 조기에 진단할 수 있는 의료 이미지 분석 도구를 개발했다. 조기 진단을 통해 질병의 진행을 늦추고 예방 조치를 취할 수 있어 환자의 삶의 질을 높인다. 궁극적으로 전체 인구의 건강수준을 향상시키는 데 기여한다.

5.1.3. 정밀 의학의 확산: Foundation Medicine

Foundation Medicine은 암 환자의 유전자 프로파일을 분석하여 맞춤형 치료 옵션을 제시한다. AI를 통해 유전자 변이를 신속하게 분석하고, 최신 연구 데이터를 통합하여 개인화된 치료 방안을 제공한다. 개인 맞춤형 치료를 통해 환자의 치료 성공률을 높이고, 불필요한 치료를 줄인다. 환자 중심의 의료서비스로 전환을 촉진하며, 환자와 가족의 삶의 질을 개선한다.

5.2. 경제적 영향과 사례

5.2.1. 의료비용 절감: Insilico Medicine

Insilico Medicine은 AI를 활용하여 신약 후보 물질을 발굴하고 개발하는 생명공학 기업이다. AI 알고리즘을 통해 방대한 생물학적 데이터를 분석하여 잠재적인 치료 물질을 식별하고, 이를 신속하게 검증한다. 신약 개발의 초기 단계에서 시간과 비용을 크게 절감할 수 있으며, 개발 비용을 크게 줄일 수 있다. 제약 회사와 건강보험 시스템 모두에 경제적 이점을 제공한다.

5.2.2. 효율적인 임상시험: Tempus

Tempus는 방대한 양의 임상 데이터를 분석하여 환자 맞춤형 치료 방안을 제공하는 동시에 임상시험을 최적화한다. AI를 통해 적합한 임상시험 참가자를 더 신속하게 식별하고 모집한다. 임상시험의 효율성을 높이고, 시험 성공률을 증가시켜 신약 개발의 전반적인 비용을 절감할 수 있다. 신약의 시장 출시 시간을 단축시키고, 제약 회사의 수익성을 높인다.

5.2.3. 의료서비스의 효율성 증가: IBM Watson Health

IBM Watson Health는 AI를 활용하여 방대한 의료 데이터를 분석하고, 암 치료, 유전자 연구, 환자 관리 등 다양한 분야에서 혁신적인 솔루션을 제공한다. Watson for Oncology는 암 환자 치료에 대한 맞춤형 권장 사항을 제공한다. 의료진이 환자에게 최적의 치료 계획을 세우는 데 도움을 주며, 진단과 치료의 정확성을 높인다. 치료 효율성을 향상시키고, 불필요한 의료비용을 경감한다.

5.2.4. 의약품 및 치료법 개발 가속화: BenevolentAI

BenevolentAI는 인공지능을 사용하여 신약 후보 물질을 발견하고, 임상시험을 최적화하는 플랫폼을 제공한다. AI를 통해 방대한 양의 생물학적 데이터를 분석하고, 새로운 치료 목표와 약물 후보를 제시한다. 신약 개발 과정의 초기 단계를 가속화하고, 임상시험 성공률을 높일 수 있다. 신약 개발 비용을 절감하고, 제약 회사의 연구 개발 효율성을 높인다.

5.2.5. 의료 로봇과 자동화: Intuitive Surgical의 다빈치 로봇

Intuitive Surgical의 다빈치 수술 로봇은 AI 기술을 활용하여 정밀하고 최소 침습적인 수술을 가능하게 한다. 이는 수술 중 실시간으로 데이터를 분석하여 수술의 정확성과 안전성을 높인다. 수술 성공률을 높이고 회복 시간을 단축시켜 입원 기간을 줄일 수 있으며, 환자의 의료비용 절감과 병원의 운영 효율성 향상에 기여한다.

AI 헬스케어가 사회적 및 경제적 측면에서 어떻게 긍정적인 영향을 미치고 있는지를 설명한다. AI 기술은 의료 접근성을 높이고, 조기 진단과 맞춤형 치료를 가능하게 하며, 의료비용을 절감하고 효율성을 증대시킴으로써 환자와 의료 시스템 모두에게 큰 혜택을 제공한다.

5.3. AI 헬스케어 시장의 발전 잠재력과 전망

헬스케어 분야의 다양한 디지털 혁신을 통해, 글로벌 AI 헬스케어 시장은 지속적인 발전 잠재력을 보유하고 있다. 빅데이터 기반 AI 헬스케어는 인공지능 기술이 의료 분야에 적용되어 진단, 치료, 예방, 관리 등을 개선하는 분야로, 현재 빠르게 성장하고 있으며 많은 발전이 예상된다.

첫째, 시장 성장률 및 규모를 전망하면, 2023년 글로벌 AI 헬스케어 시장 규모는 약 100억 달러에 달한다. 글로벌 AI 헬스케어 시장의 미래 성장을 예측한 Marketsand-Markets의 보고서에 따르면, AI 헬스케어 시장은 2025년까지 약 180억 달러로 성장할 것으로 보이며, 2030년까지 370억 달러에 이를 것으로 예상된다. Grand View Re-search의 데이터에 따르면, 2030년에는 AI 헬스케어 시장 규모가 약 370억 달러에 도달할 것으로 설명한다.

둘째, 글로벌 AI 헬스케어 기술 발전과 응용 분야가 빠른 속도로 발전하고 있다. AI 기반 진단 기술의 발전 측면에서 보면, 빅데이터 기반 AI는 이미지 분석, 패턴 인식, 음성 인식 등을 통해 질병을 조기에 진단하고 정확도를 높인다. 예를 들어, Google Health의

AI 알고리즘은 유방암 조기 발견에서 인간 의사와 유사한 성과를 기록했다. 맞춤형 치료 분야에서도 AI는 유전자 데이터를 분석하여 개인 맞춤형 치료 계획을 제안할 수 있다. IBM Watson은 암 치료에서 환자의 유전자 정보를 분석하여 맞춤형 치료 옵션을 제공하는 데 활용되고 있다. 원격진료 분야에서, 원격진료와 모니터링 시스템은 AI를 통해 실시간 데이터를 분석하고 환자의 건강상태를 모니터링한다. Teladoc Health는 AI를 이용해 원격진료 서비스를 개선하고 있다.

셋째, 글로벌 AI 헬스케어는 주요 성장 동력으로 주목받고 있다. 세계적으로 고령 인구가 증가하면서 만성질환 관리와 예방에 대한 수요가 높아지고 있다. United Nations의 보고서에 따르면, 2050년까지 65세 이상의 인구가 전 세계 인구의 약 16%를 차지할 것으로 보인다. AI 헬스케어 솔루션의 필요성을 더욱 부각시키고 있다. 또한 다양한 만성질환의 증가이다. 당뇨병, 심혈관질환 등 만성질환의 증가로 인해 지속적인 관리와 예방이 필요하다. World Health Organization(WHO)에 따르면, 만성질환은 전 세계 사망원인의 약 71%를 차지한다. AI 기술은 이러한 질환의 조기 발견 및 관리에 기여하고 있다. 또한 데이터의 '수집 · 생산 → 저장 · 관리 → 가공 · 유통 → 분석 · 활용과정'에서 AI와 연계된 의료 데이터의 폭발적 증가는 글로벌 AI 헬스케어 시장 발전을 견인하고 있다. 의료 데이터의 양이 급격히 증가하면서 이를 효과적으로 분석하고 활용할 수 있는 AI의 중요성이 커지고 있다. Health IT Analytics에 따르면, 의료 데이터는 연평균 36%의 속도로 증가하고 있다.

넷째, 2020년 이후 AI 헬스케어 분야에 대한 벤처 캐피털 및 기업의 투자가 급속히 확대 · 증가하고 있다. PitchBook에 따르면, 2023년 AI 헬스케어 스타트업에 대한 투자금은 700억 달러를 초과했다. 빅데이터 기반 AI 헬스케어 시장의 성장 가능성을 반영한다. 아울러 대형 헬스케어 기업들의 AI 관련 인수합병 활동이 활발하다. 글로벌 Med-Tech 기업들은 AI 기술을 보유한 스타트업을 인수하여 기술을 통합하고 시장 점유율을 확대하고 있다.

다섯째, 글로벌 AI 헬스케어 시장에 규제 및 윤리적 고려 사항이 발생하고 있다. 빅데이터 기반 AI 헬스케어 솔루션의 규제와 표준이 점차 강화되고 있다. FDA와 EMA(유럽의약품청)는 AI 기반 의료 기기에 대한 규제를 강화하여 안전성과 효능을 보장하고 있다. 또한 AI의 윤리적 사용과 데이터 프라이버시 문제도 중요하며, EU는 세계최초 'AI 규제법'을 2024년 8월부터 시행하고 있다. OECD의 보고서에 따르면, AI 기술의 윤리적 사용과 데이터 보호는 시장 발전에 중요한 요소로 작용하고 있다.

[표 12-3] AI 헬스케어 시장 전망 : 2025-2035년

년도	시장 규모(단위: 억달러)
2025	180
2026	220
2027	260
2028	280
2030	370
2035	600

출처 : MarketsandMarkets
Frost & Sullivan
Grand View Research
Research and Markets
Allied Market Research
Berg Insight

빅데이터 기반 AI 헬스케어 시장은 기술 혁신, 인구 구조 변화, 만성질환 증가, 투자 확대 등의 요인으로 인해 급격히 성장하고 있다. 향후 10~15년 동안 AI 헬스케어 시장은 계속해서 확장될 것이며, 기술 발전과 규제, 윤리적 고려 사항이 중요한 역할을 할 것이다. MarketsandMarkets, Grand View Research, Frost & Sullivan, PitchBook, Research and Markets, Allied Market Research, Berg Insight 등 다양한 자료들은 글로벌 AI 헬스케어 시장의 잠재력과 성장 전망을 잘 보여주고 있다. 특히 Allied Market Research의 전망에 따르면, 2030년까지 글로벌 AI 헬스케어 시장이 약 370억 달러로 성장할 것으로 전망한다. AI 기술의 성숙과 함께 다양한 헬스케어 응용 프로그램의 확산이 주요 원인이다. 또한 Berg Insight의 장기 예측에 따르면, 2035년에는 AI 헬스케어 시장이 약 600억 달러에 이를 것으로 예상된다. 이러한 예측은 AI 기술의 혁신, 헬스케어 접근성 증가, 데이터 기반의 개인 맞춤형 치료의 확산 등을 반영하고 있다.

6. 빅테크 기업의 AI 헬스케어 혁신 사례

글로벌 기업들, 특히 '빅테크' 기업들은 AI 헬스케어 분야에서 혁신적인 솔루션을 개발하고 있다. Google(Alphabet Inc.)의 DeepMind는 의료 영상 분석, 질병 진단, 의료기록 관리 등 다양한 의료 분야에서 AI를 활용하는 DeepMind Health를 운영하고 있다.

DeepMind Health는 AI를 사용하여 의료 데이터를 분석하고 환자 진단 및 치료에 도움을 주는 다양한 솔루션을 개발하고 있다. IBM은 Watson Health를 통해 의료 분야에서 AI 기술을 적극적으로 활용하고 있다. Watson Health는 의료 영상 분석, 의료기록 분석, 암 진단 및 치료 등 다양한 의료 분야에서 AI를 활용하여 의료서비스의 품질을 향상시키고 있다. Amazon은 Web Services (AWS) for Health를 통해 의료 분야에서 클라우드 기반의 AI 솔루션을 제공하고 있다. AWS for Health는 의료기관 및 연구기관에 클라우드 기반의 AI 서비스를 제공하여 의료 데이터의 저장, 분석, 관리를 지원한다. Microsoft는 의료 분야에서 클라우드, 인공지능 및 기타 기술을 활용하여 Microsoft Healthcare를 구축하고 있다. Microsoft Healthcare는 의료 데이터의 분석, 진단 지원, 의료기록 관리 등 다양한 의료서비스를 제공한다. Apple은 HealthKit 및 ResearchKit를 통해 의료 분야에서의 혁신을 이끌고 있다. HealthKit은 사용자의 건강 데이터를 수집하고 관리하는 데 사용되며, ResearchKit는 의료 연구에 참여하는 데 사용된다. 이러한 기술들은 의료 연구 및 진단에 AI를 적극적으로 활용할 수 있도록 지원한다. 따라서 빅테크 기업들은 각각의 강점을 활용하여 빅데이터 기반 AI 헬스케어 분야에서 혁신적인 솔루션을 개발하고 있다. 이러한 혁신은 전 세계적으로 의료서비스의 품질을 향상시키고 환자 치료 결과를 개선하는 데 기여하고 있다.[11]

6.1. Google(Alphabet Inc.)

AI 헬스케어 혁신을 선도하고 있는 구글은 AI 헬스케어 분야에서 다양한 혁신적인 사례를 보여주고 있다. 구글이 2020년 단백질 구조 분석을 위한 알파폴드를 개발하고 공개하였다. 2024년 노벨화학상은 단백질 구조 설계와 예측이 가능한 '알파폴드(Alpha Fold)' 개발자 구글 딥마인드 CEO인 데미스 허사비스와 연구원 존 점프가 수상했다. 다양한 헬스케어 기업들이 발생하면서 디지털 헬스케어 시장이 급성장하고 있다. 구글의 AI 기술은 의료 영상 분석, 질병 진단, 의료기록 관리 등 다양한 의료 분야에서 적용되고 있다.

6.1.1. DeepMind Health

구글의 딥마인드는 의료 분야에서 AI를 적극적으로 활용하고 있다. 2024년 노벨화학

11) 김용환, 「AI 경영론」, 청람, 2024. pp. 434-441.

상 수상으로 유명해진 DeepMind Health팀은 의료 영상 분석, 질병 진단, 의료기록 관리 등 다양한 의료 분야에서 AI를 활용하여 혁신적인 솔루션을 개발하고 있다. 구체적으로 DeepMind는 AI를 사용하여 안과 질환의 조기 진단을 위한 의료 영상 분석 솔루션을 개발하고 있고, 영국 의료 데이터 분석을 기반으로 서비스가 진행되고 있다. 이 솔루션은 AI가 안과 영상을 분석하여 안질환을 식별하고 의료진에게 정확한 진단을 제공하고 있다.

6.1.2. Google Health

구글의 헬스케어 부문인 Google Health는 의료 분야에서의 혁신을 이끌고 있다. Google Health는 의료기록 관리, 질병 예방 및 관리, 의료 연구 등 다양한 의료 분야에서 AI를 활용하여 혁신적인 서비스를 제공하고 있다. 예를 들어, Google Health는 의료기록을 클라우드 기반으로 관리하고 AI를 사용하여 의료기록을 분석하는 서비스를 제공한다. 이를 통해 환자의 의료기록을 보다 효율적으로 관리하고 의료진에게 필요한 정보를 신속하게 제공할 수 있다.

6.1.3. Verily Life Sciences

구글의 자회사인 Verily Life Sciences는 의료 분야에서의 혁신을 추구하고 있다. Verily는 AI를 사용하여 질병의 조기 진단, 치료 방법의 발견, 건강관리 등 다양한 의료 분야에서 혁신적인 솔루션을 개발하고 있다. 예를 들어, Verily는 AI를 사용하여 만성질환을 관리하는 솔루션을 개발하고 있다. 이 솔루션은 환자의 건강 데이터를 모니터링하고 AI가 환자의 건강상태를 분석하여 의료진에게 알림을 제공하는 데 사용된다.

구글은 AI를 헬스케어 분야에 적극적으로 도입하여 의료서비스의 품질을 향상시키고 환자 치료 결과를 개선하는 데 기여하고 있다. 이러한 혁신은 의료 분야에 새로운 기회를 제공하고 전 세계적으로 의료서비스의 효율성을 높이는 데 도움을 지원하면서, 중장기적 발전 방향을 위하여 구글은 AI 헬스케어 모델을 강조하고 있다.[12]

---

12) 김용환, 「AI 시대 데이터 경제학」, 청람, 2021. pp. 324-334.

6.2. Amazon

아마존은 AI 헬스케어 분야에서도 혁신을 추구하고 있으며, 이를 통해 의료서비스의 품질을 향상시키고 환자 치료 결과를 개선하는 데 기여하고 있다.

6.2.1. Amazon Web Services (AWS) for Health

아마존 웹 서비스(AWS)는 미국뿐만 아니라 글로벌 세계 1위 클라우드 경쟁력을 보유하고 있다. 따라서 아마존 웹 서비스(AWS)는 의료 분야에서 클라우드 기반의 AI 솔루션을 제공하고 있다. AWS for Health는 의료기관 및 연구기관에 클라우드 기반의 AI 서비스를 제공하여 의료 데이터의 저장, 분석, 관리를 지원한다. AWS를 통해 의료기관은 안전하고 신속하게 대규모 의료 데이터를 처리하고 AI 알고리즘을 적용하여 진단, 예방, 치료 등 다양한 의료서비스를 제공할 수 있다.

6.2.2. Amazon Comprehend Medical

아마존은 의료 데이터를 분석하기 위한 AI 서비스인 Amazon Comprehend Medical을 제공하고 있다. 아마존 의료서비스는 의료기록을 분석하고 의학적 용어를 이해하여 의료진에게 유용한 정보를 추출하는 데 사용한다. Amazon Comprehend Medical을 사용하면 의료기록을 자동으로 분류하고 진단 코드를 생성할 수 있으며, 의료진은 환자의 건강상태를 더 빠르게 이해할 수 있다.

6.2.3. Amazon Halo

Amazon Halo는 AI를 활용한 헬스 및 피트니스 트래커이다. 이 장치는 음성 분석과 기타 센서를 사용하여 사용자의 건강 및 행동을 모니터링하고 분석한다. Amazon Halo는 사용자의 운동량, 수면 패턴, 식습관 등을 추적하여 건강관리에 도움을 주며, AI를 사용하여 사용자에게 맞춤형 건강 조언을 제공한다.

아마존은 충성도 높은 소비자 멤버십인 아마존 회원을 보유하고 있고 클라우드 서비스 분야 세계 1위 기업이다. 아마존은 매우 양호한 데이터의 '수집 · 생산 → 저장 · 관리 → 가공 · 유통 → 분석 · 활용' 과정에서 다양한 비즈니스 콘텐츠와 서비스가 가능하다. 데이터 기반 비즈니스 모델을 보유한 아마존은 AI를 헬스케어 분야에 적극적으로 도입하여 의료 서비스의 품질을 향상시키고 환자 치료 결과를 개선하는 데 기여하고 있다. AI를 헬스케어 혁신은 전 세계적으로 의료서비스의 효율성을 높이고 건강한 삶을 지원하는 데 도움을 주고 있다. 즉, 중장기적 발전 방향을 위하여 아마존은 AI 헬스케어 모델을 강조하고 있다.

6.3. IBM

IBM은 의료 분야에서 AI를 활용한 혁신적인 솔루션을 개발하여 의료서비스의 품질을 향상시키고 환자 치료 결과를 개선하고 있다.

6.3.1. IBM Watson Health

IBM Watson Health는 의료 분야에서의 혁신을 이끌고 있다. Watson Health는 의료 기록 분석, 질병 진단 및 치료, 의료 연구 등 다양한 의료 분야에서 AI를 활용하여 의료 서비스의 품질을 향상시키고 있다. 예를 들어, Watson Health는 암 진단 및 치료를 위한 AI 기반 플랫폼을 개발하고 있다. Watson Health 플랫폼은 의료 영상 분석과 유전자 분석을 통해 암을 조기에 발견하고 최적의 치료 방법을 제공하는 데 사용된다.

6.3.2. IBM Watson for Oncology

IBM Watson for Oncology는 암 환자의 진단과 치료를 지원하기 위한 AI 기반 플랫폼이다. Watson 플랫폼은 의료기록을 분석하여 의사에게 환자의 맞춤형 치료 계획을 제공하는 데 사용된다. Watson for Oncology는 의료진에게 환자의 의료기록을 분석하여 암 치료에 관한 최신 연구결과를 제공하고, 환자에게 최적의 치료 계획을 제안하는 데 도움을 준다. 대한민국도 IBM Watson for Oncology를 많은 기관에서 도입하여 활용하고 있다.

6.3.3. IBM Medical Sieve

IBM Medical Sieve는 의료 영상 분석을 위한 AI 기반 솔루션이다. 이 솔루션은 의료 영상을 분석하여 질병을 식별하고 의료진에게 정확한 진단을 제공하는 데 사용된다. Medical Sieve는 의료 영상 데이터를 기반으로 한 인공 신경망을 사용하여 정확한 질병 진단을 제공하고, 의료진의 의사결정을 지원하는 데 도움을 준다.

IBM의 AI 헬스케어 혁신 사례들은 의료 분야에 새로운 기회를 제공하고 전 세계적으로 의료서비스의 품질을 향상시키는 데 기여하고 있다. IBM의 AI 기술은 의료진에게 보다 정확한 진단과 치료를 제공하고 환자의 치료 결과를 개선한다.

6.4. Microsoft

Microsoft는 의료 분야에서의 혁신을 위해 다양한 AI 솔루션과 플랫폼을 개발하고 있다. 이를 통해 의료서비스의 품질을 향상시키고 환자 치료 결과를 개선하고 있다.

6.4.1. Microsoft Healthcare Bot

Microsoft Healthcare Bot은 의료 분야에서 AI 기술을 활용한 가상 의사 서비스를 제공하는 플랫폼이다. 이 플랫폼은 환자의 증상을 분석하고 의료 조언을 제공하는 데 사용된다. Healthcare Bot은 의료기관이나 의료기업이 자체적으로 가상 의사 서비스를 구축하고 운영할 수 있도록 지원하며, 환자들에게 24시간 의료서비스를 제공하는 데 도움을 준다.

6.4.2. Microsoft Genomics

Microsoft Genomics는 유전체 분석을 위한 클라우드 기반 플랫폼이다. 이 플랫폼은 대량의 유전체 데이터를 분석하여 유전체 변이를 식별하고 질병의 원인을 밝히는 데 사용된다. Genomics는 의료 연구기관이나 생명과학 기업이 대규모 유전체 분석을 수행할 수 있도록 지원하며, 개인화 의학과 질병 예방에 기여하고 있다.

6.4.3. Microsoft Azure for Health

Microsoft Azure는 세계 클라우드 시장에서 아마존 다음으로 경쟁력을 보유하고 있다. Microsoft Azure는 의료 분야에서 클라우드 기반의 AI 솔루션을 제공하는 플랫폼이다. Azure for Health는 의료기관이 의료 데이터의 '수집 · 생산 → 저장 · 관리 → 가공 · 유통 → 분석 · 활용' 과정에서 다양하게 지원한다. Azure for Health는 의료기관이 대규모 의료 데이터를 안전하게 관리하고 AI를 활용하여 의료서비스를 개선한다.

6.4.4. Microsoft InnerEye

Microsoft InnerEye는 의료 영상 분석을 위한 AI 기반 솔루션이다. 이 솔루션은 의료 영상을 분석하여 종양이나 병변을 식별하고 치료 계획을 수립하는 데 사용된다. InnerEye는 의료진이 의료 영상 데이터를 자동으로 분석하고 진단을 제공한다.

Microsoft의 AI 기술은 의료 분야에 새로운 기회를 제공하고 전 세계적으로 의료서비스의 품질을 향상시키는 데 기여하고 있다. Microsoft의 AI 솔루션과 플랫폼은 의료기관과 의료 연구기관이 의료 데이터를 효과적으로 관리하고 의료서비스를 개선한다.

6.5. Apple

애플은 AI 헬스케어 분야에서도 혁신적인 솔루션과 서비스를 개발하여 의료 현장에 새로운 가치를 제공하고 있다.

6.5.1. Apple Health 앱과 HealthKit

Apple Health 앱과 HealthKit은 사용자의 건강 데이터를 수집, 관리 및 분석하는 데 사용된다. 사용자는 하루 동안의 활동, 수면, 식습관 등 다양한 건강 지표를 추적하고 모니터링할 수 있다. 또한 HealthKit은 의료기관과 의료 장치와의 연동을 통해 환자의 건강 데이터를 자동으로 수집하고 의료진이 환자의 건강상태를 모니터링하고 관리한다.

6.5.2. ResearchKit

ResearchKit는 의료 연구에 참여하는 데 사용되는 오픈 소스 프레임워크이다. 이를 통해 의료 연구자는 iPhone을 사용하여 대규모 연구에 참여하는 환자들을 모집하고 의료 데이터를 수집할 수 있다. ResearchKit는 환자의 의료 데이터를 쉽게 수집하고 분석하여 의학적 연구에 활용한다.

6.5.3. Apple Watch와 Health Monitoring 기능

Apple Watch는 데이터의 '수집 · 생산 → 저장 · 관리 → 가공 · 유통 → 분석 · 활용' 과정에서 다양한 건강 모니터링 기능을 제공한다. 이를 통해 사용자는 심박수, 운동량, 수면 패턴 등의 건강 지표를 실시간으로 모니터링할 수 있다. 또한 Apple Watch는 응급 상황 시 응급 연락망에 연결하고 심장 리듬 이상을 감지하여 사용자에게 경고를 보내는 등의 생명을 구하는 기능도 서비스한다.

6.5.4. ECG와 심박수 모니터링

최근 애플은 Apple Watch Series 4 및 그 이후 모델에서 ECG(심전도) 기능을 제공한다. 이를 통해 사용자는 심장 건강을 모니터링하고 심박수 이상을 감지할 수 있다. 또한 Apple Watch는 심박수를 지속적으로 모니터링하여 불규칙한 심장 리듬을 감지하고 사용자에게 알림을 보내는 등의 기능을 제공한다.

글로벌 모바일 시장을 선도하는 애플은 아이폰과 아이워치 등을 기반으로 데이터의 '수집 · 생산 → 저장 · 관리 → 가공 · 유통 → 분석 · 활용' 과정에서 다양한 콘테츠 서비스를 제공하고 있다. 애플의 AI 헬스케어 혁신은 사용자의 건강을 모니터링하고 의료 연구를 진행하는 데 도움을 줄 뿐만 아니라, 의료 현장에서의 생명을 구하는 데 기여하고 있다. 애플은 사용자 중심의 AI 기반 건강 서비스를 제공하여 사용자가 건강한 삶을 살 수 있도록 지원하고 있다.[13]

13) 김용환, 「AI 시대 데이터 경제학」, 청람, 2021. pp. 334-342.

제 13 장

13 국제 헬스케어 경제학

International Healthcare Economics

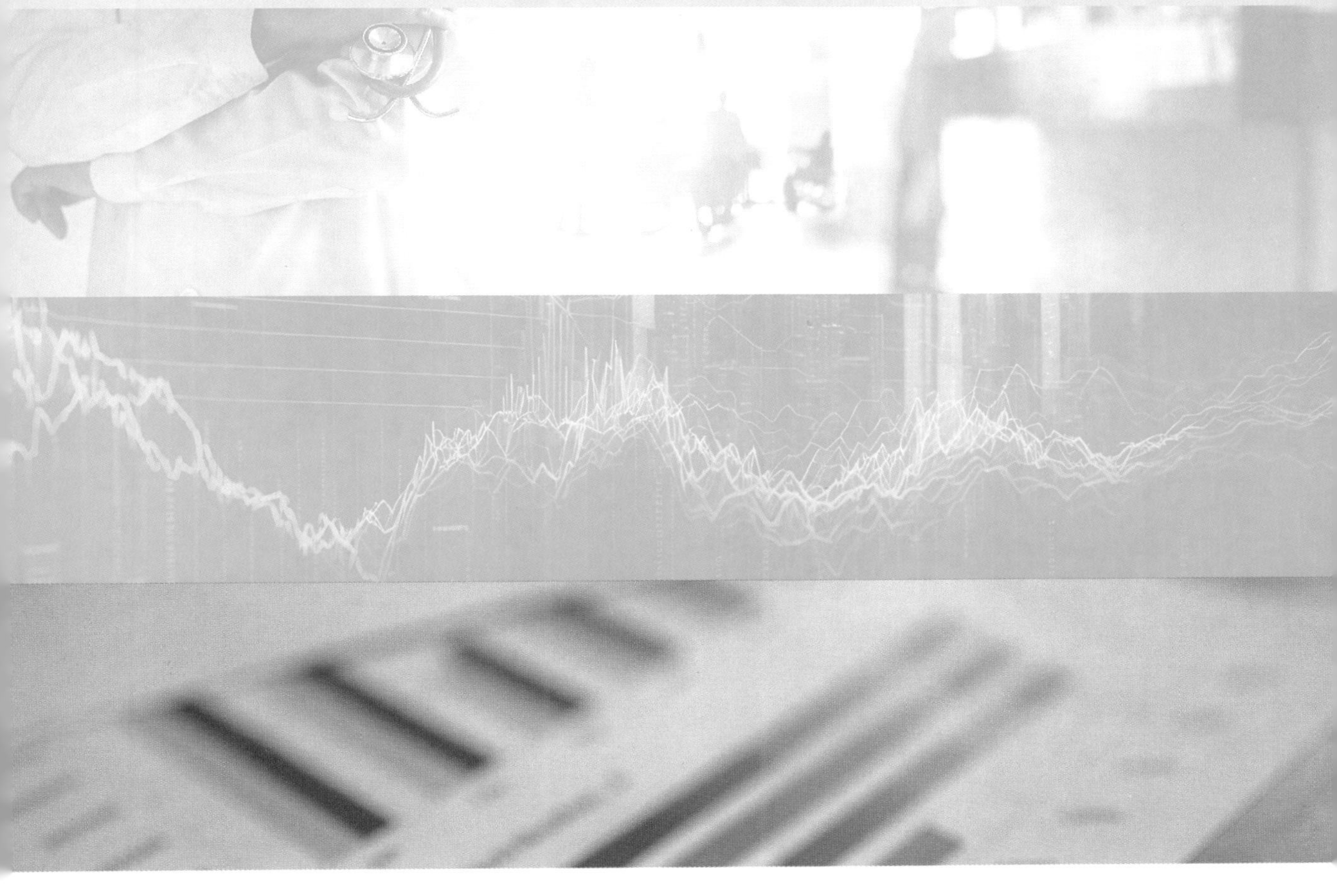

제 13 장

국제 헬스케어 경제학
International Healthcare Economics

"건강의료 서비스 무역도 국제화될 것이다."

이 세상에서 질병보다 국제적인 것은 없다—Nothing on earth is more international than disease. 역사적으로 보면 일명 흑사병인 페스트가 14세기에 전 유럽을 휩쓸어 유럽 인구의 약 1/4인 2,000만 명을 사망케 한 사건, 스페인, 포르투갈의 남미 정복자들이 천연두, 홍역 등을 같이 가져와 이 질병에 면역성이 없는 원주민의 수를 격감시킴으로써 남미 정복을 용이하게 한 사실, 십자군 원정으로 콜레라가 유럽에 전파되고, 메카 순례로 인도의 콜레라가 전 세계로 확산되는 결과로 이어진 점 등을 볼 때 질병의 국제적 전파 역사는 인류에게 질병이 전쟁보다도 더 많은 사람을 죽일 수 있다는 결과를 보여주고 있다.

최근에는 국제화로 인해 여행자와 상품 교역이 증대함에 따라 전염병의 국경 간 이동도 증가하여, 선진국에서도 콜레라와 같은 후진국형 질병이 계절 구별 없이 발생하고 있다. 또한 콜레라, 페스트, 성홍열 등 전통적 전염병 이외에도 조류독감(Avian flu), 중증급성호흡기증후군(SARS), 돼지독감(Swine flu), 중동호흡기증후군(MERS) 등 인수공통감염병도 급격한 국제적 전파 현상을 나타내고 있어 국민을 불안하게 할 뿐 아니라 국제 통상에도 막대한 영향을 끼치고 있다. 특히 2019년에 발생한 COVID-19는 국제적 질병 문제를 해결하기 위한 국제보건이 그 어느 때 보다 중요하다는 것을 인식시켰다. 현재 세계헬스케어협력사업은 WHO가, 통상협력은 세계무역기구(World Trade Organization)를 중심으로 한 다자간 협력과 국가와 국가 간 또는 국가와 지역 간에 체결하는 자유무역협정(Free Trade Agreement)을 중심으로 이루어지고 있다. 그리고 국가 혹은 지역 간의 정례회의 등 양자 협력채널과 APEC, OECD, ASEM 등과 같은 국제기구에서의 통상협력이 WTO와 FTA 통상협력을 보완하고 있다. 이 장에서는 헬스케어경제적 측면에서 WHO, WTO와 FTA에서 다루어지고 있는 세계 헬스케어 협력 사업과 통상협력 사업에 관하여 설명하고자 한다.[1)]

1. 세계보건기구(WHO)

1.1. 새로운 국제보건규칙(International Health Regulation)

기존의 국제보건규칙은 1951년 콜레라, 페스트, 황열과 같은 전염병의 국제적 확산을 방지하기 위해 제정한 것으로 WHO회원국은 전염병이 발생할 경우 이를 WHO에 보고하고, WHO가 회원국에게 이를 알리고 필요한 기술적 조치들을 취하도록 규정하였다. 그러나 기존의 국제보건규칙은 콜레라, 페스트, 황열 등 전염병만을 국제적 확산이 가능한 질병으로 다루었기 때문에, 에이즈, 사스와 같은 신종전염병이나 최근에 재출현한 결핵, 말라리아와 같은 오래된 질병의 위협을 반영하지 못하였다. 또한 많은 회원국은 자국 수출 상품에 대한 수입 금지 조치와 관광 수입의 감소 등을 우려하여 전염병 발생 보고를 하지 않거나 보고를 지연하는 경우가 많았다. 특히 최근에는 항공 여행객의 증가, 국제무역의 자유화와 치명적인 신종전염병이 빠르게 세계적으로 전파될 수 있게 됨에 따라 국제보건 규칙을 강화할 필요가 생겼다. 새로운 개정안은 2005년도 WHO 총회의 의결을 거쳐 실시되었는데 이 개정안의 주요 내용은 아래와 같다.

첫째, 새로운 규정은 공중보건에 중대한 위험을 가져오는 전염병이 발생하여 구체적이고 즉각적인 조치를 취할 필요가 있을 경우 WHO에 의무적으로 보고하도록 하고 있다. 그러나 가능한 국제무역과 국제여행에 부정적 영향을 끼치지 않도록 하고, 회원국이 전

---

1) World Health Organization, World Health Report 2010: Health Systems Financing: The Path to Universal Coverage, 2010.

이 보고서는 보편적 건강보장(Universal Health Coverage, UHC)을 달성하기 위한 재정 전략을 분석한다. WHO는 전 세계적인 보건 시스템을 평가하며, 각국이 어떻게 자금을 마련하고 관리하는지, 그리고 보건 지출이 건강 결과와 경제성장에 미치는 영향을 설명한다. 국가 간 보건 지출 비교를 통해 재정적 지속 가능성을 강조하며, 국제적 보건 정책의 중요성을 설명한 중요한 자료이다.

염병 발생국이 된다는 오명을 방지하기 위해 전적으로 회원국의 보고에 따라서 필요한 조치를 취하도록 하고 있다.

둘째, 의무적으로 WHO에 보고하여야 할 질병의 범위에 전염병, 매개동물전염병, 인수공통전염병 중에서 치명적인 질병인 콜레라, 페스트, 황열, 성홍열, 탄저병, 보툴리누스 중독(Botulism), 천연두, 소아마비, 사스, 야토병, 광우병을 포함시키고, 이들 질병이 발생할 경우, 각국에 설치된 보고 책임기관(National IHR Focal Point)을 통해 24시간 이내에 WHO에 보고하고 기술적인 지도와 지원을 받도록 한다. 마지막으로 WHO는 회원국과 협력하여 전염병 조기 발생 경보와 대응 방안을 수립하며 새로운 규칙은 공항과 항만의 검역에도 적용된다.

WHO는 2022년 국제보건규칙을 개정하여 팬데믹(Pandemic)의 정의와 선언절차에 관한 규정을 신설하였다. 이 규정에 따라 WHO 사무총장은 아래와 같은 상황이 발생할 경우 최고 수준의 경고를 회원국에 선포하도록 규정하고 있다.

1. 전염병이 최고 수준의 위험으로 세계적으로 확산될 때
2. 각국의 보건시스템이 대응할 수 있는 수준을 능가한 때
3. 국제 여행과 무역에 심각한 위험을 초래하고 실질적인 사회 경제적 혼란을 초래할 때
4. 이러한 질병 위험에 대처하기 위해 모든 정부와 사회의 즉각적인 국제협력과 행동이 필요한 때

이 규정이 신설된 것은 COVID-19의 발생이 원인이다. 2019년 COVID-19가 중국에서 발생하였을 때 중국 정부는 국제보건규칙에 따라 24시간 이내에 WHO에 보고하고 WHO와 협력하여 필요한 조치를 취하여야 했다. 그러나 중국 정부가 규정에 따른 보고를 하지 않아 WHO는 2020년 1월에도 필요한 보고를 받지 못했고 결과적으로 초기대응에 실패하여 이후 COVID-19는 전세계적으로 확산되어 모든 국가의 모든 부문에 최대의 고통과 사회경제적 희생을 가져온 팬데믹으로 발전했다.

1.2. 담배 규제(Tobacco Control)

1.2.1. 기본 협약

WHO의 추계에 의하면 매년 420만 명이 담배로 인한 심장질환, 폐암, 기관지염으로

사망하며, 2030년경에는 사망자가 1,000만 명으로 늘어날 것으로 예상하고 있다. 사망자 중 75%가 후진국에서 사망하여, 현재와 같은 흡연 추세가 계속된다면 앞으로 25년간 1억 5천만 명, 다음 25년간 3억 명 이상이 흡연으로 사망하게 될 것으로 추측하고 있다. 선진국의 경우 사망자의 절반이 가장 경제활동을 완성하게 할 나이에 사망한다는데 문제의 심각성이 있다. 특히 관세 인하로 아시아, 남미, 동구 국가의 담배 소비가 증가하고 있으나, 담배의 위험에 대한 홍보 부족으로 흡연자뿐 아니라 비흡연자의 간접 피해도 증가하고 있다.

담배광고 및 국제무역은 전 세계적으로 건강을 위협하는 주요 요인이다. 특히 다국적 담배 제조회사들은 선진국의 흡연율이 떨어짐에 따라 흡연율이 높은 아시아, 남미 및 동유럽 시장을 집중적으로 공략하기 위해 관세 인하 및 시장 개방정책을 강력하게 지지했다. 대표적인 예가 미국과 태국의 담배 분쟁이다. 태국은 1996년에 제정된 담배법에 따라 외국 담배의 수입을 금지했으나 미국은 담배 수입 금지가 관세 및 무역에 관한 일반협정(General Agreement on Tariffs and Trade, GATT) 조항에 위배된다고 소송을 하여, 결과적으로 태국은 외국 담배의 수입을 허가하고 담배세를 인하할 수밖에 없었다. 단지 담배광고는 태국 국내 제품에도 금지하였기 때문에 내국민 대우의 원칙을 위배하지 않아 계속 금지하였다.

WHO는 담배 생산과 무역이 인류의 건강에 미치는 부정적 영향을 인식하고 1996년부터 WTO와 협력하여 담배의 국제적 규제에 관한 협상을 추진하였다. 이러한 WHO의 노력으로 2003년 5월 담배규제 기본 협약(Framework Convention on Tobacco Control)이 국제 협약으로 채택되었는데 주요 내용은 아래와 같다.

1. 담배에 관한 광고 및 후원 활동이나 판촉행위를 금지하거나 제한한다.
2. 담뱃갑 양면에 담배의 위해에 대한 경고문을 게재하며 경고 그림 게재도 가능하도록 한다. 또한 담배의 성분 및 위해 배출물에 대한 정보를 표시한다.
3. 담배의 위해에 대해 오해를 불러올 수 있는 low tar, mild, light와 같은 오도 문구 사용을 금지한다.
4. 담배의 밀수, 불법 제조, 위조 등을 방지하기 위해 담배 제품의 제조에서부터 판매까지의 공급망 규제를 위한 실질적 수단을 도입한다.
5. 담배 회사의 책임에 대한 규정을 제정한다.
6. 후진국의 협약 이행을 위해 국제기금 조성에 노력한다.

담배 규제 협약은 2005년 효력이 발효되었다. 우리나라는 2005년 5월에 협약서에 비준하였고 2012년까지 전 세계 176개국이 협약서에 비준하였다.

1.2.2. 당사국 총회

WHO의 담배규제 협약에 대한 국가별 협약 이행 현황을 점검하고, 협약 조문별 이행 촉진 방안을 논의하는 당사국 총회는 매 2년마다 개최된다.

2011년 서울에서 개최된 협약 비준국들로 구성된 당사국 총회(Conference of the Parties, COP)에서는 담배 제품의 불법 거래 근절을 위한 의정서와 담배 수요를 감소시키기 위한 가격과 조세 정책에 대한 가이드 라인(Guideline on price and tax measures to reduce the demand for tobacco)이 채택되었는데 채택된 가이드 라인의 주요 내용은 다음과 같다.

1. 당사국은 담배 수요의 가격 탄력성과 소득 탄력성을 고려하여 효율적 과세제도를 도입하여야 한다.
2. 담배에 대한 세율은 정기적으로 모니터링되고 인상되어야 한다.
3. 담배의 불법 거래에 대한 강력한 정책 수단을 실행하여야 한다. 납세필증 등을 부착하는 방법도 고려해야 한다.
4. 조사, 압수, 폐기 처분 등 필요한 권한을 과세당국에 부여해야 한다.
5. 면세점 내 담배 제품 판매를 금지하거나 소비세를 부과하거나 여행객에 의한 반입 수량 제한 조치를 고려해야 한다.

최근 총회는 2023년 파나마시티에서 개최되었다. 주요 의제로는 담배제품 성분 규제 및 공개, 담배 광고, 판촉 및 후원, 신규 및 신종담배 현황 등 이었다.

1.3. 필수 의약품(Essential Drugs)

WHO는 아시아, 아프리카 최빈국 국민의 절반이 필수 의약품을 구입하지 못하고 있는 것으로 추산하고 있다. 후진국은 의료비의 25%~65%를 약품 구입비에 사용하고 있으나 국민의 경제적 능력 부족으로 필수 의약품 구매가 불가능한 것으로 파악되고 있다. 특히 후진국의 경우 제약산업이 발전하지 못해 대부분의 의약품을 수입에 의존하고 있다.

현재 WTO가 정한 필수 의약품 목록에 포함된 300개 정도의 의약품 대부분은 필수 의약품이다. 그러나 수십억 명의 인구가 대부분의 필수 의약품을 구입하지 못하는 것은 빈곤국가 국민들의 의약품 구매력 부족과 정부의 재정 부족으로 인한 것이다. WHO와 WTO는 필수 의약품의 가격인하가 저개발 국가와 빈곤층의 의약품 구매를 가능하게 하는 방법이라고 생각하고 여러 가지 조치들을 추진하고 있는데 주요 내용을 예로 들면 아래와 같다.

첫째, 의약품, 백신, 기타 의료용품의 수입 관세를 인하하여 의약품 가격을 인하한다. 예를 들면, 우간다는 2000년 말라리아 퇴치를 위해 모기장과 살충제에 관한 수입 관세를 철폐하였다. 둘째, 정부는 강제 실시권에 따라 에이즈, 말라리아, 폐결핵, 기타 전염병의 확산으로 비상사태가 발생할 경우 특허권자의 동의를 받지 않고 정부기관 또는 제약회사로 하여금 의약품 생산을 하게 할 수 있다. 단, 수출은 금지된다. 마지막으로 병행수입 제도에 따라 국가가 병행수입을 허가할 경우 의약품 특허권자는 이들 국가에 다른 국가보다 낮은 가격으로 의약품을 수출할 수 있다.

2. 세계무역기구(World Trade Organization)

2.1. 기본 원칙

WTO는 세계무역의 자유화를 위해 1995년에 설립된 국제 기구로서 상품교역, 지적 재산권, 서비스 교역 협상을 하기 위한 협상 장소로서의 기능을 수행한다. 최고 의결기관으로 각료 회의(Ministerial Conference)가 있으며, 각료 회의 산하에 분야별 위원회(Committee)가 설치되어 있다.

WTO가 정한 무역의 기본 원칙에는 최혜국 대우(Most Favoured Nation Treatment)와 내국민 대우(National Treatment)가 있다. 최혜국 대우는 상품 교역에 있어 모든 회원국에게 동등한 대우를 해야 한다는 원칙이다. 예를 들면, 우리나라 의료 인력이 미국, 일본 등 선진국에 진출하고 싶지만 후진국의 저가 인력이 유입될 것이 두려워 미국, 일본에 대해서만 양허 요구를 하는 것은 사실상 다른 국가에 대하여도 요구한 것으로 간주된다는 것이다. 내국민 대우는 외국기업이나 외국상품은 국내기업이나 국내상품과 동등하게 대우한다는 것으로 예를 들면, 조세나 규제에 있어 차별을 두어서는 안된다는 것이다. 단지 지역 자유무역협정(FTA)은 최혜국 대우에 대한 예외로 인정된다.

WTO는 최초의 다자간 무역협상으로 2001년 카타르 도하에서 열린 각료 회의에서 Doha Development Agenda(DDA) 협상을 출범시켰다. 그러나 도하 아젠다는 선진국과 개발도상국 간에 서로 받아들이기 어려운 요구를 하고 있어 협상이 타결되고 있지 않다. 미국을 중심으로 한 선진국은 개발도상국이 기계, 전기, 전차, 화학, 의료기기 등 제조업 분야와 금융 등 서비스 분야에서 추가적인 자유무역화 확대를 수용할 것을 요구하고 있으며, 중국, 인도, 브라질 등 개발도상국은 선진국이 농업분야의 보조금과 관세를 인하하고 서비스 인력 이동 등에서 상응하는 조치를 하여야 한다고 주장하고 있어 협상타결은 극히 불확실하다. 더군다나 WTO의 거버넌스 및 협상원칙도 만장일치제이기 때문에 어느 한 나라가 반대해도 협상타결이 이루어질 수 없는 구조이다. 따라서 많은 국가들은 WTO 중심의 다자간 무역협상보다 협상이 간단하고 다자간 무역협상과 거의 같은 효과를 거둘 수 있는 자유 무역협정(Free Trade Agreement)에 치중하고 있어 WTO의 기능은 사실상 정지되어 있다고 볼 수 있다.

2.2. 국제통상협력 사업

WTO가 헬스케어와 관련하여 수행하고 있는 주요 기능은 전염병과 상품교역, 식품 안전과 교역, 보건의료서비스 개방 협상의 3가지이다.

2.2.1. 전염병과 상품 교역(Infectious Disease and Trade)

관광과 상품 교역의 증대로 전염병의 국경 간 이동도 증가하여 자유로운 통상을 방해하고 있다. 어느 국가에 전염병이 발생할 경우, 수입국은 전염병 유입을 방지하기 위하여 해당 국가의 상품 수입을 금지할 수 있다. 그러나 WTO에서는 이 경우에도 금수조치는 단지 국민의 건강상의 위험을 방지하기 위한 불가피한 경우에 한정하며, 금수조치 기간도 최소화하도록 하고 있다. 예를 들면, 1988년 유럽연합(EU)이 아프리카에서의 콜레라 발생을 이유로 탄자니아 등 아프리카 국가의 생선, 과일, 채소에 대한 수입금지 조치를 내린데 대해, WTO는 콜레라 전염 위험이 없다는 이유로 금수조치를 해지할 것을 결정하였다. 이것은 무역제재 조치는 이론적 위험보다는 과학적 증거에 기초해야 한다는 것을 강조하고 있다.

2.2.2. 식품안전과 교역(Food Safety and Trade)

WHO는 매년 전 세계적으로 2백만 명에 가까운 어린이가 설사로 사망하는 것으로 추산하고 있으며, 대부분의 설사는 병균에 오염된 음식과 물로 인해 발생한다고 생각하고 있다. 심지어 선진국에서도 전 인구의 1/3이 식품으로 인한 질병을 앓고 있으며 1백만 명당 20명이 사망하는 것으로 추산하고 있다. 최근에는 화학약품에 오염된 가공식품, 농약을 지나치게 사용한 농산물과 항생제를 지나치게 사용한 축산물과 수산물의 국제무역이 국제적인 식품안전에 관한 관심을 높이고 있다.

이러한 국제적인 식품안전 관리와 더불어 증가하는 국제 농산물과 식품무역을 증진시키기 위해 WTO는 위생 및 식물위생협정(Sanitary and Phytosanitary Agreement)을 체결하였다. 이 협정에 따라 회원 국가는 불필요하고, 인위적이며 과학적 근거가 없는 규정으로 식품 수입과 동 · 식물 검역을 할 수 없으며, 수출국의 위생 검사, 검역 방법이 다르더라도 동등한 결과가 인정될 경우, 수입국의 위생 검사 및 검역을 통과한 것으로 인정하여야 한다는 것이다. 예를 들면, 1995년 한국에 수입된 미국산 그레이프프루트(자몽)가 부패하여 수입업자가 미국 수출회사에 클레임을 제기하였다. 미국 측은 한국의 검사지연으로 부패하였다고 주장하며 한국의 수입식품 검사 방법에 대해 내국민 대우를 위반하였다고 제소하였다. 결국 한국은 검사 방법을 전수조사에서 무작위표본 추출 검사(random sampling)로 변경하고 부패 과일은 수입업자가 판매 전에 선별하여 처리하는 부패 과일 선별 제도로 변경하였다.

2.2.3. 보건의료서비스 개방 협상

1995년 세계무역의 자유화를 위한 협상을 위해 설립된 우루과이라운드(Uruguay Round)에서는 헬스케어 서비스를 다음과 같이 분류하였다. 이 분류에 따르면 의료서비스는 사업 서비스 중 전문 서비스로 분류되며 의약품 도매업이나 약국의 소매서비스는 유통서비스, 건강보험과 민간 건강보험은 금융서비스, 병 · 의원은 헬스케어 서비스의 하위사업으로 대분류되고 있다(표 13-1 참조).

[표 13-1] UR의 헬스케어 서비스 분류

대분류	하위분류
1. 사업서비스	A. 전문 서비스 h. 의료 및 치과 서비스 j. 조산원, 간호사, 물리치료사 및 준의료인 서비스
4. 유통서비스	A. 위탁대리인 서비스 B. 도매거래 서비스 C. 소매 서비스
7. 금융서비스	A. 모든 보험 및 보험 관련 서비스 a. 생명, 사고 및 건강보험 서비스
8. 건강 관련 및 사회서비스 (1.A.h-j에 열거되지 아니한 것)	A. 병원 서비스 B. 기타 인간건강 서비스 C. 사회서비스 D. 기타

다양한 분야에서 국제 간의 헬스케어 서비스 무역이 발전하고 있다. 새로운 의료시장을 찾는 병원 경영자가 해외에 의료기관을 설립하거나 투자하고 있으며, 다국적 민간 보험회사가 다른 나라에서 건강보험을 판매하고 있다. 전문 의료인들은 일시적이든 영구적이든 보다 나은 근무조건과 임금을 받기 위해 다른 나라로 이동하고 있다. 많은 국가들이 외국환자의 유치를 위해 노력하고 있다. 이것은 헬스케어 서비스 무역자유화를 통해 의료공급의 질과 효율을 높이면서 외화 획득을 증가시킬 수 있는 장점이 있기 때문이다. 예를 들면, 외국병원 설립은 새로운 의료기술의 도입과 서비스 제공을 가능하게 하고, 국내의료인에게 취업의 대안을 제공함으로써 환자와 의료인의 해외이동을 억제하게 하는 효과가 있을 것이다. 이러한 면에서 헬스케어 서비스 무역의 자유화는 WTO에서 새로운 중요 협상 분야로 대두되고 있다.

WTO 체제하에서 헬스케어 서비스 무역은 4가지 형태(mode)로 분류할 수 있다.

- Mode-1. 국경 간 공급(cross-border supply) : 한 국가에서 다른 국가로 공급되는 서비스를 의미하며, 원격진료 서비스를 예로 들 수 있다.
- Mode-2. 해외소비(consumption abroad) : 한 국가의 개인 또는 기업이 다른 나라에서 서비스를 이용하는 것을 의미하며, 해외진료가 이에 속한다. 의료관광이 좋은 예이다.
- Mode-3. 상업적 주재(commercial presence) : 외국기업이 다른 국가에 자회사나 지사를 설립하여 서비스를 공급하는 것을 의미하며, 의료기관을 해외에 설립하는

것이 이에 해당한다. 다른 국가의 병원에 투자하는 것을 포함한다.

- Mode-4. 자연인의 이동(movement of natural persons) : 어떤 국가의 의료인이 다른 국가로 이동해서 서비스를 공급하는 것을 의미하며, 의사, 간호사의 국가 간 이동과 의료기관 경영자의 국가 간 이동이 좋은 예이다.

현재 헬스케어 서비스는 서비스 무역에 관한 일반협정(General Agreement on Trade in Services)에 따라 회원국이 자국의 보건정책에 따라 의료시장에 어떠한 규제도 할 수 있도록 허용하고 있다. 이에 따라 대부분의 회원국은 자국의 법령으로 의료시장에 대한 규제를 하고 있다. 따라서 각국은 공공의료서비스를 협상대상에서 제외하거나 부분적인 개방을 할 수 있다. 그러나 많은 국가에서는 제한적이지만 개인의 해외진료와 외국의료기관의 자국 내 설립을 허용하고 있으며, 의료기기와 약품교역에 대하여는 일반상품과 같이 광범위한 교역이 이루어지고 있다. 외국 의료기관이 설립될 경우 해외 원정 진료를 감소시킬 수 있고, 첨단 의료서비스와 경영기법의 도입 등의 장점이 있으나 주로 고소득층 위주의 진료로 인한 위화감 조성, 내국인 의사 고용으로 인한 내국인의 서비스 이용 제한 등의 단점도 있다.

그러나 의료인의 국경 간 이동은 대부분의 회원국이 허가하지 않고 있으며, 이민이나 취업 목적의 입국도 제한하고 있다. 단지 언어상의 장애가 없는 일부 국가-인도, 파키스탄, 이집트, 필리핀의 의사와 간호사가 일부 선진국의 의료인 부족을 해소하기 위해 해외이동이 받아들여지고 있다. 앞으로도 의료인의 이동은 면허증의 상호 인정 문제, 언어상의 문제, 자국 의료단체의 반발, 후진국의 두뇌 유출에 따른 투자비 손실과 의료인 부족으로 인한 진료차질, 특히 저소득층에 대한 의료서비스 부족 등의 문제가 있어 합의가 상당기간 어려울 것으로 보인다. 미국의 경우와 같이 의사의 면허증을 정부가 아닌 의사협회에서 자체적으로 발급하기 때문에 정부의 간섭이 불가능한 경우도 있다. 이것은 많은 국가에서 의료서비스를 준공공재(quasi public goods)로 인식하여 시장 개방에 가장 소극적으로 대처하고 있는 것도 하나의 중요 요인이다.

2.2.4. 도하개발아젠다

WTO는 2001년 11월 카타르 도하에서 개최된 제4차 각료회의에서 새로운 다자간 무역협상인 도하개발아젠다(Doha Development Agenda)를 출범시키고 2005년 1월까지 농업과 헬스케어 서비스를 포함한 7개 협상의제에 대해 협상을 완료하기로 결정하였다. 이러한 결정에 따라 그동안 진행된 협상에서 미국, EU, 일본, 캐나다 등 선진국은 헬스케어 서비스의 공공성을 이유로 양허를 하지 않는다는 입장이며, 특히 의료 인력의 이동에 대하여 부정적 입장을 나타낸 반면, 인도 등 일부 개발도상국은 보건의료서비스의 개방을 적극적으로 요구하였다. 우리나라는 선진국으로의 의료 인력 이동을 원하는 반면, 개발도상국으로부터의 전문 인력 이동에는 부정적인 견해를 보이고 있다. 그러나 2003년 9월 멕시코 칸쿤에서 개최된 각료회의에서 농업부문 개방에 대한 협상의 실패로 도하아젠다 협상 자체의 실현이 어렵게 됨에 따라 헬스케어 서비스 개방에 대한 국제적 협의도 중단되었다. 2004년에 다시 협상이 개시되었으나, 농업보조금 감축에 대한 이견으로 2006년에 협상이 중단되었고, 2007년도에 다보스 각료회의를 계기로 협상이 재개되어 2007년 말 타결을 목표로 협상을 진행했으나 협상 타결은 이루어지지 않았고 앞으로의 타결도 불가능할 것으로 전망된다.

한국은 미국, 일본, 캐나다 등 8개국에 의료, 간호 및 조산 서비스 개방을 요구했고, 호주, 폴란드, 중국 등 6개국으로부터 헬스케어 서비스 분야 개방을 요구받았다. 양허안을 제출한 회원국 중 헬스케어 서비스 분야를 추가 양허한 회원국은 홍콩, 인도 정도에 그치며, 그 양허 내용도 실질적인 개방으로 보기는 어렵다. 이처럼 헬스케어 서비스 분야의 개방수준이 타분야에 비하여 낮은 이유는 헬스케어가 가진 공공성 때문이라고 할 수 있다. 다시 말해 대부분의 국가가 보건의료서비스는 시장 기능에 맡기기 보다는 정부가 개입해야 한다고 생각하는 것이다. 국민의 생명과 안전이 직결되어 있는 만큼 의료인력 양성, 의료기관 개설, 서비스의 질 등에 대해 엄격한 규제를 실시하고 있어 국제적으로 개방수준이 낮을 수밖에 없다.

3. 자유무역협정(Free Trade Agreement)

자유무역협정은 무역자유화를 실현하기 위해 양국 간 또는 지역 간에 체결하는 특혜무역협정으로 관세동맹, 공동시장, 경제통합 등을 포괄하는 무역협정이다. WTO가 모든 회원국에게 최혜국 대우를 보장해주는 다자간 무역협정인 반면, FTA는 협정 체결국에게만 무관세나 낮은 관세혜택을 주는 지역무역협정으로 FTA가 무역협정에서 중심이 된 것은 WTO가 주도하는 다자간 통상협상이 기대한 만큼의 효과를 내지 못하고 있는 것이 중요한 요인이다. FTA가 개방과 경쟁을 통해 생산성과 국제경쟁력을 높이게 되어 현재 전 세계 교역의 55% 정도가 지역 무역협정국 사이에 이루어지고 있다. 최근의 FTA는 상품 무역자유화 외에도 금융, 통신시장개방과 지적재산권 보호, 정부조달 사업, 환경보존, 노동자의 권리, 투명한 분쟁해결 절차 등 포괄적 내용을 포괄하고 있다.

우리나라는 2004년 4월에 칠레와 첫 FTA를 체결한 후 적극적인 FTA확대 정책을 추진하여 2024년 현재 59개국가와 국가연합과 협정을 체결하였다. 중요한 국가와 체결내용은 다음과 같다.

3.1. 한국-미국 FTA 타결 내용

미국은 세계 수입시장에서 약 22%를 차지하는 세계최대 소비시장이자 우리나라의 최대교역국 중의 하나이다. 대외 의존도가 70%를 상회하는 우리나라로서는 세계 최대 소비시장인 미국시장을 일본, 중국, 대만에 앞서 선점하는 것이 중요하다. 또한 새로운 성장동력을 마련하고, 사회시스템 전반을 업그레이드시켜 국가 경쟁력을 높이고 양국 간의 기술, 인력교류와 투자 촉진을 통해 기술발전과 산업구조를 고도화시키기 위해 한-미 FTA는 필요 불가결한 협정이다. 또한 한-미 FTA는 일본, 중국 등 우리나라와 FTA를 추진하고 있는 국가에 상당한 압박으로 작용하여 앞으로 한국의 다른 국가와의 FTA 체결에 기준을 제시하는 효과를 가져올 것이다.

한미 FTA에서는 몇가지 중요한 조항이 있다. 첫 번째 조항은 역진 방지(Ratchet) 조항인데 이것은 한번 개방된 수준에 대하여는 다시 되돌릴 수 없도록 하는 것이다. 예를 들면, 의료 상품에 대해 관세를 단계적으로 철폐하여 3년 내에 의료상품 시장을 80% 개방한 것을 다시 60% 수준으로 되돌릴 수는 없다는 것이다.

두 번째는 미래 최혜국 대우(Future MFN Treatment) 조항으로 한국과 미국이 추후 다른 국가에게 더 유리한 대우를 하는 FTA를 체결할 경우 자동적으로 한 · 미간에게도 똑같은 유리한 대우를 적용한다는 것이다.

세 번째는 스냅백(Snapback) 조항인데 이것은 자동차와 관련된 조항이다. 자동차와 관련된 협정을 위반한 경우, 6개월 내에 철폐한 관세를 복귀시키는 무역 보복 조치를 할 수 있다는 것이다.

3.1.1. 의약품

의약품은 미국의 핵심 관심 분야로서 전체 협상의 진전 여부를 좌우했던 분야의 하나였다. 미국은 세계 최대의 제약산업 국가로서 북미지역이 전 세계 의약품시장의 약 절반을 차지하는데 비해 우리나라는 세계시장에서의 비중이 2% 미만으로 원료의 90%를 수입에 의존하여 주로 복제품 생산에 치중하고 있다. 반면에 진료비 중 약제비의 비중이 약 30% 정도를 차지하고 있고 현재 수입의약품을 포함한 대부분의 의약품을 신고에 따라 급여 대상 약품으로 정하는 제도를 채택하고 있었다. 따라서 의약품 시장이 개방되고 수입 관세가 철폐될 경우 영세한 국내 제약산업의 존폐가 문제가 되는 것이다.

한국은 2010년까지 진료비 중 약품이 차지하는 비중을 24% 이하로 감소시키기 위한 "약제비 적정화 방안"을 마련하여 의약품 등재 방법을 네가티브 제도에서 선별등재 시스템인 포지티브 제도로 전환하고, 등재약품 수의 감소와 약가 인하, 국민건강보험공단과 제약회사 간의 약가 협상제 도입, 약품 적정사용 유도 등을 통해 약품비 비중을 줄이는 전제하에 미국 측과 협상을 하였다. 의약품과 관련하여 미국은 여러 가지 요구사항을 제시하였으나 한국은 약값의 급격한 인상을 방지하고 국내 제약산업을 보호하기 위하여 선별적으로 요구사항을 수용하였다. 의약품과 관련하여 진행한 협상의 내용을 좀 더 자세히 설명하면 다음과 같다.

한국과 미국은 의약품에 대한 비용-효과적인 접근성 보장, 특허 의약품의 가치인정, 이해관계자의 의견수렴 절차의 명확화, 건강보험약가의 결정 및 등재 과정에서의 독립된 이의신청 절차 마련, 도입 예정인 법령의 신속한 공개와 의견 제출 기회 부여, 윤리적 운영관행의 중요성 인정, 인터넷을 통한 의약품 허가 정보제공, 우수 의약품 제조기준(GMP)과 일반의약품의 상호인정을 위해 의약품, 의료기기위원회에서 이러한 문제를 논의하기로 하고, 필요할 경우 양국 작업반의 설치 등에 합의하였다. 그러나 약가와 관련된 사항에 대하여는 한국이 미국 측의 요구를 대부분 수용하지 않았다.

신약의 최저 가격 보장과 관련하여, 미국은 선진7개국 약가수준의 최저가격 보장을 요구하였으나, 이를 수용할 경우 국민건강보험공단과 제약회사 간에 시행될 약가협상제도에서 신약 가격에 대한 가이드 라인을 설정할 뿐 아니라 건강보험 재정에 부담을 주게 되므로 이를 수용하지 않았다.

미국은 특허권이 만료된 일반의약품도 신약과 마찬가지로 약가협상제를 통해 가격을 결정할 것을 요구하였으나 수용되지 않았다. 미국은 인플레이션을 감안한 약품가격 조정제도를 도입할 것을 주장하였으나, 이러한 제도를 도입한 국가가 없다는 이유로 수용하지 않았다. 이외에도, 미국은 약물경제성 평가 제도 도입연기, 특허만료 의약품의 약가인하폭 축소, 사용량이 많아지면 약가를 인하시키는 사용량-약가 연동 금지 등을 요구하였으나 한국은 이를 수용하지 않았다.

3.1.2. 의약품의 지적재산권 보호

신약의 지적재산권을 보호하기 위하여 최초 개발자가 시판허가를 받을 경우, 최소 5년간 최초 개발자의 동의 없이 동일 또는 유사품의 허가를 받지 못하도록 하였다. 특히 새로운 제도로 허가-특허 연계제도를 도입하여 업자가 원개발자의 자료를 기초로 허가를 신청하는 경우 원개발자에게 허가신청 사실을 통보하여 특허침해 여부를 판단하게 함으로써 허가 단계에서 특허침해를 방지하는 방법을 채택하였다.

이 외에도, 특허 기간 중 특허권자의 허락 없는 특허자료의 사용금지, 특허 의약품의 허가 절차 과정에서 소요된 기간만큼의 특허 기간 연장 등에 합의하였다.

3.1.3. 헬스케어 서비스 및 투자

한미 FTA에서도 헬스케어 서비스는 개방 대상에서 제외되었다. 의료서비스에 대한 규제를 포괄적으로 유보함으로써 영리 의료법인의 설립이나 현행의 건강보험제도를 대체할 수 있는 민간 의료보험의 도입이 유보되었다. 안경, 의약품 소매 서비스, 의료기기와 식품 관련 도 · 소매업, 약국과 의료기기 수리 및 임대 서비스도 대상에서 제외되었다. 그러나 한국과 미국은 협정 발효 이후 전문직의 자격 상호인정을 위한 전문직, 서비스 작업반을 구성하기로 합의했으며, 재제조의료기기에 대한 무역자유화에 합의했다.

3.1.4. 관세 철폐

양국은 의료상품의 관세를 최대한 빠른 기간 내에 철폐하는 높은 수준의 목표에 따라 전체 품목의 94%에 대한 관세를 3년 내에 철폐하기로 하였다. 그 중 기초화장품, 심전계, MRI, 초음파 영상진단기, 기타 전기식 진단용 기기, 내시경, 의료용, 수의용 기기, 진단용 X-ray, 에틸렌 글리콜, 프로필 글리콜과 같은 의약품, 의료기기, 화장품 등은

10년의 관세 철폐 유예 기간에 합의하였다.

의료상품에 관한 관세의 철폐계획은 [표 13-2]와 같다.

[표 13-2] 의료상품 관세 철폐 계획(식품 제외)

구분	계	즉시 철폐	3년후 철폐	5년후 철폐	10년후 철폐
품목수(개)	603	463	122	8	10
비율	100.0%	76.8%	20.2%	1.3%	1.7%

3.1.5. 일부 재개정

한-미 FTA는 2017년 트럼프 행정부의 재개정 요청에 따라 2018년 일부 내용이 개정되었다. 주요 내용은 화물자동차의 관세 철폐 기간을 10년에서 20년으로 연장하고, 미국 자동차 안전기준을 충족시킬 시, 한국 안전기준을 충족한 것으로 인정하고 이것을 자동차 부품에도 적용한다는 것이다. 또 자동차 연비와 온실가스 기준을 적용하는데 있어 미국과 글로벌 기준을 고려하여 결정한다. 다음으로 투자자에 대한 중복제소를 제한하고 신속절차를 통해 문제를 해결하며, 정부의 정당한 정책 권한을 보호한다는 것이다. 마지막으로 글로벌 혁신신약에 대하여는 약가 우대제도를 도입한다는 것이었다.

3.2. 한-EU FTA

EU는 세계 제1의 경제권으로 한국의 주교역 상대국이자 투자 파트너로서 한국으로서는 가장 중요한 무역 상대국 중 하나이다. 2011년 한국의 대EU 수출은 557억 달러, 총교역규모는 1,031억 달러, EU의 한국에 대한 투자는 20억 달러에 달한다. EU와의 FTA는 2011년 7월부터 발효되었다.

3.2.1. 의약품·의료기기

의약품과 의약품의 지적재산권 보호에 관하여는 한-미 FTA내용과 유사하게 협정을 타결하였다. 의약품, 의료기기에 대한 접근성을 보장하고 행정의 투명성 차원에서 이해관계자의 의견수렴 절차와 과정을 명확히 하기로 하였다. 또 의약품 · 의료기기의 윤리적 영업 관행을 확보하기로 하였다. 당사국의 요청이 있는 경우 의약품, 의료기기의 기준의 상호 인정을 고려하기로 하고 의약품과 의료기기와 관련된 이슈를 논의하기 위해 정부 간 의약품 · 의료기기 작업반을 설치하기로 하였다.

3.2.2. 헬스케어 서비스

한-EU FTA에서도 한-미 FTA와 마찬가지로 헬스케어 및 사회서비스 분야는 개방하지 않기로 합의하였고 의약품 · 의료기기 및 기능성 식품의 유통서비스 분야에서 현존하는 규제를 유지하도록 하였다. 식품제조업, 의약품 및 화장품 제조업, 의료기기 제조업 분야에 대한 EU의 투자를 허용하고 해당 제조업 분야에서 전문가와 대졸 연수생 인력의 교류를 할 수 있도록 하였다.

3.2.3. 관세 철폐

EU측은 5년 내에 모든 관세를 철폐하기로 하였고 한국은 5년 내에 97%에 해당하는 관세를 철폐하기로 하였다. 헬스케어 상품의 경우 경쟁력이 있는 EU측은 전 품목에 대한 관세를 즉시 철폐하기로 한 반면, 한국은 전기식 진단기기, 의료용 엑스선 기기 등 EU에 대해 경쟁 열등 품목은 최장 7년의 관세 철폐 기간을 확보하였다.

3.3. 한-중국 FTA

한국과 중국은 2004년 한 · 중 정상회담에서 한 · 중 FTA에 관한 민간 공동 연구에 합의한 후 한국의 대외경제정책연구원(KIEP)과 중국 국무원 산하의 발전연구센터(DRC)에서 민간 차원의 연구를 진행하였고, 2007년부터는 산 · 관 · 학 공동 연구를 진행하였다. 한국과 중국은 FTA를 조속한 시일 내에 체결하기로 합의를 하여 2012년부터 협상을 진행하였다. 당시 중국은 우리나라의 제1 수출 상대국가이자 해외투자 대상국이고, 중국 정부가 한 · 중 FTA 체결에 대한 강력한 의지 표명이 있어 협상이 급속도로 진행되어 2015년 12월에 발효되었다.

중국과의 FTA를 지지하는 측에서는 FTA를 통해 안정적인 수출 확대와 중국 진출이 이루어질 수 있고 특히 우리나라가 상대적 우위에 있는 서비스 분야의 수출 확대가 기대된다고 주장하였다. 반면에 중국과의 FTA에 부정적인 측에서는 중국의 농업이 월등한 가격경쟁력을 가지고 있고, 제조업에서도 우리나라와 경쟁관계에 있는 품목이 많아 한 · 중 FTA가 체결될 경우 농업과 제조업이 심각한 타격을 받을 것이라고 주장하였다.

도하개발아젠다(DDA)에서 우리나라는 중국에 성형외과, 인공수정, 척추관절 등 일부 병원 서비스에 대해 양허를 요구하고 헬스케어 서비스 분야에 대해서는 개방을 유보한다는 입장을 보였다. 반면에 중국은 우리나라에 합작 병 · 의원 설립과 의사면허 소지자가 2년간 한국에서 의료활동을 허용해줄 것을 요구하였고 한방에 대해서는 병원 설립 뿐 아니라 교육 분야의 개방도 요구하였다.

초기 한-중국 FTA의 헬스케어 분야에서의 주요 협정 내용을 설명하면, 한국과 중국은 의약품, 의료기기, 화장품 시장을 개방하기로 하였는데 중국은 콘택트렌즈, CT, 시력교정용 안경, 백신, 인슐린 등 중국 내에서 수요가 증가하고 있는 품목을 개방하고 한국은 비타민제, 의료용 장갑, 초음파 진단기 등을 개방하였다. 한국은 한약재인 감초, 도라지 등 민감품목을 개방 대상에서 제외하였고 중국은 자국의 산업 육성을 위해 기초화장품과 향수와 초음파 영상진단기 등을 개방 대상에서 제외하였다.

헬스케어 서비스 분야는 이미 체결한 다른 FTA와 마찬가지로 개방하지 않기로 합의하였다. 다만 중국은 다른 나라와 이미 체결한 FTA 수준으로 의료기관 설립 및 단기 진료 허용 등 의료서비스 시장 일부를 개방하였다. 따라서 한국은 중국에서의 병원과 의원의 설립이 가능하고 한국 의사들이 1년 이내 중국에서의 진료가 허용된다. 한국은 중국이 강하게 요구한 중국 한의사의 한국 고용 입국은 허용하지 않기로 하였다.

3.4. 기타 국가와의 FTA

한국은 개별 국가와의 FTA 체결뿐 아니라 EU를 비롯해 동남아국가연합(ASEAN), 유럽자유무역연합(EFTA), 중미 5개국, 한국과 ASEAN 10개국, 일본, 중국, 호주, 뉴질랜드로 구성된 역외 포괄적 경제동반자 협정(RCEP)과도 협정에도 가입하였다. 앞으로 한국은 경제적으로 밀접한 관계를 가진 국가나 국가 연합과의 FTA를 체결함으로써 상품과 서비스의 교역을 적극 확대할 것이다. 그러나 앞으로의 FTA에서도 헬스케어 분야에서의 협상내용은 큰 변화가 없을 것이라 생각된다. 즉, 의약품, 의료기기, 화장품, 식품 시장은 원칙적으로 시간을 정해 개방하고 의료서비스 시장의 개방과 의료인의 자유로운 국가간 이동은 허용하지 않거나 제한한다는 것이다.

2024년 현재 한국이 체결한 FTA 국가들은 아래 표를 참고하기 바란다.

[표 13-3] 대한민국 FTA 추진 현황(2024년 기준)

추진현황							
구분	상대국	개시	타결	서명	비준	발효	의의
발효 (59개국)	칠레	1999.12	2002.10	2008.02	2004.02	2004.04	최초의 FTA, 중남미 시장의 교두보
	싱가포르	2004.01	2004.11	2005.08	2005.12	2006.03	ASEAN 시장 교두보
	EFTA	2005.01	2005.07	2005.12	2006.06	2006.09	유럽시장 교두보
	ASEAN	2005.02	2006.04	2006.08 (상품무역원정)	2007.04	2007.06 (상품무역정)	거대경제권과 체결한 최초의 FTA
			2007.06	2007.11 (서비스무역협정)	2009.05	2009.05 (서비스무역협정)	
			2007.11	2009.06 (투자협정)	–	2009.09 (투자협정)	
	인도	2006.08	2008.09	2009.08	2009.11	2010.01	거대시장
	Eu	2007.05	2009.07	2010.10.06.	2011.05	2011.0701 (잠정) 2015.12.18 (전체) *2011.07.01.이래 4년 5개월간	거대 선진경제권
	페루	2009.03	2010.05	2011.03.21.	2011.06	2011.00.01.	자원부국 중남미 진출 교두보
	미국	2006.06	2007.04	2007.06	2011.11	2012.03.15.	세계 최대경제권 (GDP 기준)
		2010.01 (개정협상	2010.12	2018.09.24. (개정협상)	2018.12	2019.01.01. (개정의정서)	
	튀르키예	2010.04	–	2012.08.01. (기본협 상품무역협)	2012.11	2013.05.01. (기본협상품무역협정)	유럽 중앙아 진출 교두보
		2014.07	2015.05.26. (서비스 투자협정)	2015.11	2010.00.01. (서비스 · 투자협정)		
	호주	2009.05	2013.12	2014.04.08.	2014.12	2014.12.12.	자원부국 오세아니아 주요시장
	캐나다	2005.07	2014.03	2014.09.22.	2014.12	2015.01.01.	북미 선진시장
	중국	2012.05	2014.11	2015.06.01.	2015.11	2015.12.20.	가장 중요한 교역대상국 중 하나
	뉴질랜드	2009.06	2014.11	2015.03.23.	2015.11	2015.12.20.	오세아니아 주요시장
	베트남	2012.08	2014.12	2015.05.05.	2015.11	2015.12.20.	우리의 제4위 투자대상 국(22년 기준)
	콜롬비아	2009.12	2012.06	2013.02.21.	2014.04	2016.07.15.	자원부국, 중남미 신흥시장
	중미 5개국	2015.06	2016.11	2018.02.21.	2019.08	2021.08.01 전체발효	중미 신시장 창출
	영국	2017.02	2019.06	2019.08.22.	2019.10	2021.01.01.	브렉시트 이후 한영간 관계 지속
	RCEP	2012.11.20	2019.11	2020.11.15.	2021.12	2022.02.01.	동아시아 경제통합기여
	이스라엘	2016.05	2019.08	2021.05.12.	2022.09	2022.12.01	창업국가 성장모델
	캄보디아	2020.07	2021.02	2021.05.12	2022.09	2022.12.01	동남아 시장 진출확대
	인도네시아	2012.03	2019.10	2020.12.10	2021.06	2023.01.01	동남아 시장 진출확대

출처 : FTA 강국 코리아

제 14 장

14 경제적 분석 방법

Economic Analysis Methods

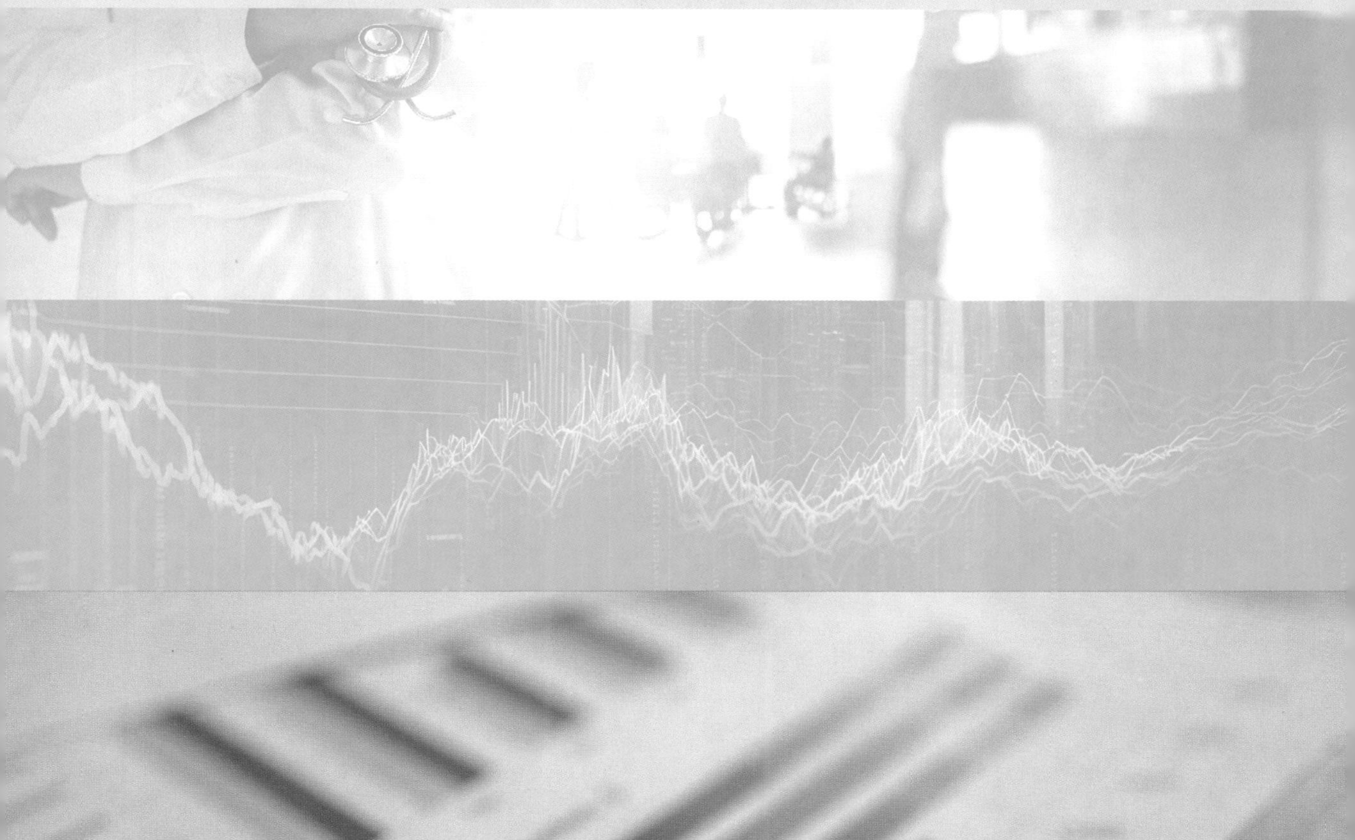

제 14 장

경제적 분석 방법
Economic Analysis Methods

"경제적 분석은 대안 선택의 기준을 제시한다."

1. 경제적 분석의 특징과 필요성

1.1. 주요 특징

한정된 자원을 효율적으로 배분하기 위해서는 여러 가지 대안들의 비용과 산출물을 비교하여 최소의 비용으로 최대의 효과나 이익을 거둘 수 있는 대안을 선택하는 것이 최상의 방법이다. 현재 경제적 분석(economic analysis) 방법으로 가장 널리 사용되고 있는 분석 방법은 비용-효과 분석과 비용-이익 분석이다. 헬스케어 분야에 있어서도 사업선택의 기준으로 경제적 분석 방법이 널리 사용되고 있으나 아직까지 산출물을 계산하는 데 어려움이 있어 앞으로 헬스케어 경제학에서 더 많은 연구가 필요한 분야이다.

경제적 분석은 공공분야 사업의 타당성과 우선순위를 결정하기 위한 분석 방법이다. 민간분야는 사업의 타당성과 우선순위를 판단하기 위해 재정적 분석(financial analysis)방법을 사용한다. 민간분야는 사업의 이익과 비용을 시장가격을 계산하여 이익이 비용보다 클 경우 사업의 타당성이 있다고 보며, 비용에 대한 이익률의 크기에 따라 사업의 우선순위를 결정한다.

공공분야의 투자는 공항, 댐, 도로, 철도건설 등 여러 분야에서 실행되고 있는데 이러한 공공분야의 투자에는 단순히 비용과 이익을 계산하여 사업의 타당성을 결정하기보다 사회 전체의 이익과 비용을 계산하는 분석을 할 필요가 있다. 예를 들면 공공사업의 이익이 비용보다 크더라도 그 사업이 심각한 공해를 유발하고 주변 지역주민에게 재산상의 손실을 가져온다면 여기에 대한 부수비용을 추가로 계산하여 사업의 타당성을 검토할 필요가 있다. 헬스케어 분야에서 경제적 분석이 가장 필요한 분야는 영국의 국민건강서비스(NHS)처럼 국가가 무료의 의료서비스를 전 국민에게 제공하는 제도이다. 국민건강서비스 제도에서는 제한된 예산의 범위 내에서 누구에게 어떤 서비스를 우선적으로 제공할 것인지가 매우 중요한데 이러한 의사결정의 가장 중요한 기초자료를 경제적 분석이 제공하기 때문이다.

1.2. 경제적 분석과 재정적 분석

경제적 분석과 재정적 분석(financial analysis)은 구분할 필요가 있다. 재정적 분석은 비용과 이익을 시장가격이나 예산가격으로 계산하는데 비해 경제적 분석은 실질적인 사회적 이익이나 사회적 기회비용을 계산한다는 것이다. 예를 들면 댐을 건설할 경우 재정적 분석은 이익으로 가뭄과 홍수의 방지로 인한 이익, 수돗물과 농업용수 공급과 전력생산 등에서 발생하는 직접적인 이익을 계산하고, 비용으로는 댐을 건설하는데 소요된 토지보상비, 댐 건설비, 발전소 건설비, 농업용수로 건설비 등과 같은 직접적인 비용을 계산할 뿐, 댐 건설로 조성된 호수로 인해 발생하는 부수적 이익인 관광수입과 부수적 비용인 관광객 증가로 인한 교통 혼잡과 공해비용은 계산하지 아니한다.

특히 경제적 분석과 재정적 분석은 비용을 계산하는데 있어 뚜렷한 차이를 가지고 있는데 재정적 비용은 예산상의 비용이기 때문에 비용계산이 쉬운 반면, 경제적 비용은 사회적 기회비용으로 계산하기 때문에 계산 방법도 복잡하고 이해하기도 어려워 공공사업 이외의 프로젝트에 경제적 분석방법의 적용을 어렵게 하는 요인이 되고 있다. 특히 공정가격과 시장가격에 현저한 가격 차이가 있는 이중가격제도를 가진 국가의 경우 재정비용과 경제비용은 현격한 차이가 있을 수 있다. 이외에도 경제적 가격에는 관세로 인한 가격 상승분, 자선과 기부로 제공되는 무상의 서비스나 상품에 대해서도 기회비용을 계산해야 하는 문제가 있다.

예를 들어, 재정비용은 다음 [표 14-1]의 재정비용과 같다. 그러나 실제적으로 민간부문의 간호사와 간호보조사의 월 보수가 각각 1,350달러와 1,050달러이고, 기사는 최저임금의 적용으로 600달러이나 민간부문에서 300달러이며, 휘발유도 공정가격이 3,000

달러이나 암시장에서 12,000달러, 백신도 공정 환율에 따를 경우 5,000달러이나 실제 시장가격은 5배나 높기 때문에 25,000달러이며 1차 보건의료사업소 빌딩은 정부에서 무료로 제공하고 자원봉사자 비용도 무료이나, 실제 빌딩을 임차할 경우 비용이 월 300달러이며, 자원봉사자들도 시장에서 파트타임 근무를 하면 월 300달러를 번다고 할 경우 이러한 비용을 모두 기회비용으로 간주하여 경제적 비용을 계산해야 한다. 따라서 예산비용인 재정비용은 총 10,200달러가 되나, 이를 경제비용으로 계산하면 40,300달러가 된다. 이것은 이 사업의 비용은 시장가격보다 약 4배정도 적게 계상되었다는 것을 의미하며 실질적인 경제적, 사회적 비용은 그만큼 크다는 것을 의미한다.

이런 점에서 원칙적으로 경제적 분석은 재정적 비용과 경제적 비용을 모두 제시하여야 하나, 이 장에서 제시하는 비용은 경제적 비용으로 이해하기 바란다. 사실상 선진국을 비롯한 많은 국가에서는 공정가격과 시장가격 사이에 이중가격제도가 존재하지 않거나 있더라도 그 차이가 분석에 결정적 영향을 미칠 만큼 크지는 않을 것이라 생각되기 때문이다.

[표 14-1] 예방접종 사업의 재정비용과 경제비용의 차이

자원	재정적 비용(US$)	경제적 비용(US$)
인건비		
간호사	900	1,350
간호보조사	700	1,050
운전기사	600	300
자원봉사자	0	300
백신비용	5,000	25,000
휘발유 값	3,000	12,000
사무소 임차료	0	300
계	10,200	40,300

출처 : Wondering.et.al : Introduction to Health Economics. P.209

경제적 분석은 여러 가지 대안의 경제적 비용과 이익 또는 효과를 계산하여 이 중 가장 효율적인 대안을 제시하는 분석 방법이다. 하나의 목표를 달성하기 위해서는 여러 가지 방법 즉, 대안들이 있는데 이들 대안들의 비용과 이익 또는 효과를 분석하여 비용 대비 이익이나 효과가 가장 큰 대안을 선택하는 것이 사회적 이익이 가장 크다고 보는 것이다. 그러나 경제적 분석은 대안의 비용과 이익 또는 효과의 실증적인 기준 제시이지 정책결정은 아니다. 따라서 정책결정권자가 자신의 가치판단에 따라 다른 선택을 할 수 있으며, 이것이 경제적 분석의 한계가 된다. 정책결정권자의 정책결정에 따라 다른 대안이 선정된다면 실행된 경제적 분석은 무용지물이 되기 때문이다.

경제적 분석은 현재 정책의 평가를 위해 유용하다. 많은 공공사업은 한번 시행되면 매몰 비용(sunken cost) 때문에 결과에 대한 평가 없이 합리적인 기존 사업으로 인식되어 계속 시행되는 경우가 있다. 경제적 분석은 실증적 분석을 통해 현재의 정책의 비효율성을 수치로 제시함으로써 사업의 중단이나 수정을 제안하고 잘못된 정책에 대한 경고신호를 줄 수 있다.

헬스케어 산업의 경제적 분석에 대하여는 이미 17세기 중반 리차드 페티(Richard Petty)가 "의료를 통해 구한 생명 가치가 비용보다 크기 때문에 의료에 투자할 필요가 있다."고 주장하여 헬스케어 분야에 경제적 분석 방법의 적용 가능성을 제시하였다. 최근에 경제적 분석은 정부 기능의 확대로 공공부문 투자가 확대되었고 공공부문 투자도 민간부문만큼 효율적이어야 한다는 주장에 따라 발전하였다. 특히 미국에서 존슨 대통령 시절 기획예산제도(Planning Programming Budget System, PPBS)의 채택으로 모든 공공사업은 비용-이익 분석에 따라 우선권이 주어지게 됨에 따라 미국을 중심으로 발전하였다. 국제적으로는 1970년대부터 OECD, IBRD, WHO 등에서 후진국 개발 프로그램에 경제적 분석 방법을 적용하게 됨에 따라 국제기구를 중심으로 경제적 분석 방법이 광범위하게 사용되게 되었다.

1.3. 헬스케어 분야에서의 필요성

헬스케어 분야에서 경제적 분석이 필요한 이유는 우리가 가장 중요한 가치를 부여하는 건강-정신적, 육체적으로 사회적 역할을 완벽하게 수행할 수 있는 상태에 있는 것-에 부정적 영향을 미치는 질병을 예방하거나 치료하기 위한 사업들의 비용과 효과 또는 이익을 계산하여 가장 효율적인 대안을 제시하기 위한 것이다. 모든 사람들은 건강하게 오래 살기를 원하고, 자신들의 건강수명 연장을 위하여 정부가 질병, 부상, 사고 등 건강위해 요인을 감소시키기 위한 사업을 수행해 주기를 원한다. 공공분야에서 건강수명 연장을 위한 사업을 결정하기 위해서는 두 가지 사항을 고려하여야 한다.

첫째, 위해요인의 사회적 부담 정도를 파악하는 것이다. 여기서 누구의 어떤 질병이 더 중요한가를 판단하는 것은 불가능하기 때문에 모든 사람의 건강의 중요성은 동일하다고 판단하여 일반적으로 질병과 관련된 아래의 지표를 사용한다.

- 질병이환자 수, 사망자 수, 사망률
- 질병으로 인한 활동 불가능 정도와 일수
- 진료비
- 질병으로 인한 소득 상실액

위의 지표를 이용하면 건강 위해 요인 중 어떤 요인이 더 심각한 위해 요인인지를 파악할 수 있다. 그러나 가장 심각한 위해 요인을 해결하기 위한 방법에는 여러 가지가 있을 수 있다. 감염병의 경우는 가장 심각하고 즉각적인 위해 요인이고 법적으로 정부가 대응하여야 하기 때문에 자동적으로 최우선 순위가 주어진다. 그러나 만성 퇴행성 질병의 경우 예방, 약물치료, 수술의 효과와 비용을 계산, 비교하여 가장 효과적인 방법에 우선순위를 두어야 한다. 이것은 우선순위가 낮은 질병에 자원배분의 우선순위를 줄 경우 다른 환자에게 손해를 줄 수 있기 때문이다. 이러한 방법의 우선순위 결정은 건강보험의 급여를 확대하는데도 적용할 수 있다.

그리고 헬스케어부문에 대한 자원배분은 교육, 경제개발, 기술개발, 안보 등 다른 부분에 대한 투자보다 더 효율성이 높다는 것을 보여줄 수 있어야 한다. 왜냐하면 국가 전체적인 면에서 비효율적인 자원배분은 사회 전체의 손실을 가져오기 때문이다.

2. 분석 요소

2.1. 비용과 산출

경제적 분석에 필요한 요소는 투입으로서의 비용과 산출물로서의 효과와 이익이다. 비용은 화폐단위로 계산할 수 있으나, 산출물은 화폐단위로 계산할 수 있는 것과 없는 것이 있다. 산출물을 화폐의 단위로 계산할 수 없을 경우 비용–효과 분석 방법을 사용하고, 산출물을 화폐의 단위로 계산할 수 있을 경우 비용–이익 분석 방법을 사용한다. 헬스케어사업의 투입요소와 산출의 형태를 표시하면 [그림 14–1]과 같다.

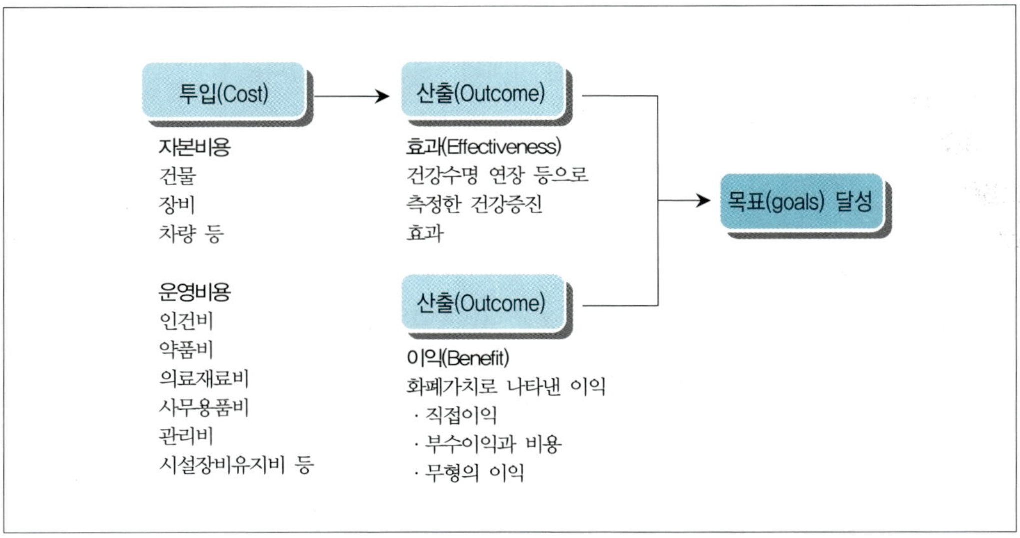

[그림 14-1] 헬스케어사업의 투입과 산출

2.2. 비용의 계산

2.2.1. 자본비용과 운영비용

비용은 일반적으로 자본비용과 운영비용으로 나눈다. 자본비용은 건물, 장비, 차량 등 내구재에 투자된 비용이며, 운영비용은 인건비, 약품비, 의료재료비, 사무용품비, 전기, 수도, 유류비용 등 운영에 소요되는 비용이다. 비용은 형태에 따라 직접의료비용, 직접비의료비용, 간접비용, 무형의 비용으로 나눌 수 있다. 직접의료비용은 일반적으로 진료비의 형태로 표시된다. 직접비의료비용은 환자와 가족이 진료를 위해 지불한 교통비, 숙박비, 식사비, 소모품 구입비와 가정내 시설변경 비용이 포함되며, 의료사회 복지서비스 사업비와 자원봉사 비용 등도 포함된다. 간접비용은 질병으로 인한 환자와 가족이 상실한 소득을 말하며, 무형의 비용은 질병으로 인해 환자와 가족의 정신적 고통을 말한다. 원칙적으로 헬스케어 분야의 경제적 분석에는 직접비용, 간접비용, 무형의 비용을 모두 계산하여야 하나 간접비용과 무형의 비용 계산에 어려움이 있어 일반적으로 자본비용과 운영비용을 주로 사용한다. 비용계산 방법의 한 가지 형식을 예로 들면 [표 14-2]와 같다.

[표 14-2] 비용계산 형식

종목	형태와 단위	수량	단위가격	내구연수	매년 감가삼각비용
〈자본비용〉					
건물					
장비					
자동차					
:					
소계					
〈운영비용〉					
인건비					
약품					
의료재료비					
사무용품비					
차량운영비					
건물유지비					
훈련비					
:					
소계					
총계					

운영비용은 지출 기한이 1년 내이며 주로 주 또는 월단위로 구입, 지불이 이루어지기 때문에 내구연수가 없으며 매년 감가상각비용도 발생하지 않는다. 그러나 자본재는 한 번 구입하면 장기적으로 사용하는 내구재이기 때문에 자본재의 감가상각비용은 매년도의 비용에 계상하여야 한다. 자본비용을 매년도의 비용에 계상하는 방법에는 두 가지가 있다. 가장 간단한 방법은 구입비용을 내구연수로 나누어 매년도에 똑같은 금액으로 계상하는 것이다. 예를 들면 의료기기의 가격이 1억 원이고 내구연수가 5년이면 매년 2천만 원씩 계상하는 방법이다. 두 번째 방법은 투자비용을 은행에 예치하였을 때 얻을 수 있는 이자수입, 즉 투자비용의 기회비용을 계산하여 매년도에 계상하는 방법(annualization method)으로서 매년도의 비용은 이자율에 따라 다르게 된다. 여기서는 하나의 보건진료소의 자본비용에 대한 매년 감가상각비용을 첫 번째 방법으로 계상하는 예를 제시하였다(표 14-3 참조).

[표 14-3] 자본비용의 매년 감가상각비 계상 예

자본재 형태	총비용($)	내구연수(년)	매년감가상각비용($)
건물	54,080	30	1,803
토지	31,150	50	623
장비	8,650	5	1,730
자동차	8,175	5	1,635

출처 : Wonderling(2005), Introduction to Health Economics p.213

의료서비스의 부문에서는 [표 14-3]과 같이 계산하는 방법 이외에 제공되는 의료서비스형태 단위별로 비용을 계산하는 방법도 있다(표 14-4 참조).

[표 14-4] 투입된 자원의 비용계산

서비스형태	단 위	가 격
의료서비스		
의료인	명, 시간	보수
소비재(약품, 의료재료 등)	수량	시장가격
내구재(건물 등)	전체면적에 대한 비율	해당가격
자본재(장비 등)	수량, 내구연도	시장가격
기타서비스		
앰뷸란스서비스	명, 시간	보수
의료복지서비스	명, 시간	가격
간병서비스	명, 시간	가격

2.3. 산출물의 계산

2.3.1. 헬스케어 산출물

헬스케어 분야에 있어 산출물을 화폐가치로 계산하기 어렵다는 것이 헬스케어 분야에 경제적 분석 방법을 적용하는데 가장 큰 애로점이다. 이것은 첫째로 인간의 생명을 화폐가치로 계산하기 어려울 뿐 아니라, 생명의 가치는 본인과 가족이 계산하는 가치와 사회가 계산하는 가치가 다르고 성, 연령, 직업 등 인구적 특성과 경제적 지위에 따라서도 다르기 때문에 평균가치를 계산하기도 어렵다. 따라서 헬스케어 분야의 산출물은 수명연장기간과 같은 건강수준의 변화를 보편적으로 사용하고 있다. 예방사업에 있어서는 예방으로 인해 절약되는 진료비와 사업 수행을 위해 예측되는 의료인 양성 비용, 시설비, 운영비 등을 산출물로 간주하여 계산한다.

헬스케어 분야에서 가장 일반적인 산출물에는 건강성과, 중간단계 건강성과, 과정 측정 방법, 건강수명이 있다.

가. 건강성과

건강성과는 가장 중요한 산출물로서 사망과 행동장애의 변화를 측정하는 방법이다. 이 방법은 같은 질병을 가진 그룹이나 다른 질병을 가진 그룹에 적용하여 그룹 간의 산출물의 차이를 비교할 수 있다. 중간단계 건강성과는 환자의 질병 위험을 감소시키는 행위나 약의 성과를 측정하는 방법이다. 예를 들면, 고혈압 약이 고혈압이 주원인인 뇌졸중이나 다른 심혈관질환으로 인한 사망을 얼마나 감소시키느냐를 알아보는 것이다. 과정측정은 어떤 행위나 약이 질병에 미친 직접적인 효과를 측정하는 것이다. 예를 들면 혈전 용해제가 심장마비에 어떤 직접적 영향을 주었는지를 파악하는 것이다.

건강성과 측정 방법은 주로 사망률의 감소를 통한 수명의 연장기간을 성과로 보기 때문에 양적인 면을 중요시하고 질적인 면은 고려하지 않는다. 헬스케어 서비스로 얼마나 수명이 연장되었느냐를 측정하는 것이지 환자가 완전히 건강을 회복하였느냐, 회복 후 활동 불가능 상태에 있느냐 하는 것은 따지지 않는다.

이러한 문제를 해결하기 위해 헬스케어 서비스로 인한 산출물을 질적, 양적으로 평가하는 건강수명(Healthy Life Expectancy)의 변화가 산출물로서 많이 사용되고 있다. 건강수명을 측정하는 방법에는 질적 조정 수명(The Quality Adjusted Life Year, QALY)방법이 있다. 질적 조정 수명을 측정하는 방법에는 여러 가지가 있으나 일반적으로 사용하고 있는 방법은 EQ-5D(Evaluation of Quality in 5 Dimension) 방식이다. 이 방식은 개인의 기능 상태를 기동성(mobility), 자신 돌보기(self-care), 일상적 행동(usual activities), 통증이나 불편(pain/discomfort), 불안과 우울(anxiety/depression)의 5가지 측면에서 개인별로 문제 없음, 조금 문제 있음, 심각한 문제 있음으로 분류하여 평가하는 것이다. 이 방식에 의하면 최대 243개의 개인의 건강상태가 있을 수 있다. 이 방식에는 의식불명으로 식물인간 상태에 있는 경우는 제외되어 있다.

EQ-5D의 내용

A. 기동성
  1. 걷는데 문제 없음
  2. 걷는데 조금 문제 있음
  3. 기동 불가능

B. 자신 돌보기
  1. 자기 일 스스로 돌보는데 문제 없음
  2. 씻거나 옷 입는데 조금 문제 있음
  3. 씻거나 옷 입는 것 불가능

C. 일상적 행동(일, 공부, 가사, 여가활동)
  1. 수행에 문제 없음
  2. 약간의 문제가 있음
  3. 수행 불가능

D. 통증/불편
  1. 통증이나 불편 없음
  2. 약한 통증이나 불편 있음
  3.심각한 통증이나 불편 있음

E. 불안/우울
  1. 불안이나 우울증 없음
  2. 약간의 불안, 우울증 있음
  3. 심한 불안, 우울증 있음

다섯 가지 측면에서 측정된 수치에 따라 건강상태를 0(zero)에서 1로 분류한다. 5가지 측면에서 아무런 문제가 없는 완벽하게 건강한 사람은 1, 사망과 다름없는 사람은 0, 사망보다 더 나쁜 상태 예를 들면 식물인간 상태에 있을 경우에는 –(마이너스)가치를 부여할 수 있다. 이 방식은 가장 좋은 평가 방식으로 인정되고 있지만 문제점은 건강상태에 대한 가치판단은 의사, 간호사, 헬스케어 경제학자, 환자들의 가치판단이 다르기 때문에 누가 하는 것이 가장 타당하느냐 하는 것이다. 위에서 제시한 EQ-5D 방식에 의한 243개의 개인의 건강상태 중 하나의 예로 아래의 12212로 표시된 것의 의미는 아래와 같은 상태를 말한다.

1. 걷는데 문제 없음
2. 씻거나 옷 입는데 조금 문제 있음
2. 일상적 행동에 약간의 문제가 있음
1. 통증이나 불편 없음
2. 약간의 불안과 우울증 있음

나. 생명의 화폐가치 계산법

최근에는 개개인의 생명을 화폐가치로 계산하는 세 가지 접근법이 제시되고 있다. 첫 번째 방법은 인적 자본 접근법(human capital approach)으로 인간을 생산요소로 간주하여 의료서비스의 이익을 질병으로 인한 생산손실액이나 미래 소득 손실액으로 계산하고 여기에 질병치료 비용을 합산하여 이익을 계산하는 방법이다. 이 방법이 인간 생명의 가치를 계산하는데 가장 많이 사용되고 있는 방법이다.

두 번째는 지불 용의 접근법(willingness to pay approach)으로서 질병에 걸리거나 사망의 위험에서 벗어나기 위해 지불할 용의가 있는 비용을 조사하여 이익으로 계산하는 방법이다. 이 방법은 개인적인 이익의 측정에 많이 사용되는 방법으로 생명보험이나 민간 건강보험계약액이 하나의 예가 될 것이다.

세 번째 방법은 전문가의 판단 방법이다. 법원의 판결 사례나 생명보험회사의 계약액을 각 인구나 사회경제적 특징을 가진 그룹의 생명가치로 채택하는 것이다. 예를 들면, 상업보험에 있어 교통사고 사망 피해자에 대한 보상은 장례비, 사망으로 인해 상실하게 된 소득, 정신적 피해에 대한 위자료 등으로 구성된다. 예를 들면, 장례비는 법원에서 300만 원을 인정하고 위자료는 피해자에게 잘못이 없을 때 1인당 6,000만 원으로 본다는 것이다. 사망으로 인한 소득상실은 피해자의 소득과 나이에 따라 달라지는데, 소득은 신고된 세금을 기준으로 하고, 돈을 벌 수 있는 기간은 보통 만 20세부터 60세까지로 보는 게 보통이다. 이 경우, 피해자가 무직일 경우 소득은 보통 도시 일용노임이 적용되는데 일용노임에서 뺀 잔액을 상실된 소득으로 본다. 피해자가 직장이 있을 경우 신고된 세금을 기준으로 계산을 하고 생계비를 뺀 금액을 상실소득으로 본다.

존스와 리(Jones & Lee)는 인간이 시간을 벌기 위하여 감수하는 위험을 기준으로 인간 생명의 가치를 판단하였다. 예를 들면, 사람들은 건널목으로 돌아가서 길을 건너기보다 위험을 무릅쓰고 무단 횡단을 하는 경우가 있다. 이 경우 건널목까지 가는데 걸리는 시간이 7분(0.117시간)이고 무단횡단을 할 경우 사고로 인한 사망률이

0.000002(백만분의 2)이고, 평균 임금이 시간당 2만 원으로 계산할 경우 존스-리의 계산법에 따르면 이들의 생명 가치는 11억 7천만 원이 된다.

$$\text{인간 생명의 가치} = \frac{\text{시간당 임금} \times \text{사용시간}}{\text{사망 위험률}} = \frac{\text{2만원} \times 0.117}{0.000002} = \text{11억 7천만 원}$$

3. 비용-효과 분석(Cost-Effectiveness Analysis)

3.1. 개념

비용-효과 분석은 여러 대안의 비용과 효과를 분석하여 단위 비용당 효과가 가장 큰 사업이나 단위효과당 비용이 최소인 사업을 선택하는 분석 방법이다. 여기서 산출물이 동일할 경우 단위효과당 비용이 최소인 대안을 찾는 것은 최소비용분석(cost minimization analysis)이 된다. 비용-효과 분석의 절차는 일반적으로 다음과 같다. 첫째, 문제점을 해결하기 위한 목표를 설정한다. 헬스케어 분야에 있어서의 목표는 예방사업이나 치료를 통한 건강수준의 향상이 되며 주로 수명 연장기간이나 사망예방자수가 효과의 측정단위로 사용된다. 둘째, 목표 달성을 가능하게 하는 사업을 확인한다. 적어도 두 개 이상의 사업을 대안으로 선정하여야 비용-효과 분석이 가능해진다. 분석의 대상에서 제외되는 사업은 예산범위를 초과하는 사업, 기술적, 정치적으로 실현 불가능한 사업, 윤리적으로 문제가 있는 사업, 그리고 분석이 어렵고 과다한 비용이 소요되는 사업이다. 셋째, 각 대안의 비용과 효과를 분석하여, 비용에 비해 효과가 가장 큰 사업을 선택하여 제시한다. 한 가지 알아 두어야 할 것은 경제적 분석은 정책결정을 위한 기초자료를 제공하는 것이지 정책결정 자체는 아니기 때문에 정책결정자는 제시된 대안을 기초자료로 하여, 정치적 · 사회적 타당성을 고려하여 선택할 수 있다는 것이다.

3.2. 헬스케어 분야의 적용 사례

비용-효과 분석은 헬스케어 분야에서 광범위하게 사용할 수 있다. 현재 비용-효과 분석이 적용되고 있는 분야는 사망률 감소나 질병 퇴치를 위한 치료와 예방사업의 비용-

효과 분석, 질병치료를 위한 의료기관의 선택을 위한 비용-효과 분석 그리고 가장 비용-효과적인 장비나 약품의 선정을 위해 사용되고 있다. 클라만(Klarman H.E)과 로젠탈(Rosental G.)은 [표 14-5]에서 볼 수 있는 바와 같이 신장병 환자에 대한 치료 효과에 관한 세 가지 방법의 비용-효과 분석을 통해 신장병 환자의 수명연장에 있어 인공신장 치료비용을 획기적으로 절감시킬 기술 개발이 없는 한 신장이식 수술이 가장 비용-효과적이라고 제시하였다.

[표 14-5] 신장병 환자에 대한 치료방법의 비용-효과 분석

구 분	비용(US$)	평균연장수명(년)	1년 수명연장에 필요한 비용
병원인공신장센터치료	104,400	9	11,600
자가치료	37,800	9	4,200
신장이식	44,200	17	2,600

출처 : Klarman & Rosental(1968) pp.48-54

바넘(Barnum H.N.)은 케냐에서 전염병으로 인한 어린이 사망률을 줄이기 위한 예방접종 사업에 대한 비용-효과 분석을 하였다. 바넘은 DPT(디프테리아, 백일해, 파상풍)와 결핵(BCG)에 대한 예방접종과 홍역(Measles), 소아마비에 대한 비용-효과 분석에서 어린이 사망 1명을 예방하는데 소요된 비용이 소아마비의 경우 6,357달러, DPT와 BCG가 274달러가 소요되는데 비해, 홍역은 50달러가 소요됨으로, 홍역예방 주사가 어린이 사망 예방에 가장 비용-효과적이라고 제시하였다(표 14-6 참조).

[표 14-6] 예방접종 사업의 비용-효과 분석

예방접종 종류	어린이 사망을 1명 줄이는데 소요된 비용(US$)
디피티, 비씨지(DPT, BCG)	274
홍역(Measles)	50
소아마비(Polio)	6,357

출처 : Lee, K and Mills, A(1983) pp.157

크리스(Creese A.)(2002)는 아프리카의 에이즈(HIV/AIDS) 예방책에 대한 비용-효과 분석에서 한사람의 에이즈 감염을 예방(효과)하기 위한 여러 사업의 비용을 비교분석하였다. 분석에 의하면 아프리카에 있어서는 윤락녀에 대한 콘돔배부와 치료에 소요되는 비용이 11~17달러로서 가장 효과적인 예방방법이며, 병원에서의 혈액검사에는 18~107달러가 소요되었다. 에이즈에 걸린 산모로부터 유아로의 전염 예방방법에 있어서는 예방약인 네비라핀(nevirapine)을 사용할 경우 20~341달러, 성적감염의 검사와 치료방법은 271달러가 소요되었고, 자발적 상담과 검사비용으로는 393~482달러가 필요한 것으로 추정하였다. 결론적으로 아프리카의 경우 에이즈 예방을 위해서는 윤락녀에 대한 콘돔의 배부와 교육이 가장 비용-효과적인 것으로 제시되었다(표 14-7 참조).

[표 14-7] 아프리카의 에이즈 예방 비용-효과 분석

예방 방법	대상 국가(조사 연도)	1인당 예방비용 (US달러)
1. 윤락녀에 대한 콘돔배부 및 교육	아프리카 국가(1991)	11~17
2. 병원의 혈액검사	탄자니아(1999) 잠비아(1995)	18 107
3. 유아전염예방 • 네비라핀(nevirapine)	아프리카 국가(2000)	20~341
4. 감염검사와 치료	탄자니아(1997)	271
5. 자발적 상담과 검사	케냐, 탄자니아(2000)	393~482

출처 : Creese A. 등(2002), Cost effectiveness of HIV/AIDS interventions in Africa

비용-효과 분석은 특히 후진국의 헬스케어사업에서 효과적인 투자를 결정하는데 유용한 분석 방법으로 사용될 수 있다. 예를 들면 평균수명이 59세고 인구가 1천만 명인 후진국에서 평균수명과 이를 결정하는 요인들 간의 회귀분석을 통해 수명을 59세에서 60세로 연장시키기 위해서는 인구 1만 명당 의사 수를 4.4명 증가시키거나 안전한 물 공급량을 19.6% 증가시켜야 한다는 결과가 나왔다고 가정하자. 의사 1명을 교육시키는 비용이 2만 불이라고 가정하면 4,400명의 신규의사를 교육시키는 비용은 8,800만 달러가 소요된다. 안전수는 가정단위로 공급되기 때문에 한 가정이 5명의 가족으로 구성되어 있을 경우, 안전수는 39만 2천 세대에 공급된다. 새로운 안전수 공급을 도시에 9만 2천 세대, 농촌에 30만 세대를 공급하기로 결정하였다고 하자. 비용은 도시가 170달러, 농촌이 60달러가 소요된다고 가정할 경우, 추가 안전수 공급에 소요되는 비용은 도시가 564만 달러, 농촌에 1,800만 달러가 소요되어 합계 3,364만 달러가 소요된다. 여기서 우리는 국민의 평균수명 1년을 연장하기 위한 사업 중에서 안전수 공급이 의사의 공급에 비해 약 2.6배 정도 더 비용–효과적임을 알 수 있다.

위 설명에 따라 계산내용을 요약하면 아래와 같다.

■ **의사 양성 비용** : 4,400명×20,000달러=8,800만 달러
■ **안전수 공급 비용** : 도시 92,000명×170달러=1,564만 달러
농촌 300,000명×60달러=1,800만 달러
계 : 3,364만 달러
■ **1년 평균수명 연장에 필요한 비용**
의사 양성 : 8,800만 달러
안전수 공급 : 3,364만 달러

두 사업의 비용–효과 분석에 의하면 안전수 공급이 평균수명을 증가시키는데 2.6배(8,800:3,364) 더 효과적임을 알 수 있다.

헬스케어 분야에서 비용–효과 분석은 현재 정부나 민간부문에서 의료서비스나 의약품의 효율성을 판단하는데 있어 가장 광범위하고 보편적으로 적용되고 있는 경제적 분석 방법이다. [표 14–8]은 영국에서 수행된 의료서비스에 대한 비용–효과 분석의 예를 제시하고 있다. 이 표에서는 1990년도에 각종 의료서비스가 1년 건강수명(Quality Adjusted Life Year, QALY)을 증진시키는데 얼마의 비용을 지불했느냐 하는 것을 보여주고 있다. 이 표에서 제시된 치료방법 중 콜레스테롤 검사와 식이요법이 가장 적은 비용(220파운드)으로 건강수명을 연장시켰으며 생존율 증가의 가능성이 없는 투석환자의 빈혈치료를 위한 적혈구 생성소 투여가 가장 비싸고 비효과적인(126,290파운드) 치료방법임을 제시하고 있다.

특히 영국과 같이 국가보장의료 서비스제도를 택하고 있는 국가의 경우 최소의 비용으로 최대의 효과를 거둘 수 있는 의료기술이나 약품의 사용이 의료비 지출을 감소시키는데 중요한 수단이기 때문에 비용–효과 분석이 의료서비스의 우선순위 결정이나 의료기술이나 의약품을 선택하는데 있어 중요한 분석방법으로 사용되고 있다. 영국은 National Institute for Health and Care Excellence(NICE)라는 별도의 기구를 설립하여 신의료기술과 신약에 대한 비용–효과 분석을 실시하고 있다.

[표 14-8] 영국의 각종 의료서비스에 대한 비용-효과 분석의 예 (해당연도 : 1990)

의료서비스	1년 QALY 연장 소요비용 (파운드)
콜레스테롤 검사와 식이요법(40~69세 성인)	220
머리 손상에 대한 신경외과적 처치	240
금연에 대한 의사의 조언	270
거미막밑 출혈에 대한 신경외과적 조치	490
뇌졸중 예방을 위한 고혈압치료(45~64세)	940
박동조율기 설치	1,100
엉덩이 관절 치환	1,140
대동맥협착에 대한 판막대치술	1,180
콜레스테롤 검사 및 치료	1,480
심장동맥우회술	2,090
신장이식	4,710
유방암 검사	5,780
심장이식	7,840
25~39세 성인의 콜레스테롤 검사와 치료	14,150
자가 혈액투석	17,260
지속 외래 복막투석	19,870
병원 혈액투석	21,970
투석환자의 빈혈치료를 위한 적혈구 생성소 투여	54,380
두개내 악성종양에 대한 신경외과적 조치	107,780
생존율 증가 가능성이 없는 투석환자의 빈혈치료를 위한 적혈구 생성소 투여	126,290

출처 : Maynard, A.(1991) Developing the health care market. The Economic Journal, 101, 1277-1286, Blackwell Publishing.

4. 비용-이익 분석(Cost-Benefit Analysis)

4.1. 필요성

경제적 비용과 이익의 계산은 생산과 소비에 있어 의사결정의 기준이 될 뿐만 아니라, 정책결정을 위한 대안선택에 있어 가장 명확한 기준을 제시한다. 왜냐하면 비용-이익 분석은 각 대안의 비용과 이익을 화폐단위로 계산하여 제시하기 때문에 대안들의 비용과 이익에 대한 비교평가가 명확하기 때문이다. 비용-이익 분석은 국민경제 전체의 관점에서 대안들의 장기적인 비용과 이익을 분석하기 때문에 원칙적으로 공공투자사업의 타당성을 분석하여 정책결정자에게 목표를 달성하기 위한 가장 경제적인 대안을 선택할 수 있는 의사결정기준을 제공하는 것이다. 비용-이익 분석은 미국, 유럽 그리고 국제기구에서 광범위하게 사용되고 있다. 선진국에서는 주로 헬스케어 분야에서 공공사업의 비용과 이익을 분석하는데 사용하고 있고, 후진국에서는 전염병 예방, 열대병, 기생충 사업의 치료와 예방을 위한 대안 선택을 위해 사용되고 있으며, WHO를 비롯한 세계은행, OECD에서도 후진국의 개발 계획을 위한 사업평가에 많이 사용하고 있다.

지금까지 수행된 비용-이익 분석 중에서 가장 규모가 크고 잘 알려진 비용-이익 분석은 제3의 런던공항 건설을 위해 실시된 로스킬위원회(The Roskill Commission)의 비용-이익 분석보고서이다. 이 위원회는 당시 포화상태에 있던 히드로공항(Heathrow)과 게트윅(Gatwick)공항외에 4개의 활주로를 가진 제3의 런던공항 건설 후보지를 결정하기 위해 구성된 위원회로서 1968년부터 1970년까지 2년 동안 신공항 후보지 작업을 진행하였다.

이 위원회는 신공항 후보지로 런던 북부의 3개 지역 – Cublington, Thurleigh, Nut-hampstead와 런던 동쪽에 위치한 섬인 Foulness를 선정하고 이 4개 지역에 공항을 건설할 경우의 비용과 이익을 분석한 보고서를 제출하였다.

이 보고서는 새로운 공항 건설로 인한 관광산업과 지역개발 그리고 고용증가에 따른 이익들은 정확히 계산하지 않고 주로 토지와 건설비용, 소음으로 인한 피해 비용, 항공관제 비용, 군용비행장 등 군사시설 이전비용, 공항 이용자의 교통비용 등 비용 위주의 분석에 치중하였다. 따라서 위원회의 보고서는 엄밀한 의미에서 비용-이익 분석이 아니고 상대적 비용분석이라는 비판을 받았다.

위원회는 상대적 소요비용에서 가장 비용이 적게 소요되는 Cublington을 최적 후보지로 선정하여 정부에 건의하였으나, 정부는 환경보호에 가장 큰 비중을 주어 가장 비용이 많이 소요되나 환경 훼손이 가장 적은 Foulness를 후보지로 결정하였다. 그러나 이 분석방법에 대한 전문가들의 비판과 지역주민들의 반대로 제3의 런던공항건설계획은 무산되었다. 로스킬위원회 보고서를 통해 우리가 알 수 있는 것은 비용-이익 분석은 분석방법의 합리성에도 불구하고 아직까지 모든 이익과 비용을 정확히 계산하는데 한계가 있고 이로 인해 이해관련자들의 반대에 직면할 경우 시행이 어려울 수 있다는 것이다. 또한 의사결정자는 자신들이 정한 정책기준에 따라 의사결정을 할 수 있다는 것이다. 이 위원회의 비용-이익 분석에 대한 상세한 내용은 이 장의 뒤에 첨부한 부록을 참고하기 바란다.

4.2. 분석의 순서

비용–이익 분석도 비용–효과 분석과 마찬가지로 문제점을 해결하기 위한 목표의 설정으로부터 시작한다. 목표가 설정되면, 목표달성을 위해 적어도 두 가지 이상의 대안을 선정하여 각 대안의 비용과 이익을 계산한다. 다음으로 2차 비용과 이익을 계산한 후, 계산된 비용과 이익에 할인율을 적용하여 순현재가치를 계산한다. 여기에 사업의 위험도, 불확실성, 민감도 분석을 통해 비용과 이익을 재계산한 후 비용에 비해 이익이 가장 큰 대안을 선정하게 되는 것이다. 여기에 대해 하나 하나 설명하겠다.

4.2.1. 비용과 이익의 계산

비용–이익 분석은 장기적 사업의 분석에 주로 사용되므로 매년도의 비용과 이익을 계산하여 제시한다. 대부분의 사업은 초기에 건물, 시설, 장비에 대한 투자가 이루어지기 때문에 비용에 있어서는 초기에 자본투자가 이루어진 후 운영경비가 계상되며 이익은 사업이 시작된 후부터 발생하게 된다. 어느 사업에 있어 자본투자비용이 첫 해와 둘째 해에 각각 1,000억 원씩 소요되고, 수입은 셋째 해부터 280억 원씩 발생하고 운영비도 셋째 해부터 20억 원씩 발생할 경우 이 사업의 31년간의 비용–이익 계산은 [표 14–9]와 같이 계산할 수 있을 것이다.

[표 14–9] 비용–이익 계산의 예 (단위 : 억원)

연도	비용(cost)	이익(benefit)	순이익(net flow)
0	1,000	없음	–1,000
1	1,000	없음	–1,000
2	20	280	260
3	20	280	260
⋮	⋮	⋮	⋮
⋮	⋮	⋮	⋮
28	20	280	260
29	20	280	260
30	20	280	260

4.2.2. 2차 비용과 이익(secondary costs and benefits)의 계산

2차 비용과 이익은 부수(외부)효과(external effect)에 의한 비용과 이익을 말한다. 예를 들면, 전염병에 대한 예방접종은 자신이 병에 걸리는 것을 예방할 뿐만 아니라 전염병을 다른 사람에게 옮기는 것을 예방하는 효과가 있다. 여기서 부수적 이익이 생기는 것이다. 또한 댐을 건설할 경우 댐건설로 만들어진 호수에 대한 관광수입이라는 부수적 이익이 생기는 반면, 관광으로 인한 환경오염과 댐 건설로 댐 하류의 유속이 감소하여 주혈 흡충증(Schistosomiasis)과 같은 질병의 발생이 증가될 경우 이의 치료와 환자의 고통에 따른 부수적 비용이 발생하는 것이다. 이외에도 공항, 도로건설로 인한 소음과 공해, 간척지 개발에 따른 갯벌 소실과 수질오염 등은 2차적 비용을 발생시킨다. 2차 비용과 이익의 계산방법은 본 사업의 계산방법과 같으나, 실제 2차 비용과 이익은 파악도 어려울 뿐 아니라 계산방법도 복잡하여 상당부분 추측에 의해 계산하는 경우가 많다.

4.2.3. 순현재가치(Net Present Value)의 계산

미래의 비용과 이익은 현재의 비용과 이익보다 가치가 작으므로 할인율을 적용하여 현재의 가치로 환산하여야 한다. 할인율로 주로 사용되는 것이 이자율이다. 이자율에는 중앙은행이 정한 이자율과 시장이자율, 정부공채이자율, 기업할인율 등이 있으나 주로 사용되는 할인율은 중앙은행 이자율이다. 할인율이 높을수록 현재가치는 작아진다. 순현재가치는 다음의 공식으로 계산한다.

$$\text{순현재가치(NPV)}= \sum_{t=0}^{n} \frac{Bi-Ci}{(1+r)^{n}}$$

여기서, B : 이익(benefit)

C :비용(cost)

r : 할인율(discount rate)

순현재가치는 비용-이익 분석에 있어 사업의 실행 가능여부를 결정하는 가장 중요한 기준이다. 순현재가치가 플러스가 된다는 것은 그 사업의 수익률이 은행이자율보다 높다는 의미로서 은행에서 융자를 받아 사업을 수행하고 융자금에 대한 이자를 지불하고도 이익이 발생하므로 그 사업은 실행할 경제적 가치가 있다는 것을 나타낸다. 순현재가치가 마이너스가 되면 그 사업의 수익률이 은행이자율보다 낮아 적자가 되기 때문에 사업을 실행할 가치가 없다는 것이다. [표 14-9]에서 제시된 사업의 비용, 이익을 각각 다른 할인율을 적용하여 순현재가치를 계산하여 보자. 먼저 할인율 8%를 적용하여 계산하면 다음과 같은 결과가 나올 것이다(표 14-10 참조).

[표 14-10] 할인율 8%에서의 순현재가치

연도	비용	이익	순이익	연도별할인율	할인된 순이익
0	1,000	–	–1,000	1.0	–1,000
1	1,000	–	–1,000	0.926	–926
2	20	280	260	0.857	223
3	20	280	260	0.794	206
⋮	⋮	⋮	⋮	⋮	⋮
⋮	⋮	⋮	⋮	⋮	⋮
28	20	280	260	0.107	28
29	20	280	260	0.099	26
30	20	280	260	0.092	24
					순현재가치(NPV)=560

이 사업은 할인율 8%에서 순현재가치가 플러스이므로 실행할 가치가 있다. 즉 31년간의 수익률이 8%를 능가하므로 이익이 있다는 것이다. 이번에는 할인율 12%에서 이 사업의 실행타당성이 있는지를 계산해 보면 [표 14-11]과 같다. 이 사업은 할인율 12%에서는 순현재가치가 마이너스가 되어 적자가 예상되므로 실행할 가치가 없다는 것을 나타낸다.

[표 14-11] 할인율 12%에서의 순현재가치

연도	비용	이익	순이익	연도별 할인율	할인된 순이익
0	1,000	–	–1,000	1.0	–1,000
1	1,000	–	–1,000	0.893	–893
2	20	280	260	0.797	207
3	20	280	260	0.712	185
⋮	⋮	⋮	⋮	⋮	⋮
⋮	⋮	⋮	⋮	⋮	⋮
28	20	280	260	0.037	10
29	20	280	260	0.037	9
30	20	280	260	0.030	8
					순현재가치(NPV)=–0.23

여기서 알아두어야 할 한 가지 개념은 내부수익률(internal rate of return)이다. 내부수익률은 순현재가치를 제로로 하는 할인율로서 해당 사업의 수익률과 할인율이 일치하는 점이다. 따라서 내부수익률이 통상적으로 사용되는 사회적 할인율인 중앙은행의 이자율보다 높아야 그 사업의 실행 타당성을 가지게 된다. 예를 들면, 은행금리가 8%인데 사업의 내부수익률이 7%이면 그 사업은 실행 타당성이 없게 된다.

4.2.4. 위험도(risk), 불확실성(uncertainty), 민감도(sensitivity) 분석과 가중치(weighting) 부여

가. 위험도 분석

위험도 분석은 비용이나 이익이 발생할 폭과 확률을 경험이나 모델을 통해 알게 될 경우에 사용한다. 예를 들어, 어느 사업이 일년간 사업으로서 비용과 이익이 한 해에 모두 발생하며, 그 비용과 이익이 [표 14-12]와 같을 경우 이 사업의 이익과 손실(순현재가치, NPV)의 계산은 다음과 같은 과정을 거쳐 계산할 수 있을 것이다.

[표 14-12] 비용, 이익과 발생확률 (단위 : 억 원)

비용	발생확률	이익	발생확률
300	0.3	450	0.2
400	0.4	500	0.5
500	0.3	550	0.3
	1.0		1.0

위 표로부터 구할 수 있는 가능한 이익의 범위는 아래와 같다. 가능한 이익은 각각의 이익에서 발생가능한 비용을 뺀 값이며, 그 발생확률은 각각의 이익과 비용의 발생확률을 곱함으로써 얻을 수 있다.

가능한 이익(NPV) (억 원)	발생확률 (%)
450 − 300 = 150	0.2 × 0.3 = 0.06
450 − 400 = 50	0.2 × 0.4 = 0.08
450 − 500 = −50	0.2 × 0.3 = 0.06

500 − 300 = 200	0.5 × 0.3 = 0.15
500 − 400 = 100	0.5 × 0.4 = 0.20
500 − 500 = 0	0.5 × 0.3 = 0.15
550 − 300 = 250	0.3 × 0.3 = 0.09
550 − 400 = 150	0.3 × 0.4 = 0.12
550 − 500 = 50	0.3 × 0.3 = 0.09
	계 1.00

위의 조합으로부터 이익은 −50억 원에서 250억 원까지 발생할 수 있다는 것을 알 수 있다. 위에서 제시된 가능한 이익을 같은 이익이 발생하는 군끼리 묶을 경우 아래와 같이 단순하게 정리할 수 있을 것이다.

가능한 이익(NPV) (억 원)	발생확률 (%)
−50	0.06
0	0.15
50	0.17
100	0.20
150	0.18
200	0.15
250	0.09
	계 1.00

위의 자료로부터 우리가 알 수 있는 사실은 다음과 같다.

- 예측되는 이익(NPV)은 105억 원이다.
  (−50×0.06)+(0×0.15)+(50×0.17)+(100×0.20)+(150×0.18)
  +(200×0.15)+(250×0.09)=105
- 예측되는 최대 이익은 250억 원으로 발생확률은 9%이며, 최소이익은 −50억 원으로 이 경우 50억 원의 손실이 발생하며, 발생확률은 6%이다.
- 이익이 전혀 발생하지 않을 확률은 15%이다.

[표 14-13] 사업이익과 경제성장률 간의 matrix

사업	사업의 이익과 경제성장률 간의 매트릭스			
	1%	3%	5%	7%
A	0	3	7	16
B	4	4	4	5
C	0	0	3	3
D	6	10	5	3

불확실성 분석은 비용이나 이익이 발생할 확률을 알지 못할 경우 사용되는 분석방법으로, 의사결정을 위해 작성된 매트릭스(matrix)에 따라 불확실성을 분석하는 것이다. 예를 들어, 어느 사업의 이익과 경제성장률 간의 matrix가 [표 14-13]과 같다고 하자. 이 경우 최대이익 기준으로 사업을 선택하면 경제성장률 7%에서 이익 발생이 16인 A사업을 선택할 것이며, 최소한의 이익을 기준으로 하면 어느 수준의 경제 성장률에서도 4% 이상의 이익을 내는 B사업을 선택할 것이다. 또한 각 경제 성장률에 대해 동등한 확률(25%)로 이익을 부여하면, A사업은 6.5, B사업은 4.25, C사업은 1.50, D사업은 6.0의 이익이 예상되기 때문에 A사업을 선택할 것이다.

나. 만감도 분석

민감도 분석은 순현재가치에 영향을 미치는 주요 변수의 변화가 미치는 영향을 분석하여 안정성을 평가하는 방법이다. 예를 들면, 토지, 건축비의 변동률이 비용에 미치는 영향, 할인율 인상이 순현재가치에 미치는 영향, 진료비나 인건비 상승이 비용, 이익에 미치는 영향, 그리고 환자수의 변화가 수입과 이익에 미치는 영향을 계산하여 외부 환경 변화에 따른 사업의 안정성을 평가하는 것이다.

다. 가중치 부여

가중치 부여는 1970년대부터 주로 국제기구에서 공공사업을 통해 소득을 재분배하기 위하여 채택하고 있는 방법인데 저소득층을 위한 이익에는 높은 가중치를 부여하고 고소득층에 대한 이익에는 낮은 가중치를 부여하는 방법이다.

일반적으로 소득이 낮을수록 소비의 한계효용은 증가하고 소득이 높을수록 소비의 한계효용은 감소한다. 각 소득계층별 소비의 한계효용 탄력성이 주어질 경우, 평균소득에 대한 소득계층별 가중치는 다음의 공식에 의해 결정된다.

$$W = \left(\frac{C}{Ci}\right)^{e}$$

여기서, W : 각 소득별 가중치

C : 평균소득

Ci : 특정 계층의 소득

e : 소비의 한계효용 탄력성

이 공식에 따라 평균소득이 2,000만 원일 경우에 각 소득계층별 가중치를 계산하면 [표 14-14]와 같다.

[표 14-14] 소득계층별 가중치

소득계층	소비의 한계효용 탄력성	
	e = 1	e = 2
500만 원	4.0	16.0
1,000만 원	2.0	4.0
2,000만 원	1.0	1.0
4,000만 원	0.5	0.25
6,000만 원	0.33	0.11
1억 원	0.20	0.04

이 표는 평균소득이 2,000만 원이고 소비의 한계효용 탄력성이 1일 경우, 즉 소비의 만족도가 소득의 증가분과 같은 비율로 증가하는 경우, 평균소득이 500만 원인 계층에 대하여는 4의 가중치를, 1,000만 원일 경우 2의 가중치, 4,000만 원은 0.5의 가중치, 6,000만 원은 0.33, 그리고 1억 원에 대하여는 0.2의 가중치를 준다는 것을 나타내고 있다. 소비의 한계효용 탄력성이 두 배인 2일 경우, 500만 원 계층은 16의 가중치를, 1,000만 원 계층은 4의 가중치, 4,000만 원 계층은 0.25의 가중치, 6,000만 원은 0.11 그리고 1억 원은 0.04의 가중치를 준다는 것이다.

4.3. 비용-이익 분석의 예

헬스케어 분야에서는 이익을 화폐의 단위로 계산하기가 어렵기 때문에 비용-이익 분석을 적용하는데 어려움이 있어 그 예가 많지 않다. 그러나 데이비스(Davis G. N)가 실시한 충치를 예방하기 위한 여러 가지 형태의 불소 사용방법에 대한 비용-이익 분석은 헬스케어 분야의 분석에 있어서의 좋은 예가 되고 있다. 이 분석에 따르면 미국의 경우 학교 음료수에 불소를 투입하거나 양치질 후 불소가 포함된 물로 입안을 헹구는 것이 비용에 비해 이익이 각각 15.4배, 16.4배 인데 비해, 유아에 대해 정제를 투입하는 것은 이익이 5.5배, 불소를 직접 치아에 도포하는 것은 비용에 비해 이익이 2배 정도에 그친다는 것을 나타내고 있다. 스위스에 경우 정제사용을 6세부터 14세까지 8년간 계속할 경우 비용에 비해 이익이 24배로 증가하였다. 치과에서 불소를 직접 치아에 도포하는 방식은 스웨덴은 2년간에 4회, 네덜란드는 9년간 17회 시행하였음에도 비용에 비해 이익이 절반 수준에 머무는 것으로 나타나 이익보다 비용이 크다는 것을 보여주고 있다. 결론적으로 충치예방에 있어서는 불소를 치아에 도포하는 것보다는 음료수에 불소를 투입하거나 양치질 후 불소가 포함된 물로 입안을 헹구는 것이 더 이익이 있음을 나타내고 있다(표 14-15 참조).

[표 14-15] 불소사용방법에 따른 비용과 이익, 1인당 연간

국가	방식	비용	이익	비고
미국	학교음료수	2.60달러 (1)	40.00달러 (15.4)	-
미국	정제투입식	3.65달러 (1)	20.19달러 (5.5)	유아~5세
호주	〃	1.02달러 (1)	5.25달러 (5.1)	유아~2세
스위스	〃	1프랑 (1)	24프랑 (24)	14세까지 8년간
미국	도포방식 (Sodium사용)	5.25달러 (1)	11.04달러 (2.1)	3년간 4회
스웨덴	도포방식 (Sodium사용)	189크로나 (1)	99크로나 (0.5)	2년간 4회
네덜란드	도포방식 (Stannous사용)	255길더 (1)	145.2길더 (0.6)	9년간 17회
미국	양치질	0.62달러 (1)	10.16달러 (16.4)	-
노르웨이	불소치약	330크로네 (1)	1,281크로네 (3.9)	-

주 : 비용, 이익의( )안 숫자는 비용을 1로 볼 경우 이익의 배수를 나타냄
출처 : Davis G.N.(1974). WHO. p.43.

잭슨(Jackson) 등은 1995년에 미국대학생들에게 증가하고 있는 뇌수막염(meningitis disease)에 대한 예방접종의 비용-이익 분석을 하였다. 비용(cost)은 미국전체 대학 신입생 230만 명의 80%를 대상으로 실시하는 예방접종 비용이 5,520만 달러, 백신의 부작용에 의한 치료비용 100만 달러를 포함하여 5,620만 달러로 계산하였다. 이익(benefit)으로는 예방접종으로 인해 절약된 치료비용과 사망방지로부터 얻게 된 장래소득액을 계상하였다. 예방접종으로 인한 이익은 두 가지 경우로 분리하여 계산하였다. 첫 번째 경우는 예방접종으로 인한 환자 감소율이 같은 나이그룹의 전국이환률 평균보다 2배 감소할 경우와 두 번째는 15배 감소할 경우이다. 예방접종으로 인해 환자발생률이 전국 평균 이환율보다 2배 감소할 경우, 절약된 진료비용은 50만 달러, 그리고 사망방지로부터 얻게 된 장래소득액으로 88만 달러로 추정하였다. 전국평균 이환율보다 15배 감소할 경우, 절약된 진료비용은 310만 달러, 사망방지로부터 얻은 장래소득액은 6,007만 달러로 추정하였다.

두 경우의 비용-이익 분석은 [표 14-16]에 제시되었다. 분석결과에 따르면 예방접종의 효과가 전국평균 이환율의 2배일 경우 순이익은 -4,690만 달러로서 비용이 이익보다 크게 된다. 15배일 경우 순이익은 760만 달러로 계산되었다. 이익이 비용과 같으려면 적어도 전국평균 이환율보다 13배의 예방효과가 있어야 하는 것으로 판단되었다. 그러나 기존의 예방접종 효과에 의하면 실제 예방효과는 2.6배에 그친다는 점에서 대학생에 대한 뇌수막염 예방접종은 비용이 이익보다 크므로 경제적으로 효율성이 매우 적은 것으로 판단되었다.

[표 14-16] Meningitis disease에 대한 예방접종의 비용-이익 분석 (단위 : US백만 달러)

구 분	2배 효과	15배 효과
예방접종비용	56.2	56.2
총이익	9.3	63.8
• 진료비 절약	0.5	3.1
• 장래소득	8.8	60.7
순 이익	-46.9	7.6

출처 : Santerre & Neun(2004) Health Economics pp.65.

5. 경제적 분석의 전망

경제적 분석은 대안의 선택에 있어 가장 합리적인 기준을 제시하는 장점에도 불구하고 실제적인 사용에는 여러 가지 제한점이 있다.

첫째, 필요한 정보의 부족으로 정확한 비용과 이익/효과의 계산이 어렵고 분석에 많은 시간과 노력에 소요된다는 것이다. 비용은 대부분 시장가격이나 예산가격으로 확인되는데 이것을 사회적 기회비용으로 계산하기 위해서는 암시장가격, 공정환율과 암시장환율, 각 수입품에 대한 관세율, 지역별 노동임금의 파악, 무료로 제공된 건물, 상품, 인력에 대한 비용 파악 등 많은 추가 확인 작업이 필요하며 계산결과에 대하여도 일치된 의견을 도출하기가 쉽지 않을 수 있다.

또한 무형의 비용이나 부수효과 비용까지 계산하게 될 경우 추가의 시간과 노력이 필요하게 된다. 이익의 계산에도 부수이익 계산에 대해 이견이 있을 수 있고, 비용-효과 분석에서 효과를 화폐단위로 계산하지 않기 때문에 사용된 효과지표에 대한 이견이 있을 수 있어 결과에 대한 의견일치를 보기가 어려울 수 있다.

둘째, 정책결정권자는 경제적 분석에 대한 전문적 지식 부족으로 분석 요소나 결과를 이해하지 못하여 이 방법의 사용을 기피하고, 실제적으로 정책결정은 긴급하게 이루어지는데 경제적 분석에는 장시간이 소요되므로 필요한 시기에 정책결정에 필요한 분석결과를 제시하지 못한다는 문제가 있다.

셋째, 헬스케어 분야에 있어서 사회보험이나 민간보험 위주의 보건의료체계를 가지고 행위별 수가체계를 가진 국가에서는 의료서비스의 공급이 주로 공급자인 의사에 의해 결정되기 때문에 개별적인 의료서비스에 대한 경제적 분석의 필요성이 극히 적다. 특히 민간 병 · 의원은 비용-효과보다 병 · 의원의 명성을 높일 수 있는 신의료기술이나 신약의 사용 등 치료효과와 이익을 극대화할 수 있는 의료서비스를 선호하기 때문에 서비스에 대한 경제적 분석을 할 필요성이 적게 된다. 환자의 경우도 제3자 지불제도에서는 본인의 부담률이 적을 경우 비용보다는 효과나 안정성이 뛰어난 서비스를 선호하게 된다.

그러나 사회보험이나 민간보험 위주의 헬스케어체계에서도 정부나 보험자가 진료비 증가를 억제하기 위한 정책을 사용하게 될 경우 가장 유용한 수단이 경제적 분석이다. 정부나 보험자가 신의료기술이나 신약에 대한 경제적 분석을 통해 기존의 의료기술이나 기존 사용약이 비용-효과 면에서 더 가치가 높을 경우 신의료기술이나 신약을 보험급여에서 제외시켜 의료비 지출을 감소시킬 수 있고, 건강검진이나 백신접종과 같은 예방 서비스가 치료보다 경제적 효율성이 높을 경우 정책적으로 예방활동을 공공사업으로 시행할 수 있기 때문이다.

넷째, 경제적 분석은 여러 질병이 공존하고 있는 복합질병의 경우 각각의 질병에 소요된 비용과 이익의 구분계산이 곤란하다는 점, 건강수명을 이익이나 효과를 나타내는 지표로 사용할 경우 사회경제적 지위나 소득 수준에 따라 수명의 값어치를 고려하여야 할 필요가 있다는 점, 할인율에 변동이 있을 수 있는데도 장기간 단일 할인율을 적용해서 비용과 이익을 계산함으로써 할인율 변동에 따라 사업의 실행 타당성이 변할 수 있다는 점 등 여러 가지 해결해야 할 문제점들이 있다. 이러한 경제적 분석의 문제점이 제기되고 있지만 앞으로 경제적 분석은 헬스케어 분야를 비롯해 공공분야사업의 타당성을 확인하고 효율적 자원배분을 위한 중요한 분석 방법으로 발전할 것으로 예상된다,

장래에도 경제주체의 하나인 정부의 역할은 중진국이나 후진국의 경우 경제개발을 위한 정부의 공공분야 투자 특히 공항, 항만, 도로, 철도, 발전시설과 같은 기간산업에 대한 투자의 중요성이 계속 증가할 것이고, 헬스케어, 복지와 환경 분야에 대한 자원배분도 증가할 것이다. 이러한 분야에 대한 공공투자는 당연히 사회적 기회비용과 사회 전체의 이익을 극대화하여야 하기 때문에 재정분석보다 경제적 분석 방법을 사용해야 할 것이다. 공공분야 투자에 대한 경제적 분석 방법의 적용은 장기적 비용–이익과 효과 측정을 통해 모든 대안을 분석하여 이익이 비용보다 큰 사업을 시행하게 함으로써 공공사업의 고질적 문제인 사업시행 후의 만성적 적자를 사전에 방지할 수 있고, 사업시행에 따른 부수적 비용과 이익을 미리 예측하게 함으로써 사업과 관련되어 발생하는 예측하지 못한 비용이나 효과에 대한 비판을 사전에 방지할 수 있을 것이다.

경제적 분석의 가장 큰 장점은 근거 있는 비용과 이익/효과를 수치를 통해 제시함으로써 이념이나 근거 없는 개인적 가치판단에 기초한 정책결정에 대한 억제효과를 제공한다는 것이다. 이것은 제3장에서 후쿠야마가 "역사적 종말"에서 경제적 합리성이 자유 민주주의 이데올로기가 다른 이데올로기에 승리하는데 기여했다는 논리는 합리적인 공공분야 투자에 있어 비용–이익 분석의 중요성을 지적한 것이라 할 수 있다.

헬스케어 분야에 있어서도 경제적 분석은 효율적 자원배분을 위한 중요한 분석방법으로 발전할 것이다. 앞으로 국민 의료비는 가장 빠른 증가가 예측되는 부문이다. 특히 한국처럼 노인 인구가 급속히 증가하는 고령화 사회에서는 노인 의료비의 급격한 증가와 의료보장률 확대에 따라 보험급여비의 급격한 증가는 국민 의료비 증가를 가속화시킬 것이다. 국민 의료비의 급속한 증가는 보험료 인상과 정부재정 부담에 압박을 가져올 것

이다. 특히 정부가 예산으로 의료비를 지불하고 있는 공공 의료보장제도인 의료급여의 경우 경제적 분석을 통한 효율적인 자원배분이 필요한 분야이며 앞에서 언급한 신의료기술이나 신약의 경우 비용-효과 분석을 통한 경제성 판단이 더욱 중요하게 될 것이다.

6. 빅데이터 분석

6.1. 개요

인공지능 기술의 발전과 함께 빅데이터 분석 방법론은 더욱 강력하고 효율적인 분석을 가능하게 할 것이다. 실시간 데이터 분석의 중요성이 증가하면서 빅데이터 분석 방법론은 실시간 데이터 처리 및 분석 능력을 더욱 강화하고 있다. 또한 데이터 윤리에 대한 사회적 관심 증가와 함께 빅데이터 분석 방법론은 윤리적 책임이 더욱 강조되고 있다. 따라서 빅데이터 분석 방법론은 다양한 분야에서 중요한 역할을 수행하며 앞으로 더욱 발전할 것으로 기대된다. 빅데이터 분석 방법론의 특징을 이해하고 활용하여 데이터에서 가치 있는 정보를 추출하고 새로운 지식을 발견하는 것이 중요하다.

빅데이터 분석 방법론은 기존의 통계 분석 방법론과 차별화되는 다음과 같은 주요 특징을 보이고 있다.

첫째, 데이터 규모 및 다양성이다. 빅데이터 분석은 기존 데이터 분석보다 훨씬 더 큰 규모의 데이터를 처리한다. 텍스트, 이미지, 음성, 동영상 등 다양한 형태의 구조화되지 않은 데이터를 활용한다. 실시간 데이터 스트림을 분석하여 빠르게 변화하는 환경에 대한 통찰력을 제공한다.

둘째, 분석 도구 및 기술이다. 고성능 컴퓨팅기술을 통해 Hadoop, Spark와 같은 분산 처리 시스템을 사용하여 대규모 데이터를 효율적으로 처리한다. 머신 러닝 및 인공지능이 활용된다. 즉, 알고리즘을 사용하여 데이터에서 예측, 패턴 인식, 이상 탐지 등을 수행한다. 다양한 시각화 도구를 사용하여 데이터 분석 결과를 효과적으로 전달한다.

셋째, 분석 프로세스이다. 빅데이터 분석은 정해진 프로세스를 따르기보다 반복적인 탐색을 통해 새로운 지식을 발견하는 데 중점을 둔다. 실시간 데이터 분석을 통해 빠르게 변화하는 환경에 대한 정보를 얻고 신속하게 의사결정을 내릴 수 있다. 빅데이터 분석은 데이터를 기반으로 가설을 설정하고 검증하는 데이터 중심 사고방식을 강조한다.

넷째, 윤리적 고려가 필요하다. 개인정보 보호 및 데이터 보안 문제에 대한 윤리적 고려가 중요하다. 빅데이터 분석 과정에서 발생할 수 있는 편견과 차별에 대한 윤리적 책임을 인지해야 한다. 빅데이터 분석 과정과 결과에 대한 투명성을 확보하고 책임성을 지닌 분석을 수행해야 한다.

빅데이터 분석 방법론의 주요 활용 분야는 다음과 같이 설명할 수 있다. 의료분야에서는 질병 진단, 신약 개발, 의료서비스 개선 등, 금융분야에서는 사기 예방, 위험 관리, 투자 분석 등, 마케팅분야에서는 고객 분석, 맞춤형 광고, 시장 조사 등, 제조분야에서는 생산 효율성 향상, 품질 관리, 예측 유지 보수 등, 주요 정부에서는 정책 수립, 사회 문제 해결, 공공 서비스 개선 등에 활용되고 있다.

6.2. 주요 빅데이터 분석 방법

첫째, 데이터 수집 및 전처리이다. 다양한 데이터 소스 활용이다. 구조화된 데이터, 비구조화된 데이터, 스트리밍 데이터 등 다양한 유형의 데이터를 통합하여 분석한다. 데이터 전처리인데, 즉 데이터 세척, 결측값 처리, 이상값 제거 등을 통해 데이터 품질을 향상시킨다. 대규모 데이터에서 대표적인 표본을 추출하여 분석 효율성을 높인다.

둘째, 데이터의 기본적인 특징을 파악하고 예측 모델을 구축하는 데 통계 분석을 활용한다. 기술 통계적 분석으로 데이터의 평균, 중앙값, 표준편차 등 기본적인 통계량을 계산하여 데이터의 특성을 파악한다. 회귀 분석으로 독립 변수와 종속 변수 간의 관계를 분석하여 종속 변수를 예측한다. 시계열 분석으로 시간에 따라 변하는 데이터의 패턴을 분석하여 미래 값을 예측한다. 푸리에 변환 분석으로 시간 영역 데이터를 주파수 영역 데이터로 변환하여 데이터의 주요 특징을 파악한다.

셋째, 과거 데이터를 기반으로 새로운 데이터를 예측하거나 분류하는 데 기계 학습이 활용된다. 지도 학습은 과거 데이터를 기반으로 새로운 데이터를 분류하거나 예측하는 모델을 학습한다. 비지도 학습은 과거 데이터의 레이블 정보 없이 데이터의 구조를 파악하거나 군집화한다. 강화 학습은 에이전트가 환경과 상호작용하며 시행착오를 통해 최적의 행동 정책을 파악한다.

넷째, 이미지, 음성, 텍스트 등 복잡한 데이터 분석에 딥 러닝이 활용된다. 인공 신경망 기반 모델은 인간의 뇌 구조를 모방하여 데이터에서 복잡한 패턴을 학습한다. CNN (Convolutional Neural Network)은 이미지 데이터 분석에 특화된 모델이며, RNN

(Recurrent Neural Network)은 시퀀스 데이터 분석에 특화된 모델이다. GAN(Generative Adversarial Network)은 생성 모델과 판별 모델의 경쟁을 통해 데이터를 생성하거나 변환하는 모델이며, 오픈AI의 챗GPT와 구글 Gemini 등이 활용되고 있다.

다섯째, 텍스트 데이터에서 의미 있는 정보를 추출하고 분석하는 데 텍스트 분석이 활용된다. 형태소 분석으로 단어를 형태소로 분해하여 단어의 기본적인 구성 요소를 파악한다. 의미 분석은 단어와 문장의 의미를 파악하여 텍스트 데이터에서 의미 있는 정보를 추출한다. 감성 분석은 텍스트 데이터의 감정을 분석하여 긍정, 부정, 중립 등의 감성을 파악한다.

여섯째, 데이터 간의 연결성을 분석하고 관계 및 구조를 파악하는 데 네트워크 분석이 활용된다. 데이터 간의 연결성을 분석하여 관계 및 구조를 파악한다. 구체적으로 사회적 네트워크을 분석한다. 사람들 간의 관계를 분석하여 그룹 구조, 의견 리더 등을 파악한다. 또한 정보 네트워크를 분석한다. 정보의 흐름을 분석하여 정보 확산 경로, 핵심 정보 등을 파악한다.

6.3, 빅데이터 분석을 위한 주요 기법들의 특징과 활용 시 고려 사항

빅데이터 분석을 위한 주요 기법은 서로 다른 장단점을 가지고 있으며, 분석 목표와 데이터 특성에 따라 적절한 기법을 선택해야 한다. 통계 분석은 데이터의 기본적인 특성을 파악하는 데 유용하며, 기계 학습은 데이터에서 예측 모델을 구축하는 데 유용하다. 딥 러닝은 이미지, 음성, 텍스트 등의 복잡한 데이터를 분석하는 데 유용하며, 텍스트 분석은 텍스트 데이터에서 의미 있는 정보를 추출하는 데 유용하다. 네트워크 분석은 데이터 간의 연결성을 분석하는 데 유용하다.

빅데이터 분석 기법 활용 시 고려 사항은 다음과 같다. 첫째, 데이터의 특성이다. 데이터의 크기, 형식, 질 등을 고려해야 한다. 둘째, 분석 목표이다. 예측, 분류, 군집화, 이상 탐지 등 다양한 분석 목표가 있을 수 있다. 셋째, 모델 선택이다. 분석 목표와 데이터 특성에 적합한 모델을 선택해야 한다. 넷째, 모델 평가이다. 모델의 정확도 및 성능을 평가해야 한다. 다섯째, 결과 해석이다. 분석 결과를 올바르게 해석하고 활용해야 한다. 마지막으로 인공지능 기술을 활용하여 데이터 분석 과정을 자동화하고 더욱 정확한 예측 모델을 개발할 수 있다.

6.4. 키워드 중심 빅데이터 분석 기법

첫째, 빈도 분석은 텍스트에서 단어가 등장하는 빈도를 계산하여 중요도를 평가하는 방법이다. 계산이 간단하고 이해하기 쉽다는 장점이지만, 단어의 순서 및 의미적 관계를 고려하지 않는 한계가 있다. 뉴스 기사에서 주요 키워드 추출과 검색 엔진 키워드 매칭 등에 활용된다.

둘째, TF-IDF(Term Frequency-Inverse Document Frequency)는 단어의 빈도(TF)와 문서 빈도(DF)를 고려하여 단어의 중요도를 평가하는 방법이다.[1] 빈도 분석보다 단어의 중요도를 더 정확하게 평가할 수 있다. 다만, 문서의 길이에 영향을 받는다. 문서 검색, 정보 추출, 문서 요약 등에 활용한다.

셋째, LDA(Latent Dirichlet Allocation) 분석은 텍스트에서 주제를 추출하는 토픽 모델링 기법이다. 단어의 순서 및 의미적 관계를 고려하여 주제를 추출한다. 다만, 계산이 복잡하고 모델 선택이 중요하다. 문서 분류, 감성 분석, 고객 분석 등에 활용한다.

넷째, 토픽 모델링 분석은 텍스트에서 숨겨진 주제를 추출하는 방법이다. 주요 기법으로 LDA, LSA(Latent Semantic Analysis), NMF(Non-Negative Matrix Factorization)는 문서의 의미를 더 깊게 이해할 수 있다. 다만, 델 선택 및 해석이 어려울 수 있다. 뉴스 기사 분석, 고객 리뷰 분석, 시장 조사 등에 활용한다.

6.5. 미국 헬스케어 산업 2020년 이후 소비 베스트 5 빅데이터 분석 사례

6.5.1. 빅데이터 분석 결과 및 시장 동향 요약

가. 2020년 이후 미국 헬스케어 시장 변화

코로나19 팬데믹으로 인해 미국 헬스케어 시장은 큰 변화를 겪었다. 온라인 의료서비스 이용이 증가했다. 팬데믹으로 인해 사람들은 대면 진료를 피하고 온라인 의료서비스 이용이 급증했다. 팬데믹으로 인한 스트레스와 불안으로 정신 건강 문제가 증가했다. 자가 치료 및 예방 관심 증가: 팬데믹으로 인해 사람들은 자가 치료와 예방에

---

1) 문서에서 단어의 중요도를 계산하는 방법으로, 빈도 분석에 문서 빈도를 고려하여 개선한다. TF(Term Frequency)는 문서에서 특정 단어가 등장하는 빈도를 나타내고, IDF(Inverse Document Frequency)는 특정 단어가 등장하는 문서의 비율을 나타낸다.

대한 관심이 높아졌다.

나. 2020년 이후 미국 헬스케어 소비 베스트 5

① **면역력 강화 제품** : 비타민 C, 비타민 D, 아연 등 면역력 강화에 도움이 되는 제품이 가장 많이 판매되었다.

② **정신 건강 제품** : 항우울제, 불안 완화제, 수면제 등 정신 건강 개선에 도움이 되는 제품 판매가 증가했다.

③ **피부 관리 제품** : 마스크 착용으로 인한 피부 트러블 개선을 위한 제품 판매가 증가했다.

④ **자외선 차단제** : 자외선 차단 지수가 높고, 다양한 피부 타입에 적합한 제품이 선호되었다.

⑤ **개인 위생 제품** : 손 소독제, 면역 마스크, 살균제 등 개인 위생 제품 판매가 급증했다.

6.5.2. 주요 소비 트렌드 분석

가. 온라인 구매 증가

팬데믹으로 인해 온라인 쇼핑이 급증하면서 헬스케어 제품 온라인 구매도 크게 증가했다. 편리성, 가격 비교 용이, 다양한 제품 선택 등 온라인 구매의 장점으로 인해 이러한 트렌드는 지속될 것으로 예상된다.

나. 맞춤형 헬스케어 서비스

소비자들은 자신의 건강상태와 필요에 맞는 맞춤형 헬스케어 서비스를 선호한다. 유전자 검사, 개인 맞춤형 영양 상담, 온라인 건강관리 프로그램 등 맞춤형 헬스케어 서비스가 인기를 얻고 있다.

6.5.3. 예방 의료 중시

질병 예방 및 조기 발견에 대한 관심이 높아지면서 예방 의료에 대한 투자가 증가하고 있다. 정기 검진, 예방 접종, 건강한 생활습관 유지 등에 대한 관심이 높아지고 있다.

6.5.4. 미래 전망

미국 헬스케어 시장은 앞으로도 지속적으로 성장할 것으로 전망된다. 주요 성장 요인으로 노령화 사회 진입, 만성질환 증가, 소득 수준 향상, 건강에 대한 관심 증가 등이 주목받고 있다. 주요 미래 트렌드로는 인공지능, 빅데이터, 가상현실 등 첨단 기술 활용, 맞춤형 헬스케어 서비스 확대, 예방 의료 중시, 디지털 헬스케어 플랫폼 발전 등이 부상하고 있다.

6.5.5. 기업 참여 전략

소비자들의 변화하는 니즈에 맞춘 제품과 서비스 개발, 온라인 플랫폼 강화 및 맞춤형 헬스케어 서비스 제공, 예방 의료 및 디지털 헬스케어 분야 투자 확대, 첨단 기술 활용을 통한 경쟁력 강화 등이 요구된다.

7. 기업가치 평가

기업가치 평가는 특정 기업의 가치를 측정하는 과정이며, M&A, 투자, 회사 매각, 세금 계산, 경영진 성과 평가 등 다양한 목적으로 활용된다. 일반적으로 기업가치 평가 방법에는 자산기반 평가, 수익기반 평가, 시장기반 평가 등 3가지 유형으로 많이 분류되며, 최근 기술력이 기업의 핵심가치로 활용되면서 기술가치 평가가 주목받고 있다. 각 가치 평가 방법마다 장단점과 적용 상황이 다르다.

7.1. 자산기반 기업가치 평가

7.1.1. 개요

자산기반 기업가치 평가는 기업이 보유한 자산의 가치를 합산하여 기업가치를 산출하는 방법이다. 기업의 재무제표에 기재된 자산들을 평가하여 기업의 순자산 가치(NAV), 청산가치, 재취득 가치 등을 계산한다. 자산기반 평가는 비교적 간단하고 객관적인 평가 방법으로, M&A, 투자, 세금, 재무 분석 등 다양한 목적으로 활용된다.

자산기반 기업가치 평가는 재무제표에 기재된 자산을 기반으로 평가하기 때문에 비교적 간단하고 객관적인 평가가 가능하다. 평가 과정이 투명하며, 이해하기 쉽다. 기업의 재무제표를 기반으로 평가하기 때문에 법적 · 회계적 근거가 명확하다. 다만, 자산기반 기업가치 평가는 과거의 투자를 기반으로 평가하기 때문에 미래 수익 창출 능력을 충분히 반영하지 못한다. 최근 기업 핵심 가치로 부상하는 특허, 브랜드 등 무형자산의 가치를 정확하게 평가하기 어렵다. 급변하는 시장 상황이나 경쟁 환경 등을 반영하지 못한다는 한계가 있다.

7.1.2. 주요 평가 방법

첫째, 순자산 가치(NAV)이며, 유동자산에서 유동부채를 차감한 금액으로 계산하는 방법이다. 가장 간단하고 기본적인 자산기반 평가 방법이다. 다만, 장기자산의 가치를 고려하지 않으며, 유동자산과 유동부채의 평가 방법에 따라 결과가 달라질 수 있다. 따라서 기업의 재무상태를 간단하게 평가하거나, 특정 자산의 가치를 평가하는 경우에 활용한다.

둘째, 청산가치 평가 방법이며, 기업의 자산을 청산하여 얻을 수 있는 최대 금액을 계산하는 방법이다. 기업의 최악의 재정 상황에서도 기대할 수 있는 최저 가치를 나타낸다. 다만, 실제 청산 과정에서 발생하는 비용을 고려하지 않으며, 자산의 강제 매각 가격이기 때문에 시장 가치보다 낮게 평가될 가능성이 높다. 따라서 기업의 재정 악화 시 자산 가치를 평가하거나, M&A에서 매수 가격을 결정하는 데 참고자료로 활용한다.

셋째, 재취득 가치이며, 유사한 기업을 새로 설립하는 데 필요한 비용으로 계산하는 방법이다. 기업의 지속 경영 가치를 반영한다. 다만, 유사 기업 선정이 어렵고, 주관적인 판단에 의존하는 부분이 많다. 따라서 성장 가능성이 높은 기업의 가치 평가 또는 기업 매수 가격 결정에 활용한다.

7.1.3. 활용 분야

첫째, 기업의 재무상태 평가에 활용된다. 기업의 재무 건전성을 파악하고, 투자 결정이나 신용 등급 평가에 활용된다. 둘째, 투자 대상 기업의 가치를 평가하고, 투자 수익률을 예측하는 데 활용된다. 셋째, M&A에서 매수 또는 매각 가격을 결정하는 데 참고자료로 활용된다. 넷째, 법인세, 상속세 등 기업 관련 세금을 계산하는 데 활용된다. 다섯째, 기업의 경영 효율성 및 수익성을 분석하는 데 활용된다.

7.2. 수익기반 기업가치 평가

7.2.1. 개요

수익기반 기업가치 평가는 기업의 미래 수익을 예측하여 기업가치를 산출하는 방법이다. 기업의 재무제표, 산업 분석, 경쟁 환경 분석 등을 통해 미래 현금흐름을 예측하고, 이를 현재 가치로 환산하여 기업가치를 산출한다. 수익기반 기업가치 평가의 장점으로 기업의 미래 수익 창출 능력을 반영하여 기업가치를 평가한다. 할인율, 잉여수익률 등 객관적인 평가 기준을 제시한다. 시나리오 분석, 민감도 분석 등 다양한 분석 도구로 활용이 가능하다. 수익기반 기업가치 평가의 단점으로는 미래 현금흐름, 잉여수익 예측의 불확실성이 높다. 할인율 결정, 잉여수익 유지 기간 설정 등 주관적 판단에 의존하는 부분이 많다. 전문적인 지식과 경험이 필요한 복잡한 분석 과정이 요구된다.

7.2.2. 주요 방법

첫째, 할인된 현금흐름(DCF) 모델이며, 가장 대표적인 수익기반 평가 방법이다. 미래에 발생할 예상 현금흐름을 현재 가치로 환산하여 합산하는 방식이다. 미래 가치 분석 방법에는 핵심 가정이 필요하다. 기업의 미래 현금흐름 예측에 대한 가정이다. 과거 실적, 산업 성장률, 경쟁 환경 등을 고려하여 예측한다. 또한 할인율 결정에 대한 가정이다. 기업의 위험성, 자본비용 등을 고려하여 결정해야 한다. 할인된 현금흐름(DCF) 모델은 기업의 미래 가치를 합리적으로 반영하려는 평가 방법이다. 다만, 미래 현금흐름 예측의 불확실성이 높고, 할인율 결정에 따라 평가 결과가 크게 달라질 수 있다. 기업의 가치 평가, M&A, 투자 분석 등 다양한 분야에 활용되고 있다.

둘째, 잉여수익 모델은 기업이 자본비용보다 높은 수익을 창출할 것으로 예상되는 잉여수익을 평가하는 방식이다. 핵심 가정으로는 기업의 지속적 잉여수익 창출 능력으로, 경쟁 우위, 독점적 지위, 기술력 등을 기반으로 평가한다. 또한 잉여수익 유지 기간 결정으로 영구적으로 유지될 것으로 예상하거나, 일정기간 동안 유지될 것으로 예상해야 한다. 잉여수익 모델은 기업의 지속적 성장 가능성을 반영한다. 다만, 잉여수익 예측의 불확실성이 높고, 잉여수익 유지 기간 설정이 주관적일 수 있다. 성장 가능성이 높은 기업의 가치 평가, 신규 사업의 타당성 분석 등에 활용되고 있다.

7.2.3. 적용 분야

M&A 경우, 기업의 매수 가치를 평가하거나, 매수 제안을 평가하는 데 활용한다. 투자 대상 기업의 가치를 평가하고, 투자 결정을 내리는 데 활용한다. 기업의 경영 전략 수립 및 의사결정에 활용되며, 기업의 가치 평가 및 재무 건전성 분석에 활용된다.

7.3. 시장기반 기업가치 평가

7.3.1. 개요

시장기반 기업가치 평가는 유사 기업의 주가나 M&A 거래 가격을 기준으로 기업의 가치를 산출하는 방법이다. 기업의 재무지표나 미래 성장 가능성을 직접적으로 평가하는 것이 아니라, 시장 참여자들이 기업에 부여하는 가치를 반영하기 때문에 비교적 객관적인 평가 결과를 얻을 수 있다. 시장기반 기업가치 평가의 장점으로 객관성, 비교 가능성, 정보 접근성이다. 시장 참여자들의 평가를 반영하여 객관적인 평가 결과를 얻을 수 있다. 유사 기업과의 비교를 통해 기업의 상대적 가치를 평가할 수 있다. 주가나 거래 가격과 같은 정보는 비교적 쉽게 접근할 수 있다. 시장기반 기업가치 평가의 단점으로 시장 비효율성, 비교 기업 부족, 재무 정보 부족 등이다. 시장이 항상 효율적으로 작동하지는 않기 때문에, 평가 결과가 실제 가치와 다를 수 있다. 유사 기업이 없거나 거래가 활발하지 않은 경우 적용하기 어려울 수 있다. 시가 총액이나 PER, PBR과 같은 재무지표는 기업의 모든 가치를 반영하지 못할 수 있다.

7.3.2. 시장기반 평가 방법

첫째, 비교매수법이며, 유사 기업의 PER, PBR 등 재무지표를 기준으로 기업가치를 산출하는 방식이다. 비교적 간단하고 객관적인 평가가 가능하다는 장점이 있다. 다만,

유사 기업 선정에 어려움이 있을 수 있으며, 재무지표만을 기반으로 평가하기 때문에 기업의 차별성을 반영하지 못할 수 있다.

둘째, 거래사례법이며, 최근 이루어진 유사 기업의 M&A 거래 가격을 기준으로 기업가치를 산출하는 방식이다. 실제 거래 가격을 기반으로 평가하기 때문에 비교적 정확한 결과를 얻을 수 있다. 다만, 유사한 거래 사례가 부족하거나 거래 조건이 다를 수 있기 때문에 평가 결과의 신뢰성이 떨어질 수 있다.

셋째, 수익배수법이며, 기술 관련 기업의 시가 총액을 매출액이나 이익과 같은 재무지표로 나눈 수익 배수를 이용하여 기술가치를 산출하는 방식이다. 기술 관련 기업의 가치 평가에 활용될 수 있다. 다만, 수익 배수가 기업의 성장 가능성이나 수익성을 정확하게 반영하지 못할 수 있다.

7.3.3. 기업 시장기반 평가 시 고려 사항

평가 목적에 따라 적절한 평가 방법을 선택해야 한다. 기업의 산업, 규모, 성장성 등 특성을 고려해야 한다. 경제 상황 및 시장 환경을 고려해야 한다. 평가에 사용되는 정보의 신뢰성을 검증해야 한다.

7.4. 기술가치 평가

7.4.1. 개요

기술기반 기업의 경우, 일반적인 재무지표만으로는 기업가치를 정확하게 평가하기 어려울 수 있다. 기술의 미래 가치, 시장성, 경쟁 우위 등 무형적 요소들이 기업가치에 중요한 영향을 미치기 때문이다. 따라서 기술기반 기업가치 평가에서는 기술 자산의 가치를 평가하는 데 특화된 방법들을 활용하는 것이 중요하다. 4차 산업혁명 시대의 발전 패러다임으로 디지털 경제가 주목받고 있다. 따라서 기술기반 기업의 가치 평가가 더욱 중요하게 되었다. 첫째, 기술기반 기업은 연구 개발에 많은 투자를 하기 때문에, 투자 유치를 위해 투자자들에게 기술의 가치를 효과적으로 제시해야 한다. 둘째, 기술기반 기업의 M&A에서는 기술 자산의 가치를 정확하게 평가해야 합리적인 매수 가격을 결정하고 거래를 성공적으로 완료할 수 있다. 셋째, 기술기반 기업은 보유한 기술을 라이선싱하여 수익을 창출하는 경우가 많다. 이 경우, 적정한 로열티를 책정하기 위해 기술가치를 평가해야 한다. 넷째, 기술기반 기업의 재무 분석에서도 기술 자산의 가치를 고려해야 기업의 실질적인 재무상태를 파악할 수 있다.

7.2.2. 기술기반 기업의 가치 평가 방법

다양한 기술기반 기업의 가치 평가 방법들이 존재하며, 각 방법마다 장점과 단점을 가지고 있다. 기업의 특성과 평가 목적에 따라 적절한 방법을 선택하는 것이 중요하다.

첫째, 비용기반 평가이며, 기술 개발에 투자된 비용을 기준으로 기술가치를 평가하는 방법이다. 비교적 간단하고 객관적인 평가가 가능하다. 다만, 과거 투자 비용만을 반영하며, 미래 시장 가치나 기술의 수익 창출 능력을 고려하지 못하는 한계가 있다. 주요 분석 방법으로 연구개발 비용법은 기술 개발에 투자된 연구개발 비용을 합산하여 기술가치를 산출하는 방식이며, 재취득 비용법은 유사한 기술을 새로 개발하는 데 필요한 비용을 기준으로 기술가치를 산출하는 방식이다.

둘째, 수익기반 평가이며, 기술로부터 창출 가능한 미래 수익을 예측하여 기술가치를 평가하는 방법이다. 기술의 미래 가치를 반영할 수 있다. 다만, 미래 수익 예측이 불확실하고, 주관적인 판단에 의존하는 부분이 많다. 주요 분석 방법으로 할인된 현금흐름(DCF)은 기술로부터 발생할 예상 현금흐름을 현재 가치로 환산하여 합산하는 방식이며, 잉여수익 모델은 기술이 기업에 가져다 줄 수 있는 잉여수익을 평가하는 방식이다.

셋째, 시장기반 평가이며, 유사 기술의 거래 가격이나 기술 관련 기업의 시가 총액을 기준으로 기술가치를 평가하는 방법이다. 시장 참여자들의 평가를 반영하여 비교적 객관적인 평가 결과를 얻을 수 있다. 다만, 유사 기술 거래 사례가 부족하거나 기술 관련 기업이 상장되지 않은 경우 적용하기 어렵다. 주요 분석 방법으로 거래사례법은 유사 기술의 과거 거래 가격을 기준으로 기술가치를 산출하는 방식이며, 수익배수법은 기술 관련 기업의 시가 총액을 매출액이나 이익과 같은 재무지표로 나눈 수익배수를 이용하여 기술가치를 산출하는 방식이다.

7.2.3. 기술 특허 평가

특허는 기술가치 평가에서 중요한 역할을 하는 무형 자산이다. 특허는 발명자에게 독점권을 부여하여 기술 개발에 투자한 노력을 보호하고, 기술의 시장 진출을 촉진하며, 기술로부터 수익을 창출하는 데 도움을 준다. 특허 평가는 특허의 기술적 가치, 시장적 가치, 법적 가치 등을 종합적으로 분석하여 특허의 가치를 산출하는 과정이다. 정확한 특허 평가는 기술가치 평가의 정확성을 높이고, M&A, 투자 유치, 기술 라이선싱, 기술 분쟁 해결 등 다양한 분야에서 활용될 수 있다. 첫째, 특허는 기업가치의 중요한 부분을 차지하기 때문에, M&A 과정에서 대상 기업의 특허가치를 정확하게 평가해야 합리적인 매수 가격을 결정하고 거래를 성공적으로 완료할 수 있다. 둘째, 특허는 기술기반 기업의 경쟁력을 나타내는 중요한 지표이기 때문에, 투자 유치 과정에서 투자자들에게 특허가치를 효과적으로 제시해야 한다. 셋째, 특허는 기술 라이선싱 계약의 기반이 되기 때문에, 적정한 로열티를 책정하기 위해 특허가치를 평가해야 한다. 넷째, 특허 분쟁 발생 시, 손해 배상금 산정이나 특허가치에 대한 법적 분쟁 해결을 위해 특허가치 평가가 필요하다. 다섯째, 특허 평가를 통해 기업의 특허 포트폴리오를 효과적으로 관리하고, 기술 개발 전략을 수립하며, 특허 라이선싱 기회를 발굴할 수 있다. 특허 평가 방법론은 크게 비용기반 평가, 수익기반 평가, 시장기반 평가로 분류된다.

부록 1 : The Roskill Commission의 제3의 런던공항 후보지 선정을 위한 비용-이익 분석

A. 몇 가지 기준

1. 공항 후보지로 수용된 토지와 집은 시장가격의 2배로 산정, 농산물 가격은 다른 지역에서 재배할 경우 소요되는 비용으로 계산
2. 신공항은 65,000명의 새로운 고용을 창출할 것이며, 이들을 위한 새로운 신도시가 건설될 것으로 예측되나 4개 후보지역에 같은 수의 고용과 신도시가 건설될 것이 예측되므로 계산에서 제외
3. 공항 후보지의 새로운 산업 발전은 이 부문에 대한 정부의 이행 정책이 결정되어 있지 않아 제외
4. 소음이 주택, 학교, 병원, 공공기관, 산업기관, 휴양기관에 미치는 효과는 1일 이착륙 항공기 대수와 평균 소음도에 따라 계산함. 소음이 주택에 미치는 가격 효과는 소음 때문에 이사하는 사람이 판 주택가격과 소음이 영향을 미치지 않는 지역 사람이 판 주택가격의 차이를 소음 비용으로 계산. 다른 기관의 소음비용은 기존 히드로와 게트윅 인근 소재 기관의 가격 인하율을 이용하여 계산하였는데 29%의 가격 인하율이 있음을 확인
5. 신공항으로 인해 증가하는 교통량에 대해서는 4개 지역을 비교하여 증가률을 결정하였음. 예를 들면 커블링턴이 파울네스보다 7% 정도 더 교통량이 증가할 것으로 예상
6. 여행자의 공항도착비용은 자가용 기름값, 버스, 전철 등 공공교통비용, 톨게이트 비용 등을 계산하고, 시간비용은 사업출장과 휴가비용으로 구분하여 계산하되 이들 비용은 교통부의 자료를 사용. 일반적으로 사업 출장자들의 보수 수준이 높아 사업 출장 시간비용이 휴가비용에 비해 높을 것으로 예상하였음
7. 군사시설 이전은 국방부에서 계산한 이전 비용을 채택
8. 1972~1982년 동안 할인율 10%를 적용하여 비용과 이익 계산

B. 결론

아래 표에서 볼 수 있는 바와 같이 Foulness는 건설비용, Nuthampstead는 소음비용, Thurleigh는 군사시설 이전 비용이 가장 큰 것으로 계산되었음. 오직 Cublington은 이와 같은 대규모 비용이 소요되지 않았기 때문에 위원회는 Cublington을 런던 제3공항의 최적 후보지로 추천하였음

[부록 표1] 4개 지역의 최저비용 소요지역과의 비용차이 (단위 : 백만 파운드)

	Cublington	Foulness	Nuthampstead	Thurleigh
건설비용	18	50	14	0
공항 서비스비용	23	0	17	7
여행자 비용	0	207	41	39
화물 수송비용	0	14	5	1
도로 투자비용	0	4	4	5
철도 투자비용	3	4	4	5
군사시설 이전비용	29	0	5	61
공공기관 설치비용	1	0	21	27
주택 소음비용	24	0	70	11
루턴시 소음비용	0	11	0	0
학교, 병원 공공기관 소음비용	7	0	11	9
상업시설 소음비용	0	2	1	2
휴양시설 소음비용	13	0	7	7
농업보상 비용	0	4	9	1
기상서비스 비용	5	0	2	1
항공통제 비용	0	7	35	30
항공안전 비용	0	2	0	0
개인 공항비용	7	0	13	15
비용차이	0	197	137	88

주1) 건설비용 중 파울네스는 루턴시와의 연결교 비용 포함
2) 주택소음비용에는 비행장 근접 지역과 인근 지역의 소음비용 포함
3) 비용차이는 어느 한 지역비용을 0(제로)로 하였을 때 다른 지역과의 비용차이를 나타냄

출처 : Laynard, edit(1977), Cost-Benefit Analysis, Table 1, PP.488-9

〈참 고〉

제3런던공항 후보지 위치

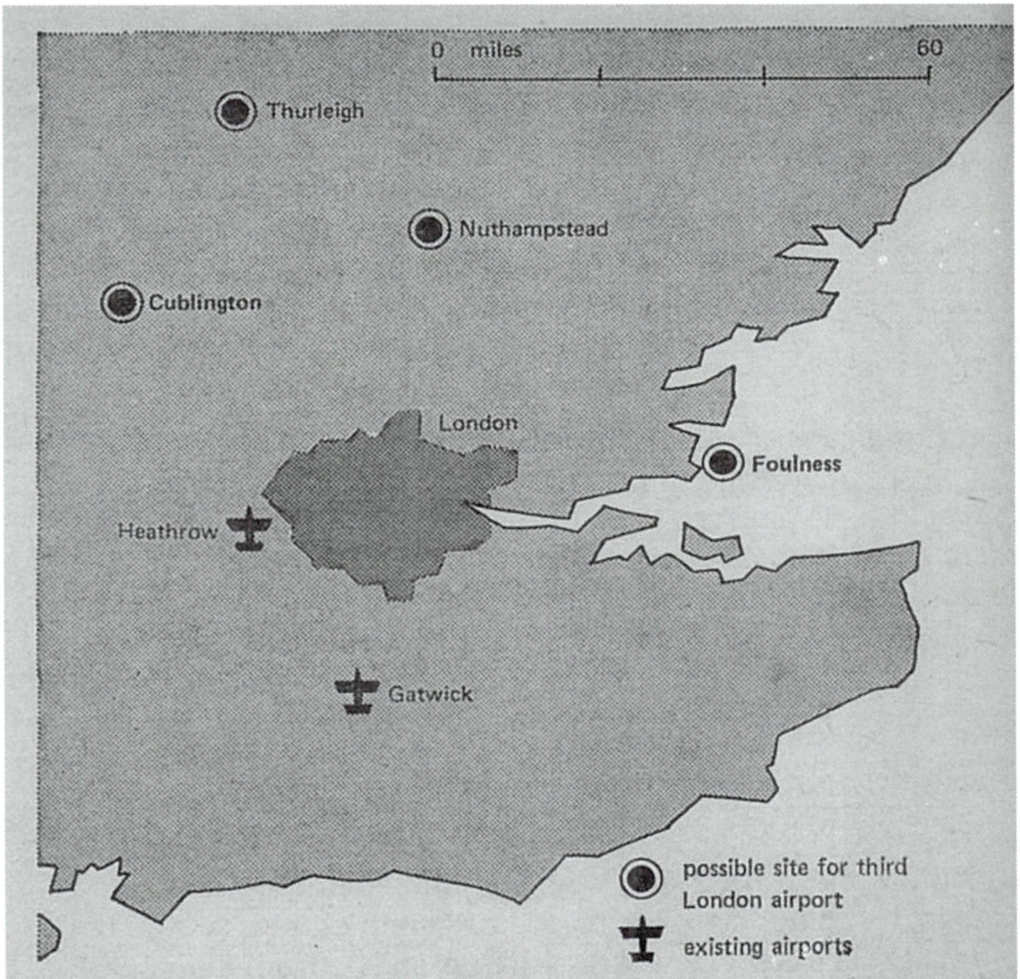

Short-listed sites for the Third London Airport

부록 2 : 순현재가치 계산 예

C병원은 다음과 같은 비용과 이익이 발생될 것으로 예측되는 새로운 병원을 건립하려고 한다. 새로운 병원을 건립하는 것이 경제적으로 타당성이 있는지 순현재가치를 계산하여 판단하여 보자.

- 자본투자비용: 첫 해 600억 원, 둘째 해 400억 원
- 매년운영비용(셋째 해부터 발생): 2,000억 원
- 매년 수익(셋째 해부터 발생): 2,200억 원
- 사업기간: 12년, 첫 연도의 할인율은 1.00로 함

질문 1 할인율 8%에서 이 사업의 순현재가치(Net Presented Value)를 계산하여 타당성을 판단하라.

연도	비용	수익	순수익	할인율(%)	할인된 가치
1	600	–	–600	1.00	–600
2	400	–	–400	0.93	–372
3	2,000	2,200	200	0.86	172
4	2,000	2,200	200	0.79	158
5	2,000	2,200	200	0.74	148
6	2,000	2,200	200	0.68	136
7	2,000	2,200	200	0.63	126
8	2,000	2,200	200	0.58	116
9	2,000	2,200	200	0.54	108
10	2,000	2,200	200	0.50	100
11	2,000	2,200	200	0.46	92
12	2,000	2,200	200	0.43	86

NPV=270억원

할인율 8%에서 새로운 병원의 순현재가치로 계산한 이익이 270억 원으로 예측되기 때문에 새로운 병원을 건립할 가치가 있다. 즉 병원의 수익률이 은행이자율보다 높기 때문에 은행의 융자를 받아 병원을 건립하더라도 이자를 갚고도 270억 원의 이익을 예상할 수 있다.

질문 2 비용이 3차년도부터 1%씩 증가할 경우의 순현재가치를 계산하라. 단, 할인율은 변화가 없다고 가정한다.

비용 1% 증가는 매년 비용이 20억 원씩 증가하는 것이므로 3차년도부터 순수입은 180억원으로 감소한다. 따라서 NPV는:

180억 원(0.86+0.79+.......+0.43)−972억 원=180억 원×6.21−972억 원=1117.8억 원−972억 원=145.8억 원으로 감소한다.

질문 3 경비증가로 인해 순비용증가율이 3차년도부터 3%씩 증가했을 경우의 순현재가치를 계산하라. 할인율은 변화가 없다고 가정한다.

3차년도부터 추가비용이 60억 원씩 발생하여 순이익은 140억 원으로 감소한다.

따라서 NPV는 140억 원(0.86+0.79+⋯+0.43)−972억 원

=140억 원×6.21−972억 원

=−102.6억 원으로 적자가 예상된다.

질문 4 자본투자와 수익발생확률이 다음과 같을 경우 자본투자비용과 수익은 각 얼마로 예상되는가?

〈자본투자〉

비용(억 원)	확률(%)
900	20
1,000	60
1,100	20
1,200	10

자본비용

900억원×0.2+1,000억원×0.6+1,100억원×0.2+1,200억원×0.1=1,120억원

〈이익〉

수익(억 원)	확률(%)
2,000	10
2,100	20
2,200	60
2,300	10

예상이익

2,000억원×0.1+2,100억원×0.2+2,200억원×0.6+2,300억원×0.1=2,170억원

질문 5 할인율이 15%로 변동되었을 경우, 순현재가치를 계산하라. 단, 비용과 수익은 질문1과 같다고 가정하며, 첫 연도의 할인율은 1.0으로 한다.

(단위 : 억원)

연도	비용	수익	순수익	할인율	할인된 가치
1	600	–	–600	1.00	–600
2	400	–	–400	0.87	–348
3	2,000	2,200	200	0.76	152
4	2,000	2,200	200	0.66	132
5	2,000	2,200	200	0.57	114
6	2,000	2,200	200	0.50	100
7	2,000	2,200	200	0.43	86
8	2,000	2,200	200	0.38	76
9	2,000	2,200	200	0.33	66
10	2,000	2,200	200	0.28	56
11	2,000	2,200	200	0.25	50
12	2,000	2,200	200	0.22	44

NPV = –72

할인율 15%에서는 순현재가치로 계산한 이익이 –72억 원으로 적자가 예상되기 때문에 병원을 건립할 가치가 없게 된다. 즉 병원 건립으로부터 얻을 수 있는 수익률이 은행이자율보다 낮기 때문이다.

참고문헌

경제기획원(1979), 한국경제통계편람, 서울.
국민건강보험공단, 건강보험 주요통계 2021-2023
국민건강보험공단, 건강보험심사평가원 (2023) 2022 건강보험 통계 2022 의료급여 통계
국민건강보험공단, 건강보험심사평가원, 건강보험 통계연보 2006-2022
국민보건계정, 2021-2023 과학기술정보통신부, 한국보건산업진흥원, 한국연구재단(2018), 2018 첨단 바이오 의약품산업백서
김강립 외(2012), 보건산업론, 수문사
김동건(2004), 비용-편익분석, 박영사
김용환(2021), AI시대 데이터경제학, 청람
김용환(2021), AI시대 데이터경제학, 청람
김용환(2021), 빅데이터분석, 청람
김용환(2023), 포스트휴먼과 융합, 한올아카데미
김용환(2024), 양자 산업경제와 AI산업, KIST
김한중 외(2001), 흡연의 사회경제적 비용분석, 예방의학지 제34권 제3호(2001년 8월)
(2002), 한국보건의료정책 개혁방안
(2005), 건강보험료 부담의 형평성
맨큐(Gregory Mankiw) 지음, 김경환, 김동석 옮김(2014), 맨큐의 경제학, GENGAGE Learning
문창진(2008), 보건복지정책론, 나남출판사
문창진, 엄영진 역(1991). 보건과 의료의 사회학, 열음사
미래창조과학부 (2015) 바이오 미래전략
박영숙, 제롬 글랜, 테드 고든 지음, 유엔미래보고서 2018, 2020, 2045, 비즈니스북스
박윤형 대표 번역(2003), 의료시장 개방과 국제규약, 대한의사협회 의료정책연구소
박윤형, 정우진 옮김(2010), 보건의료경제학, 의료정책연구소
보건복지부, 2021, 2022, 2023 보건복지 백서
보건복지부, 2021, 2022, 2023 주요업무참고자료

성한경 등(2007), 한 · 중 FTA 보건의료서비스 예상쟁점 및 기대효과분석, 대외경제정책연구원
안문석 (2002) 계량 행정론, 박영사
야마시타 야스유키 (2020), 양형규 옮김, 의료 A1 입문, 양병원출판부
양봉민 외(2013), 보건경제학, 나남출판사
엄영진(1989), The Korean Health Insurance Programme-An Economic Analysis, Unpublished Ph. D. Thesis of the University of Wales.
염용권(2007), 보건산업의 미래발전 전략, 한국보건산업진흥원
의료정책 연구소 (2013), 보건의료 통계 분석
이규식(2019), 의료보장론, 계축문화사
이선미 등(2008), 음주로 인한 사회경제적 비용, 가정의학회지 Vol. 29. No.3
이영찬(2000), 영국의 복지정책, 나남출판사
정우진 등(2006), 음주의 사회경제적 비용과 정책과제, 예방의학학회지 2006, 39(1) pp.21-29
정형선(2004), OECD 국가의 의료제도, 이노맥스 출판사
질병관리청 (2023), 2023 지역사회 건강조사
질병관리청(2023), 지역사회건강조사
최윤섭 지음 (2018), 의료인공지능, 클라우드 나인
크루그먼(Paul Krugman), 웰스(Rovin Wells) 지음, 김재형, 박대근, 전병헌 옮김(2014), 크루그먼의 경제학, Worth 시그마-프레스
클라우스 슈밥 지음 (2018), 송경진 옮김, 클라우스 슈밥의 제4차 산업혁명, 새로운 현재
통계청 (2023), 북한의 주요통계 지표 2022,2023
통계청, 국가통계포털:www.kosis, go.kr.
한국보건사회연구원 (1998), 의사수의 수급전망에 관한 연구
한국보건산업진흥원 (2024) 글로벌 보건산업 시장규모 2018~2029
한국인구보건연구원(1985), 전국민 의료보험 달성에 관한 연구(85-08)
한상태, 김한중, 남은우(2008), 국제보건학, 고려의학

Abel-Smith, B. & Mossialos, E.(1994), Cost Containment and Health Care Reform, A Study of the European Union, Health Policy 28, 89-232.
Abel-Smith, B.(Edit.)(1976), Value for Money in Health Services. Heinemann, London.
Abel-Smith, B.(Edit.)(1984), Cost Containment in Health Care:The Experience of Twelve European Countries (1977-1983), Document, Commission of the European Communities.
Abel-Smith, B.(Edit.)(1985), Eurocare:European Health Care Analysis. Vol.1, Health Service Consultants, Basle, Switzerland.

Action, J.P.(1975), Non-monetary Factors in the Demand for Medical Services, Journal of Political Economy.

Action, J.P.(1976), Demand for Health Care Among the Urban Poor, With Special Emphasis on the Role of Time;in 'The Role of Health Insurance in the Health Services Sector'. Edit., by Rosett, R.N.(1976).

Alistaire, M. et al(1988), The Economics of Health Care—An Introductory Test, Routledge & Kegan Paul, London and New York.

Allied Market Research(2023), "Artificial Intelligence in Healthcare Market by Component, Technology, and Application: Global Opportunity Analysis and Industry Forecast, 2023-2032".

Anand, S. and Ravellion, M.(1993), Human Development in Poor Countries:On the Role of Private Incomes and Public Services, Journal of Economic Perspectives 7(1): 133-150.

Andrew Creese et al(2002), Cost-effectiveness of HIV/AIDS intervention in Africa : a systematic review of the evidence, The LANCET. Vol 359, May 11. 2002

Atkinson A. B (1983), The Economics of Inequality Clarendon Press, Oxford.

Barnum, H.N.(1980), Cost-effectiveness of Programs to Combat Communicable Childhood Disease in Kenya, WHO.

CB Insights(2023), "Healthcare AI Market Report: Investment Trends and Key Players".

Creese, A. and Parker, D. edit(1994), Cost Analysis in Primary Health Care, WHO.

Creese. A. et al(2002), Cost-effectiveness of HIV/AIDS interventions in Africa : a systematic review of the evidence. The Lancet. vol. 359, May 11, 2002

Cretin, S. et al(1988), "Modeling the Effect of Insurance on Health Expend-itures in the People's Republic of China", RAND Corporation manuscript, Santa Monica, California.

Culyer. A. J (1985) Economics, Blackwell.

Cuyler, A. J. & Newhouse, J. P. edit(2003), Handbook of Health Economics, Vol. 1A, 1B, Elservier, North Holland.

Cyert, R. M and March, J. G.(1963) A Behaviour Theory of the Firm. New York:Prentice-Hall

Davis, G.N.(1974), Cost and Benefit of Fluoride in the Prevention of Caries Disease of Teeth, WHO.

Davis, K. and Russel, L.B.(1972), The substitution of Hospital Outpatient Care for Inpatient Case, Review of Economic Statistics, 54(1).

Davis. J.B(2001), The Social Economics of Health care, Routledge.

Doyal, L.C.(1985), The Political Economy of Health, Pluto Press, London.

EURO / WHO (1994), Economic Change, Social Welfare and Health in Eroupe.

FDA(2023), “Digital Health Innovation Action Plan”.

Feldstein P.J.(1993), Health Care Economics 4th ed. New York, Delmar Publishers.

Feldstein P.J.(2002), Health Care Economics, Delmer Publishers Inc.

Fitzgerald, E.V.K(1985), Public Sector Investment Planning for Developing Countries, Macmillan.

Forbes(2023), “The Business Impact of Artificial Intelligence in Healthcare”.

Frech, H.E. and Ginsberg, P.(1974), Optimal Scale in Medical Practice, Journal of Business, University of Chicago.

Fuchs, V.R. and Kramer, M.J.(1972), Determinants of Expenditures for Physicians' Services in the United States 1948-1968. NBER, Occasional paper 117. DHEW publication No.(HSM) 73-3013.

Fuchs, V.R.(1978), The Supply of Surgeons and the Demand for Operations, Journal of Human Resources 13.

Fuchs, V.R.(1986), The Health Economics, Harvard University Press.

Gartner(2023), “Top 10 Strategic Technology Trends in Healthcare for 2023”.

Gertler, P. & Jacques Van der Gaag(1990), The Willingness to Pay for Medical Care:Evidence from Two Developing Countries. Baltimore, Maryland:The Johns Hopkins University Press.

Getzen, Thomas E.(2004), Health Economics:Fundamentals and Flow of Funds, John Wiley & Sons Inc.

Giddens, A.(1998), The Third Way, Polity Press, U.K.

Glied. S & Smith, P(2011), edit. The Oxford Handbook of Health Economics, Oxford University Press.

Glied. S. & Smith. P. (2001), Health Economics Oxford University Press.

Global Market Insights(2023), “Mobile Health (mHealth) Market Size, Share & Trends Analysis Report, 2023-2030”.

Gold, M. et al(1996), Cost-Effectiveness in Health and Medicine, Oxford University Press.

Grossman, M.(1972), The Demand for Health:A Theoretical and Empirical Investigation. Occasional paper 119, National Bureau of Economic Research, New York and London.

Hart, N.(1985), The Socialogy of Health and Medicine, Causeway Press Ltd. Cornwell.

Hasan, P.(1976), Korea:Problems and Issues in a Rapidly Growing Economy, The World Bank Country Economy Report.
Health Affairs(2023), “Regulatory Trends and Challenges for Artificial Intelligence in Healthcare”.
Henderson J.W(2002), Health Economics and Policy, South-Western.
Herrick D. M(2007), Medical Tourism:Global Competition in Health Care, NCPA Policy Report NO. 304.
Holand, W (1983), Evaluation of Health Care, Oxford University Press.
IBM research(2022), Quantum computing in Drug discovery ans Healthcare.
Irvin G(1985), Modern Cost-Benefit Methods, Macmillan.
Jack, W.(1999), Principles of Health Economics for Developing Countries, The World Bank, Washington DC.
Jacobs, P.(1991), The Economics of Health and Medical Care, 3rd ed. Aspen Publication.
Journal of Medical Internet Research (JMIR)(2023), “Privacy and Security in Digital Health: Emerging Challenges”.
Journal of Medical Internet Research (JMIR)(2023), “Real-world Applications of AI in Healthcare”.
Julian Le Grand and Roy Robinson(1977), The Economics of Social Problems. The Mac-Millan Press.
Klarman, H.E.(1985). The Economics of Health, Columbia University Press, New York, London.
Klarman, H.E., et al(1968), Cost-Effectiveness Analysis Applied to the Treatment of Chronic Renal Disease, Medical Care, 6:48-54.
Layard, R. edit(1977), Cost-Benefit Analysis, Penguin Modern Economics Readings.
Lee, K & Ann Mills, eds(1983), The Economic of Health in Developing Countries, Oxford University Press.
Lee, R.I. and Jones, L.W.(1933), The Fundamentals of Good Medical Care, Chicago University Press.
Little, I.M.D. and Mirrlees, J.A.(1982), Project Appraisal and Planning for Developing Countries, Heineman Educational Books.
Lopez-Casanovas, G, Rivera B., Currais L. edit.(2005), Health and Economic Growth, The MIT Press.
Manning, W.G. et al(1987), Health Insurance and Demand for Medical Care, American

Economic Review 77(3):251-277.

Marris, R(1963), A Model of Managerial Enterprise. Quaterly Journal of Economics, 77, 185-209.

Martin, S. and Smith, P.(1999), Rationing by Waiting Lists:An Empirical Investigation, Journal of Public Economics.

Maynard, A(1991), Developing the Health Care Market. The Economic Journal 101, 1277-1286.

McGuire A, et al(1998), The Economics of Health Care, Routledge & Kegan Paul.

McGuire, A. et al(1988), The Economics of Health Care, J. Wiley.

McGuire, A., Henderson, J., Mooney, G.(1988), The Economics of Health Care—An Introductory Text, Routledge & Kegan Paul.

McKinlay John B. edit(1985), Issues in the Political Economy of Health care, Tavistock Publication, London.

McKinsey & Company(2023), "Telehealth: A new era in healthcare".

McKinsey(2023), A vision for medical affairs 2030: Five priorities for patient impact.

McKinsey(2023), Medtech Pulse: Thriving in the next decade.

McKinsey(2024), "Driving innovation with generative AI".

McKinsey(2024), Generative AI in the pharmaceutical industry: Moving from hype to reality.

McKinsey(2024), Here to stay: An attractive future for medical aesthetics.

McKinsey(2024), Quantum Technology.

McPake B. et al(2002), Health Economics-International Perspective, Routledge.

Mekinley J. B (1984), Issues in the Political Economy of Health Care, Tavistock Publications.

Midgley J.(1997), Social Welfare on Global Context, Sage Publication, Thousand Oak, London.

Ministry of Overseas Development(1977), A Guide to the Economic Appraisal of Project in Developing Countries, London:Her Majesty's Stationery Office.

Mishan E.J(1994), Cost Benefit Analysis 4th ed., Routledge.

Mooney, G.(1992), Economics, Medicine and Health Care, 2nd ed. Harvester Wheatsheaf.

Morris, S. et al(2007), Econmic Analysis in Health Care, John Wiley & Sons Ltd.

Musgrove, P.(2004), Health Economics in Development, The World Bank.

Nature Medicine(2023), “Artificial Intelligence in Healthcare: Opportunities and Challenges”.

Nature Reviews Drug Discovery(2023), “Advances in AI for Drug Discovery and Development”.

Newhouse, J.P.(1970), Toward a Theory of Non-profit Institutions:an economic model of a hospital, American Economic Review, 60, 64-74.

Newhouse, J.P.(1978), The Economics of Medical Care, Addison-Wesley.

Newhouse, J.P.(1981), The Demand for Medical Care Services:A Retrospect and Prospect, in Health, Economics, and Health Economics. pp.85-102.

Newhouse, J.P.(2002), Pricing the Priceless—A Health Care Conundrum, The MIT Press.

Normand, C. & Weber, A.(1994), Social Health Insurance—A Guidebook for Planning, WHO.

OECD (2013), 보건의료개혁 - 고령화와 복합상병 증가에 대한 대응전략, OECD 대한민국 정책센터

OECD : Health Statistics, 2013, 2022, 2023

OECD in Figure 2008, 2023

OECD(2007), Health at a Glance 2007, 2017, 2021~2023

OECD, OECD Health Data 2004~2009, 2023, 2024

OECD, WHO(2003), Poverty and Health, OECD, WHO.

Om, Young-Jin(1989), Korean Health Insurance programme—An Economic Analysis, Unpublished Ph. D. thesis of the University of Wales.

Om, Young-Jin(1997), Health Insurance in the Republic of Korea, World Health, 50th year, No.5, Sept-Oct 1997.

Paul Krugman, Robin Wells 지음, 김재용, 박재근, 전병헌 옮김(2014), 크루그만의 경제학, Worth 시그마프레스

Pearce, D.W.(1983), Cost-Benefit Analysis, Second Edition, Macmillan.

Phelps, C.E. and Newhouse, J.P.(1972), Effect of Coin- surance, Social Security Bulletin, June 35(6).

Phelps, C.E. and Newhouse, J.P.(1974), Coinsurance, The Price of Time, and the Demand for Medical Services, Review of Economics and Statistics, 56(3):334-342.

Phelps, C.E.(1973), The Demand for Health Insurance:A Theoretical and Empirical Investigation, Santa Monica, CA, The RAND Corporation Report.

Phelps, C.E.(1992), Health Economics, New York, Harper Collins.

Phelps, C.E.(2003), Health Economics, Addison Wesley.

Reinhardt, U. E.(1985), The Theory of Physician-Induced Demand, Journal of Health Economics, 4, 187-193.

Reinhardt, U.E.(1972), A Production Function for Physician Services, The Review of Economics and Statistics.

Reinhardt, U.E.(1973), Proposed changes in the Organization of Health Care Delivery, Milbank Memorial Fund Quarterly 51.

Richard Oliver(2000), The Coming Biotech Age, McGraw-Hill Companies.

Roemer. M. I (1977), Comparative National Policies on Health Care, Dekker.

Rosett, R.N. and Hwang, L.F.(1973), The Effect of Health Insurance on the Demand for Medical Care, Journal of Political Economy 1973.

Santerre, R.E & Neum. S.P(2004), Health Economics, Thomson

Schitovsky, A.A. and Snyder, N.M.(1972), Effect of Coin- surance on the Demand for Physician Services, Social Security Bulletin, June, 135(6):3-19.

Scott. A. et al(2003), Advances in Health Economics, John Wiley & Sons, LTD.

Smith, M.C. and Garner, D.D.(1974), Effect of a Medicaid Program on Pres-cription Drug Availability and Acquisition, Medical Care, pp. 571-581.

Sorkin, A.L.(1984), Health Economics-An Introduction, Lexington Books.

Squire. L & Tak. H. G (1975), Economic Analysis of Projects, World Bank.

Sugden, R. & Williams, A.(1983), The Principles of Practical Cost-Benefit Analysis, Oxford university Press.

UN (2023), World Population Prospects 2022

UNDP (2024), Human Development Report 2023, 2024

UNRISD (2000), Visible Hands, UNRISD

Van der Gaag, J. & Perlman M(eds), Health, Economics, and Health Economics, North Holland.

Weil, D.N.(2001), Accounting for the Effect of Health on Economic Growth, Unpublished Paper.

Weiss, G.L. and Lonnguist, L.E.(2003), The Sociology of Health, Healing and Illness, Prentice Hall.

WHO (1988), Cost-effectiveness Analysis, Geneva. WHO

WHO (2002), Implication of the DOHA Declaration on the TRIPS Agreement and Public health

WHO Europe(2003), Health Systems Confront Poverty, WHO.
WHO(1988), Cost-Effectiveness Analysis, Geneva
WHO(1998), Cost-Effectiveness Analysis-Guidelines for Managers of Diarrhoeal Diseases Control Programmes, Geneva, WHO.
WHO(1999), WHO on Health and Economic Productivity, Population and Devel-opment Review 25(2):396-401.
WHO(2001), Macroeconomics and Health:Investing in Health for Economics Development, Geneva, WHO.
WHO(2002), Reports of Commission on Macroeconomics and Health, Geneva.
- Global Pulbic Goods for Health
- Health and the International Economy Improving Health Outcomes of the Poor
- Health Economic Growth and Poverty Reduction
- International Development Assistance and Health
- Macroeconomics and Health
- Mobilization of Domestic Resources for Health
WHO, World Health Report, 1998~2008, 2021~2024, Geneva, WHO.
WHO, World Health Statistics 2021-2024
Williams, A. edit(1987), Health and Economics, Macmillan Press Ltd.
Wonderling, D. et al(2005), Introduction to Health Economics—Understanding Publick Health, Open University Press.
World Bank(1993), World Development Report 1993:Investing in Health, New York:Oxford University Press.
World Economic Forum(2023), Global Health and Healthcare Stretegic Outbreak
Zweifel, P. & Breyer F(1997), Health Economics, Oxford University Press.
Zweifel, P. edit(1992), Health Economics Worldwide, Kluwer Academic Pub-lishers.
Zweifel, Peter/Frech, H.E.(1992), Health Economics World-wide, Kluwer Academic Print on Demand.

찾아보기

ㄱ

ㅇ

A

B

C

D

M

N

O

지은이 약력

엄영진(嚴永振, Om, Young Jin)

차의과학대학교 교수
차의과학대학교 건강과학대학장(2016.3~2018.2)
2013 세계 신의료기술평가학회 조직위원장(2013)
신의료기술평가위원회 위원장(2007.6 ~ 2013.6)
보건의료발전 5개년 계획 추진위원회 공동위원장(2009)
세계보건기구(WHO) 집행이사(2001~2004)
보건복지부 사회복지정책실장/ 연금보험국장
주 제네바 대표부 보건복지관(1996~1997)
WHO 제네바 본부 건강정책국 근무(1994~1996)
제14회 행정고등고시 합격
영국 University of Wales 석사, 박사, 보건경제학 전공
e-mail: 01037683662a@gmail.com

김용환(金容煥, Kim, Yong Hwan)

차의과학대학교 교수
차의과학대학교 산학협력단장/연구처장(2016~2020)
빅데이터-인공지능연구소 소장(2016-2024)
한국과학기술연구원 연구정책실장/센터장
한국기술벤처재단 사무총장/DMC산학진흥재단 상임이사
수도권 광역경제권발전위원회 광역위원
서울시 디지털미디어시티 실무위원회 위원
서울시 산학연정책위원회 위원
국제지역학회 회장/ 서울평양학회 회장
대학연구윤리학회 학술위원장/부회장
경희대학교 경제학 박사(기술경제)
e-mail:rubos118@gmail.com

헬스케어 경제학 값 29,000원

2025년 1월 31일 제1판 인쇄
2025년 2월 5일 제1판 발행

공 저 자 : 엄 영 진 · 김 용 환
발 행 인 : 주 영 일
발 행 처 : 계 축 문 화 사

서울특별시 종로구 통일로12길 16-17
우편번호 03029
TEL : 735-2257 · 738-9746
FAX : 723-9025
E-mail : gyechuk@hanmail.net
홈페이지 : http://gyechuk.co.kr
1973. 10. 31 등록번호 제300-1973-8호
ISBN 978-89-5629-798-9 93510